临床护理
技术分析与理论

李玉洁　高晓花　盛婷婷　等◎主编

长江出版传媒 湖北科学技术出版社

图书在版编目（ＣＩＰ）数据

临床护理技术分析与理论 / 李玉洁等主编. — 武汉：湖北科学技术出版社，2023.5
ISBN 978-7-5706-2511-6

Ⅰ.①临… Ⅱ.①李… Ⅲ.①护理学–临床 Ⅳ.①R473

中国国家版本馆CIP数据核字(2023)第062206号

责任编辑：许 可　　高 然　　　　　　　　　　封面设计：喻 杨

出版发行：湖北科学技术出版社　　　　　　　　电话：027-87679468
地　　址：武汉市雄楚大街268号　　　　　　　邮编：430070
　　　　　（湖北出版文化城B座13-14层）
网　　址：http://www.hbstp.com.cn
印　　刷：湖北星艺彩数字出版印刷技术有限公司　　邮编：430070

787×1092　　　1/16　　　　　　　　　　21.75印张　　517千字
2023年5月第1版　　　　　　　　　　　　　2023年5月第1次印刷
　　　　　　　　　　　　　　　　　　　　　　　　　定价：88.00元

本书如有印装质量问题　可找本社市场部更换

《临床护理技术分析与理论》
编委会

前　言

　　现代社会中护理学作为医学的重要组成部分,其角色和地位更是举足轻重。不论是在医院抢救患者的生命,有效地执行治疗计划,进行专业的生活照顾、人文关怀和心理支持,还是在社区、家庭中对有健康需求的人群进行保健指导,预防疾病,护理学都发挥着越来越重要的作用。近年来,随着国民经济不断发展,护理业务范围也不断扩大和深入,护理分工越来越细,这就对护理人员的业务水平提出更高的要求。临床护理人员既要有扎实的理论知识,同时也要具备过硬的实践能力,在此背景下,特组织临床一线的相关护理工作者们编写了本书。

　　本书详细介绍了临床各科常见疾病的护理,从病因、发病机制、临床表现等方面进行充分阐述。本书的作者均从事护理专业多年,具有丰富的临床经验和深厚的理论功底。希望本书能为护理作者处理相关问题提供参考。

　　由于作者的水平和时间有限,不足之处,敬请广大专家、同行、读者批评和指正。

编　者

目　录

第一章 内科常用护理技术

第一节 经外周静脉置入中心静脉导管术(PICC)护理技术

一、目的

预防感染,减少并发症的发生;延长导管在体内留置时间。

二、用物准备

治疗盘、弯盘、一次性换药碗,剪刀、20mL 注射器、肝素帽或正压接头、无菌透明膜、卷尺、手消剂、胶布。

一次性换药碗内物品:治疗巾 1 块,无菌手套,75％乙醇、碘附棉球数个,6cm×9cm 纱布 2 块,无菌镊子 2 把。

三、操作方法及程序

(1)双人核对患者身份,查看患者 PICC 维护手册,了解导管刻度、穿刺的局部情况以及维护时间。讲解更换贴膜的目的,取得患者配合。

(2)评估穿刺点和周围皮肤情况以及导管位置,询问患者需要,协助取舒适体位。

(3)以肘关节上方 10cm 为中心,测量臂围,并与原资料核对。

(4)洗手,戴口罩,备齐用物至患者床旁。

(5)再次双人核对患者身份,协助患者移向对侧。

(6)在穿刺肢体下放垫巾,戴无菌手套,取 20mL 生理盐水注射器接 7 号针头,预冲待换肝素帽,排空空气备用,正压接头直接冲洗备用。用无菌纱布包裹肝素帽或正压接头,拧掉后,需消毒导管接口处,乙醇棉片包裹消毒导管接头,用力多方位擦拭 15 秒,连接上肝素帽或正压接头,20mL 生理盐水脉冲式冲洗导管,正压封管。

(7)暴露换药部位,平行撕拉,一手拇指轻压穿刺点,自下而上去除原有贴膜和胶布并丢弃,避免将导管带出。检查导管刻度以及穿刺点有无红、肿、渗出物,局部有无肿胀疼痛,如发现异常要及时通知医生,给予相应处理,祛除胶布痕迹,清洁皮肤。

(8)快速手消剂进行手消毒。检查一次性换药碗,打开换药碗,嘱患者抬手,更换无菌手套,铺无菌巾于患者手臂下。取一块纱布包裹肝素帽(正压接头)处。

(9)乙醇脱脂、消毒:左手持纱布包裹接头提起导管,右手乙醇棉球避开穿刺点直径 1cm 处,顺时针、逆时针、顺时针方向祛脂、消毒皮肤 3 遍。消毒范围:以穿刺点为中心直径 15cm (至少大于贴膜的面积)、左右至臂缘,待干。

(10)碘附消毒:取碘附棉球在穿刺点处停留稍许,以穿刺点为中心顺时针、逆时针、顺时针方向消毒皮肤 3 遍,完全待干,操作过程中询问患者局部感觉,做好健康教育。

(11)再次核对导管的刻度有无移动、脱出或进入体内,将体外导管妥善摆放,检查透明贴膜,待碘附完全干时,无张力状态下贴膜。贴膜以穿刺点为中心,覆盖全部体外部分导管,下面边缘固定到连接器的翼型部分的一半。在长条胶布上注明导管的置入刻度、臂围及外露,置管时间以及维护时间和责任人。

(12)撤去治疗巾,脱手套,再次核对患者床号、姓名,告知患者下次维护时间,做好维护宣教。

(13)妥善安置患者,询问有无须要,整理床单位。

(14)清理用物,洗手,取口罩。

(15)记录。

四、注意事项

(1)平行除去透明贴膜,去除贴膜及消毒导管时切忌将导管带出体外。

(2)勿用乙醇或安尔碘消毒穿刺点,以免引起化学性静脉炎。

(3)置管 24 小时后维护 1 次,以后每 7 天维护 1 次,如有穿刺点渗血,贴膜松脱、卷曲或破损时应立即更换。

(4)勿在消毒剂未干时贴透明膜,应无张力贴膜,以免损伤导管和皮肤。

(5)体外导管蓝色部分完全覆盖在透明膜下,以免引起感染。

第二节　深静脉置管血液净化技术

一、目的

建立深静脉血管通路,利用血液净化技术,去除血液中致病物质及多余水分,从而达到净化血液、治疗疾病的目的。

二、用物准备

治疗盘、止血钳、碘附、棉签、伤口敷贴、3M 胶布、一次性手套、一次无菌疗巾、无菌纱布、一次性无菌手套、20mL 注射器 4 个、5mL 注射器 2 个、肝素帽 2 个、碗盘。

三、操作方法及程序

(1)经双人核对医嘱,准备用物。

(2)核对患者床号、姓名、住院号,评估患者。

(3)洗手,戴口罩。

(4)携医嘱单及用物至床旁,再次核对(床号、姓名、住院号、滤器型号、治疗方式),开机安装管路并做好管路预冲,设置治疗参数。

(5)了解患者病情,告知治疗目的。评估患者置管处情况并取得患者的配合。

(6)根据导管位置协助患者取合适体位并充分暴露导管部位。

(7)戴无菌手套并揭掉外层覆盖敷料,更换手套铺无菌巾、揭掉内层敷料,碘附消毒局部,取下肝素帽,再次消毒,无菌注射器抽出两侧导管内血液各 2mL 并丢弃。

(8)用 20mL 注射器抽取生理盐水分别给动静脉管腔内脉冲式注入 5mL。

(9)根据医嘱把配置好的首剂抗凝剂缓慢从静脉端推入。

(10)将导管动脉端衔接好管路后,开泵,至透析管路内的盐水排空后停泵,将管路静脉端接好并妥善固定好后开泵,调节血泵转速。

(11)据医嘱再次核对并设置好各项治疗参数,开始治疗(血流速度逐渐调至250mL/min左右,或根据患者病情而定)。

(12)治疗结束回血后:用生理盐水各5mL注入动、静脉管内,再根据医嘱使用抗凝剂正压封管,盖肝素帽并用无菌敷料包好(注意打开皮肤皱褶),注明封管时间、责任人,并做好健康宣教。

(13)取下手套,七步洗手法洗手,处理用物,整理床单元。

(14)完善治疗相关记录,与病区护士做好交接。

四、注意事项

(1)血液净化治疗前后均需记录导管在体外的长度。

(2)换药时严格掌握无菌原则,对管路不畅通者,左手固定缝线处,右手调整导管,注意调整速度、幅度不可过快过猛,边调整边观察,仍不畅通及时报告医生据医嘱处理并记录。

(3)接患者前,动、静脉段均用5mL注射器回抽2mL管内封管液,回抽不畅通时,应根据医嘱使用溶栓剂进行溶栓。如有阻力,切不可强行推入。

(4)封管时,动、静脉侧先各用20mL盐水脉冲式把血液顶回,再用封管液封管,建议使用正压接头。

第三节　动静脉内瘘穿刺透析护理技术

一、目的
建立透析血管通路,去除血液中致病物质,净化血液,治疗疾病。

二、用物准备
治疗盘、止血钳、碘附、棉签、止血带、打针敷贴、3M胶布、JM穿刺针、无菌纱布、一次性手套、一次性无菌巾、碗盘。

三、操作方法及程序
(1)经双人核对医嘱,患者床号、姓名、住院号,机器号,透析器型号,准备用物

(2)洗手,戴口罩。

(3)携医嘱单及用物至床旁,再次核对患者床号、姓名,机器号,治疗方式,开机安装管路并做好管路预冲,设置治疗参数。

(4)协助患者取舒适体位,并整理好衣袖。

(5)消毒。铺无菌巾,消毒静脉穿刺点,消毒范围8~10cm。打开穿刺针连接肝素液,待干,戴手套。

(6)穿刺静脉。再次核对医嘱,左手持针柄,与皮肤成15°~30°角刺入皮下,再沿静脉走向

刺入静脉,见回血按医嘱注入合适的抗凝剂,使患者体内肝素化,再用胶布固定好针柄,最后将穿刺针管固定在手臂上。

(7)动脉穿刺。左手绷紧穿刺点的皮肤,右手持针柄与皮肤成15°～30°角刺入动脉,见回血且有搏动再用胶布固定好针柄,最后将穿刺针管固定在手臂上。

(8)再次核对(患者身份、病历资料、治疗参数)。

(9)确认动静脉穿刺针固定良好,协助患者取舒适卧位,整理衣袖,进行健康教育,并交代注意事项。

(10)脱下手套,洗手,整理床单元,处理用物,完善透析相关记录。

四、注意事

(1)首次用内瘘的患者血流量不易过大(150～180mL/min)。

(2)妥善固定好管路的每一衔接处(松紧要适宜)和患者穿刺处,以免管路脱出。

(3)为延长血管使用寿命,可在血管上做轮换穿刺,也可在原针眼重复穿刺。定点穿刺成功率高,穿刺疼痛轻。

(4)对于消瘦衰竭、皮肤弹性差的患者使用定点穿刺要慎重,因皮下组织少可能引起针眼渗血。

(5)动脉穿刺点距动静脉内瘘口3cm以上,动、静脉之间的距离在5～8cm。

第四节　血液透析管路、透析器安装及预冲技术

一、目的

严格无菌操作,正确操作透析机,安装血液透析管路和透析器,使其充满生理盐水并完成冲洗和超滤,为下一步的治疗做准备。

二、用物准备

0.9％生理盐水1000mL,一次性无菌巾,一次性透析器,透析管路。

三、操作方法及程序

(1)经双人核对医嘱,患者床号、姓名、住院号,机器号,透析器型号,准备用物。

(2)洗手,戴口罩。

(3)携医嘱单及用物至床旁,再次核对患者床号、姓名,机器号,治疗方式,了解一次性物品有效期和包装是否完好。

(4)预冲管路。确认透析机自检通过,可以预冲管路。

(5)按无菌操作原则以0.9％生理盐水消毒瓶口,并将其挂在输液架待排气。

(6)安装管路。再次检查一次性用品包装是否完好,核对透析器及管路型号,取出透析器,静脉端向上固定于透析器夹上。

(7)取出管路备用安装静脉部分,关闭无菌夹并旋紧无菌帽,关闭压力感应器,将静脉管路末端连接废液袋,并悬挂在透析及液体架上。

（8）安装动脉部分。关闭液体夹并旋紧无菌帽,关闭肝素注入口的夹子,安装血泵内泵管,将动脉前段与输液架上的盐水连接,打开调节开关。

（9）预冲管路。启动透析机血泵80～100mL/min,用0.9％生理盐水先排空透析器（膜内）及管路内的气体、生理盐水,水流向为动脉端→透析器→静脉端,不得逆向预冲。

（10）当液体经过透析器静脉端后,将透析器取下放置手中,力量适当磕碰,使残留气体排出,气体排出后,动脉段翻转向上,固定于透析器夹上。

（11）预冲完毕后关闭血泵,检查管路上的各个夹是否关闭,肝素帽是否旋紧,根据医嘱设定治疗参数。

（12）洗手,取口罩,整理床单元,处理用物,完善透析相关记录。

四、注意事项

（1）安装管路时动静脉不能接错

（2）预冲时要排空透析器及管路中空气。

（3）预冲后检查透析管路上每个夹子是否关闭,管路与透析器要再次旋紧。

第五节　腹膜透析护理技术

一、目的

利用腹膜的半透膜功能,使用透析液与腹膜毛细血管内的血液之间进行物质交换,清除代谢产物与过多的水分,纠正电解质、酸碱平衡紊乱,保持机体内环境恒定。

二、用物准备

治疗盘,腹膜透析液1袋,一次性碘附帽1只,止血钳2个,棉签,碘附,75％乙醇,输液架,台秤1架,塑料筐1个,清洁擦布1块。

三、操作方法及程序

（1）经双人核对医嘱,准备用物。

（2）核对患者床号、姓名、住院号,机器号。带患者到专门的腹透房间,对于卧床患者,护士要携用物至床旁。

（3）再次核对患者姓名、住院号,机器型号,治疗医嘱,检查一次性物品有效期和包装是否完好。

（4）用75％乙醇擦拭操作台,从恒温箱内取出腹膜透析液（37～38℃）,用75％乙醇擦拭外包装,称重并记录。

（5）洗手,戴口罩。

（6）打开腹膜透析液外包装,取出双联系统,检查接口拉环、管路、出口塞、透析液是否完好无损,腹膜透析液是否澄清,浓度、剂量是否正确,如需添加药物,按医嘱加入腹膜透析液中。

（7）悬挂腹膜透析液,高于患者腹部50～60cm,将引流袋放入塑料筐内,置于低于患者腹部50～60cm的位置,夹闭入液管路。

(8)左手同时持短管和双联系统接口,右手拉开接口拉环弃去,取下短管的碘附帽弃去,迅速将双联系统与短管系统相连,连接时将短管口朝下,旋拧外管路至短管完全闭合。

(9)打开短管开关,保持接口处无菌,开始引渡,同时观察引渡流液是否浑浊,引流完毕,关闭短管开关。

(10)折断腹透液出口塞,打开入液管路架子,观察腹膜透析液流入引流袋,夹闭出液管路。

(11)打开短管开关灌注腹膜透析液,灌注结束后关闭短管开关,夹闭入液管路。

(12)取一次性碘附帽,将短管与双联系统分开,将管口朝下,旋拧碘附帽至完全闭合,将短管妥善固定。

(13)称量透出液,做好记录,整理用物,腹膜透析液按引流液处理方法进行消毒处理。

四、注意事项

(1)腹膜透析应严格无菌工作,最好在专门的房间进行,房间应每天消毒至少2次。

(2)腹膜透析液悬挂不宜过高,以免压力过大损伤腹膜。

(3)灌注时速度应慢,透析温度适宜。

(4)详细记录每一次入液量和出液量及尿量,以观察腹膜透析效果。

(5)如发现流出液浑浊或同时伴有发热、腹痛等症状应及时与医生联系,留取透析液标本送检,按医嘱进行相应处理。

(6)发现引流液中有絮状物或血块阻塞、引流不畅时及时汇报医生,遵医嘱给予肝素或尿激酶入腹膜透析液,并保留2小时,且不可抽吸,以免将大网膜吸入腹透管微孔。

(7)观察导管出口处有无感染,如有红、肿、热、分泌物,应及时留取分泌物培养并做药敏试验,及时应用抗生素。

(8)排液不畅时,应检查管路有无打折、堵塞、漂浮。

(9)胸腹部大手术3天内,妊娠、肿瘤晚期的患者不宜进行此项操作。

第六节　胃镜检查护理配合技术

一、目的

胃镜检查是临床中应用广泛的技术,通过胃镜可观察食管至十二指肠降部近侧段的所有部位,以确定病变的部位及性质;进行活体组织检查,协助诊断胃部恶性肿瘤,慢性胃、十二指肠疾病及原因不明的上消化道出血、幽门梗阻等;对已经确诊的胃、十二指肠疾病患者进行随访或观察疗效;检查的同时,可在镜下进行止血、钳取异物、电凝切息肉以及其他治疗。

二、用物准备

(一)必备物品

电子胃镜、主机和光源、注水瓶、活检钳、细胞刷、牙垫、治疗巾、弯盘、无菌纱布、咽麻除泡剂、吸引装置、各种型号的注射器、生理盐水、蒸馏水、急救物品及药品治疗车。

(二)可能需要的物品

(1)存放活检标本的装有 10％甲醛溶液的小瓶、95％乙醇固定液。

(2)患者的姓名标签和病理学申请单。

(3)黏膜染色剂(LUGOL'S 液、靛胭脂、亚甲蓝、刚果红等)及内镜喷洒管。

(4)病理标本瓶、真菌玻片及培养试管。

(5)相关治疗附件(高频电发生器、圈套器、透明帽、尼龙绳套扎器等)。

(6)急救物品及药品治疗车。

三、操作方法及程序

(一)术前准备

1.医务人员准备

胃镜检查前医务人员在工作服外穿好防护衣、防水鞋套,洗手后戴好帽子、口罩、一次性乳胶手套,必要时戴防护眼镜。

2.胃镜准备

(1)每天用镜前从镜柜中将内镜取出,置于内镜消毒液中浸泡,浸泡消毒时间参照消毒剂产品使用说明,浸泡后用流动水冲洗干净,用洁净压缩空气吹干后备用。

(2)检查内镜。①检查插入管有无凹陷及凸出的地方。②检查内镜弯曲功能:检查角度旋钮及弯曲部外皮。③检查光学系统:检查图像是否清晰。④检查管道系统:确认活检孔道通过钳子顺畅。

(3)连接主机、光源及内镜电缆。

(4)接注水瓶。

(5)接吸引导管。

(6)接电源。

(7)检查送气、送水功能。

(8)检查吸引器功能。

(9)检查角度控制旋钮。

(10)电子内镜进行白平衡调节。

3.治疗车上备有 20mL 和 50mL 注射器(抽好生理盐水备用)

4.患者准备

(1)患者前来检查,预约分诊护士严格执行查对制度,准确识别患者身份,严格查对患者的姓名、性别、年龄、送检科室是否与申请单一致,确诊无误后应进行患者登记。

(2)护士主动热情接待患者,向患者介绍检查医生。

(3)向患者讲明检查过程、注意事项及在检查过程中需做哪些配合,使其心理上做好充分准备。

(4)向患者做必要的解释,消除其紧张情绪,主动配合检查。

(5)向患者家属说明做胃镜的必要性和风险性,取得患者及其家属的同意后,签署知情同意书。

(6)患者检查前需禁食、禁水 8 小时,保证空腹状态。

(7)如患者装有活动性义齿应于检查前取出,以免检查中误吸或误咽。

(8)询问患者有无青光眼、高血压、前列腺肥大、心律失常,是否装有心脏起搏器等,及时与检查医生沟通。

(9)诊疗室护士再次核对患者身份信息,严格查对患者姓名、性别、年龄、检查项目等,仔细阅读检查申请单。

(10)术前用药。

镇静剂和解痉剂:对于过度紧张的患者术前可根据医嘱肌肉注射镇静剂和解痉剂。

祛泡剂:术前给予患者口服祛泡剂,消除胃肠道黏膜表面的泡沫及黏液,使内镜下视野清晰。

(11)检查前 10 分钟常规对患者给予咽部麻醉。

(12)患者体位:让患者左侧屈膝卧位,解开衣领口,松开裤带,枕头与肩同高,头微屈,嘴角下垫一弯盘及治疗巾,嘱患者张口轻轻咬住牙垫,同时交代患者在做胃镜的过程中勿吞咽口水,以免引起呛咳或误吸。

(二)术中配合

1.患者监护及插镜中的配合

(1)患者侧卧时嘱其放松身躯,颈部保持自然放松状态。

(2)进镜时,护士位于患者头侧或术者旁,可适当扶住患者头部固定牙垫,注意让患者头部保持不动,勿向后仰,协助操作者插镜。告知患者操作过程中有恶心、呕吐等反应时,用鼻子缓慢深呼吸,尽量放松,将牙垫咬紧,切不可吐出牙垫。

(3)检查过程中,注意观察患者面色、意识、生命体征变化,如有异常,立即停止检查,并做对症处理。

(4)无痛胃镜检查行全身麻醉患者需持续心电图、血压、呼吸频率、血氧饱和度监测,直至检查结束。

(5)备齐各种急救药品、物品及设备,包括吸引器、氧气和急救车。

2.镜检中的配合

(1)进镜检查时,操作者及护士应适时做些解释工作,使患者尽可能放松,以更好地配合检查。

(2)检查过程中如遇胃内黏液多、泡沫多、有血迹、有食物残留等影响视野清晰度时,操作者可按胃镜操作部的注水按钮冲洗镜面,用 50mL 注射器吸水经钳道管注水冲洗。

(3)术中发现胃内有活动性出血或活检后出血较多时需进行内镜下止血。

(4)检查结束退镜后,护士应手持含酶纱布或湿纱布擦去镜身表面污物或黏液,反复吸引含酶溶液及注水、注气 10 秒,取下内镜盖好防水盖,送消毒间进行清洗消毒。

3.取活检时的配合

(1)器械物品准备。①先准备一些剪成长条形的小滤纸片,用一个普通夹子钳住,放于治疗车上;另备装有固定液的小瓶用于装活检组织。②检查活检钳,必须是经过灭菌处理过或者一次性的。检查活检钳的开合及钳瓣是否光滑。

(2)活检操作。①护士右手握住活检钳把手,左手捏住活检钳末端 10cm 处在活检钳处于关闭状态下递给术者,操作者接住活检钳末端,将其插入胃镜活检孔道。在送入活检钳的过程中,始终保持靠近钳道管口处的活检钳垂直于钳道口,在活检钳尚未送出胃镜先端时,钳瓣始终保持关闭状态,不能做张开的动作,以免损伤内镜钳道。②活检钳送出内镜先端后,根据操作者指令张开或关闭活检钳取组织,钳取标本时要均匀适度用力关闭钳子进行钳取。③在钳取组织后,护士右手往外拔出钳子,左手用纱布贴住活检孔,防止胃液溅至操作者身上及擦去钳子身上的黏液及血污。④将活检钳分次钳取的组织夹放在滤纸上,将多块组织放入装有固定液的小瓶中,写上姓名(住院患者注明住院号)、取材部位,填写病理申请单送检,不同部位钳取的组织分瓶放置并编号,在申请单上注明不同编号组织的活检部位。

4.刷取细胞的配合

(1)器械物品准备。①细胞刷。②涂片用的清洁玻片2～4片。③装有固定液的固定细胞用玻璃缸。

(2)刷取细胞:一般放在活检之后或检查结束之前进行。护士右手握住细胞刷的尾部,左手将细胞刷头部递给术者,配合操作者将细胞刷从胃镜活检通道送入,在胃镜视野中可见到细胞刷,护士转动细胞刷配合操作者在病变部位反复刷取细胞,将刷头退至内镜头侧,不得推入内镜钳道内,随胃镜一起退出体外。

(3)涂片:保持细胞刷仍留在内镜钳管道中,将细胞刷稍送出内镜先端,护士握住内镜先端部,用刷头在玻片上旋转做圈状涂抹,一般涂2～4张,标明玻片编号,将玻片放入装有固定液的玻璃缸,贴上标签,注明患者姓名,填写细胞学检查申请单,新鲜送检。

(4)涂片后处理:先用含酶纱布擦净黏液,再用含酶溶液或水将细胞刷洗净后,将细胞刷从管道拔出。

(三)术后处理

1.患者护理

(1)退镜后,协助患者将牙垫取下,并嘱其将口中分泌物吐出,用纸巾或纱布擦干净。

(2)术后因患者咽喉部麻醉作用尚未消失,嘱患者不要立即漱口或饮水,以免引起呛咳。

(3)检查后可能会有短暂的咽喉部疼痛,嘱患者不要用力反复咳嗽,以免损伤咽喉部黏膜。

(4)检查后患者如有呕吐、腹痛、腹胀等不适,需报告操作者,有些患者检查结束后会出现腹胀,可协助患者坐直哈气或做腹部按摩促进排气。

(5)术后局麻作用完全消失后饮食可正常进行,如患者取活检或咽部疼痛明显者,术后2小时方可进食,且宜进清淡温凉半流食1天,勿吃过热食物,防止粗糙或刺激性食物。

(6)注意观察有无胃镜检查并发症的发生,如胸痛、腹胀、腹痛等。

2.胃镜处理

(1)胃镜检查结束后,立即进行床侧清洗。用湿纱布或含酶纱布擦净镜身上的黏液及污渍,反复吸引酶液及送水、送气10秒。

(2)关掉电源,取下吸引管,撤下内镜,装上防水帽,置于合适的容器中送入消毒间进行清洗消毒。

3.附件处理

内镜附件的清洗、消毒及灭菌。

四、注意事项

(1)嘱患者检查前1天禁止吸烟,以免检查时因咳嗽影响插管,患者要空腹8小时以上。

(2)在检查前20～30分钟要给患者用镇静剂、解痉剂和祛泡剂,术前给予咽部麻醉,并做好相应的健康指导。

(3)检查过程中,注意观察患者面色、神志、生命体征变化,如有异常,立即停止检查,并做对症处理。

(4)检查后如有腹胀,可坐直哈气或做腹部按摩促进肠道排气。如有剧烈腹痛、腹胀等情况发生,应及时告知医护人员。

(5)咽部可能会有疼痛或异物感,可口含碘喉片、草珊瑚含片等,症状可减轻或消失。

(6)普通胃镜检查无特殊治疗者30分钟后即可饮水、进食,取活检者应2小时后再进食,需进食温凉米粥、面条等半流质饮食1天,第2天可正常进食。

(7)胃镜检查后注意有否黑便(呈柏油或沥青样,是上消化道出血现象),如出现黑便要及时到医院请医生处理。

第七节　药浴技术

一、目的

利用中药煎汤在皮肤和患处进行浸浴的治疗方法,是借助药力和热力通过皮肤和黏膜作用于机体,具有通调气血、祛风除湿、清热解毒、疏风止痒作用,从而达到预防和治疗疾病的目的。

二、用物准备

中草药液、温热水、一次性浴罩、医用淀粉、消毒物品、温度计,必要时备屏风。

三、操作方法及程序

(1)两人核对医嘱无误,准备用物

(2)核对患者床号、姓名、住院号,评估患者。

(3)清洁浴缸及药浴室后,再铺一次性浴罩,并保持药浴室通风。

(4)用2/3缸水,20L中药液,加医用淀粉500g混匀。

(5)再次核对患者床号、姓名、住院号,告知患者准备药浴。

(6)室温25℃,水温37～40℃。

(7)浸浴时间,青壮年20分钟,老人及小孩15分钟。

(8)询问患者有无不适,如有不适立即停止药浴。

(9)治疗结束嘱患者擦干身体,穿好衣物,携带自己的物品离开浴室。

四、注意事项

(1)空腹及饱餐后不宜进行全身药浴。

(2)浸浴过程中,护理人员应每隔10分钟巡视一次,询问患者是否有不适感,预防随时可能发生的意外。

（3）老人和小孩浸浴时须有陪伴陪同。

（4）心脑血管疾病患者、有出血倾向者、肺功能不全及肺功能低下者、骨折后伤口及手术切口未愈合者、妇女月经期,禁止全身中药浴。

（5）不宜行全身药浴者可行局部药浴。

第八节　贴敷技术

一、目的

利用水剂活性敷料使药物在皮肤患处形成一层保护膜,抑制体表有害菌生长,减轻不良反应。

二、用物准备

医用愈肤生物膜、一次性手套、一次性治疗巾、治疗碗。

三、操作方法及程序

（1）两人核对医嘱无误,准备用物。

（2）核对患者床号、姓名、住院号,评估患者。

（3）选取大小合适的贴敷膜,用药水浸润贴敷膜。

（4）再次核对患者床号、姓名、住院号。

（5）患处铺垫一次性治疗巾。

（6）将医用愈肤生物膜紧贴在患处15分钟。

（7）待药液经皮肤吸收,膜呈半干状态时去除。

四、注意事项

（1）面部贴敷操作时嘱患者口眼紧闭。

（2）根据患处大小裁剪贴膜。

（3）本品不良反应发生率极低,如出现不适,立即停止使用。

第九节　封包及技术

一、目的

增加类固醇皮质激素的吸收,增强药物疗效。

二、用物准备

医用绷带、聚乙烯薄膜、一次性手套、激素药膏、胶布。

三、操作方法及程序

(1)两人核对医嘱无误,准备用物。

(2)核对患者床号、姓名、住院号,评估患者。

(3)遵医嘱准备封包药物。

(4)再次核对患者床号、姓名、住院号。

(5)患者取合适体位,暴露患处,将药膏涂抹在患处,并用聚乙烯薄膜覆盖,胶布或绷带固定(4~6 小时)。

(6)包裹时注意绷带松紧度。

(7)整理用物,洗手,记录。

四、注意事项

(1)操作前向患者做好解释工作,注意保暖,防止受凉。

(2)治疗过程中注意观察皮肤的变化。

(3)肢体处皮肤封包,注意观察肢端循环状况。

第十节　窄谱中波紫外线治疗仪操作技术

一、目的
通过某一波长的紫外线照射皮损,产生光化学反应或调节免疫反应。

二、用物准备
窄谱中波紫外线治疗仪、紫外线防护眼镜。

三、操作方法及程序

(1)两人核对医嘱无误,准备用物。

(2)核对患者床号、姓名、住院号,评估患者。

(3)打开电源开关,根据医嘱输入治疗剂量,设备根据输入的剂量计算出治疗时间。

(4)再次核对患者床号、姓名、住院号。

(5)给患者戴上紫外线防护眼镜,嘱其闭上眼睛,操作者也戴上紫外线防护眼镜,男性患者需要遮住生殖器,遮盖的形状及面积不能轻易变化。

(6)根据患者皮损情况摆好体位,告知患者身体和设备间保持 21cm 的距离。

(7)点击 START/STOP 按钮开始照射,照射结束后,关闭电源,告知患者离开治疗仪。

四、注意事项

(1)告知患者每次照射部位应一致或不断缩小。

(2)治疗期间不宜进食光敏食物及使用光敏药物。

(3)男性患者需要遮挡生殖器。

(4)12 岁以下的小孩不宜照射。

(5)照射后如出现红色斑疹或水疱及时告知医生并停止照射。

第十一节 心电图机使用技术

一、目的

用于观察和诊断各种心律失常、心肌病及冠状动脉供血情况；了解某些药物作用、电解质紊乱对心肌的影响以及某些内分泌疾病对心肌的影响。

二、用物准备

心电图机、乙醇棉球。

三、操作方法及程序

操作者着装规范，双人核对医嘱，准备用物。

核对患者：请问您是××床×××吗？我是×××护士，根据您的病情需要给您录个心电图以检查您的心脏状况。请您不要紧张，请您配合，过程中请不要活动，也不要说话，做深呼吸放松。

1.患者准备

(1)患者取水平仰卧位。

(2)解开衣扣，暴露胸部，露出手腕以及脚踝部。

(3)用乙醇棉球清洁安装导联处皮肤。

2.接通电源，安放导联电极

肢体导联——右上肢(RA/R)：红；左上肢(LA/L)：黄；右下肢(RL/RF)：黑；左下肢(LL/F)：绿。

胸导联——(红)C_1/V_1：胸骨右缘第4肋间。

(黄)C_2/V_2：胸骨左缘第4肋间。

(绿)C_3/V_3：V_2、V_4连线中点。

(棕)C_4/V_4：左锁骨中线与第5肋间交点。

(黑)C_5/V_5：左腋前线平V_4水平处。

(紫)C_6/V_6：左腋中线同V_4水平处。

V_7：左腋后线与V_4同一水平。

V_8：左肩胛下角与V_4同一水平。

V_9：左脊椎旁线与V_4同一水平。

$V_3R \sim V_5R$：$V_3 \sim V_5$的右侧对应部位。VE：相当于剑突下。

3.录图

(1)开机。

(2)按定标、走纸速度、滤波等键。

(3)检查心电示波是否规律、波幅大小是否合适，有无干扰等。

(4)按开始键开始描记心电图。

(5)按Ⅰ、Ⅱ、Ⅲ、AVR、AVL、AVF、V_1、V_2、V_3、V_4、V_5、V_6、V_3R、V_4R、V_5R、V_7、V_8导联

的顺序描记心电图。

(6)完成录图。

(7)关机。

(8)取下心电图纸。

4.整理床单元

(1)协助患者取舒适卧位,整理床单元。

(2)将呼叫器放置于患者呼叫方便的位置。

(3)向患者交代注意事项。

5.标记

在心电图纸上标记××床×××、性别、年龄、录图时间、导联。

6.整理用物

按院感要求处理后放回原处备用,并把心电图交医生。

四、注意事项

(1)确认各导联与肢体连接正确及导电性能良好。

(2)进行心电图检查时,发现特殊心电图异常改变应及时与临床医生联系,并限制患者活动。

第十二节　微量注射泵使用技术

一、目的

当临床所用的药物必须由静脉途径注入,而且在给药量必须非常精确、总量很小、给药速度需缓慢或长时间恒定时使用该项技术。

二、用物准备

微量注射泵,20mL 或 50mL 注射器 1 个,微量泵用延长管 1 套。

三、操作方法及程序

(1)双人核对医嘱,准备用物。

(2)携带治疗单到床边,核对患者床号、姓名、住院号,了解病情,评估输液通畅及用药情况。

(3)护士准备:着装整洁,洗手,戴口罩。

(4)检查用物准备情况:注意微量注射泵能否正常工作,20mL 或 50mL 注射器 1 个,微量泵用延长管 1 套。

(5)遵医嘱准备药液并检查,用 20mL 或 50mL 注射器正确配制药液。

(6)检查并连接微量泵用延长管,排气。

(7)将用物携带至床旁,再次核对患者床号、姓名、住院号,解释并取得患者合作。

(8)接通微量注射泵电源,打开开关,进行机内自检至显示屏无闪烁及报警。

(9)将注射器针筒及活塞置于微量泵相应的卡口上固定。

(10)确认显示屏右上方的显示注射器安装完毕字样。

(11)按下确认键,设定注射速率,继续按下总量设置键(F)及速度键(ML),输入注射总量,再次按下 F 键恢复速率显示。

(12)将微量泵用延长管与三通及静脉通路相连接,按开始键(START),开始注射。

(13)如需改变速率:按下及清除键(C),清除屏上显示的速率,重新输入所需速率。

(14)如需改变总量:按停止键(STOP),按(F)重新输入注射总量。

(15)如需快速注射:不中断注射,按住 F 键不放,同时按 BOL 键,此时便开始以 500mL/h 的速率快速注射。

(16)当药液即将注射完毕时,"即将结束"键闪烁并报警,注射继续进行;药液注射完毕,机器自动停止。

(17)注射完毕后取下注射器,断开延长管与输液通路的连接,按下电源开关 3 秒关机,拔出电源。

(18)整理用物,洗手,取口罩并记录。

四、注意事项

(1)使用微量泵的多为危重患者,应用期间不能随意中断药液,在注射器内药物尚未用完时应提前配好备用,更换药液时动作迅速。

(2)注射泵上的药物注射卡应注明药物的名称、剂量、给药速度及时间,执行者三签名,每次更换药液后应更换标签并做好记录,并详细交班。

(3)应备好应急电源,以免断电。

(4)若途中需调节泵入剂量,应先关开关,调节好剂量后再次打开。

(5)注射泵应放在稳妥处,若应用中出现故障,应及时换泵,修理。

第十三节　输液泵使用技术

一、目的

精确控制输入液体的速度和单位时间内的总量。

二、用物准备

输液泵 1 台,静脉输液所需物品,必要时备接线板,输液架。

三、操作方法及程序

(1)双人核对医嘱,准备用物。

(2)核对患者床号、姓名、住院号,评估患者(了解患者身体状况,向患者解释,取得患者配合;评估患者注射部位的皮肤及血管情况)。

(3)洗手,戴口罩。

(4)携用物至患者床旁,再次核对。

(5)挂药液于输液架上,输液器排尽空气。

(6)将输液泵固定在输液架上,连接电源,备胶带。

(7)打开输液泵泵门,自上而下安装输液管,关闭泵门,打开输液器流量夹。

(8)打开输液泵电源开关,根据医嘱设置输注总量和输液速度。

(9)与静脉通路相连,启动输液泵开始输注,观察液体正常输注后用胶布妥善固定。

(10)再次核对,记录输液的时间、输液速度,签全名。

(11)协助患者取舒适卧位,询问患者需要,整理床单位。

(12)清理用物。洗手,取口罩,记录。

四、注意事项

(1)正确设定输液速度及其他必需参数,防止设定错误延误治疗。

(2)随时观察输液泵的工作状态以及运行指示灯是否正常,及时排除报警与故障,防止液体输入失控。

(3)注意观察穿刺部位皮肤情况,防止发生液体外渗,一旦出现外渗及时给予相应处理。

(4)输液泵安放在妥善位置,便于操作与观察。

第十四节　血管造影介入手术患者护理技术

一、目的

通过护理措施减轻血管造影、介入手术患者术前及术后不适,保障手术顺利进行,预防并发症发生。

二、用物准备

一次性备皮包,一次性注射器,造影剂,急救药品(地塞米松),静脉留置针,0.9%氯化钠溶液 250mL。

三、操作方法及程序

(1)术前双人核对医嘱,准备用物。

(2)核对患者床号、姓名、住院号,检查及治疗前评估患者,向患者进行相关知识的宣教,取得患者配合。

(3)进行术前准备:碘过敏试验、术区备皮、告知术前禁食水。

(4)送患者入 DSA 室。

(5)术后绝对卧床 24 小时,全麻患者去枕平卧 6 小时。给予氧气吸入及心电监护、血氧饱和度监测。术区盐袋压迫,手术侧下肢制动,保持伸直位,给予保护性约束。

(6)观察手术侧足背动脉搏动情况及术区穿刺点有无出血、血肿和瘀斑,如有异常及时通知医生处理。

(7)严密观察患者意识、瞳孔及生命体征变化与有无偏瘫、失语及癫痫发作等脑缺血症状。

(8)做好记录。

四、注意事项

(1)术后卧床期间注意观察患者受压皮肤情况。

(2)术后嘱患者多饮水,同时注意观察患者的尿液颜色、性质和尿量,并做好记录。

(3)72小时内避免过度活动,防止穿刺部位再出血。3日内免洗澡或擦澡,保持穿刺部位干燥,防止感染。

第十五节　中心静脉导管(CVC)护理技术

一、目的
预防导管相关性感染,保持导管通畅。

二、用物准备
一次性无菌换药包、无菌手套、75%乙醇、1%碘附、无菌棉球、生理盐水、透明敷贴、20mL注射器、7号针头、肝素帽、10mL预冲式肝素液、胶布。

三、操作方法及程序
(1)双人核对医嘱,准备用物。

(2)携带治疗单到床边,核对患者床号、姓名、住院号,评估患者。

(3)查看患者中心静脉导管贴膜更换时间、置管时间,注意导管有无损伤,穿刺点皮肤有无红、肿、压痛、硬结、皮温升高、分泌物等,导管外露长度是否正确。

(4)洗手,戴口罩,携用物至床旁,再次双人核对患者身份。

(5)暴露穿刺部位,垫一次性治疗巾,自下向上撕开贴膜,观察穿刺点有无渗血、红肿。

(6)打开换药包,戴无菌手套。

(7)铺无菌治疗巾,消毒穿刺点(75%乙醇棉球3遍,1%碘附棉球3遍)以穿刺点为中心10cm范围。彻底消毒体外导管部分,待干。

(8)20mL生理盐水注射器接7号针头,预冲待换肝素帽,排空空气备用。去除旧有肝素帽,乙醇棉球消毒接头外壁。安装新肝素帽以脉冲方式冲洗管壁,10mL预冲式肝素液正压封管,夹闭导管。

(9)贴透明贴膜,排尽贴膜下空气,敷贴固定外连接管。注明操作者姓名、日期和时间。

(10)处理用物。

(11)洗手,取口罩,做好护理记录。

四、注意事项
(1)中心静脉导管的维护应由经过培训的医护人员进行。

(2)出现液体流速不畅,使用20mL注射器抽吸回血,不应正压推注液体。

(3)输入化疗药物、脂肪乳、氨基酸等高渗、强刺激性药物或输血前后,应及时冲管。

(4)置管24小时后换药1次,以后每3天1次,如有穿刺点渗血,贴膜松脱、卷曲或破损时应立即更换。

(5)更换肝素帽,每3天更换1次,或在肝素帽损坏、取下时随时更换。

(6)注意观察中心静脉导管体外长度的变化,防止导管脱出。

第十六节　肢体康复锻炼技术

一、目的

加快肢体功能恢复的速度,改善偏瘫肢体功能恢复的程度,预防偏瘫肢体的畸形和挛缩,提高生活质量。

二、用物准备

保健球、套绳、屏风、血压计、听诊器。

三、操作方法及程序

(1)双人核对医嘱,准备用物。

(2)洗手,戴口罩,了解病情,推车携用物至患者床旁,核对患者姓名、住院号。

(3)向患者解释并取得合作,必要时用屏风遮挡,测量生命体征,松开床尾盖被,评估患者神志、肌力。

(4)按摩瘫痪肢体,从肢体近端至远端再由远端至近端反复按摩 10~20 分钟。

(5)预防关节挛缩,一手握住患者关节近端,另一手握住肢体远端,缓慢地活动关节,达关节最大活动度或引起疼痛为止,10~20 分钟。

(6)主动运动,协助患者在床上进行屈伸、翻身、起卧动作。

(7)桥式运动,协助患者平卧,双手平放于身体两侧,双膝屈曲,足抵床,慢慢抬起臀部,维持一段时间后放下。先在床上平移肢体,左右摆动,以健肢带动患肢,逐渐加大屈伸各关节的程度。

(8)手部的锻炼:主要进行抬臂、握拳、抓拿、拾物等细微动作的锻炼,还有抓捏保健球、用手指数豆子等动作,以加强手指的灵活性。

(9)迈步:当患者能自行站立而无疲劳感时,即可开始行走锻炼,迈步时不可硬拉,瘫痪肢体如抬举不便可用一根套绳套于患脚中部,协助抬脚起步。

(10)询问患者有无不适,整理床单位,开窗通风,记录。

四、注意事项

(1)按摩瘫痪肢体时从远端到近端、从四肢到躯干,当老人不会时给予演示或帮助。

(2)不可过度牵拉肢体,锻炼中每个动作以活动结束后不疼痛为度。

(3)关节活动顺序从大关节到小关节。

第二章　外科常用护理技术

第一节　备皮技术

一、目的

去除手术区毛发和污垢,彻底清洁皮肤,为手术时皮肤消毒做准备,预防术后切口感染。

二、用物准备

治疗盘、弯盘、治疗碗、一次性备皮包、一次性中单、手电筒、毛巾、面盆、温热肥皂水。

三、操作方法及程序

(1)双人核对医嘱,评估患者及手术区皮肤状况。

(2)核对患者姓名、床号、诊断、手术部位。

(3)遮挡患者,于患者身下铺一次性中单,暴露备皮部位,涂擦肥皂水,绷紧皮肤,手持备皮刀分区剃净毛发。

(4)手电筒照射检查备皮部位毛发是否剃净、皮肤有无损伤。

(5)去除局部毛发和皂液,整理用物及床单位。

(6)嘱患者沐浴,卧床患者应床上擦浴。

四、注意事项

(1)动作应轻柔,检查手术区皮肤如有割痕、发红等异常情况,应通知医生并记录。

(2)备皮时尽量减少对患者躯体的暴露,注意保暖。

(3)备皮后病情允许,有条件者全身沐浴或局部擦洗,更换衣物。

(4)污垢多的要先擦洗,再剃除毛发。

(5)切勿逆行剃除毛发,以免损伤毛囊。

第二节　胃肠减压术

一、目的

利用负压作用,将胃肠道能够集聚的气体、液体吸出,减轻胃肠道内压力。用于消化道及腹部手术,减轻胃肠胀气,增加手术安全性;通过对胃肠吸出物的判断,可观察病情变化以协助诊断。

二、用物准备

治疗盘、治疗碗(内盛生理盐水或凉开水)、治疗巾、12~14 号胃管、20mL 注射器、液体石蜡、纱布、棉签、胶布、别针、手电筒、镊子、止血钳、弯盘、压舌板、听诊器、胃肠减压器。

三、操作方法及程序

(1)双人核对医嘱,评估患者。

(2)有义齿者取下义齿,协助患者取合适体位。

(3)于患者身下垫治疗巾,放置弯盘于便于取用处。

(4)根据患者病情、年龄选择合适的胃管。

(5)选择通畅鼻腔,用棉签清洁鼻腔。

(6)测量胃管长度并标记。

(7)将少许液体石蜡倒在纱布上,润滑胃管前端。

(8)按要求正确安置鼻胃管,并妥善固定。

(9)确认胃管是否在胃内。

(10)调节胃肠减压器的负压,连接胃管。

(11)胃肠减压期间,每天给予患者口腔护理至少2次。

(12)胃管不通畅时,遵医嘱用20mL生理盐水冲洗胃管,反复冲洗至通畅。但食管、胃手术后要在医生指导下进行,少量、低压,以防吻合口瘘或出血。

(13)注意观察和记录胃肠引流液的颜色、性质、量。

四、注意事项

(1)插管动作要轻柔,以免损伤黏膜,尤其是通过食管三个狭窄部位时。

(2)插入胃管10~15cm时,若为清醒患者,嘱其做吞咽动作;若为昏迷患者,则一手托起患者头部,使下颌靠近胸骨柄,以利插管。

(3)插管过程中发生呼吸困难、发绀症状应立即拔出,休息片刻后重新插入。

(4)观察引出胃内容物的颜色、性质和量。

(5)留置胃管期间应加强患者口腔护理。

(6)胃肠减压期间,观察患者水、电解质情况和胃肠功能恢复情况。

第三节　换药技术

一、目的

动态观察伤口愈合情况,以便酌情给予相应治疗和处理;清洁伤口,去除异物、渗液或脓液,减少细菌繁殖和分泌物对局部组织刺激;改善伤口环境,保持局部温度适宜,促进局部血液循环,促进伤口愈合。

二、用物准备

治疗盘内置无菌换药碗(2个)、血管钳和镊子(各1把)、棉球、纱布、棉垫、胶布、绷带、弯盘、无菌生理盐水、75%乙醇、碘附、松节油、一次性垫巾、特殊伤口备引流条、及纱条(或探针、刮匙)。

三、操作方法及程序

(1)双人核对医嘱。

(2)携带治疗单至床边,核对患者床号、姓名、住院号等,评估患者的皮肤情况,并向患者说明换药的目的和方法,取得患者的理解与配合。

(3)洗手,戴口罩,携用物至床旁,再次核对患者姓名与住院号,清理陪伴,遮挡患者,暴露换药部位,并铺垫巾于换药部位下方。

(4)区分伤口类型并采取相应的换药方法,揭开绷带或外层敷料妥善放置。

(5)用镊子取下内层敷料,若敷料粘连则以生理盐水蘸湿片刻再取下。

(6)取另一把持物钳,用碘附、乙醇棉球擦拭伤口周围皮肤,再用生理盐水棉球,由内向外清洗。若为污染伤口,由外向内清洗,再取碘附、乙醇棉球消毒伤口周围皮肤。

(7)用无菌纱布或棉垫覆盖伤口,用胶布妥善固定包扎。

(8)协助患者整理衣物及床单位,并取舒适体位。

四、注意事项

(1)严格遵循无菌操作原则。

(2)换药时应先无菌伤口,后感染伤口。对特异性感染伤口,如气性坏疽、破伤风等,应在最后换药或指定专人负责。

(3)特殊感染的伤口必须做好床边隔离,传染性伤口的换药器械、敷料应专用。

(4)铜绿假单胞菌或特异性感染伤口换下的敷料应集中焚烧。

(5)换药时注意保暖及保护患者的隐私。

第四节 "T"形管引流护理技术

一、目的

引流胆汁,减轻胆道压力;引流残余结石;支撑胆道,防止胆道狭窄。

二、用物准备

治疗盘、治疗碗内盛生理盐水或凉开水、治疗巾、镊子、止血钳、弯盘、量杯、无菌引流袋、碘附、生理盐水、棉签、纱布、胶布。

三、操作方法及程序

(1)双人核对医嘱,评估患者。

(2)携用物至患者旁,核对患者姓名及住院号,协助患者摆好体位,暴露"T"形管及右腹壁,注意遮挡患者。

(3)将固定于腹壁外的"T"形管连接引流袋,引流袋应低于"T"形管引流口平面。

(4)维持有效引流,"T"形管勿打折、勿弯曲,嘱患者保持有效体位,即平卧时引流袋应低于腋中线,站立或活动时引流袋不可高于腹部引流口平面,以防止胆汁逆流。

(5)观察胆汁颜色、性质、量,并记录。

（6）根据患者情况每天或隔日更换引流袋1次。具体方法是：铺垫巾于所换引流管口处的下方，用止血钳夹住引流管近端，将新引流袋检查后挂于床边，出口处拧紧；一手捏住引流管，一手捏住引流袋自接口处断开，将旧引流袋放于医用垃圾袋中；消毒引流管口周围，将新的引流袋与引流管连接牢固，观察有无引流液引出并妥善固定。

（7）"T"形管引流时间为7～14天，拔管前应先根据医嘱夹闭"T"形管，夹管期间观察有无腹痛、发热、黄疸等。

（8）"T"形管拔除后，局部伤口以凡士林纱布堵塞，1～2天会自行封闭，观察伤口渗出情况，以及体温变化、皮肤巩膜黄染、呕吐、腹痛、腹胀等情况。

四、注意事项

（1）严格执行无菌操作，保持胆道引流管通畅。

（2）妥善固定引流管，操作时防止牵拉，以防"T"形管脱落。

（3）保护引流口周围皮肤，局部涂氧化锌软膏，防止胆汁浸渍引起局部皮肤破溃和感染。

（4）注意观察患者生命体征及腹部体征变化，如有发热、腹痛，提示有感染或胆汁渗漏的可能，应及时报告医生。

第五节　腹腔引流护理技术

一、目的

对患者进行腹腔引流管护理，保证有效引流，预防感染；增进患者舒适，促进功能恢复。

二、用物准备

治疗巾、纱布、棉签、胶布、镊子、引流管、别针、止血钳1把、碘附棉签、弯盘、无菌手套。

三、操作方法及程序

（1）双人核对医嘱，评估患者。

（2）向患者做解释工作以取得患者配合。

（3）戴手套，松解引流袋。

（4）铺治疗巾。

（5）夹管，取下引流袋。

（6）消毒引流管与引流袋衔接处。

（7）严格遵守无菌操作原则，正确连接引流袋。

（8）松解止血钳，开放引流管，观察引流是否通畅。

（9）妥善固定引流袋，长度合适便于翻身。

（10）向患者交代注意事项，脱手套。

（11）合理安置患者，整理床单位。

（12）分类处理用物，洗手，记录引流液的颜色、性质、量。

四、注意事项

(1)注意无菌技术、消毒隔离、保证安全的原则。

(2)妥善固定引流管,保持引流通畅。

(3)操作过程中注意观察患者病情变化,若有异常应立即停止操作。

第六节　造口护理技术

一、目的

保持造口周围皮肤的清洁,帮助患者掌握护理造口的方法。

二、用物准备

治疗盘、柔软纸巾、剪刀、造口袋、一次性手套、温水、医用垃圾袋、记录单,根据情况备皮肤保护膜、防漏膏、造口粉。

三、操作方法及程序

(1)双人核对医嘱,评估患者。

(2)由上向下撕离已用的造口袋,观察内容物。

(3)温水清洁造口及周围皮肤并擦干,观察造口周围皮肤及造口情况。

(4)修剪造口袋底盘,使边缘光滑,必要时在造口周围皮肤上涂造口粉、保护膜、防漏膏。

(5)撕去底盘粘贴纸,按照造口位置由下而上将造口袋贴上,夹好便袋夹。

四、注意事项

(1)撕离造口袋时注意保护皮肤,防止皮肤损伤。

(2)注意造口与伤口距离,保护伤口,防止污染伤口。

(3)贴造口袋前一定要保证造口周围皮肤干燥。

(4)造口袋底盘与造口黏膜之间保持适当空隙(1~2mm)。

(5)教会患者观察造口周围皮肤的血运情况,并定期手扩造口,防止造口狭窄。

第七节　密闭式膀胱冲洗技术

一、目的

使尿液引流通畅;治疗某些膀胱疾病;清除膀胱内血凝块、黏液、细菌等异物,预防膀胱感染;前列腺、膀胱手术后预防血块形成。

二、用物准备

治疗盘,治疗碗(内盛碘附棉球、镊子、无菌纱布),冲洗液,冲洗器,无菌治疗巾,无菌手套,一次性护垫,输液架,治疗车下层备便器及垫巾,必要时备屏风。

三、操作方法及程序

(1)双人核对医嘱,评估患者。

(2)遵医嘱准备冲洗液。床边核对患者床号、姓名、住院号。

(3)留置双腔或三腔导尿管后,排空膀胱。

(4)将膀胱冲洗液悬挂于输液架上,液面高于床面约 60cm,并排尽管道内空气。

(5)再次核对患者床号、姓名、住院号,连接冲洗器,三腔导尿管一头接冲洗器,另一头连接尿袋,夹闭尿袋(持续冲洗无须夹闭)。连接前对各个连接部位进行消毒,打开冲洗器,使溶液滴入膀胱,速度 80~100 滴/min,待患者有尿意或滴入 200~300mL 后,关闭冲洗器,打开尿袋,排除冲洗液,遵医嘱反复进行。

(6)冲洗完毕,取下冲洗器,双腔导尿管与尿袋连接,固定尿袋。

(7)安置患者,整理用物,记录。

四、注意事项

(1)严格无菌操作,防止医源性感染。

(2)插管动作要轻柔,以免损伤黏膜。

(3)冲洗中若有不适,及时通知医生。

(4)寒冷天气冲洗液应加温至 35℃,防冷水刺激膀胱引起膀胱痉挛。

(5)冲洗过程中注意观察引流管是否通畅。

第八节　膀胱灌注技术

一、目的

将药物稀释后直接灌注到膀胱,以达到治疗目的。

二、用物准备

治疗盘、无菌导尿包、一次性治疗巾、弯盘、50mL 注射器、灌注药物,必要时备卵圆钳、屏风。

三、操作方法及程序

(1)双人核对医嘱,按要求准备用物。

(2)床边核对患者床号、姓名,评估患者,向患者解释以取得配合。

(3)协助患者排空膀胱,清洁外阴,保护患者隐私,关闭门窗,用屏风遮挡。

(4)洗手,戴口罩。取治疗巾按半铺半盖法铺治疗盘。

(5)检查药物名称、剂量、质量、有效期等,戴手套,遵医嘱按无菌操作原则配好药物,放入预备好的无菌盘内。

(6)脱手套,检查无菌包是否在有效期内,有无漏气、破损。

(7)携用物至患者床旁,再次核对。

(8)协助患者取仰卧屈膝位,双腿外展,露出外阴。

（9）戴手套，按无菌技术操作留置导尿。

（10）再次核对患者及药物，将灌注药物经尿管注入膀胱内。

（11）注射完毕后抬高导尿管，注入 5～10mL 空气，将尿管内剩余药液注入膀胱，尿管末端反折，拔除尿管，需留置尿管者暂夹闭尿管。

（12）撤去用物，脱手套。

（13）协助患者穿好裤子，整理床单位，告知患者每 15 分钟按左侧卧位、右侧卧位、仰卧位、俯卧位更换体位。

（14）询问患者需要，酌情开窗通风、撤去屏风。

（15）按院感要求分类处理用物，洗手，记录。

四、注意事项

（1）严格无菌操作，防止医源性感染。

（2）插管动作要轻柔，以免损伤尿道黏膜。

（3）灌注前应少饮水，排尽尿液，避免尿液将药物稀释。

（4）灌注过程中避免对局部皮肤刺激性强的药物溢至阴囊、会阴部，以防引起药物性皮炎。

（5）灌注药物排出时，需多饮水、多排尿。

第九节　脑室引流管护理技术

一、目的

保持脑室引流管通畅，维持正常颅内压；防止逆行性感染；便于观察脑室引流液性状、颜色、量。

二、用物准备

无菌治疗巾，引流袋，换药包（血管钳 2 把，纱布 2 块），无菌手套，消毒瓶，棉签，笔，纸，弯盘。

三、操作方法及程序

（一）观察引流情况

（1）核对患者床号、姓名。

（2）向患者解释，取得合作，戴口罩。

（3）从上至下缓慢挤压引流管是否通畅，检查伤口敷料有无渗出。

（二）更换引流袋

（1）戴手套，取合适体位，暴露引流管。

（2）患者头下铺无菌治疗巾，打开换药包，用血管钳在管口上方 5cm 处夹紧引流管，使管口朝上。

（3）取无菌纱布 1 块，包裹接头处分离引流管、引流袋。

（4）竖直抬高引流管，使引流液完全流入引流袋内，反折接头放于一旁。

(5)用碘附棉签分别消毒引流管内径、引流管横面、引流管外径。

(6)取无菌纱布包盖已消毒的引流管外径。

(7)取出引流袋,关紧下端活塞,连接引流袋于引流管上。

(8)固定引流袋高于侧脑室平面10～15cm,以维持正常颅内压。

(9)松开血管钳,观察引流是否通畅。

(三)处置、宣教

(1)撤治疗巾,放入弯盘,脱手套,整理患者衣裤及床单位。

(2)记录引流液颜色、性状、量于护理单上。

(3)处置用物,健康宣教:①指导患者按要求卧位。②引流袋位置不能随意移动。③保持伤口敷料清洁,不可抓挠伤口。

四、注意事项

(1)严密观察患者的意识、瞳孔、生命体征变化。

(2)严格无菌操作,每天更换引流袋,预防感染,妥善固定,引流管开口需高于侧脑室10～15cm,以维持正常的颅内压。

(3)严密观察并记录引流液的颜色、性状及量;正常脑脊液无色透明,无沉淀,术后1～2天脑脊液可略呈血性,以后转为淡黄色,脑室引流不宜超过5～7天,若引流液由清亮变浑浊,伴有体温升高可能发生颅内感染,应及时报告医生。

(4)注意保持引流通畅:引流管不可受压、扭曲、打折,保持引流管通畅。适当限制患者头部活动范围,患者翻身及接受治疗活动时,动作应轻柔,先行保护好引流管,避免牵拉,以免脱出。搬运患者时应将引流管夹闭,以免管内脑脊液反流入脑室。

(5)正常脑脊液每天分泌400～500mL,故每天引流量不超过500mL为宜,注意引流过度会表现出汗、头痛、恶心、心动过速,特殊情况如颅内感染患者因脑脊液分泌过多,引流量可相应增加,但应注意水及电解质平衡。

(6)针对患者的精神症状如躁动等,应给予适当约束。

第十节　腰椎穿刺护理技术

一、目的

取脑脊液并进行脑脊液压力检查;椎管内注入氧气或碘注射剂进行脑和脊髓造影,以协助诊断;椎管内注入药物进行治疗;从椎管内引流炎性分泌物、血性脑脊液或造影剂,放出适量脑脊液,以改善临床症状。

二、用物准备

腰椎穿刺包,闭式测压表或玻璃测压管,手套,治疗盘(碘附、棉签、胶布、2%利多卡因注射液、5mL注射器),需做脑脊液培养者,准备培养基。

三、操作方法及程序

1.双人核对医嘱,评估患者

操作者穿戴工作服,戴口罩和帽子;进行自我介绍;洗手。患者体位的准备:通常取弯腰侧卧位,背部与床面垂直。协助患者侧卧于硬板床上,使患者头向前胸部屈曲,两手抱膝紧贴腹部,使躯干尽可能弯曲呈弓形,脊柱尽量后凸以增宽椎间隙,便于进针。

2.消毒铺巾

(1)穿刺点定位:通常选腰 3～4 椎间隙(髂后上棘连线与后正中线的交会处)为穿刺点,并做好标记。也可在上一或下一腰椎间隙进行。

(2)常规消毒术区皮肤,直径不小于 15cm。

(3)戴无菌手套,铺无菌洞巾。

3.麻醉穿刺

(1)检查器械,注意穿刺针是否通畅,针芯是否配套。

(2)2%利多卡因自皮肤至椎间韧带局部逐层麻醉。

(3)左手固定穿刺点皮肤,右手持穿刺针以垂直背部、针尖稍斜向头部方向缓慢刺入,成人进针深度一般为 4～6cm,儿童为 2～4cm。当针头穿过韧带与硬脑膜时,可感到阻力突然消失的落空感。此时将针芯慢慢抽出(以防脑脊液迅速流出,造成脑疝),可见脑脊液流出。进针过程中针尖遇到骨质时,应将针退至皮下待纠正角度后再进行穿刺。

(4)放液前先接测压管,嘱患者双腿慢慢伸直,记录脑脊液压力。

(5)撤去测压管,收集脑脊液 2～5mL 送检;如需做培养,应用无菌试管留标本。

4.穿刺结束

(1)术毕,插入针芯拔出穿刺针,敷以消毒纱布并用胶布固定。

(2)术后嘱患者去枕平卧 4～6 小时。

(3)告知患者有不适立即通知医护人员。

(4)按院感要求分类处理用物,洗手,记录。

四、注意事项

(1)严格掌握禁忌证:凡疑有颅内压增高者必须先做眼底检查,如有明显视神经盘水肿或有脑疝先兆者,禁忌穿刺。凡患者处于休克、衰竭或濒危状态及有穿刺部位皮肤感染、后颅窝占位性病变者均列为禁忌。

(2)术中应密切观察患者面色、脉搏、呼吸和血压等,如有异常应立即停止操作,并做相应处理。

(3)鞘内给药时,应先放出等量脑脊液,然后再等量置换性药液注入。

(4)如流出的脑脊液为血性,应鉴别是否为穿刺损伤出血或蛛网膜下隙出血,前者在脑脊液流出过程中血色逐渐变淡,脑脊液离心后清亮不黄,后者均匀一致。

第十一节 胸腔闭式引流管护理技术

一、目的

引流胸腔内积液、积血及积气;重建胸膜腔内负压,维持纵隔的正常位置;促进肺复张。

二、用物准备

治疗盘、一次性棉签、弯盘、启瓶器、无菌剪刀、胶布、碘附、75％乙醇、一次性胸腔引流装置,无菌换药碗内盛无菌纱布 2 块及无菌镊、无菌生理盐水 500mL、卵圆钳 2 把、量杯、治疗巾、一次性手套、医用垃圾袋、记录单。

三、操作方法及程序

(1)核对医嘱,准备用物。无菌胸腔引流瓶内倒入无菌生理盐水,使引流瓶内长管淹没于水中 3～4cm,保持连接口紧密,防止漏气。

(2)根据患者病情尽可能采取半卧位,挤压引流管,嘱患者深呼吸,观察引流瓶内水柱波动及有无气泡溢出等情况,更换引流瓶时双钳夹闭引流管,预防空气进入胸膜腔。

(3)严格无菌操作,胸腔引流管与水封瓶连接管紧密,保持引流瓶低于胸腔引流口 60～100cm。

(4)准确记录引流液的颜色、性质和量。

(5)引流瓶内无菌生理盐水每天更换,引流瓶每周更换;有脓性或血性引流液时,每天更换引流瓶。

四、注意事项

(1)术后患者血压平稳,应取半卧位以利引流,出血量多于 100mL/h,引流液呈鲜红色,有血凝块,同时伴有脉搏增快,提示有活动性出血的可能,应及时通知医生处理。

(2)保持引流管长度适宜,翻身活动防止受压、打折、扭曲、脱出。

(3)注意观察并保持引流管通畅。

(4)更换引流瓶时,应用卵圆钳夹闭引流管以防止空气进入,注意保持引流管与引流瓶连接紧密,切勿漏气,严格无菌操作。

(5)引流管自胸壁伤口脱出,立即用手顺皮肤纹理方向捏紧引流口周围皮肤(注意不要直接接触伤口),并立即通知医生处理。

(6)患者下床活动时,引流瓶的位置应低于膝盖且保持平稳,保证长管没入液面下;外出检查前须将引流管夹闭。

(7)拔除引流管后 24 小时内要密切观察患者有无胸闷、憋气、呼吸困难、气胸、皮下气肿等。

第十二节　轴线翻身术

一、目的

协助颅骨牵引、脊椎损伤、脊椎手术、髋关节术后的患者在床上翻身;预防脊椎再损伤及关节脱位;预防压疮,增加患者舒适感。

二、用物准备

翻身枕2个。

三、操作方法及程序

(1)双人核对医嘱,评估患者。

(2)协助患者移去枕头,松开被尾,拉起对侧床栏。

(3)3名操作者站于患者同侧,一人扶托患者头颈部、一人平托患者肩部和腰部、一人平托患者臀部和腘窝,三人同时用力将患者平移至操作者同侧床旁。

(4)患者疑有颈椎损伤时,第一操作者站于患者床头,一只手固定患者头颈部,移去头颈外固定物,另一只手沿纵轴向上略加牵引,使头、颈随躯干一起缓慢移动;第二操作者将双手伸至对侧分别扶托患者肩部和腰部;第三操作者将双手伸至对侧分别平托患者腰部和臀部。使头、颈、肩、腰、髋保持同一水平线,三人同时用力翻转至侧卧位。翻身时注意观察患者病情变化。患者无颈椎损伤时,可由两位操作者完成轴线翻身。

(5)观察枕后、肩胛、骶尾部、足跟受压皮肤情况。

(6)将一软枕放于患者背部支持身体,另一软枕放于患者两膝之间并使双膝呈自然弯曲状。

(7)准确记录翻身时间、卧位、皮肤受压情况。

四、注意事项

(1)告知患者翻身的目的和方法,以取得患者的配合。

(2)告知患者及其家属不要自行更换卧位方式。

(3)翻转患者时,应注意保持脊椎平直,以维持脊柱的正确生理弯度,避免由于躯干扭曲,加重脊柱骨折、脊髓损伤和关节脱位。翻身角度不可超过60°,避免由于脊柱负重增大而引起关节突骨折。

(4)患者有颈椎损伤时,勿扭曲或旋转患者的头部,以免加重神经损伤而引起呼吸肌麻痹而死亡。

(5)翻身时注意为患者保暖并防止坠床。

第十三节　皮牵引护理技术

一、目的

将牵引力直接加于皮肤,间接牵拉骨骼,起到复位作用。

二、用物准备

皮肤牵引带(根据肢体的粗细选择)、浴巾、大毛巾、牵引架、线绳、牵引锤。

三、操作方法及程序

(1)双人核对医嘱,评估患者。

(2)暴露牵引肢体,用浴巾包裹患肢。

(3)将皮肤牵引带包裹于浴巾外面,松紧以插入两指为宜。

(4)使患肢处于功能位,并保持患肢与牵引绳在同一直线上,保持患肢持续牵引。

(5)将卷曲的毛巾置于患者足踝下,使患肢足后跟悬空。

(6)牵引带应松紧适度,太松易滑脱,太紧妨碍血运,应经常观察患肢血运情况。

(7)保持有效牵引,如有情况及时处理。

四、注意事项

(1)牵引过程中,注意观察患者皮肤情况,防止皮肤出现水疱、破溃。

(2)注意患肢保暖,避免将衣物压在牵引绳上,以免抵消牵引力。

(3)牵引重量要适宜,重量过小会影响矫正畸形和骨折复位;重量过大会因过度牵引造成骨折不愈合。

第十四节　骨牵引术护理技术

一、目的

预防牵引针孔感染,保证牵引有效,达到治疗目的。

二、用物准备

无菌盘(一次性换药碗,一次性镊子 1 把,碘附棉球 8 个),一次性无菌治疗巾,弯盘。

三、操作方法及程序

(1)双人核对医嘱,评估患者。

(2)暴露牵引部位,注意为患者保暖,必要时使用屏风遮挡。

(3)铺治疗巾于牵引针孔部位,打开无菌盘,用镊子夹取碘附棉球,由内向外弧形消毒针孔上方皮肤两次,同法消毒针孔下方皮肤。

(4)使患肢处于功能位,并保持患肢与牵引绳在同一直线上,保持患肢持续牵引。

（5）在牵引期间鼓励患者做力所能及的活动，如肌肉的等长收缩、关节活动等，辅以肌肉按摩及关节被动活动，以促进血液循环，保持肌肉和关节的正常活动，减少并发症的发生。

（6）保持有效牵引。

四、注意事项

（1）如病情许可，应指导患者每天做主动伸屈踝关节的活动，如因神经损伤或截瘫而引起踝关节不能自主活动，则应做被动足背活动，以防止关节僵硬和跟腱挛缩。

（2）防止压疮，在骨突出部位如足跟、骶尾部等处垫毛巾。

（3）告诉患者及其家属不允许擅自改变体位，不能自己增减重量，否则会造成牵引失败而影响治疗。

第十五节　关节腔闭合式连续冲洗术

一、目的

可彻底清除坏死组织及炎症，防止继发感染，促进伤口愈合，并保持关节腔内一定的液体充盈，避免关节粘连。

二、用物准备

（一）治疗盘

无菌持物钳、无菌纱布罐、75％乙醇、棉签、砂轮、弯盘、剪刀、启瓶器。

（二）输液盘

胶布，碘附棉签，弯盘，冲洗标识牌，一次性引流袋，无菌换药碗内有无菌纱布2块及无菌镊，卵圆钳2把，红色管道标识，治疗巾，笔。

（三）其他

遵医嘱备液体及药物、输液卡、注射器、输液架。

三、操作方法及程序

（1）双人核对医嘱，评估患者。

（2）遵医嘱准备药物。

（3）铺治疗巾于患处，用卵圆钳夹闭进水管，戴手套，用碘附棉签消毒进水口端，由内向外消毒两次，连接输液器，松卵圆钳。

（4）用卵圆钳夹闭出水管，检查并去除一次性引流袋外包装，同法消毒出水口端，连接一次性引流管，并取无菌纱布包裹，松卵圆钳。

（5）撤去治疗巾，脱手套，调节输液滴数，查看冲洗引流是否通畅，在输液卡上注明时间、滴数并签名。

（6）挂冲洗牌于输液架上。在红色管道标识上注明名称、时间、责任人，并将红色管道标识贴于距出水口端3cm处。用笔在伤口冲洗表上注明冲洗液名称、剂量、更换时间、责任人。

（7）观察引流液的颜色、性质、量。

（8）保持切口局部清洁、干燥，如有渗出及时更换敷料。

四、注意事项

（1）告知患者及其家属保持冲洗引流通畅，以防管道扭曲或脱管而影响疗效。

（2）应积极让患者进行关节的主动和被动活动。

（3）加强生命体征和局部切口观察，若体温正常，切口局部无炎症，引流液清亮，并经培养无细菌生长，可根据医嘱拔管，拔管时先拔进水管，继续引流 1～2 天后切口无渗出液再拔出水管。

第十六节　心包、纵隔引流管护理技术

一、目的

引流出心包、纵隔内残存的积气、积液和积血；利于肺脏早期复张；预防感染及其他并发症如大出血及心包填塞等。

二、用物准备

治疗盘，一次性棉签，弯盘，胶布，碘附，一次性引流装置，无菌换药碗内有无菌纱布 2 块及无菌镊，卵圆钳 2 把，治疗巾，一次性手套，量杯，医用垃圾袋，记录单。

三、操作方法及程序

（1）连接吸引装置，使用前检查吸引装置的密闭性能，保持连接处紧密，防止滑脱。

（2）保持引流管通畅，防止堵管，避免受压、扭曲或打折。

（3）引流瓶低于胸壁引流口平面 60～100cm，水封瓶长玻璃管没入水中 3～4cm。

（4）保持管道密闭无菌，防止逆行性感染。

（5）患者清醒后可抬高床头 15°，循环稳定后取半卧位。

（6）记录单位时间内引流量及 24 小时累积引流量。

（7）引流装置定时更换，保持胸壁引流口处的敷料清洁干燥，有外渗及时通知医生更换。

（8）床旁备血管钳 2 把。

四、注意事项

（1）术后当天每 30～60 分钟挤压引流管 1 次，若引流液多或有血块则按需正确挤压，防止堵塞；如接有负压装置，吸引压力一般 1.5～2.0KPA。

（2）手术当天 2～3 小时引流管内出现大量鲜红色的血性液体，如成人＞300mL/h，小儿＞4mL/(kg·h)，且无减少趋势，需及时通知医生。

（3）前期引流量偏多，过程中引流液突然减少或引流不畅，患者出现血压下降、心率增快、呼吸困难、发绀、面色苍白、出汗等症状，考虑心包填塞的可能，应及时通知医生。

（4）发现引流出大量血性液体或引流管被较多的血块堵塞，应立即通知医生。

（5）患者下床活动时，须将引流管夹闭，以防导管脱落、漏气或液体反流。

（6）拔管后观察患者有无胸闷、憋气、心悸、伤口渗液及出血，如有异常及时通知医生。

第十七节 VSD负压封闭引流技术

一、目的

使创面处于完全封闭负压引流状态,促进坏死组织及时排出体外,加快局部血液循环,刺激组织再生。

二、用物准备

治疗盘、无菌引流管、0.9%生理盐水250mL、负压吸引装置、一次性中单、血管钳、手套。

三、操作方法及程序

(1)双人核对医嘱,评估患者。

(2)准备用物,核对患者床号、姓名。

(3)洗手,戴口罩

(4)备齐用物携至床旁,再次核对患者床号、姓名。

(5)协助患者取舒适卧位。

(6)消毒VSD引流管接口,用止血钳夹住引流管接口的前端。

(7)调节负压维持在125~450mmHg。

(8)打开一次性无菌吸引装置,一端接中心负压引流,另一端连接负压引流瓶。

(9)松开止血钳,观察引流是否通畅。

(10)整理床单位,告知患者引流管护理的注意事项。

(11)洗手,取口罩,按院感要求分类处理用物。

(12)记录引流液的颜色、性质、量。

四、注意事项

(1)注意无菌操作。

(2)注意压力源的负压力是否在正常范围内。

第三章 呼吸内科疾病的护理

第一节 急性上呼吸道感染的护理

急性上呼吸道感染简称上感,是外鼻孔至环状软骨下缘包括鼻腔、咽或喉部急性炎症的概称。常见病原体为病毒,少数为细菌。其发病无年龄、性别、职业和地区差异。一般病情较轻,病程较短,预后良好。但由于发病率高,具有一定的传染性,有时可引起严重的并发症,应积极防治。

本病是人类最常见的传染病之一,多发生于冬春季节,可通过咳嗽、喷嚏的飞沫或被污染过的物品而传播,多为散发,有时可流行。由于病毒类型较多,人体对其感染后产生的免疫力较弱且短暂,病毒间也无交叉免疫,故可反复发病。

一、病因与发病机制

急性上呼吸道感染70%～80%由病毒引起,其中主要包括鼻病毒、冠状病毒、腺病毒、流感病毒等。细菌感染占20%～30%,可单独或继发于病毒感染后发生,以溶血性链球菌、流感嗜血杆菌、肺炎链球菌和葡萄球菌为多。接触病原体后是否发病,取决于传播途径和人群易感性。各种可导致全身或呼吸道局部防御功能降低的原因如受凉、淋雨、过度紧张或疲劳等,均可诱发本病。年老体弱、儿童和有慢性呼吸道疾病者易患本病。

二、临床表现

根据病因和临床表现不同,可分为以下类型。

(一)普通感冒

是一种轻度、能自限的上呼吸道病毒感染,又称"伤风"、急性鼻炎或上呼吸道卡他,常见病原体有鼻病毒、冠状病毒、流感病毒、副流感病毒、呼吸道合胞病毒、柯萨奇病毒和腺病毒等。起病较急,以鼻咽部卡他症状为主要表现。严重者有发热、轻度畏寒和头痛等。体检可见鼻腔黏膜充血、水肿,有分泌物,咽部可轻度充血。一般经5～7天痊愈,伴并发症者可致病程迁延。

(二)急性病毒性咽炎和喉炎

急性病毒性咽炎由鼻病毒、腺病毒、流感病毒、副流感病毒、肠病毒及呼吸道合胞体病毒等引起。临床特征为咽部发痒和灼热感,咽痛不明显。当有吞咽疼痛时,常提示有链球菌感染,咳嗽少见。急性喉炎多为流感病毒、副流感病毒及腺病毒等引起,临床特征为声嘶、讲话困难、咳嗽时疼痛,常有发热、咽痛或咳嗽。查体可见咽部充血,喉部水肿、充血,局部淋巴结轻度肿大和触痛,有时可闻及喉部的喘息声。

(三)急性疱疹性咽峡炎

主要由柯萨奇病毒A所致。夏季多发,多见于儿童。表现为明显咽痛,常伴有发热,病程一周左右。体检可见咽充血,软腭、腭垂(悬雍垂)、咽和扁桃体表面有灰白色疱疹及浅表溃疡,周围有红晕。

(四)急性咽结膜炎

常由腺病毒、柯萨奇病毒引起。夏季好发,儿童多见,易通过游泳传播。病程 4～6 天,表现为咽痛、畏光、流泪、发热和咽、结膜明显充血。

(五)急性咽扁桃体炎

多由溶血性链球菌引起,其次由流感嗜血杆菌、肺炎链球菌和葡萄球菌等引起。起病急,咽痛明显,伴畏寒、发热,体温超过 39℃。可见咽部明显充血,扁桃体肿大、充血,表面有黄色点状渗出物,颌下淋巴结肿大伴压痛。肺部检查无异常体征。

三、实验室及其他检查

(一)血常规

病毒感染者,白细胞计数正常或偏低,淋巴细胞比例升高。细菌感染者,可见白细胞计数和中性粒细胞增多,并有核左移现象。

(二)病原学检查

因病毒类型繁多,且明确类型对治疗无明显帮助,一般无须明确病原学检查。可利用免疫荧光法等方法判断病毒类型。细菌培养可判断细菌类型和药物敏感试验以指导临床用药。

四、治疗原则

急性上呼吸道感染,多为病毒所致,目前,尚无特殊有效的药物,临床上以休息、多饮水、对症处理、中医中药应用及防治继发性感染为主。

(一)对症治疗

头痛、发热、全身肌肉酸痛者可给予解热镇痛药;鼻塞可用盐酸伪麻黄碱等选择性收缩上呼吸道黏膜血管的药物,也可用 1‰麻黄碱滴鼻;频繁喷嚏、多量流涕给予抗过敏药物;咳嗽明显可使用镇咳药。

(二)抗菌药物治疗

对确有细菌感染或临床症状重、估计有继发细菌感染者,可选用抗生素,否则不予应用。可选用青霉素族、头孢菌素类、大环内酯类或喹诺酮类抗生素。

(三)抗病毒药物治疗

应早期应用,利巴韦林有较广的抗病毒谱,对流感病毒、副流感病毒和呼吸道合胞病毒等有较强的抑制作用。奥司他韦对甲、乙型流感病毒神经氨酸酶有强效的抑制作用,可缩短病程。金刚烷胺、吗啉胍也可考虑选用。

(四)中医治疗

中药汤剂及清热解毒的抗病毒中成药有较好的疗效。咽喉炎症时,可选用中成药含化片。

五、常用护理诊断/问题

(一)舒适受损

如鼻塞、流涕、咽痛、头痛,与病毒、细菌感染等有关。

(二)体温过高

与病毒、细菌感染等有关。

六、护理措施

(一)一般护理

1.休息与活动

保持室内温、湿度适宜和空气流通,症状较轻者应适当休息,病情较重或年老者以卧床休息为主。

2.饮食护理

给予清淡、富含维生素、易消化、足够热量饮食。发热者适当增加饮水量。

3.口腔护理

进食后漱口或按时给予口腔护理,防止口腔感染。

(二)病情观察

注意观察体温,咽喉部有无充血、水肿及分泌物,扁桃体有无肿大、充血;观察有无声音嘶哑、讲话困难,有无淋巴结肿大等。

(三)症状、体征的护理

指导患者休息、多饮水。高热者可选用退热剂及清热解毒、具有退热作用的中成药。对有细菌感染或临床症状重者可选用抗生素,注意隔离患者,减少探视,避免交叉感染。指导患者咳嗽或打喷嚏时避免对着他人,并用纸巾捂住口鼻。患者使用的餐具、痰盂等用具应按规定消毒。

(四)用药护理

遵医嘱用药且注意观察药物疗效和不良反应。对于可导致头晕、嗜睡等不良反应的抗过敏药物,指导患者夜间服用,避免在工作或驾车时使用。

(五)健康指导

1.疾病知识指导

帮助患者及家属掌握上呼吸道感染的常见诱因,避免受凉、过度疲劳,注意保暖;保持室内空气清新、阳光充足;在高发季节少去人群密集的公共场所;戒烟;防止交叉感染等。药物治疗后症状不缓解,或出现耳鸣、耳痛、外耳道流脓等中耳炎症状,或恢复期出现胸闷、心悸、眼睑水肿、腰酸或关节痛者,应及时就诊。

2.疾病预防指导

注意劳逸结合,避免受凉和过度劳累,加强锻炼,增强体质,生活饮食规律,改善营养,提高机体抵抗能力。必要时注射疫苗预防,如流感疫苗。年老体弱易感者应注意防护,上呼吸道感染流行时应戴口罩,尽量避免出入人多的公共场合。

七、总结

急性上呼吸道感染冬、春季多发,常见病原体为病毒,有较强的传染性,主要表现为鼻塞、流涕、咽痛、头痛等,以对症和中医治疗为主要治疗手段。护理重点是指导患者合理休息;提供清淡、富含维生素、易消化、足够热量饮食,发热者适当增加饮水量;观察体温及主要症状变化,必要时给予降温;遵医嘱合理用药和注意药物不良反应;防止交叉感染;给予疾病及预防知识的指导。

第二节　肺炎的护理

肺炎是指终末气道、肺泡和肺间质的炎症,可由病原微生物、理化因素、免疫损伤、过敏及药物所致。细菌性肺炎是最常见的肺炎,也是最常见的感染性疾病之一。本病是呼吸系统的常见病,多见于儿童及老年人。肺炎病死率门诊患者占 1‰~5‰,住院患者平均占 12%,发病率和病死率高,与人口老龄化、吸烟、伴有基础疾病和免疫功能低下有关。另外,病原学诊断困难、不合理使用抗生素导致细菌耐药性增加和部分人群贫困化加剧等也与高发病率和高病死率有关。

一、病因与发病机制

当呼吸道局部和全身免疫防御系统受损时,病原体可经空气吸入、血行播散、邻近部位的感染直接蔓延及上呼吸道定植菌的误吸等途径侵入下呼吸道引起肺炎。除金黄色葡萄球菌、铜绿假单胞菌和肺炎克雷白杆菌等可引起肺组织的坏死性病变易形成空洞外,肺炎治愈后多不留瘢痕,肺的结构与功能均可恢复。

二、分类

(一)按病因分类

病因学分类对于肺炎的治疗有决定性意义。

1.细菌性肺炎

如肺炎链球菌、金黄色葡萄球菌、甲型溶血性链球菌、肺炎克雷白杆菌、流感嗜血杆菌、铜绿假单胞菌等。

2.典型病原体所致肺炎

如军团菌、支原体和衣原体等。

3.病毒性肺炎

如冠状病毒、腺病毒、呼吸道合胞病毒、流感病毒、麻疹病毒、巨细胞病毒、单纯疱疹病毒等。

4.真菌性肺炎

如白色念珠菌、曲霉菌、放线菌等。

5.其他病原体所致肺炎

如立克次体、弓形虫、原虫、寄生虫等。

6.理化因素所致的肺炎

如放射性损伤引起的放射性肺炎等。

(二)按解剖分类

1.大叶性(肺泡性)肺炎

典型表现为肺实质炎症,通常不累及支气管。

2.小叶性(支气管性)肺炎

病原体通过支气管侵入,引起细支气管、终末细支气管及其远端小肺泡的炎症。

3.间质性肺炎

病变主要累及支气管壁、支气管周围组织和肺泡壁。

(三)按患病环境和宿主状态分类

社区获得性肺炎和医院获得性肺炎。

1.社区获得性肺炎(CAP)

又称医院外获得性肺炎。是指在医院外罹患的感染性肺实质炎症,包括具有明确潜伏期的病原体感染而在入院后平均潜伏期内发病的肺炎。

2.医院获得性肺炎(HAP)

又称医院内肺炎。是指患者入院时不存在、也不处于潜伏期,而于住院48小时后在医院内发生的肺炎,也包括出院后48小时内发生的肺炎。

三、肺炎链球菌肺炎

肺炎链球菌肺炎或称肺炎球菌肺炎,是由肺炎链球菌引起的肺炎,居社区获得性肺炎的首位,约占半数以上。本病主要为散发,可借助飞沫传播,冬季与初春多见,患者多为无基础疾病的青壮年及老年人,男性多见。临床起病急骤,以高热、寒战、咳嗽、血痰和胸痛为特征。

(一)病因及发病机制

肺炎球菌是革兰阳性双球菌;在干燥痰中能存活数月,但在阳光直射下1小时或加热至52℃10分钟即可杀灭,对苯酚等消毒剂亦甚敏感。肺炎链球菌为革兰阳性球菌,常寄生于正常人呼吸道,仅在呼吸道防御功能受到损害或全身抵抗力下降时进入下呼吸道而致病。好发于冬春季,诱因为上呼吸道感染、受寒、饥饿、疲劳、醉酒等。

(二)临床表现

1.前驱症状

患者发病前常有淋雨、受凉、醉酒、疲劳、病毒感染和生活在拥挤密闭环境中等诱因,可有数日上呼吸道感染的前驱症状。

2.全身感染中毒症状

典型表现为起病急骤、畏寒、高热,体温可在数小时内达39~40℃,呈稽留热,全身肌肉酸痛,胸痛常见,深呼吸或咳嗽时加重,患者常取患侧卧位。痰少,可带血丝,24~28小时后可呈铁锈色痰。

3.体征

患者呈急性病容,鼻翼扇动,面颊绯红,口角和鼻周有单纯疱疹,严重者可有发绀、心动过速、心律不齐。早期肺部无明显异常体征;肺实变时,可出现实变体征;消散期可闻及湿啰音。

本病自然病程为1~2周。起病5~10天,体温可自行骤降或逐渐消退;使用有效抗菌药物后,体温于1~3天内恢复正常。同时,其他症状与体征亦随之逐渐消失。老年人神经、循环和消化系统症状相对多见,呼吸系统症状可不明显。

(三)实验室及其他检查

1.血常规

血白细胞计数升高,多在(10~30)×10⁹/L,中性粒细胞比例多在80%以上,伴核左移,细胞内可见中毒颗粒。

2.细菌学检查

痰涂片可见革兰阳性成对的球菌,在白细胞内者对诊断意义较大。痰培养 24～48 小时可确定病原菌。聚合酶链反应(PCR)检测和荧光标记抗体检测可提高病原学诊断水平。

3.影像学检查

X 线检查早期仅见肺纹理增粗,或受累的肺段、肺叶稍模糊。随着病情进展,肺泡内充满炎性渗出物,表现为大片炎症浸润阴影或实变影。在消散期,X 线显示炎性浸润逐渐吸收,可有片状区域吸收较快,呈现"假空洞"征,多数病例在起病 3～4 周后才完全消散。

(四)诊断要点

根据寒战、高热、胸痛、咳铁锈色痰、鼻唇疱疹等典型症状和肺实变体征,结合胸部 X 线检查,可做出初步诊断。病原菌检测是本病确诊的主要依据。

(五)治疗原则

1.抗菌药物治疗

一旦诊断即用抗生素治疗,不必等待细菌培养结果。青霉素 G 仍是治疗肺炎链球菌肺炎首选药,用药剂量和途径视病情、有无并发症而定,重症者还可用头孢菌素。对青霉素过敏或耐药者,可用氟喹诺酮类、头孢噻肟或头孢曲松等药物,多重耐药菌株感染者可用万古霉素、替考拉宁等。

2.支持疗法

卧床休息;增加营养;补充水分;慎用阿司匹林或其他解热药;剧烈胸痛者,可酌情使用少量镇痛药,如可卡因 15mg。烦躁不安、谵妄、失眠者可使用地西泮肌内注射或水合氯醛灌肠,禁用抑制呼吸的镇静药。

3.并发症处理

高热常在抗菌药物治疗后 24 小时内消退,或数日内逐渐下降。如体温 3 天后不降或降而复升时,应考虑肺炎链球菌的肺外感染,如脓胸、心包炎或关节炎等。持续发热可能由于尚有耐青霉素的肺炎链球菌或混合细菌感染、药物热或并存其他疾病。有感染性休克者给予抗休克治疗。

四、葡萄球菌肺炎

葡萄球菌肺炎是由葡萄球菌引起的急性肺部化脓性炎症。病情严重,病死率高,其发病率近年有所增加。常发生于有基础疾病如糖尿病、血液病、艾滋病等免疫功能低下或原有肺疾病者。儿童在患流感或麻疹后易并发肺炎。

(一)病因与发病机制

葡萄球菌为革兰阳性菌,主要分为金黄色葡萄球菌(简称金葡菌)和表皮葡萄球菌两种。葡萄球菌是需氧和兼性厌氧革兰阳性球菌,具有溶血、坏死、杀白细胞和致血管痉挛等作用。

金葡菌肺炎分原发(吸入)性与继发(血源)性两类。前者经呼吸道感染,成人多发生于体弱、免疫缺陷、呼吸道传染病、糖尿病、肺囊性纤维化及应用激素、抗癌药物和其他免疫抑制剂治疗者。后者常来自皮肤疖肿、创口感染等,经血液播散至肺,有时原发灶不明。主要病理变化为化脓性炎症,有单个或多发性脓胸,累及胸膜并发脓胸或脓气胸。

(二)临床表现

1.症状

起病常急骤,寒战、高热、胸痛、咳嗽、咳痰,痰液多呈脓性、脓血性或粉红色乳状。患者呈急性重病容,严重者早期出现周围循环衰竭。院内感染者一般起病隐匿,体温逐渐上升,咳少量脓痰。血源性葡萄球菌肺炎常有皮肤伤口、疖痈、中心静脉导管置入或静脉吸毒史等,咳脓性痰少见。

2.体征

早期肺部体征不明显,与临床严重中毒症状、呼吸道症状不平行。其后可出现两肺散在湿啰音,典型的肺实变体征少见。血源性葡萄球菌肺炎应注意肺外病灶,静脉吸毒者多有皮肤针口和三尖瓣赘生物,可闻及心脏杂音。

(三)实验室及其他检查

血白细胞总数增高,中性粒细胞比例增加及核左移,有中毒颗粒。胸部 X 线显示肺段或肺叶实变,可形成空洞,或呈小叶状浸润,其中有单个或多发的液气囊腔。X 线阴影易变,一处炎性浸润消失,另一处出现新的病灶,或很小的单一病灶发展为大片阴影。治疗有效时,病变消散,阴影密度逐渐减低,2～4 周后病变完全消失,偶可遗留少许条索状阴影或肺纹理增多等。

(四)诊断要点

根据全身毒血症状,咳脓痰,白细胞计数增高、中性粒细胞比例增加、核左移及胸部 X 线征象即可做出初步诊断,胸部 X 线检查随访追踪肺部病变的变化对诊断有帮助,细菌学检查是确诊依据。

(五)治疗原则

治疗原则是早期清除原发病灶,强有力抗感染治疗,加强支持疗法,预防并发症。

因金葡菌对青霉素 G 多耐药,首选耐青霉素酶的半合成青霉素或头孢菌素,若加用氨基糖苷类,可增强疗效。本病抗生素治疗总疗程较其他肺炎长,常采取早期、联合、足量、静脉给药,不宜频繁更换抗生素。对气胸或脓气胸应尽早引流治疗。本病发展迅速,预后与治疗是否及时有关,应及时处理。

五、其他肺炎

(一)肺炎支原体肺炎

肺炎支原体肺炎是由肺炎支原体引起的呼吸道和肺部的急性炎症病变。常伴有咽炎、支气管炎。全年均可发病,多见于秋冬季节,可散发或流行。好发于儿童及青年人。

1.病因与发病机制

肺炎支原体是介于细菌和病毒之间,兼性厌氧、能独立生活的最小的微生物,经口、鼻的分泌物在空气中传播。健康人吸入后感染,发病前 2～3 天至病愈数周,可在呼吸道分泌物中发现肺炎支原体,其致病性可能是患者对支原体或其代谢产物的过敏反应所致。潜伏期为 2～3 周。

2.临床表现

起初有数天到 1 周的无症状期,继而出现咳嗽、发热、咽痛、头痛、乏力、食欲下降、腹泻、肌痛等症状。咳嗽逐渐加剧,呈发作性干咳,可咳黏液痰,偶有血丝。发热可持续2～3周,体温正常后仍可有咳嗽。体格检查可见咽部充血;胸部体格检查无明显体征。

3.实验室及其他检查

血白细胞多正常或稍高,以中性粒细胞为主。血清肺炎支原体ⅠgM抗体阳性可作为急性感染的指标,尤其是儿科患者。胸部X线呈多种形态的浸润影,节段性分布,以下肺野多见。病变可于3～4周后自行消散。

4.治疗原则

本病有自限性,多数病例不经治疗可自愈。早期使用适当的抗菌药物可减轻症状及缩短病程。治疗的首选药物为大环内酯类抗生素,喹诺酮类及四环素类也用于肺炎支原体的治疗。疗程一般为2～3周。对剧烈咳嗽者,可适当给予镇咳药。若继发细菌感染,应针对性选用有效抗生素治疗。

(二)肺炎衣原体肺炎

肺炎衣原体肺炎是由肺炎衣原体引起的急性肺部炎症,常累及上下呼吸道,引起咽炎、喉炎、扁桃体炎、支气管炎和肺炎等。可出现小范围的流行,如家庭、学校、军队等半封闭的环境中,通常感染所有家庭成员,但3岁以下儿童极少受到感染。

1.病因和发病机制

肺炎衣原感染方式主要通过人与人之间呼吸道的飞沫传播,也可通过污染物传播。年老体弱、营养不良、慢性阻塞性肺疾病、免疫功能低下者易被感染。感染后免疫力很弱,易于反复。

2.临床表现

起病多隐袭,早期表现为上呼吸道感染症状。临床上与支原体肺炎颇为相似。通常症状较轻,发热、寒战、肌痛、干咳、非胸膜炎性胸痛、头痛、不适和乏力,少有咯血。发生咽喉炎者表现为咽喉痛、声音嘶哑;也可伴有肺外表现,如中耳炎、关节炎、甲状腺炎、脑炎等。体格检查肺部偶闻湿啰音,随肺炎病变加重湿啰音可变得明显。

3.实验室及其他检查

血白细胞计数正常或稍高,常有红细胞沉降率加快。微量免疫荧光试验(MIF)是目前国际上标准的且是最常用的肺炎衣原体血清学诊断方法,咽拭子分离出肺炎衣原体是诊断的金标准。X线胸片开始主要表现为单侧肺泡浸润,以后可进展为双侧间质和肺泡浸润。

4.治疗原则

与肺炎支原体肺炎相似。

(三)病毒性肺炎

病毒性肺炎是由上呼吸道病毒感染向下蔓延,侵犯肺实质所致的肺部炎症。可发生在免疫功能正常或抑制的儿童和成人。多发生于冬春季,散发或暴发流行。密切接触的人群或有心肺疾病者容易罹患。婴幼儿、老年人、妊娠妇女或原有慢性心肺疾病者,病情较重,甚至导致死亡。

1.病因与发病机制

引起成人肺炎的常见病毒有甲、乙型流感病毒,腺病毒,副流感病毒,呼吸道合胞病毒和冠状病毒等。病毒可通过飞沫和直接接触而广泛迅速传播。患者可同时受一种以上的病毒感染,并常继发细菌感染,免疫抑制宿主还常继发真菌感染。

2.临床表现

以冬春季多见。起病多较急,但症状较轻,先有鼻塞、咽痛、发热、全身肌肉酸痛等上呼吸道感染症状,累及肺部时出现干咳、少痰、胸痛等。小儿或老年人易发生重症病毒性肺炎,表现为呼吸困难、发绀、嗜睡、精神萎靡,甚至发生休克、心力衰竭和呼吸衰竭等并发症。常无明显肺部体征,病情严重者有呼吸浅速、心率增快、发绀、肺部干、湿啰音。

3.实验室及其他检查

痰涂片所见的白细胞以单核细胞为主。痰培养常无致病细菌生长。胸部 X 线见肺纹理增多,小片状或广泛浸润;致病源不同,其 X 线征象亦有不同的特征。免疫学检查、病毒分离及抗原检测是确诊依据,但对早期诊断作用有限。

4.治疗原则

本病主要以对症支持治疗为主。选用有效的病毒抑制剂,如利巴韦林、阿昔洛韦、更昔洛韦、奥司他韦、阿糖腺苷、金刚烷胺等,可辅助用中药和生物制剂治疗。原则上不宜应用抗菌药物预防继发性细菌感染,一旦明确已合并细菌感染,应及时选用敏感的抗菌药物。如为传染性强的病毒感染(严重急性呼吸综合征、人感染高致病性禽流感病毒性肺炎),则应严格按传染病防治措施隔离治疗。

(四)肺真菌病

肺真菌病是真菌所引起的肺病,是最常见的深部真菌病。近年来由于广谱抗菌药物、糖皮质激素、细胞毒药物及免疫抑制剂的广泛应用,器官移植的开展,以及免疫缺陷病如艾滋病增多,肺真菌病有增多的趋势。

1.病因与发病机制

真菌广泛存在于大自然中,孢子随尘土飞扬易吸入呼吸道,被吸入到肺部引起肺真菌病。有些真菌为寄生菌,当机体免疫力下降时可引起感染。体内其他部位真菌感染亦可经淋巴或血液到肺部,为继发性肺真菌病。

2.临床表现

常表现为持续发热、咳嗽、咳痰,痰液黏稠或呈乳白色、棕黄色,也可有血痰。患者可有胸痛、消瘦、乏力等症状,肺部体征无特异性变化。

3.实验室及其他检查

X 线检查无特异性改变,痰液培养出真菌有助于诊断,确诊有赖于肺组织病理学检查。

4.治疗要点

轻症患者去除诱因后病情可逐渐好转,念珠菌感染选用氟康唑、氟胞嘧啶治疗;肺曲霉病首选两性霉素 B。肺真菌病重在预防,合理应用抗生素、糖皮质激素,改善营养状况,加强口鼻腔的清洁,是减少肺真菌病的主要措施。

六、常用护理诊断/问题

(一)体温过高

与细菌感染有关。

(二)清理呼吸道无效

与呼吸道分泌物过多、痰液黏稠、胸痛、咳嗽无力等有关。

(三)潜在并发症

感染性休克。

七、护理措施

(一)一般护理

1.休息与活动

高热患者由于新陈代谢增快、消耗大而进食少,体质虚弱,故应卧床休息,减少活动,以减少组织对氧的需要,帮助机体组织修复。在临床应尽量将治疗和护理集中在同一时间内完成,以保证患者有足够的休息时间。

2.饮食护理

补充营养和水分,予高热量、高蛋白和富含维生素的流质或半流质饮食,并鼓励患者进食,少量多餐。对不能进食者,必要时用鼻饲补充营养,以弥补代谢消耗。发热可使机体丧失大量水分,因此应鼓励患者多饮水或饮料,每天摄入量在1～2L,可加快毒素排泄和热量散发。需静脉补液者,滴速不宜过快,以免引起肺水肿。若有明显麻痹性肠梗阻或胃扩张,应暂时禁食、禁饮和胃肠减压,直至肠蠕动恢复。

(二)病情观察

1.监测并记录生命体征

重点观察儿童、老人、久病体弱者的病情变化。为明确诊断,最好在使用抗生素前采集血、痰、胸腔积液标本进行涂片和培养。

2.观察药物不良反应

如用氨基糖苷类抗生素时应注意前庭功能和肾功能,定期留尿检查;用喹诺酮类抗生素时应注意观察胃肠道反应;如患者出现发热、皮疹、胃肠道不适、心律失常、肝肾毒性、耳毒性等,或突然出现呼吸困难、血压下降、意识障碍,应立即停药并报告医生,做好抢救准备。大量抗生素的应用,可能诱发真菌感染及维生素缺乏,因此必须检查口腔中有无鹅口疮,痰中有无真菌,并及时采取相应措施。

(三)症状、体征的护理

1.高热护理

可采用温水擦浴、冰袋、冰帽等物理降温措施,以逐渐降温为宜,防止虚脱。患者大汗时,及时协助擦拭和更换衣服,避免受凉。必要时遵医嘱使用退热药。遵医嘱静脉补液,补充因发热而丢失较多的水分和盐,加快毒素排泄和热量散发。

2.口腔护理

高热患者,唾液分泌减少,口腔黏膜干燥,口腔内食物残渣易于发酵,促使细菌繁殖,同时机体抵抗力下降及维生素缺乏,易引起口唇干裂、口唇疱疹、口腔炎症、溃疡,故应加强口腔护理。应在清晨、餐后及睡前协助患者漱口,或用漱口液清洁口腔,口唇干裂可涂润滑油保护。

3.重症肺炎的护理

肺炎严重性决定于局部炎症程度,肺部炎症的播散和全身炎症反应程度。目前普遍认为,如果肺炎患者需要通气支持、循环支持和加强监护和治疗可认为是重症肺炎。我国重症肺炎的标准为：①意识障碍；②呼吸频率≥30 次/min；③PaO_2<60mmHg，PaO_2/FiO_2<300，需行机械通气治疗；④血压<90/60mmHg；⑤胸片显示双侧或多肺叶受累，或入院 48 小时内病变扩大≥50%；⑥尿量<20mL/h，或<80mL/4h 或急性肾衰竭需要透析治疗。迅速、积极地控制感染是治疗重症肺炎的重要环节，抗生素选用有效、强力及联合静脉给药，最好根据病菌的药敏试验结果选用抗生素。对症支持治疗包括给氧、保暖、保持呼吸道的湿化和通畅，同时应保护心、脑、肾功能，防止多器官功能衰竭。

4.感染性休克的护理

(1)病情观察：患者取仰卧中凹位，头胸部抬高约 20°，下肢抬高约 30°，以利于呼吸和静脉回流，增加心排出量，尽量减少搬动，并注意保暖。密切观察患者的神志、生命体征、皮肤、黏膜、尿量等变化，准确记录出入液量，按医嘱进行中心静脉压测定，评估患者的组织灌流情况，及时发现早期休克征象，协助医生及时采取救治措施。

(2)氧疗：迅速给予高流量吸氧，维持 PaO_2>60mmHg 有助于改善组织器官的缺氧状态。

(3)药物的应用及护理：迅速建立两条静脉通道，给予补液、碳酸氢钠溶液及血管活性药物，以恢复正常组织灌注，改善微循环功能。①扩充有效循环血容量：扩容是抗休克治疗最基本的措施，要根据患者生命体征、年龄、基础疾病、心功能情况、液体出入量及中心静脉压水平决定补液速度及补液量。若血压低，中心静脉压<5cmH₂O 应迅速补液；中心静脉压达到或超过 10cmH₂O 时，输液速度不宜过快，以免诱发急性心力衰竭。下列证据提示血容量已经补足：口唇红润，肢端温暖，收缩压>90mmHg，脉压>30mmHg，尿量>30mL/h 以上。若血容量已经基本补足，尿比重<1.018 及尿量<20mL/h 应及时报告医生，警惕发生急性肾衰竭。②纠正酸中毒：酸中毒是由于组织缺氧所致。纠正酸中毒可以加强心肌收缩力，增强血管对升压药的反应，改善微循环。常用 5%碳酸氢钠溶液静脉滴注，因其配伍禁忌较多，应单独输入。③血管活性药物的应用：应用血管活性药物如多巴胺、间羟胺等时应根据血压的变化调整输入速度，维持收缩压在 90～100mmHg 为宜。输液过程中要防止药液外渗，以免局部组织缺血坏死。

(四)用药护理

(1)诊断不明确时，慎用阿司匹林或其他解热药，以免过度出汗、脱水及干扰真实热型，导致临床判断失误。

(2)严格遵照药品说明书配制和使用抗生素皮试液，注意观察药物过敏反应，尤其对于患者从未使用的抗生素，首次输液速度宜慢，以免发生过敏反应；即使皮试阴性，仍可能发生过敏反应，用药过程中应密切观察，并做好抢救准备，迟发反应如出现皮疹或发热应立即停药并报告医生。

(3)严格遵照医嘱，避免发生药物不良反应，如两性霉素 B，应溶于 5%葡萄糖溶液静脉滴注，注意避光和控制滴速，以免发生药物毒性反应。

(五)心理护理

肺炎对患者日常生活、工作或学习带来影响，部分患者不能适应疾病所带来的角色转变。高热、咳嗽、咳痰、呼吸困难等症状会给患者带来很大的精神压力，对治疗失去信心。因此，要重点对患者进行知识宣教,告知预后从而减轻心理负担。

(六)健康指导

1.疾病知识宣教

(1)向患者宣传有关肺炎的基本知识,保证充足的休息时间,增加营养摄入,以增加机体对抗感染的能力。

(2)出院后继续用药者,应嘱其按疗程服药,如更换抗生素应注意迟发过敏反应,出现发热、心率增快、咳嗽、咳痰、胸痛等症状时,应及时就诊。

2.疾病预防知识指导

(1)指导患者病情好转后,注意锻炼身体,加强耐寒锻炼。

(2)天气变化时随时增减衣服,避免受凉、淋雨、酗酒及吸烟,预防上呼吸道感染。

(3)改善营养状况。

(4)维持室内空气流通,保持良好的个人卫生习惯,避免交叉感染。

(5)还应注意避免滥用抗生素、糖皮质激素。

(6)年龄大于 65 岁,或不足 65 岁但有心血管、肺疾病、糖尿病、酗酒、肝硬化和免疫抑制者(如 HIV 感染、肾衰竭、器官移植受者等)等易感人群可注射流感疫苗或肺炎疫苗。

八、总结

肺炎最常见的病因是感染,细菌性肺炎是最常见的肺炎。典型的表现为突然畏寒、发热,随后咳嗽、咳痰或原有呼吸道症状加重,不同病原体感染咳痰情况有所不同。治疗主要是抗感染、对症和支持治疗、预防并处理并发症。护理的重点是指导患者合理休息;提供高热量、高蛋白和富含维生素的流质或半流质饮食,并鼓励患者进食,少量多餐,必要时用鼻饲或静脉补充营养以增加营养;观察患者有无药物过敏及不良反应;高热患者注意增加液体摄入,密切观察患者病情变化;出现感染性休克给予中凹位、补液、纠正酸中毒及血管活性药物等抢救配合;促进痰液引流;给予疾病及预防指导。

第三节 肺脓肿的护理

肺脓肿是肺组织化脓性病变,早期为化脓性肺炎,继而坏死、液化、脓肿形成。临床上以高热、咳嗽、咳大量脓臭痰,X 线显示一个或数个含气液平的空洞为特征。

一、病因与发病机制

肺脓肿绝大多数是内源性感染,主要由于吸入口咽部菌群所致。常见病原体与上呼吸道、口腔的寄居菌一致。厌氧菌是肺脓肿最常见的病原体,肺脓肿病原谱中需氧菌和兼性厌氧菌也占一定比例,主要包括金黄色葡萄球菌、肺炎链球菌、溶血性链球菌和肺炎克雷白杆菌、大肠埃希菌、变形杆菌、铜绿假单胞菌等。根据不同病因和感染途径,肺脓肿可分为以下 3 种类型。

(一)吸入性肺脓肿

口鼻咽腔寄居菌经口咽吸入,是急性肺脓肿的最主要原因。正常情况下,吸入物经气道黏液一纤毛运载系统、咳嗽反射和肺巨噬细胞可迅速清除,但在意识障碍、全身免疫力低下或气道防御功能减弱时吸入病原菌可致病。还可因吸入鼻部和口腔内的脓性分泌物致病。吸入性肺脓肿常为单发性,其发病部位与支气管解剖和体位有关。因右主支气管较左侧粗且陡直,吸入物易进入右肺。在仰卧时,好发于肺上叶后段或下叶背段;坐位时,好发于下叶后基底段;右侧位时,好发于右上叶前段或后段。病原体多为厌氧菌。

(二)继发性肺脓肿

多继发于其他肺部疾病。空洞型肺结核、支气管扩张、支气管囊肿和支气管肺癌等继发感染,可引起肺脓肿。肺部邻近器官化脓性病变或外伤感染、膈下脓肿、肾周围脓肿、脊柱旁脓肿、食管穿孔等,穿破至肺亦可形成脓肿。阿米巴肺脓肿多继发于阿米巴肝脓肿。

(三)血源性肺脓肿

因皮肤外伤感染、疖、痈、中耳炎或骨髓炎等所致的菌血症,细菌栓子随血行播散到肺,引起小血管栓塞、炎症和坏死而形成脓肿。常为两肺外野的多发性脓肿。如急性肺脓肿治疗不彻底,或支气管引流不畅,导致大量坏死组织残留脓腔,炎症迁延3个月以上则称为慢性肺脓肿。

二、临床表现

(一)症状

急性吸入性肺脓肿急性起病,畏寒、高热,体温达39~40℃,伴有咳嗽、咳少量黏液痰或黏液脓性痰,病变范围大时,可有气促伴精神不振、全身乏力和食欲减退。如感染不能及时控制,于发病的10~14天,突然咳出大量脓臭痰及坏死组织,每天痰液量可达300~500mL,静置后可分为3层。之后,体温开始下降,全身症状随之减轻,数周内一般情况逐渐恢复正常。若肺脓肿破溃到胸膜腔,则有突发性胸痛、气急,出现脓气胸。

慢性肺脓肿患者可有慢性咳嗽、咳脓痰、反复咯血、继发感染和不规则发热等,常有贫血、消瘦等消耗症状。

血源性肺脓肿多先有原发病灶引起的畏寒、高热等感染中毒症的表现。经数日或数周后才出现咳嗽、咳痰,痰量不多,极少咯血。

(二)体征

肺部体征与肺脓肿的大小和部位有关。初起时肺部可无阳性体征,或患侧可闻及湿啰音;病变继续发展,可出现肺实变体征,可闻及支气管呼吸音;肺脓腔增大时,可出现空瓮音;病变累及胸膜,有胸膜摩擦音或胸腔积液体征。慢性肺脓肿常有杵状指(趾)、贫血和消瘦。

三、实验室及其他检查

(一)影像学检查

吸入性肺脓肿在早期化脓性炎症阶段,典型的X线征象为大片浓密模糊炎性浸润阴影,边缘不清,分布在一个或数个肺段,与细菌性肺炎相似。脓肿形成后,大片浓密炎性阴影中出现圆形或不规则透亮区及液平面。在消散期,脓腔周围炎症逐渐吸收,脓腔缩小而至消失,或最后残留少许纤维条索阴影。慢性肺脓肿脓腔壁增厚,内壁不规则,周围纤维组织显著增生,邻近胸膜增厚,纵隔可向患侧移位。血源性肺脓肿在一肺或两肺边缘部见多发、散在的小片状炎症阴影,或呈边缘较整齐的球形病灶,其中可见脓腔及平面或液化灶。胸部CT扫描多有浓密球形病灶,其中有液化;或呈类圆形的厚壁脓腔,脓腔内可有液平面出现,脓腔内壁常表现为不规则状,周围有模糊炎性影。

(二)纤维支气管镜检查

有助于明确病因和病原学诊断,并可用于治疗。例如,可取出气道内异物使气道引流通畅;可取病理标本、痰液标本;还可吸引脓液、冲洗支气管及注入抗菌药物。

(三)周围血常规

急性肺脓肿血白细胞总数可达$(20\sim30)\times10^9/L$,中性粒细胞在90%以上,核明显左移,常有中毒颗粒。慢性患者的血白细胞计数可稍升高或正常,但可有轻度贫血,红细胞沉降率加快。

四、诊断要点

患病前多有麻醉、意识障碍、口腔感染、手术、醉酒、劳累等造成机体抵抗力下降的病史。突发畏寒、高热、咳嗽、咳大量脓臭痰。血常规表现白细胞及中性粒细胞计数增高、典型胸部 X 线表现(大片炎性浸润,有液平面的空腔),可诊断为急性肺脓肿。痰培养有助于病因学诊断。

五、治疗原则

治疗的原则是选择敏感药物抗感染和采取适当方法进行脓液引流,必要时手术治疗。

(一)抗感染治疗

吸入性肺脓肿以厌氧菌感染为主,首选青霉素治疗。可根据病情严重程度决定青霉素剂量,体温降至正常后可改为肌内注射。若青霉素疗效不佳,可用林可霉素或克林霉素、甲硝唑。血源性肺脓肿多为金黄色葡萄球菌感染,可选用耐青霉素酶的半合成青霉素,如耐甲氧西林的葡萄球菌,应选用万古霉素或替考拉宁。抗生素治疗一般 8~12 周,直至 X 线胸片脓腔和炎症消失,或仅有少量的残留纤维化。

(二)脓液引流

可使用祛痰药、雾化吸入治疗、体位引流、机械吸引、纤维支气管镜吸引等方法促进患者痰液引流,还可经胸壁插入导管到脓腔进行脓液引流。

(三)外科治疗适应证为

(1)肺脓肿病程超过 3 个月,经内科治疗无效,或脓腔过大(直径 5cm 以上)不易闭合者。

(2)大咯血经内科治疗无效或危及生命。

(3)伴有支气管胸膜瘘或脓胸经抽吸、引流和冲洗疗效不佳者。

(4)支气管阻塞限制气道引流,如肺癌。对病情重不能耐受手术者,可经胸壁插入导管到脓腔进行引流。

六、常用护理诊断/问题

(一)体温过高

与肺组织感染、坏死有关。

(二)清理呼吸道无效

与痰液黏稠、脓痰聚积且位置较深有关。

(三)营养失调:低于机体需要量

与肺部感染导致机体消耗增加有关。

七、护理措施

(一)一般护理

1.休息与活动

高热及全身症状重者应卧床休息,定时开窗通风,保持室内空气流通。

2.饮食护理

给予清淡、易消化、富含维生素及足够热量的饮食。对不能进食者,必要时用鼻饲补充营养,以弥补代谢的消耗。需静脉补液者,滴速不宜过快,以免引起肺水肿。高热可使机体丧失大量水分,因此应鼓励患者多饮水或选择喜欢的饮料,以稀释痰液,每天摄入量在 3000mL 以上为宜。

(二)病情观察

1.密切监测生命体征

观察并记录痰量、颜色、性质、气味;如发生咯血且咯血量较大时,嘱患者患侧卧位,床边备好抢救用物,加强巡视,警惕大咯血或窒息的发生。

2.观察用药效果及药物的不良反应

大量抗生素的应用,可能诱发真菌感染及维生素缺乏,因此必须检查口腔中有无鹅口疮,痰中找真菌,并及时采取相应措施,如制霉菌素 500 万单位加入 0.9% 生理盐水 500mL 中予患者漱口,每 4~6 小时 1 次;补充 B 族维生素与维生素 K;鼓励患者从口中进食,以调整菌群,抑制真菌生长。

(三)症状、体征的护理

1.高热护理

密切监测体温变化,高热时予以物理降温或药物降温。患者寒战时注意保暖,协助饮温开水,适当增加盖被,大量出汗者应及时更换衣服和盖被,并注意保持皮肤清洁干燥。

2.口腔护理

肺脓肿患者高热时间较长,口腔唾液分泌减少,黏膜干燥,又因咳大量脓臭痰,利于细菌繁殖,易引起口腔炎及黏膜溃疡;大量抗生素的应用,易因菌群失调诱发真菌感染;同时机体抵抗力下降及维生素缺乏,易引起口唇干裂、口唇疱疹、口腔炎症、溃疡,因此在晨起、饭后、体位引流后、临睡前做好口腔护理。

3.咳嗽、咳痰的护理

鼓励患者进行有效的咳嗽,经常活动和变化体位,以利于痰液排出。指导患者进行有效咳嗽、更换卧位、叩背、体位引流,痰液黏稠无力咳出者,可行吸痰,重症患者在吸痰前后应适当提高吸氧浓度,以防吸痰引起低氧血症。体位引流的原则是抬高病灶部位的位置,使支气管开口端向下,引流部位在上,利用重力的作用促使呼吸道分泌物排出体外,体位引流的方法如下。

(1)引流前准备:向患者解释体位引流的目的、过程和注意事项,监测生命体征,肺部听诊明确病变部位。引流前 15 分钟遵医嘱给予支气管舒张剂或进行雾化吸入以稀释痰液。备好排痰用的纸巾或一次性容器。

(2)引流体位:引流体位的选择取决于分泌物潴留的部位和患者的耐受程度。按照体位引流的原则,先引流上叶,然后引流下叶后基底段,因为自上到下的顺序有利于痰液完全排出。

如果有两个以上需引流的部位,应引流痰液较多的部位。如果患者不能耐受,应及时调整姿势。头外伤、胸部创伤、咯血、严重心血管疾病和病情不稳定者,不宜采取头低位进行体位引流。

(3)引流时间:根据病变部位、病情和患者状况,每天 1～3 次,每次 15～20 分钟。一般于饭前 1～2 小时,饭后 2 小时进行,晨起进行效果最好。

(4)引流中护理:注意观察患者有无出汗、脉搏细弱、头晕、疲劳、面色苍白等症状。评估患者对体位引流的耐受程度,若患者出现心率超过 120 次/min、心律失常、高血压、低血压、眩晕或发绀等,应立即停止引流。在体位引流过程中,协助患者在保持引流体位时进行有效咳嗽,鼓励并指导患者做腹式深呼吸,辅以胸部叩击或震荡等措施,也可取坐位以产生足够的气流促进排痰,提高引流效果。

(5)引流后护理:引流结束后,帮助患者采取舒适体位,处理污物。给予清水或漱口液漱口,保持口腔清洁。观察患者咳痰的情况,如性质、量及颜色,并记录。听诊肺部呼吸音的改变,评价体位引流的效果并记录。

(四)用药护理

肺脓肿患者应用抗生素治疗时间较长,应向患者强调坚持治疗的重要性、疗程及可能出现的不良反应,使患者坚持治疗。用药期间要密切观察药物疗效及不良反应。

(五)心理护理

肺脓肿高热、咳嗽、咳大量脓痰等症状,尤其是呼吸困难、咯血等会给患者带来很大的精神压力,病情较长,患者对治疗容易失去信心,担心生命受到威胁。因此,要重点对患者进行知识宣教,告知治疗方案,减轻思想负担。

(六)健康指导

1.疾病知识指导

(1)教会患者有效咳嗽、体位引流的方法,及时排出呼吸道分泌物,必要时采取胸部物理治疗协助排痰,以保持呼吸道通畅,患有基础疾病、年老体弱者,指导家属为其翻身、叩背,促进排痰。

(2)指导患者遵守治疗方案,防止病情反复,如出现高热、咯血、呼吸困难应立即就诊。

(3)保证充足的休息时间,避免过度劳累,开展力所能及的体育锻炼;增加营养摄入,以增强机体对感染的抵抗能力。

2.疾病预防知识指导

(1)指导患者要重视口腔、上呼吸道慢性感染病灶如龋齿、化脓性扁桃体炎、鼻窦炎、牙龈脓肿等疾病的治疗。重视口腔清洁,经常漱口,多饮水,预防口腔炎的发生。积极治疗皮肤感染、痈、疖等化脓性病灶,不挤压痈、疖,防止血源性肺脓肿的发生。疑有异物吸入时要及时清除。

(2)昏迷患者更要注意口腔清洁,合并肺炎应及时使用抗菌药物治疗。指导患者咳嗽时要轻捂嘴,不随地吐痰,将痰吐在纸上或痰杯中,及时清理痰杯、痰液,防止病菌污染空气而传染给他人。

八、总结

肺脓肿主要病原体为细菌,其中厌氧菌感染为主,多见于青壮年男性、年老体弱及有基础疾病者,以吸入性感染为主。主要表现为发病急骤、畏寒、高热,伴有咳嗽、咳少量黏液痰或黏液脓性痰。治疗主要是抗感染治疗和痰液引流,必要时手术外科治疗。护理的重点是指导患者合理休息;给予清淡、易消化、富含维生素及足够热量的饮食,高热者多饮水($>3000\mathrm{mL/d}$),必要时用鼻饲或静脉补液,控制滴速;重视口腔护理;促进痰液引流;合理应用抗生素,观察药物过敏现象及不良反应;给予疾病及预防知识的健康教育指导。

第四节　支气管扩张的护理

支气管扩张是由于支气管急、慢性呼吸道感染和支气管阻塞后,反复发生支气管炎症、致使支气管壁结构破坏,引起近端中等大小的支气管异常和持久性扩张。主要症状为慢性咳嗽,咳大量脓性痰和(或)反复咯血。多见于儿童和青年。近年来随着急、慢性呼吸道感染的恰当治疗,本病的发病率已明显减少。

一、病因与发病机制

支气管扩张的主要病因是支气管-肺组织感染和支气管阻塞,两者相互影响,最终导致支气管壁结构破坏而发生支气管扩张。引起感染的病原体有细菌、真菌、病毒等。引起阻塞的常见管内原因有结核产生的肉芽肿或瘢痕性狭窄、支气管内异物、支气管腺瘤及其他良性或恶性肿瘤。管外原因有肿瘤或肿大淋巴结的压迫。

支气管扩张亦可由先天性发育障碍和遗传因素引起,但较少见。各种遗传性或后天获得性的免疫缺陷病,因有各种细菌或体液免疫的异常,造成气道防御功能缺陷,经常伴有细菌感染,并常累及鼻窦和呼吸道,从而导致支气管扩张。

以上疾病损伤了气道清除机制和防御功能,易发生感染和炎症。反复感染使气道内充满炎性介质和病原菌黏稠液体而逐渐扩大、形成瘢痕和扭曲。扩张的支气管主要包括柱状扩张、囊状扩张和不规则扩张。支气管扩张常伴有毛细血管、支气管动脉和肺动脉终末支的扩张和吻合,形成血管瘤,容易导致反复咯血。继发于支气管肺组织感染支气管扩张常见于下肺,尤以左下肺多见,继发于肺结核的支气管扩张多见于上肺叶。

二、临床表现

支气管扩张病程多呈慢性过程,可发生于任何年龄。但以小儿和青年为多见。部分患者在幼年曾有麻疹、百日咳或支气管肺炎的病史。多数支气管扩张患者呈慢性咳嗽、脓痰、发热、乏力和体重下降。

(一)症状

1.慢性咳嗽、大量脓痰咳

嗽通常发生于晨起和晚上,痰量与体位改变有关,这是由于分泌物储积于支气管的扩张部位,改变体位使分泌物刺激支气管黏膜引起咳嗽和排痰。其严重程度可用痰量估计:轻度每天少于 10mL;中度每天 10～150mL;重度每天多于 150mL。合并感染时每天痰量可达 500～600mL。有厌氧菌感染者,常有臭味和呼出气有恶臭。收集全日痰量并静置于玻璃瓶中,数小时后痰液可分离成四层:上层为黏液泡沫,中层为混浊浆液,下层为脓液,最下层为坏死组织,此为典型支气管扩张的痰液改变。

2.反复咯血

反复咯血为本病特点,50%～70%的患者有不同程度的咯血,可为痰中带血或大量咯血,咯血量与病情严重程度、病变范围有时不一致。一些患者可以咯血为首发症状;另一些患者无咳嗽和咳痰,而以咯血为唯一表现,称为干性支气管扩张,可出现反复咯血。

3.反复肺部感染

因扩张的支气管清除分泌物的功能下降,引流差,表现为同一肺段反复发生感染并迁延不愈。

4.慢性感染中毒症状

可出现发热、乏力、食欲下降、消瘦、贫血等,儿童可影响发育。

(二)体征

早期或干性支气管扩张肺部体征可无异常,病变重或继发感染时,在下胸部、背部可闻及固定而持久的局限性粗湿啰音,有时可闻及哮鸣音,部分患者伴有杵状指(趾)。出现肺气肿、肺心病等并发症时有相应体征。

三、实验室及其他检查

(一)胸部 X 线检查

胸片常显示一侧或双侧下肺纹理明显粗乱、增多,边缘模糊,在增多的纹理中可有管状透亮区,为管壁明显增厚的支气管影,称为"轨道征"。严重病例肺纹理可呈网状,其间有透亮区,类似蜂窝状,提示为被纤维组织包围的肺气肿病变。部分扩张支气管内因有分泌物潴留而呈杵状增粗影。囊性支气管扩张时,较为特征性的改变为卷发样阴影,表现为多个圆形的薄壁透亮区,直径为 0.5～3cm,有时囊底有小液平面,多见于肺底部或肺门附近。

(二)胸部 CT 检查

高分辨诊断的敏感性和特异性达到了 90% 以上。支气管扩张在 HRCT 上比较特征性的表现包括:支气管扩张,支气管管壁增厚,支气管由中心向外周逐渐变细的特点消失及扩张气管内气液平面的存在。当支气管内径大于相伴行支气管动脉时,可以考虑支气管扩张的诊断。

(三)支气管碘油造影

支气管碘油造影是诊断支气管扩张的最重要方法,它可以确定支气管扩张的存在,病变的部位、程度和范围,也是考虑是否手术和决定手术范围不可或缺的检查。

(四)纤维支气管镜检查

有助于发现患者的出血、扩张或阻塞部位。还可局部灌洗,取灌洗液进行细菌学和细胞学检查。

四、诊断要点

根据慢性咳嗽、大量脓痰、反复咯血且进行性加重,如同一肺叶或肺段有反复发作肺炎时应高度怀疑本病。肺部 CT 有重要的诊断意义,支气管造影术可以确诊,并可以明确支气管扩张的部位、范围,为手术切除提供依据。

五、治疗原则

支气管扩张的治疗原则是治疗基础疾病,控制感染,引流痰液,处理并发症,有适应证者可手术治疗。

(一)治疗基础疾病

对活动性肺结核伴支气管扩张者应积极抗结核治疗,低免疫球蛋白血症者可用免疫球蛋白治疗。

(二)控制感染

支气管扩张急性加重并感染,治疗的重点是应用抗生素。支气管扩张由于反复细菌感染,多长期使用抗生素,因此,其呼吸道感染的耐药性致病菌较多。对急性感染发作者,应尽可能根据痰培养及药敏试验结果选择抗生素,可能使用的时间要较长。开始时给予经验治疗,存在铜绿假单胞菌感染时可口服喹诺酮、静脉给氨基糖苷类或第三代头孢菌素。慢性咳脓痰的患者可口服阿莫西林或吸入氨基糖苷类药物,或间断并规则使用单一抗生素及轮换使用不同的抗生素。

(三)改善气流受限

部分病例由于气道敏感性增高或支气管炎的刺激,可出现支气管痉挛,影响痰液的排出。在不咯血的情况下,可应用支气管扩张药,如氨茶碱等。

(四)清除气道分泌物

应用祛痰药物、振动、叩背、体位引流和雾化吸入等方法促进气道分泌物的清除。祛痰剂可使痰液稀薄,便于排出,如蛋白分解酶制剂能使黏液糖蛋白裂解,对支气管扩张患者的脓痰有效,临床常用脱氧核糖核酸酶。

(五)外科治疗

经充分的内科治疗后仍反复发作且病变为局限性支气管扩张,可通过外科手术切除病变组织。保守治疗不能缓解的反复大咯血且病变局限者可考虑手术治疗。

六、常用护理诊断/问题

(一)清理呼吸道无效

与痰多黏稠和无效咳嗽有关。

(二)潜在并发症

大咯血、窒息。

(三)营养失调:低于机体需要量

与慢性感染导致机体消耗有关。

(四)焦虑

与疾病迁延、个体受到威胁有关。

七、护理措施

(一)一般护理

1.休息与活动

急性感染或病情严重者应卧床休息。小量咯血者以静卧休息为主,大量咯血患者绝对卧床休息,取患侧卧位,头偏一侧。尽量避免搬动患者,减少肺活动度。

2.饮食护理

提供高热量、高蛋白、高维生素饮食,少量多餐,避免冰冷食物。保持口腔卫生,鼓励多饮水,每天饮水在 1500mL 以上,以保证呼吸道黏膜的湿润与黏膜病变的修复,有利于痰液的排出。大量咯血者应禁食;小量咯血者宜进少量温、凉流食,过冷或过热食物均易诱发或加重咯血;多饮水,多吃富含纤维素的食物,以保持大便通畅,避免排便腹压增加而引起再度咯血。

3.环境

室温保持 18~20℃,相对湿度 55%~60% 为宜。室内每天通风 2 次,每次 15~30 分钟,但避免患者直接吹风,以免受凉。保持温湿度可避免因空气干燥降低气管纤毛运动的功能,使痰液易于咳出。及时清理痰杯、痰液,保持环境清洁、整齐。

(二)病情观察

(1)仔细观察咳嗽和咳痰、咯血的情况,准确记录痰的颜色、性质和量,痰液静置后是否有分层现象。注意观察患者有无呼吸困难、窒息征象。

(2)按医嘱使用抗生素、祛痰药和支气管舒张剂,注意观察药物的疗效和不良反应。

(三)症状、体征的护理

1.咳嗽、咳痰护理

指导患者进行有效咳嗽、更换卧位、叩背、体位引流,痰液黏稠无力咳出者,可行吸痰,重症患者在吸痰前后应适当提高吸氧浓度,以防吸痰引起低氧血症。体位引流的原则是抬高病灶部位的位置,使支气管开口端向下,引流部位在上,利用重力的作用促使呼吸道分泌物排出体外,体位引流的方法如下:

(1)引流前准备:向患者解释体位引流的目的、过程和注意事项,监测生命体征,肺部听诊明确病变部位。引流前 15 分钟遵医嘱给予支气管舒张剂或进行雾化吸入以稀释痰液。备好排痰用的纸巾或一次性容器。

(2)引流体位:引流体位的选择取决于分泌物潴留的部位和患者的耐受程度。按照体位引流的原则,先引流上叶,然后引流下叶后基底段,因为自上到下的顺序有利于痰液完全排出。如果有两个以上需引流的部位,应引流痰液较多的部位。如果患者不能耐受,应及时调整姿势。头外伤、胸部创伤、咯血、严重心血管疾病和病情不稳定者,不宜采取头低位进行体位引流。

(3)引流时间:根据病变部位、病情和患者状况,每天 1~3 次,每次 15~20 分钟。一般于饭前 1~2 小时,饭后 2 小时进行,晨起进行效果最好。

(4)引流中护理:注意观察患者有无出汗、脉搏细弱、头晕、疲劳、面色苍白等症状。评估患者对体位引流的耐受程度,若患者出现心率超过 120 次/min、心律失常、高血压、低血压、眩晕或发绀等,应立即停止引流。在体位引流过程中,协助患者在保持引流体位时进行有效咳嗽,鼓励并指导患者做腹式深呼吸,辅以胸部叩击或震荡等措施,也可取坐位以产生足够的气流促进排痰,提高引流效果。

(5)引流后护理:引流结束后,帮助患者采取舒适体位,处理污物。给予清水或漱口液漱口,保持口腔清洁。观察患者咳痰的情况,如性质、量及颜色,并记录。听诊肺部呼吸音的改变,评价体位引流的效果并记录。

2.咯血的护理

(1)对症护理:安排专人护理患者,保持口腔清洁、舒适,咯血后协助患者漱口,擦净血迹,防止因口咽部异味刺激引起剧烈咳嗽而诱发再度咯血。及时清理咯出的血块及污染的衣物、被褥,有助于稳定情绪,增加安全感,避免因精神过度紧张而加重病情。对精神极度紧张的患者建议给予小剂量镇静剂,咳嗽剧烈的患者可给予镇咳剂。

(2)保持呼吸道通畅:鼓励患者将气管内痰液和积血轻轻咳出,保持呼吸道通畅。咯血时协助轻轻拍击健侧背部,嘱患者不要屏气,以免诱发喉头痉挛,使血液引流不畅形成血块,导致窒息。

(3)病情观察:观察患者有无胸闷、气促、呼吸困难、发绀、面色苍白、出冷汗、烦躁不安等窒息征象;观察咯血频次、量、性质及出血的速度,生命体征及意识状态的变化;有无阻塞性肺不张、肺部感染及其他并发症表现。记录 24 小时咯血量。

(4)窒息的抢救:对大咯血及意识不清的患者,必须在病床边备好急救的物品,一旦患者出现窒息的征象,立即取头低足高位,头偏向一侧,轻叩背部,迅速清除口咽部的血块,或直接刺激咽部促使咳出血块。必要时用吸痰管进行机械吸引,并给予高流量吸氧。做好气管插管或气管切开的准备和配合工作,以解除呼吸道阻塞。

(四)用药护理

1.遵医嘱

使用抗生素、支气管舒张剂和祛痰剂等,指导患者掌握药物的疗效、剂量、用法和不良反应。

2.止血药护理

(1)垂体后叶素可收缩小动脉,减少肺血流量,从而减轻咯血。但也能引起子宫、肠道平滑肌收缩和冠状动脉收缩,故冠心病、高血压患者及孕妇忌用。静脉输液速度勿过快,以免引起心悸、恶心、面色苍白等不良反应。

(2)年老体弱、肺功能不全者在应用镇静剂和镇咳药后,应注意观察呼吸中枢和咳嗽反射受抑制情况,以早期发现因呼吸抑制导致的呼吸衰竭和不能咯出血块发生的窒息。

(五)心理护理

支气管扩张病程多呈慢性过程,疾病迁延不愈,患者容易产生焦虑。当出现咯血尤其大量咯血时,患者会感觉到生命受到威胁。要关注患者的心理状态,有无焦虑、忧郁等不良情绪,做好心理疏导。

(六)健康指导

1.疾病预防指导

支气管扩张是可以预防的,如积极治疗婴幼儿的呼吸道感染和肺不张,早期通过支气管镜或支气管切除术去除异物或腺瘤,积极早期治疗支气管结核和淋巴结结核等。只要支气管壁各层的组织尚未受到严重破坏,扩张的支气管有可能恢复正常。支气管扩张病情演变与感染密切相关,要积极预防呼吸道感染,增加营养的摄入,注意锻炼身体,天气变化随时增减衣物,避免受凉、酗酒及吸烟,预防感冒,减少刺激性气体吸入等对预防支气管扩张症有重要意义。

2.疾病知识宣教

向患者及家属讲解有关支气管扩张的发生、发展与治疗、护理过程,与患者和家属共同制订长期防治计划。指导患者学会清除痰液的方法,学会自我监测病情,劳逸结合,维护心、肺功能,病情变化及时就诊。

八、总结

支气管扩张指中等大小支气管管腔不可逆性扩张和变形。典型表现为慢性咳嗽、大量脓痰、反复咯血。典型体征为固定而局限的湿啰音。胸部 CT 检查和支气管碘油造影是确诊的主要辅助检查方法。治疗原则是治疗基础疾病,控制感染,引流痰液,处理并发症,有适应证者可手术治疗。护理的特色为控制感染、体位引流和预防咯血窒息的护理。

第五节　肺结核的护理

肺结核是由结核分枝杆菌引起的肺部慢性传染性疾病,可侵袭人体的诸多脏器,但以感染肺部形成肺结核最为常见。肺结核是全球关注的公共卫生和社会问题,也是我国重点控制的慢性传染病疾病之一。肺结核属于国家法定乙类传染病,是我国重点控制的主要传染病之一,排菌患者为其重要的传染源。肺结核的基本病理特征为渗出、干酪样坏死及其他增生性病变,可形成空洞,除少数患者起病急骤外,大多数患者呈慢性过程。主要表现有低热、盗汗、消瘦、乏力等全身症状及咳嗽、咯血等呼吸系统表现。若能及时诊断及合理治疗,大多数患者可获临床治愈。

结核病出现全球恶化趋势,WHO 将每年 3 月 24 日作为世界防治结核病日,随后 WHO 又制订和启动了特别项目以积极推动全球(尤其是发展中国家)实施结核病的全程督导短程化疗(DOTS)以期遏制全球结核病疫情。

在我国,结核病的疫情虽有明显下降,但流行形势仍十分严峻。中国是世界上结核病疫情负担最重、危险性最高的 22 个国家之一,疫情呈感染率高、患病率高、死亡人数多、地区患病率差异大的特点。因此,结核病的防治不容忽视。

一、病因与发病机制

(一)结核分枝杆菌的特点

典型的结核分枝杆菌是细长、稍弯曲、两端圆形的杆菌,分为人型、牛型、非洲型和鼠型四类,其中引起人类结核病的主要为人型结核分枝杆菌。结核分枝杆菌的生物学特性有:

1.多形性

痰标本中结核分枝杆菌呈现 T、V、Y 字形,细菌数量多时也可呈束状、丛状等多种形态排列。

2.抗酸性

一般细菌无抗酸性,结核分枝杆菌耐酸染色为红色,并可以抵抗盐酸酒精的脱色作用,故被称为抗酸杆菌。抗酸染色是鉴别分枝杆菌和其他细菌的方法之一。

3.生长缓慢

结核分枝杆菌为需氧菌,生长比较缓慢,培养时间一般需要 2～8 周,最适生长温度为 37℃。

4.对干燥、酸、碱、冷的抵抗力强

在干燥的环境中可存活 6～8 个月,甚至数年,在室内阴暗潮湿处能生存数月;一般除污剂对结核分枝杆菌不起作用;但对热、光照和紫外线比较敏感,阳光下暴晒 2～7 小时、紫外线灯消毒 30 分钟均有明显的杀菌作用;湿热对结核分枝杆菌杀伤力强,煮沸 100℃达 5 分钟即可杀死;常用杀菌剂当中,70%酒精最佳,接触 2 分钟即可杀菌;将痰吐在纸上直接焚烧是最简易的灭菌方法。

5.菌体结构复杂

主要是类脂质、蛋白质和多糖类,其成分与结核病的组织坏死、干酪液化、空洞发生及结核过敏反应有关。

(二)肺结核的传播特点

结核病的传染源主要是痰中带菌的肺结核患者,尤其是未被发现和未经治疗管理或治疗不合理的痰涂片阳性患者。主要传染途径是通过飞沫经呼吸道传播。患者通过咳嗽、喷嚏、大声谈话等方式将含有结核分枝杆菌的飞沫排到空气中传播。肺结核患者随地吐痰的痰液干燥后结核分枝杆菌也会随灰尘四处飞扬,被其他人吸入呼吸道后可能引起感染。人类对结核分枝杆菌普遍易感,影响人群对结核分枝杆菌易感性的主要因素是机体的自然抵抗力及获得性特异性抵抗力两个方面。婴幼儿细胞免疫功能不完善、老年人免疫功能减退、HIV 感染者、免疫抑制药物长期使用者、慢性疾病等引起机体的免疫功能低下,这些原因使患者成为结核病的易感人群。另外生活贫困、居住条件拥挤和营养低下的人群很可能成为结核病的易感人群。

(三)结核分枝杆菌感染和肺结核的发生与发展

1.原发感染

首次吸入结核分枝杆菌微滴的人,是否感染取决于入侵结核分枝杆菌的数量和毒力及人体肺泡内巨噬细胞固有的吞噬杀菌能力。如果结核分枝杆菌能够存活下来,并在肺泡巨噬细胞内外生长繁殖,这部分肺组织即出现炎症病变,称为原发病灶。原发病灶中的结核分枝杆菌沿着肺内引流淋巴管到达肺门淋巴结,引起淋巴结肿大。原发病灶和肿大的气管、支气管、淋巴结合称为原发复合征。原发病灶继续扩大,可直接或经血流播散到邻近组织的器官,发生结核病。结核分枝杆菌首次侵入人体开始繁殖时,人体产生特异性免疫,使机体内的结核分枝杆菌停止繁殖或被消灭,大多数病灶可自行吸收或钙化,但仍有少量结核分枝杆菌可长期处于休眠期,存活数年,成为继发性结核的潜在来源。

2.结核病的免疫反应和迟发型过敏反应

人体对结核菌的自然免疫力(先天免疫力)是非特异性的。接种卡介苗或感染结核分枝杆菌后获得的免疫力(后天性免疫力)则具有特异性,能将入侵的结核分枝杆菌杀死或严密包围,制止其扩散,使病灶愈合。结核分枝杆菌为细胞内寄生菌,免疫主要是细胞免疫。结核分枝杆菌侵入人体后 4～8 周,身体组织对结核分枝杆菌及其代谢产物可发生迟发型(Ⅳ)过敏反应。机体对结核分枝杆菌再感染和初感染的反应表现不同,称为 Koch 现象。

3.继发性结核

继发性感染是指在原发感染时期遗留的潜在病灶中的结核分枝杆菌重新活动发生的结核病。原发感染遗留于体内的结核分枝杆菌引起的继发性结核病为内源性复发;而受到外来结核分枝杆菌的再度感染则为外源性重染。继发性结核病患者的临床症状比较明显,表现也呈现多样化,更为重要的是结核病灶容易形成空洞和排菌,成为结核病的重要传染源。

(四)结核的基本病理改变

结核病的基本病理变化是炎症渗出、增生和干酪样坏死,以破坏与修复同时进行为特点,故上述三种病理变化多同时存在,或以某种变化为主,且可相互转化。基本病变的转归有吸收、纤维化、钙化、恶化等。

二、分类

(一)原发型肺结核

含原发复合征和胸内淋巴结结核。多见于儿童及从边远山区、农村初进城市的成人。无症状或症状轻微,结核菌素试验多为强阳性。X线胸片表现为哑铃型阴影,即原发病灶、引流淋巴管炎和肿大的肺门淋巴结,形成典型的原发复合征。原发病灶一般吸收较快,不留任何痕迹。

(二)血行播散型肺结核

包括急性、亚急性和慢性血行播散型肺结核3种。急性血行播散型肺结核(急性粟粒型肺结核)常见于婴幼儿和青少年,特别是营养不良、患传染病或长期应用免疫抑制剂导致免疫力下降的小儿,多同时伴有原发型肺结核。由大量结核分枝杆菌在较短时间内,多次侵入血液循环所致。患者多起病急,持续高热,有全身毒血症状,常伴发其他脏器结核。X线显示双肺布满粟粒状阴影,常在出现症状2周左右出现,大小、密度和分布均匀,结节直径2mm左右。亚急性和慢性血行播散型肺结核起病较缓,症状较轻,X线胸片呈双上、中肺野为主的大小不等、密度不同和分布不均的粟粒状或结节状阴影,新鲜渗出与陈旧硬结和钙化灶共存。

(三)继发型肺结核

是成人中最常见的肺结核类型,病程长,易反复,多由体内潜伏病灶中的结核菌重新活动而发病,少数为外源性感染。

1.浸润型肺结核(最常见)

多发生在肺尖和锁骨下。X线显示为片状、絮状阴影,可融合成空洞。

2.空洞型肺结核

空洞形态不一,多由干酪渗出病变溶解形成,洞壁不明显,有多个空腔,患者痰中常排菌,临床表现为发热、咳嗽、咳痰和咯血。

3.结核球

干酪样病变吸收,周围形成纤维包膜或空洞阻塞性愈合。

4.干酪样肺炎

发生于免疫力低下、体质衰弱、大量结核分枝杆菌感染者,或有淋巴结支气管瘘,淋巴结内大量干酪样物质经支气管进入肺内。

5.纤维空洞型肺结核

病程长,反复进展恶化,肺组织破坏重,双侧或单侧出现空洞壁增厚和广泛纤维增生,造成肺门抬高,肺纹理呈垂柳样,纵隔向患侧移位,常见胸膜粘连和代偿性肺气肿。

(四)结核性胸膜炎

包括结核性干性胸膜炎、结核性渗出性胸膜炎(最常见)、结核性脓胸。

(五)其他肺外结核

按部位和脏器命名,如骨关节结核、肾结核、肠结核等。

(六)菌阴肺结核

3次痰涂片及1次培养阴性的肺结核。诊断标准为:①典型肺结核临床症状和胸部X线表现;②抗结核治疗有效;③临床可排除其他非结核性肺部疾患;④纯蛋白衍化物(PPD)(5IU)强阳性,血清抗结核抗体阳性;⑤痰结核分枝杆菌PCR和探针检测呈阳性;⑥肺外组织病理证实结核病变;⑦BAL液中检出抗酸分枝杆菌;⑧支气管或肺部组织病理证实结核病变。具备①~⑥中的3项或⑦~⑧条中任何1项可确诊。

三、临床表现

各型肺结核的临床表现不尽相同,但有共同之处。

(一)症状

1.全身症状

表现为午后低热、乏力、食欲减退、消瘦、盗汗等。在肺结核发生急性血行播散或继发性肺结核出现干酪样坏死、病灶播散等病变恶化进展时,患者常出现不规则高热。育龄妇女有月经失调或闭经。

2.呼吸系统症状

(1)咳嗽、咳痰:是肺结核最常见的症状。多为干咳或有少量白色黏液痰。有空洞形成时,痰量增多;合并细菌感染时,痰呈脓性;合并厌氧菌感染时痰液有脓臭味。

(2)咯血:1/3~1/2的患者有不同程度咯血,咯血量不等,多为小量咯血,少数严重者可大量咯血,甚至发生失血性休克。

(3)胸痛:炎症累及壁层胸膜时有胸壁刺痛,并随呼吸和咳嗽而加重。

(4)呼吸困难:多见于干酪样肺炎和大量胸腔积液患者。

(二)体征

早期病灶范围较小或病灶位于肺组织深部的患者,多无异常体征。若病变范围较大,则可出现相应的体征。当出现大范围的渗出性病变或干酪样坏死时,检查患者的肺部可发现肺实变体征。较大的空洞性病变听诊可闻及支气管呼吸音。结核性胸膜炎时有胸腔积液体征。支气管结核可有局限性哮鸣音。肺有纤维化或胸膜粘连增厚者,对侧可有代偿性肺气肿体征。

(三)并发症

可并发自发性气胸、脓气胸、支气管扩张、慢性肺源性心脏病。结核分枝杆菌随血行播散可并发淋巴结、脑膜、骨及泌尿生殖器官等肺外结核。

四、实验室及其他检查

(一)痰结核分枝杆菌检查

痰中查到结核分枝杆菌是确诊肺结核的最重要依据,也是发现传染源、观察抗结核治疗的疗效和进行结核病流行病学调查的主要指标。

1.痰涂片检查

痰涂片查结核分枝杆菌的方法主要有直接涂片法和集痰涂片法。是简单、快速、易行和可靠的方法,但敏感性欠佳。痰涂片阳性只能说明痰中含有抗酸杆菌,不能区分结核分枝杆菌和非结核分枝杆菌,由于非结核分枝杆菌少,故痰中查出抗酸杆菌有重要的意义。

2.培养和药物敏感性测定法

痰结核分枝杆菌培养查结核分枝杆菌的结果比较准确可靠,痰结核分枝杆菌培养阳性是诊断肺结核的金指标,也可以为菌种鉴定和药物敏感性测定提供菌株。一般2～6周出阳性结果,8周报告阴性结果。

3.其他

PCR、核酸探针检测结核分枝杆菌的DNA片段,应用ELISA方法测定结核分枝杆菌的特异性抗原、抗体等方法,均是快速诊断结核病的新手段,但是这些检验技术尚待改进和完善。

(二)影像学检查

胸部X线检查是诊断肺结核十分有效的辅助手段,对确定病变部位、范围、性质及其演变有重要价值,典型X线胸片可以初步诊断肺结核,如果疑诊肺结核患者的X线胸片缺乏肺结核的特征性表现,则应该注意与其他肺部疾病相鉴别。胸部CT检查有助于微小或隐蔽性肺结核病灶的发现、了解病变范围及鉴别诊断。

(三)结核菌素试验

结核菌素是结核分枝杆菌培养物经过加热灭活和过滤提炼制出的结核菌代谢产物。结核菌素试验对儿童和青少年结核病的诊断有参考价值。WHO和国际防痨和肺病联合会推荐使用的结核菌素为PPD,便于国际结核感染率的比较。通常在左前臂屈侧中部皮内注射0.1mL(5IU),48～72小时后测量皮肤硬结的横径和纵径,得出平均直径＝(横径＋纵径)/2,而不是红晕的直径,硬结是特异性过敏反应,红晕是非特异性过敏反应。硬结直径≤4mm为阴性,5～9mm为弱阳性,10～19mm为阳性,≥20mm或虽<20mm但局部有水疱和淋巴管炎为强阳性反应。结核菌素试验受多种因素影响,结核分枝杆菌感染后需4～8周才建立充分过敏反应,在此之前,结核菌素试验可呈阴性;营养不良、HIV感染、麻疹、水痘、癌症、严重细菌感染等,结核菌素试验则为阴性和弱阳性。

(四)纤维支气管镜检查

纤维支气管镜检查可直接观察支气管病变,常用于支气管结核及淋巴结支气管瘘的诊断;纤维支气管镜冲洗、刷检的标本也可行结核菌检测,或经纤维支气管镜钳取支气管或肺内病灶的活体组织,进一步做病理学检查明确诊断。因此纤维支气管镜检查尤其适用于痰菌阴性及临床诊断困难的患者。

五、诊断要点

(一)诊断方法

根据结核病的症状和体征、肺结核接触史,结合胸部 X 线检查及痰结核分枝杆菌检查可做出诊断。

(二)肺结核的诊断程序

对于出现下列可疑病症者,如呼吸道感染病程慢性迁延,且抗感染治疗效果不明显或无效的患者;痰中带血、咯血或长期低热的患者;有与肺结核患者密切接触史或有结核病好发危险因素(糖尿病、HIV 感染、AIDS 等)的患者近期出现呼吸道感染症状及胸部 X 线异常病变;既往有肺外结核病的患者等应该高度警惕,及时行相关检查以明确或排除肺结核的诊断,暂时不能确诊者更要严密追踪观察。如果肺结核的诊断已经成立,要根据临床表现、实验室检查及 X 线胸片检查结果确定有无活动性。最后依据痰菌检查结果判定有无传染性。

(三)肺结核的记录方式

1.痰菌检查情况的记录

以涂(＋)、涂(－)、培(＋)、培(－)表示。当患者无痰或未查痰时,需记录"无痰"或"未查"。

2.治疗状况的记录

(1)初治:尚未开始抗结核化疗的患者;正在进行标准化疗方案但用药未满疗程的患者;不规律化疗未满 1 个月的患者。

(2)复治:初治失败的患者;规律用药满疗程后痰菌又复阳的患者;不规律化疗超过 1 个月的患者;慢性排菌患者。

3.诊断记录案例

按结核病分类、病变部位、范围、痰菌情况、化学治疗史、并发症、并存症、手术等顺序书写。

六、治疗原则

(一)肺结核化学治疗(简称化疗)

肺结核化学治疗的目标是治愈疾病,达到杀菌灭菌的目的,中断传播、防止复发、防止耐药性产生。

1.化学治疗的原则

早期、联合、适量、规律和全程治疗是化学治疗的原则。整个治疗方案分强化和巩固两个阶段。

(1)早期:对所有检出和确诊患者均应立即给予化学治疗。早期化学治疗有利于迅速发挥早期杀菌作用,促使病变吸收和减少传染性。

(2)联合:同时采用多种抗结核药物治疗,可提高疗效;同时通过交叉杀菌作用减少或防止耐药性的产生。

(3)适量:严格遵照适当的药物剂量用药,剂量过低不能达到有效的血浓度,影响疗效和易产生耐药性,剂量过大易发生药物毒副作用。

(4)规律:严格遵照医嘱要求规律用药,不漏服,不停药,以避免耐药性的产生。

(5)全程:保证完成规定的治疗期是提高治愈率和减少复发率的重要措施。用药不规则或未完成疗程是化疗失败的最重要原因。

2.常用抗结核药物

依据抗菌能力分为全杀菌剂、半杀菌剂和抑菌剂。全杀菌剂能够杀死在巨噬细胞内外的结核菌,半杀菌剂仅能杀死巨噬细胞内或外的结核菌。血液中(包括巨噬细胞内)药物浓度在常规剂量下,达到试管内最低抑菌浓度的10倍以上时才能起杀菌作用,否则仅有抑菌作用。抑菌剂与其他抗结核药物联用可以延缓其他药物耐药性的发生。

3.标准化学治疗方案

整个化疗全程分为强化和巩固两个治疗阶段。在强化期抓住结核菌大量繁殖、药物最能发挥杀菌效能的有利时机,采取强有力的化疗方案,尽快地杀死繁殖期菌群,使菌量急剧减少,可防止或减少继发性耐药菌的产生,还有可能杀灭可能存在的原发耐药菌及自然突变耐药菌。巩固期则主要针对病灶内仍残留的少数代谢低下或半静止状态的结核菌,这部分细菌相对比较顽固,因此该期的化疗所需时间明显长于强化期。

我国国家卫生健康委员会推荐的化疗初治方案:强化期2个月/巩固期4个月。常用初治菌阳肺结核治疗方案有2HRZE/4HR、$2H_3R_3Z_3/4H_3R_3$,如果第2个月末痰菌仍阳性,则延长1个月强化期,相应缩短1个月巩固期。初治菌阴肺结核(除外有空洞、粟粒型肺结核):2HRZ/4HR、$2H_3R_3Z_3/4H_3R_3$。复治常用方案:2HRZSE/4~6HRE;$2H_3R_3Z_3S_3E_3/6H_3R_3E_3$。

(二)对症治疗

1.毒性症状

在有效抗结核治疗1~2周内,毒性症状多可消失,无须特殊处理。在充分应用有效抗结核药物同时,可加用糖皮质激素如泼尼松,可能减轻炎症和过敏反应引起的症状,疗程在1个月以内。

2.咯血

咯血量小,以卧床休息、镇咳、镇静等对症治疗为主。大咯血时应严格卧床休息,可用垂体后叶素缓慢静脉滴注;并注意观察患者有无出现咯血窒息,及时抢救。

3.手术治疗

适用于经合理化学治疗无效、多重耐药的厚壁空洞、大块干酪灶、结核性脓胸、支气管胸膜瘘和大咯血保守治疗无效者,如有明显心、肺、肝、肾功能不全者,则不宜手术。

七、常用护理诊断/问题

(一)知识缺乏

缺乏有关结核病防治的知识。

(二)营养失调:低于机体需要量

与机体消耗增加、食欲减退有关。

(三)潜在并发症

大咯血、窒息。

(四)疲乏

与结核毒性症状有关。

(五)有孤独的危险

与隔离性治疗有关。

八、护理措施

(一)一般护理

1.休息与活动

合理休息可以调整新陈代谢,使机体耗氧量降低,呼吸次数和深度亦降低,使肺脏获得相对休息,有利于病灶愈合。休息的程度与期限决定于病灶性质与病变趋势。肺结核患者症状明显,有咯血、高热等严重症状,或结核性胸膜炎伴大量胸腔积液者,应卧床休息。恢复期可适当增加活动,适当体育锻炼,提高机体抗病能力。症状较轻的患者应避免劳累和重体力劳动,保证充足的睡眠和休息,做到劳逸结合。痰涂片阴性和经有效抗结核治疗4周以上的患者,没有传染性或只有极低的传染性,应鼓励患者恢复正常的家庭和社会生活,有助于减轻肺结核患者的孤独感,降低焦虑情绪。

2.饮食与营养

(1)制订营养计划:肺结核是一种慢性消耗性疾病,宜提供高热量、高蛋白、富含维生素的饮食,忌烟酒及辛辣食物。蛋白质不仅能提供热量,还可增加机体的抗病能力及机体修复能力,患者饮食中应有鱼、肉、蛋、牛奶、豆制品等动植物蛋白,成人每天蛋白质摄入量为$1.5\sim2.0g/kg$,其中优质蛋白应占一半以上。多进食新鲜蔬菜和水果,补充维生素。食物中的维生素C有减轻血管渗透性的作用,可以促进渗出病灶的吸收;B族维生素对神经系统及胃肠神经有调节作用,可促进食欲。

(2)增进食欲:增加食物的种类,饮食中注意添加促进消化、增进食欲作用的食物,如山楂、新鲜水果等;采用合适的烹调方法;创造温馨的进餐环境。食欲减退者可少量多餐。

(3)监测体重:每周测体重1次并记录,了解患者营养状况是否改善。

3.环境

有条件的患者尽量单居一室,室内保持良好的通风,有阳光照射;痰涂片阳性的肺结核患者住院治疗时需进行呼吸道隔离,病房每天用紫外线消毒。

(二)病情观察

1.症状观察

注意观察患者全身症状及呼吸系统症状,重点观察发热、胸痛、咳痰、咯血情况,如有大咯血,严密观察患者有无窒息征象。

2.用药观察

结核化疗药联合使用,不良反应较多,注意观察患者有无肝功能损害、肾功能损害、周围神经炎、过敏反应、听力障碍、眩晕、胃肠道不适、关节痛及视神经炎等。

(三)症状、体征的护理

1.咯血的护理

(1)对症护理:安排专人护理患者,保持口腔清洁、舒适,咯血后协助患者漱口,擦净血迹,防止因口咽部异味刺激引起剧烈咳嗽而诱发再度咯血。及时清理咯出的血块及污染的衣物、被褥,有助于稳定情绪,增加安全感,避免因精神过度紧张而加重病情。对精神极度紧张的患者建议给予小剂量镇静剂,咳嗽剧烈的患者可给予镇咳剂。

(2)保持呼吸道通畅:鼓励患者将气管内痰液和积血轻轻咳出,保持呼吸道通畅。咯血时协助轻轻拍击健侧背部,嘱患者不要屏气,以免诱发喉头痉挛,使血液引流不畅形成血块,导致窒息。

(3)病情观察:观察患者有无胸闷、气促、呼吸困难、发绀、面色苍白、出冷汗、烦躁不安等窒息征象;观察咯血频次、量、性质及出血的速度,生命体征及意识状态的变化;有无阻塞性肺不张、肺部感染及其他并发症表现。记录 24 小时咯血量。

(4)窒息的抢救:对大咯血及意识不清的患者,必须在病床边备好急救的物品,一旦患者出现窒息的征象,立即取头低足高位,头偏向一侧,轻叩背部,迅速清除口咽部的血块,或直接刺激咽部促使咳出血块。必要时用吸痰管进行机械吸引,并给予高流量吸氧。做好气管插管或气管切开的准备和配合工作,以解除呼吸道阻塞。

2.咳嗽、咳痰的护理

(1)指导患者正确留取痰标本:肺结核患者有间断且不均匀排痰的特点,需要多次查痰,应指导患者正确留取痰标本。通常初诊患者应留即时痰、清晨痰和夜间痰 3 份痰标本,夜间无痰者,应在留取清晨痰后 2～3 小时再留 1 份。复诊患者应送检夜间痰和清晨痰 2 份痰标本。

(2)痰中带菌是重要的传染源,飞沫传播是重要的传播途径,结核患者严禁随地吐痰,不可面对他人打喷嚏或咳嗽。在咳嗽或打喷嚏时,用双层纸巾遮住口鼻,纸巾和痰按传染性废弃物处理,最好进行焚烧。

(四)用药护理

(1)介绍有关药物治疗的知识及药物不良反应,指导患者如出现巩膜黄染、肝区疼痛、胃肠不适、眩晕、耳鸣等不良反应要及时与医生联系,不要自行停药,大部分不良反应经相应处理可以完全消失。

(2)强调早期、联合、适量、规律、全程化学治疗的重要性,督促患者严格按医嘱服药,建立按时服药的习惯,防止治疗失败而产生耐药结核分枝杆菌,增加治疗的困难和经济负担。

(五)心理护理

结核病感染率高、患病病死率高,患者容易产生焦虑。肺结核具有传染性,患者担心传染给周围的人,易导致自卑自责心理。疗程长,药物毒副作用较多,患者经济负担较重。向患者及家属介绍结核病有成熟的预防和治疗手段,只要严格执行治疗措施,本病大部分可以临床治愈或痊愈。

(六)健康指导

1.结核病的预防指导

(1)控制传染源:早期发现并给予合理化学治疗和良好护理,是预防结核病疫情的关键。肺结核病程长、易复发和具有传染性,必须长期随访。掌握患者从发病、治疗到治愈的全过程,实行全程督导短程化学治疗(DOTS)。

(2)指导患者做好隔离防护措施:①有条件的患者应单居一室;开窗通风,保持空气新鲜。痰涂片阳性的肺结核患者住院治疗时需进行呼吸道隔离,每天用紫外线消毒。②注意个人卫生,严禁随地吐痰,在咳嗽或打喷嚏时,用双层纸巾遮住口鼻,不可面对他人打喷嚏或咳嗽,以防飞沫传播。③餐具煮沸消毒或用消毒液浸泡消毒,同桌共餐时使用公筷。④衣物、被褥、书籍在烈日下暴晒杀菌。⑤排菌患者外出时戴口罩。

(3)保护易感人群:①未受过结核分枝杆菌感染的新生儿、儿童及青少年应接种卡介苗(活的无毒力牛型结核分枝杆菌疫苗),使人体产生对结核分枝杆菌的获得性免疫力;②密切接触者或对受结核分枝杆菌感染易发病的高危人群,如 HIV 感染者、硅沉着病、糖尿病等,应定期到医院进行有关检查,必要时给予预防性治疗。

2.疾病知识指导

嘱患者合理安排休息,恢复期适当体育锻炼;保证营养的摄入,戒烟酒。向患者强调坚持规律、全程、合理用药,保证DOTS顺利完成。督促患者定期复查肝、肾功能,指导患者观察药物疗效和不良反应,若出现药物不良反应及时就诊。督促患者定期随访,不适随访。

九、总结

结核分枝杆菌具有抗酸性、生长缓慢、抵抗力强、菌体结构复杂的特点。飞沫传播是肺结核最重要的传播途径。浸润型肺结核是成人最常见的一种类型。肺结核主要表现为乏力、盗汗、低热、咳嗽、咳痰,可有不同程度咯血。治疗主要是化学治疗和对症处理。护理的重点是指导患者合理休息;提供高热量、高蛋白、富含维生素的饮食;正确留取痰标本;提高患者对化学治疗的依从性,观察药物不良反应;给予疾病预防与控制及疾病相关知识的健康教育指导。

第四章 心内科疾病的护理

第一节 心力衰竭的护理

心力衰竭(HF)简称心衰,是由任何心脏结构或功能异常导致心室充盈和(或)射血功能受损的一组复杂临床综合征。临床表现以肺循环和(或)体循环瘀血及器官、组织血液灌注不足为主要特征。

心力衰竭的临床类型按其发展速度和严重程度可分为慢性心力衰竭和急性心力衰竭,以慢性居多;按其发生的部位分为左心、右心和全心衰竭。

一、慢性心力衰竭

慢性心力衰竭是大多数心血管疾病的严重和终末阶段,也是最主要的死亡原因。统计资料表明,我国引起心力衰竭的基础心脏病病因过去以风湿性心脏瓣膜病为主,如今以冠心病居首,其次为高血压。

(一)基本病因

1.原发性心肌损害

包括缺血性心肌损害,如冠心病心肌缺血和(或)心肌梗死;心肌炎和心肌病,如病毒性心肌炎及原发性扩张型心肌病;心肌代谢障碍性疾病以糖尿病心肌病最为常见。

2.心脏负荷过重

(1)压力负荷(后负荷)过重:左心室压力负荷过重常见于高血压、主动脉瓣狭窄;右心室压力负荷过重常见于肺动脉高压、肺动脉瓣狭窄、肺栓塞等。

(2)容量负荷(前负荷)过重:①心脏瓣膜关闭不全,血液反流,如二尖瓣关闭不全、主动脉瓣关闭不全等;②左、右心或动静脉分流性先天性心脏病,如间隔缺损、动脉导管未闭等。此外,伴有全身循环血量增多的疾病如慢性贫血、甲状腺功能亢进症等,心脏容量负荷亦会增加。

(二)诱因

有基础心脏病的患者,其心力衰竭的发生常由一些增加心脏负荷的因素所诱发。

1.感染

呼吸道感染是最常见、最重要的诱因,其次如感染性心内膜炎、全身感染等。

2.心律失常

心房颤动是诱发心力衰竭的最重要因素。各种类型的快速性心律失常及严重的缓慢性心律失常也可诱发心力衰竭。

3.血容量增加

如摄入钠盐过多,静脉输液或输血过快、过多等。

4.生理或心理压力过大

如劳累过度、情绪激动、精神过度紧张等。

5.治疗不当

如不恰当停用利尿药、洋地黄类药物或降血压药等。

6.妊娠和分娩

妊娠和分娩可加重心脏负荷,增加心肌耗氧量,诱发心力衰竭。

7.原有心脏病加重或并发其他疾病

如冠心病发生心肌梗死、风湿性心脏瓣膜病出现风湿活动,合并甲状腺功能亢进或贫血等。

(三)发病机制

1.代偿机制

当心肌收缩力减弱和(或)心室负荷增加时,为了保证正常的心排出量,机体通过以下机制进行代偿。

(1)Frank-starling机制:即增加心脏的前负荷,使回心血量增多,心室舒张末期容积增加,从而增加心排出量及心脏做功量。心室舒张末期容积增加,心室扩张,舒张末压力增高,心房压、静脉压也随之升高。

表明在正常人和心力衰竭时左心室收缩功能(以心脏指数表示,为纵坐标)和左心室前负荷(以左心室舒张末压表示,为横坐标)的关系。在心力衰竭时,心功能曲线向右下偏移。当左心室舒张末压>18mmHg时,出现肺充血的症状和体征;若心脏指数<2.2L/(min·m²)时,出现低心排出量的症状和体征。

(2)心肌肥厚:当心脏后负荷增高时常以心肌肥厚作为主要的代偿机制,可伴或不伴心室扩张。心肌肥厚心肌收缩力增强,克服后负荷阻力,使心排出量在相当长时间内维持正常。心肌肥厚以心肌细胞肥大、心肌纤维化为主,心肌细胞数目并不增多,以心肌纤维增多为主,细胞核及作为供给能源的物质线粒体增大和增多,但程度和速度均落后于心肌纤维的增多。心肌从整体上显得能源不足,继续发展终至心肌细胞死亡。

(3)神经体液的代偿机制:①交感神经兴奋性增强。心力衰竭患者血液中去甲肾上腺素水平升高,作用于心肌 β_1 肾上腺素能受体,增强心肌收缩力并加快心率,从而增加心排出量。但同时周围血管收缩,心脏后负荷增加,心率加快,均使心肌耗氧量增加。此外,去甲肾上腺素对心肌细胞有直接毒性作用,可促使心肌细胞凋亡,参与心脏重塑的病理过程;②肾素-血管紧张素-醛固酮系统(RAS)激活。由于心排出量降低,导致肾血流量减少,RAS被激活。RAS激活主要产生以下两方面的效应:一方面,使心肌收缩力增强,周围血管收缩以维持血压,调节血液再分配,保证心、脑等重要脏器的血液供应;另一方面,促进醛固酮分泌,使水、钠潴留,增加总体液量及心脏前负荷,对心力衰竭起代偿作用。

钠潴留,增加总体液量及心脏前负荷,对心力衰竭起代偿作用。

2.心肌损害和心室重塑

原发性心肌损害和心脏负荷过重使心脏功能受损,导致心室扩大或心室肥厚等各种代偿性变化。在发生代偿性变化的过程中,心肌细胞、胞外基质、胶原纤维网等均发生相应变化,即心室重塑。目前大量的研究表明,心力衰竭发生发展的基本病理机制是心室重塑。肥厚心肌在长期负荷过重的状态下,心肌细胞能量相对或绝对供给不足及能量的利用障碍导致心肌相对缺血、缺氧,最终使心肌细胞死亡,继以纤维化。心肌细胞减少使心肌整体收缩力下降,纤维化的增加又使心室的顺应性下降,重塑更趋明显,心肌收缩力不能发挥其应有的射血效应,形成恶性循环,最后发展至不可逆的心肌损害终末阶段。

3.心力衰竭时各种体液因子的改变

(1)利钠肽:人类的利钠肽包括心钠肽(ANP)、脑钠肽(BNP)和 C 型心钠肽(CNP)。心钠肽主要由心房分泌,当心房压力增高,房壁受牵引时分泌增加,其生理作用为扩张血管,利尿排钠,对抗肾上腺素、肾素-血管紧张素等的水、钠潴留效应。脑钠肽主要由心室肌细胞分泌,其分泌量亦随心室充盈压的高低变化,其生理作用与心钠肽相似。心力衰竭时,心室壁张力增加,心钠肽和脑钠肽分泌明显增加,其增加的程度与心力衰竭的严重程度呈正相关,在心力衰竭状态下,循环中的心钠肽和脑钠肽降解很快,其生理效应明显减弱。C 型心钠肽主要位于心血管内,生理作用尚不明确。

(2)精氨酸加压素(AVP):由垂体分泌,具有抗利尿和促进周围血管收缩的生理作用。对维持血浆渗透压起关键作用。精氨酸加压素的释放受心房牵张受体的调节和控制。心力衰竭时心房牵张受体敏感性下降,使精氨酸加压素的释放不能受到相应的抑制,血液中精氨酸加压素水平升高。

(3)内皮素:是由血管内皮释放的肽类物质,具有较强的收缩血管作用。内皮素还可导致细胞肥大增生,参与心脏重塑过程。

(四)临床表现

1.左心衰竭

以肺瘀血和心排出量降低为主要表现。

(1)症状。

呼吸困难:左心衰竭最早出现的症状。表现为劳力性呼吸困难、夜间阵发性呼吸困难、端坐呼吸或急性肺水肿。急性肺水肿是左心衰竭呼吸困难最严重的形式。

咳嗽、咳痰和咯血:咳嗽、咳痰是肺泡和支气管黏膜瘀血所致,常发生在夜间,坐位或立位时可减轻或消失。痰液呈白色浆液性泡沫状,偶见痰中带血丝。当肺瘀血明显加重或出现肺水肿时,可咳粉红色泡沫痰。长期慢性肺瘀血,肺静脉压力升高,导致肺循环和支气管血液循环在支气管黏膜下形成侧支,一旦破裂可引起大咯血。

头晕、心悸、疲倦、乏力:心排出量降低使器官组织灌注不足及代偿性心率加快所致。

少尿及肾功能损害症状:严重左心衰竭时,血液进行重新分配,首先是肾血流量明显减少,患者可出现少尿。长期慢性的肾血流量减少可出现血尿素氮、肌酐水平升高及肾功能不全的相应症状。

(2)体征。

肺部湿啰音:由于肺毛细血管压增高,液体渗出至肺泡所致,以双肺底多见。随着病情由轻到重,肺部啰音可从局限于肺底部进展至全肺,并可伴有哮鸣音。

心脏体征:除基础心脏病的体征外,慢性左心衰竭患者均有心脏扩大及相对性二尖瓣关闭不全的反流性杂音,肺动脉瓣区第二心音亢进及舒张期奔马律。

2.右心衰竭

以体循环静脉瘀血为主要表现。

(1)症状。

消化道症状:胃肠道及肝瘀血引起腹胀、食欲减退、恶心、呕吐等,是右心衰竭最常见的症状。

劳力性呼吸困难:右心衰竭呼吸困难常继发于左心衰竭。单纯性右心衰竭是分流性先天性心脏病或肺部疾患所致,也有明显的呼吸困难。

(2)体征。

水肿:主要是水、钠潴留和静脉瘀血使毛细血管内压增高所致。其特征为水肿首先出现在身体低垂部位,常为对称性、凹陷性。也可表现为胸腔积液,双侧多见,单侧时右侧更为常见,主要见于全心衰竭。腹腔积液多发生于疾病晚期,与心源性肝硬化有关。

肝大:持续慢性右心衰竭可导致心源性肝硬化,肝因瘀血增大常伴有压痛,晚期可出现肝功能受损、黄疸和大量腹腔积液。

颈静脉征:颈静脉搏动增强、充盈、曲张是右心衰竭时的主要体征,提示体循环静脉压增高;肝-颈静脉反流征阳性则更具特征性。

心脏体征:除基础心脏病的相应体征外,右心衰竭时可因右心室显著扩大而出现三尖瓣关闭不全的反流性杂音。

3.全心衰竭

临床常先发生左心衰竭,之后继发右心衰竭,形成全心衰竭。当右心衰竭出现后,右心排出量减少,阵发性呼吸困难等肺瘀血症状反而有所减轻。扩张型心肌病表现为左、右心室同时衰竭者,肺瘀血常不严重。

4.心功能分级

(1)美国纽约心脏病学会(NYHA)分级:Ⅰ级:患者患有心脏病,但日常活动不受限制,一般活动不引起疲乏、心悸、呼吸困难或心绞痛等症状;Ⅱ级:体力活动轻度受限。休息时无自觉症状,但平时一般活动可出现上述症状,休息后很快缓解;Ⅲ级:体力活动明显受限。休息时无症状,低于平时一般活动量时即可引起上述症状,休息较长时间后症状方可缓解;Ⅳ级:不能从事任何体力活动。休息时亦有心力衰竭的症状,体力活动后加重。

(2)心力衰竭分期:A期(前心力衰竭阶段):患者为心力衰竭的高发危险人群,但目前尚无心脏结构或功能异常,也无心力衰竭的症状和(或)体征;B期(临床前心力衰竭阶段):患者无心力衰竭的症状和(或)体征,但已发展为结构性心脏病;C期(临床心力衰竭阶段):患者已有基础结构性心脏病,以往或目前有心力衰竭的症状和(或)体征;D期(难治性终末期心力衰竭阶段):患者有进行性结构性心脏病,虽经积极内科治疗,休息时仍有症状,且需特殊干预。

(3)6分钟步行试验是一项简单易行、安全方便的测定方法。要求患者在平直走廊里尽可能快地行走,测定6分钟的步行距离。若6分钟步行距离<150m,为重度心力衰竭;150~425m为中度心力衰竭;426~550m为轻度心力衰竭。本试验除用于评估患者的运动耐力和心力衰竭的严重程度外,还用来评价心力衰竭治疗的疗效及预后。

(五)实验室及其他检查

1.血液检查

(1)血浆脑钠肽(BNP)及氨基末端脑钠肽前体(NT－proBNP)测定:为心力衰竭患者的重要检查之一,有助于心力衰竭的诊断与鉴别诊断,判断心力衰竭严重程度、疗效及预后。BNP<35ng/L,NT－proBNP<125ng/L 时不支持慢性心力衰竭诊断。对于缺氧状态、肾功能不全、肝硬化、感染、败血症、高龄等患者,其特异性不高。

(2)动脉血气分析、肌钙蛋白测定、血液生化等检查均可协助临床诊断。

2.X 线检查

确认左心衰竭的主要依据,且有助于心力衰竭与原有肺部疾病的鉴别。

(1)心影大小及外形可为心脏病的病因诊断提供重要的依据。

(2)心脏扩大的程度和动态改变可间接反映心功能状态。

(3)肺瘀血的有无及其程度直接反映心功能状态。Kerley B 线是在肺野外侧清晰可见的水平线状影,是肺小叶间隔内积液的表现,是慢性肺瘀血的特征性表现。

3.心电图

可提供心肌梗死、左心室肥厚、广泛心肌损害及心律失常等信息。有心律失常或怀疑存在无症状性心肌缺血时应作 24 小时动态心电图。

4.超声心动图

较 X 线更准确地提供各心腔大小变化、心瓣膜结构及功能情况,评估心功能和判断病因,是诊断心力衰竭最主要的检查。通过测定左室射血分数(LVEF 值)可作为收缩性心力衰竭的诊断指标。正常 LVEF>50%。

5.放射性核素检查

可诊断心肌缺血和心肌存活情况,并对鉴别扩张型心肌病或缺血性心肌病有一定帮助。放射性核素心血池显影除有助于判断心室腔大小外,还可反映心脏收缩及舒张功能。

6.有创性血流动力学检查

急性重症心力衰竭患者可采用床旁右心漂浮导管(Swan－Ganz 导管)检查,测定各部位的压力及血液含氧量,直接反映左心功能。

7.其他

心脏磁共振(CMR)检查、心肺运动试验等。

(六)诊断要点

(1)心力衰竭须综合病史、症状、体征、实验室及其他检查而诊断。

(2)BNP 测定也可作为诊断依据。

(3)明确器质性心脏病引起的心力衰竭易诊断。

(七)治疗原则

心力衰竭的治疗目标不仅是改善症状,更重要的是针对心肌重构的机制,防止和延缓心肌重构的发展,降低心力衰竭的病死率和住院率,提高患者的生活质量。因此,心力衰竭的治疗必须采取综合措施。

1.基本病因治疗

对所有可能导致心脏功能受损的常见疾病,在尚未造成心脏器质性改变前均应早期有效治疗,如控制高血压,应用药物、介入及手术治疗改善冠心病心肌缺血,心脏瓣膜病的瓣膜置换治疗、先天畸形的矫治手术等。

2.消除诱因

积极控制呼吸道感染,控制心室率,注意排查并及时纠正电解质紊乱和酸碱失衡、甲亢、贫血、肾功能损害、过量摄盐、过度静脉补液及应用损害心肌或心功能的药物等。

3.药物治疗

(1)利尿剂:利尿剂是心力衰竭标准治疗中最常用的药物,通过排钠排水减轻心脏的容量负荷,对缓解瘀血症状,减轻水肿有显著的效果。常用的利尿剂包括排钾和保钾两大类,排钾利尿剂主要有氢氯噻嗪(双克)、呋塞米(速尿)等;保钾利尿剂主要有螺内酯(安体舒通)、阿米洛利等。

(2)肾素－血管紧张素－醛固酮系统抑制剂。

血管紧张素转换酶抑制剂(ACEI):ACEI是治疗心力衰竭的基石和首选药物,也是降低心力衰竭患者病死率的第一类药物。ACEI通过抑制肾素－血管紧张素系统,达到扩张血管、抑制交感神经兴奋性的作用,并在改善和延缓心室重塑中发挥关键作用。常用药物:卡托普利、依那普利等。

血管紧张素受体拮抗剂(ARB):心力衰竭患者不能耐受ACEI引起的干咳症状时,改用ARB。常用药物:替米沙坦、氯沙坦等。

醛固酮拮抗剂:对抑制心血管重塑、改善慢性心力衰竭的远期预后有较好的作用。常用药物:螺内酯。

(3)β受体阻滞剂可抑制交感神经激活对心力衰竭代偿的不利作用。常用药物:美托洛尔、比索洛尔。

(4)正性肌力药物。

洋地黄类药物:洋地黄可增强心肌收缩力,减慢心率,降低神经内分泌系统活性,从而改善心力衰竭患者的血流动力学变化。常用洋地黄制剂包括:①地高辛,适用于中度心力衰竭维持治疗,目前采用自开始即使用维持量的给药方法称为维持量法,以减少洋地黄中毒的发生率;②毛花苷C(西地兰),适用于急性心力衰竭或慢性心力衰竭加重时,特别适用于心力衰竭伴快速心房颤动者;③毒毛花苷K,适用于急性心力衰竭。

其他正性肌力药物:常用药物有β受体兴奋剂,如多巴胺、多巴酚丁胺,磷酸二酯酶抑制剂,如米力农等。

(5)扩血管药物伴有心绞痛或高血压的患者可使用扩血管药物,通过扩张容量血管和外周阻力血管而减轻心脏前、后负荷,减少心肌耗氧,改善心功能。常用药物包括:①降低前负荷的药物,以扩张静脉和肺小动脉为主,如硝酸甘油、硝酸异山梨酯(消心痛);②降低后负荷的药物,以扩张小动脉为主,如血管紧张素转换酶抑制剂(ACEI);③同时降低前后负荷的药物,可同时扩张小动脉及静脉,常用药物为硝普钠。

4.非药物治疗

(1)心脏再同步化治疗(CRT)CRT 通过植入三心腔起搏装置,改善房室、室间和(或)室内收缩同步性,增加心排出量,达到治疗目标。

(2)其他左室辅助装置、心脏移植、细胞替代治疗等。

(八)常用护理诊断/问题

1.气体交换受损

与左心衰竭致肺循环瘀血有关。

2.体液过多

与右心衰竭致体循环静脉瘀血、水钠潴留、低蛋白血症有关。

3.活动无耐力

与心排出量下降有关。

4.潜在并发症

洋地黄中毒。

(九)护理措施

1.一般护理

(1)休息与活动:休息是减轻心脏负荷的重要措施。休息与活动的时间、方式应根据心功能情况安排,坚持动静结合、循序渐进增加活动量的原则。需卧床休息者采取舒适体位,明显呼吸困难者取高枕卧位或半卧位,伴胸腔积液、腹腔积液者宜采取半卧位,下肢水肿无呼吸困难者抬高下肢等,鼓励其经常变换体位,进行主动或被动的床上运动,以避免压疮、肺部感染、下肢静脉血栓形成、肌肉萎缩等并发症发生。若患者活动中出现面色苍白、头晕、心悸、疲乏、呼吸困难、胸痛、低血压等症状时应立即停止活动,并协助患者休息,医护人员与患者共同调整活动计划。

(2)饮食护理:给予低盐、低脂、清淡易消化、富含维生素和纤维素饮食,少量多餐,避免过饱,限制总热量。水肿者限制钠盐和水的摄入,每天钠盐摄入量应低于 5g,并限制含钠量高的食品如腌或熏制品、罐头、香肠、海产品等,水的入量遵循"量出为入"的原则。低蛋白血症者给予高蛋白饮食。

(3)环境保持病室安静、整洁,避免各种不良刺激,限制探视。

2.病情观察

(1)密切观察呼吸困难、发绀、水肿等症状体征有无改善,监测血氧饱和度、血气分析等数值是否正常。若病情加重或血氧饱和度降至 90% 以下,应立即通知医生。

(2)观察用药效果及药物的不良反应,如有无洋地黄中毒、低钾血症等表现。

3.症状、体征的护理

(1)呼吸困难:呼吸困难明显者应卧床休息,以减轻心脏负荷,促进心功能恢复。劳力性呼吸困难者应减少活动量,以不引起症状为度。夜间阵发性呼吸困难者,加强夜间巡视,给予高枕卧位或半卧位。端坐呼吸者,可使用床上小桌、软枕或软垫等支托身体,保证患者舒适与安全,必要时双腿下垂。患者应着宽松衣服,轻软盖被,以减轻憋闷感。患者卧床期间,加强生活护理,注意口腔清洁,协助排尿便。

（2）水肿：观察水肿的部位、范围及其他受压部位皮肤有无发红、破溃现象发生，用手指压水肿部位 5 秒后松开，观察凹陷程度及水肿严重程度的变化。保持床单柔软、平整、干燥，必要时加用海绵垫，严重水肿者须使用气垫床或压疮保护贴，防止压疮发生。保持皮肤清洁，指导患者选择柔软、宽松的衣服和鞋袜。患者出现胸腔积液或腹腔积液时，须定时协助或指导其更换体位。发生会阴部水肿时，应保持局部皮肤清洁、干燥，男性患者可用托带支托阴囊部。

4.用药护理

（1）利尿剂：遵医嘱使用利尿剂，观察用药后尿量、体重、血压、心率变化及水肿消退情况，监测有无电解质紊乱等不良反应发生。使用袢利尿剂和噻嗪类利尿剂易致低钾血症，严重时可伴碱中毒，从而诱发心律失常或洋地黄中毒，故应监测血钾，观察有无乏力、腹胀、肠鸣音减弱等低钾血症的表现，同时多补充含钾丰富的食物，如鲜橙汁、西红柿汁、柑橘、香蕉、马铃薯、葡萄干、枣、杏、无花果、深色蔬菜等。必要时遵医嘱口服或静脉补充钾盐。口服补钾时间应选择在饭后，将水剂钾盐与果汁同饮，以减轻胃肠道不适。噻嗪类利尿剂的其他不良反应还表现为胃部不适、呕吐、腹泻、高血糖、高尿酸血症等。氨苯蝶啶的不良反应有胃肠道反应、嗜睡、乏力、皮疹等，长期用药可产生高钾血症，伴肾功能减退，少尿或无尿者应慎用。螺内酯的不良反应有嗜睡、运动失调、男性乳房发育、面部多毛等，肾功能不全及高钾血症者禁用。非紧急情况下，利尿剂的应用时间选择早晨或日间为宜，避免夜间排尿过频而影响患者休息。

（2）洋地黄。

注意事项：洋地黄用量个体差异较大，使用前应监测脉搏、心率、心律及心电图变化，预防洋地黄中毒。口服地高辛前应严密监测脉搏，若患者脉搏＜60 次/min，应及时报告医生。洋地黄不能与奎尼丁、普罗帕酮、维拉帕米、钙剂、胺碘酮等药物合用，以免增加药物毒性。长期使用地高辛的患者应定期监测血清地高辛浓度。

洋地黄毒性表现：洋地黄中毒最重要的反应是各类心律失常，最常见的是室性期前收缩，多呈二联律或三联律，其他如房性期前收缩、心房颤动、房室传导阻滞等；胃肠道反应如食欲减退、恶心、呕吐；神经系统表现如头痛、乏力、头晕、视物模糊、黄视、绿视等。

洋地黄中毒的处理：立即停用洋地黄；低血钾患者可口服或静脉补充氯化钾，及时停用排钾利尿剂；纠正快速性心律失常可用利多卡因或苯妥英钠，禁用电复律，因易致心室颤动；有传导阻滞及缓慢性心律失常患者可用阿托品静脉注射或安置临时心脏起搏器。

（3）血管紧张素Ⅱ受体阻滞剂（ARB）和血管紧张素转化酶抑制剂（ACEI）。

ACEI 与 ARB：均可引起低血压、肾功能不全、高血钾。ACEI 还易引起咳嗽和血管性水肿症。

螺内酯：可引起男性乳房增生症，为可逆性，停药后消失。

（4）β受体阻滞剂：可导致心动过缓和房室传导阻滞及心力衰竭加重，用药期间须密切观察病情变化，及时通知医生调整用量或及时停药。

（5）扩血管药物：扩血管药物可致头痛、面红、心动过速、血压下降、直立性低血压等不良反应，注意掌握药物的用量及给药途径，尤其是硝酸甘油、硝普钠等血管扩张剂静脉用药时应严格控制滴速、监测血压；硝普钠静脉给药时注意避光且不宜长期应用，以免发生氰化物中毒。

（6）输液护理：患者输液期间，控制输液量和速度，加强巡视，并告知患者及家属不可随意调快滴速,以免加重心脏负荷,诱发急性肺水肿。24 小时输液量应控制在 1500mL 以内,输液滴速一般控制在 20～30 滴/min,必要时使用输液泵控制速度。

5.心理护理

心力衰竭患者因病情易反复发作而致运动耐力下降,生活质量降低,影响日常生活及睡眠,常出现焦虑、抑郁、悲观失望等心理变化。根据患者病情严重程度给予恰当的心理指导,及时安慰并鼓励患者采取积极的态度应对疾病,促进其早日康复。

6.健康指导

(1)疾病相关知识指导:指导患者积极治疗原发疾病,避免诱因(如感染、情绪激动、过度劳累、输液过多过快、妊娠等),按照活动计划适量运动,注意限制最大活动量的指征。定期门诊随访。

(2)饮食指导:指导患者及家属饮食宜低盐、清淡、易消化、富营养,每餐不宜过饱,多食蔬菜、水果,防止便秘。

(3)用药指导:告知患者及家属须遵医嘱按时按量服药,不可随意增减或撤换药物。服用地高辛的患者服药前应自测脉搏,当脉搏低于 60 次/min 时应暂停服药,及时就诊。学会识别所用药物的不良反应及注意事项,如服用洋地黄者能判定其中毒反应并及时就诊;使用血管扩张剂者,改变体位时动作不宜过快,以防发生直立性低血压。

二、急性心力衰竭

急性心力衰竭(AHF)是指心力衰竭急性发作和(或)加重的一种临床综合征。临床上以急性左心衰竭较为常见,多表现为急性肺水肿或心源性休克,是临床最常见的急危重症之一,抢救是否及时合理与预后密切相关。

(一)病因

心脏解剖或功能的突发异常,使心排出量急剧降低和肺静脉压突然升高均可发生急性左心衰竭。

1.急性心肌坏死和(或)损伤

如急性广泛前壁心肌梗死、乳头肌梗死断裂、室间隔破裂穿孔、急性重症心肌炎等。

2.急性血流动力学障碍

如感染性心内膜炎引起的瓣膜穿孔、腱索断裂所致瓣膜性急性反流、重度主动脉瓣或二尖瓣狭窄等。

3.慢性心力衰竭急性加重

如高血压性心脏病血压急剧升高、在原有心脏病的基础上出现快速性心律失常或严重缓慢性心律失常、输液过多过快、体力突然增加(如排便用力)、精神负荷突然加重(如精神过度紧张、情绪激动)等。

(二)发病机制

心脏收缩力突然严重减弱或左室瓣膜急性反流,心排出量急剧减少,左室舒张末压迅速升高,肺静脉回流不畅,肺静脉压迅速升高,肺毛细血管压随之升高使血管内液体渗入到肺间质和肺泡内形成急性肺水肿。肺水肿早期可因交感神经激活,血压升高,随着病情持续进展,血管反应减弱,血压逐步下降。

(三)临床表现

1.症状

突发严重呼吸困难,呼吸频率常达 30～40 次/min,强迫坐位、面色苍白、发绀、大汗、烦躁、频繁咳嗽、咳粉红色泡沫痰。发病开始可有一过性血压升高,如病情持续发展,血压可逐渐下降甚至休克。严重者可因脑缺氧而出现意识变化。

2.体征

听诊两肺满布湿啰音和哮鸣音,心尖部第一心音减弱,心率增快,可闻及舒张期奔马律,肺动脉瓣第二心音亢进。

(四)诊断要点

根据典型症状与体征,如突发极度呼吸困难,咳粉红色泡沫痰,两肺满布湿啰音,心源性休克等,可做出诊断。

(五)抢救配合

1.体位

立即协助患者取坐位,双腿下垂,以减少回心血量而减轻肺水肿,减轻心脏负荷。

2.氧疗

立即给予 6～8L/min 的高流量氧气吸入,并用 20%～30% 的酒精湿化,使肺泡内泡沫的表面张力降低而破裂,以利于改善肺泡通气。注意高流量吸氧时间不宜过长。如 PaO_2 仍＜60mmHg,应予机械通气辅助呼吸,包括持续气道正压通气(CPAP)或无创性正压机械通气(NIPPV),必要时给予气管插管,保证气道通畅。

3.救治准备

迅速建立两条静脉通道,遵医嘱正确、及时使用药物,观察药物疗效与不良反应。

(1)吗啡:吗啡 3～5mg 静脉注射或皮下注射可使患者镇静,降低心率,同时扩张小血管而减轻心脏负荷,必要时每间隔 15 分钟重复给药 1 次,共 2～3 次。肺水肿伴颅内出血、意识障碍、慢性肺部疾病者禁用,以免呼吸抑制。老年患者应减量或改为肌内注射。注意观察患者有无呼吸抑制、心动过缓或血压下降等不良反应。

(2)快速利尿剂:呋塞米 20～40mg 静脉注射,10 分钟内起效,4 小时后可重复 1 次。

(3)血管扩张剂:可选用硝酸甘油、硝普钠或酚妥拉明静脉滴注,严密监测血压,有条件者用输液泵控制滴速,并根据血压调整剂量。

(4)洋地黄制剂:适用于快速心房颤动或已知有心脏增大伴左心室收缩功能不全的患者。常用毛花苷 C 缓慢静脉注射。

(5)氨茶碱:对解除支气管痉挛有效,并有一定的正性肌力及扩张血管、利尿作用。静脉给药时注意速度。

4.病情观察

严密监测患者血压、呼吸、血氧饱和度、心率、心律、心电图,检查血电解质、血气分析等,对安置漂浮导管者应监测血流动力学指标的变化,记录 24 小时出入量。观察呼吸频率和深度、意识、精神状态、皮肤颜色及温湿度、肺部啰音的变化。

5.心理护理

急性心力衰竭患者常因极度呼吸困难而表现出恐惧或焦虑等不良心理反应,而不良心理反应可导致交感神经兴奋性增高,加重呼吸困难,形成恶性循环。医护人员在抢救时必须保持镇静、操作熟练、忙而不乱,使患者产生信任、安全感。避免在患者面前讨论病情。指导患者进行自我心理调整,如深呼吸、放松疗法等,向患者说明恐惧对病情的不良影响,如增加心脏负荷,诱发心律失常,加重支气管痉挛等,取得患者主动配合,减轻不良心理反应。

6.健康指导

(1)向患者及家属讲解导致本病的诱因,并指导其如何尽量避免诱发因素。

(2)遵医嘱积极治疗原有心脏病。

(3)嘱患者在静脉输液前主动告诉护士自己有心脏病史,便于护士在输液时控制输液量及速度。

三、总结

心力衰竭是由于任何心脏结构或功能异常导致心室充盈和(或)射血功能受损的一组复杂临床综合征。临床表现以肺循环和(或)体循环瘀血及器官、组织血液灌注不足为主要特征。临床以慢性心力衰竭居多,其治疗原则主要为消除诱因、减轻心脏负荷(休息、限盐、限水、利尿、扩血管)、增加心肌收缩力(洋地黄);护理措施主要包括按心功能分级帮助患者合理制订休息与活动计划,选择低盐低脂、清淡易消化、富含维生素和纤维素饮食,少量多餐,避免过饱,水肿者限制钠盐和水的摄入;密切观察病情,并做好相应症状、体征的护理;遵医嘱合理应用药物,观察药物不良反应,尤其是使用洋地黄者。

急性心力衰竭以急性左心衰竭为主,护理抢救配合包括患者取坐位、高流量给氧、应用吗啡、利尿剂、血管扩张剂、洋地黄、氨茶碱等,并做好病情观察。

第二节　心律失常的护理

心律失常是指心脏冲动的频率、节律、起源部位、传导速度、传导途径或激动次序的异常。

一、病因

引起心律失常的原因很多,可以是生理性的,但更多是病理性的。正常人在吸烟、饮酒(茶、咖啡)、饱餐、劳累、紧张、情绪激动等情况下可出现心律失常。病理状态包括各种器质性心脏病、自主神经功能紊乱、药物中毒、内分泌代谢异常、酸碱平衡失调、电解质紊乱、急性感染、手术和心导管刺激等。

二、发病机制

包括冲动形成异常和(或)冲动传导异常。

(一)冲动形成异常

1.自律性异常

窦房结、结间束、冠状窦口附近、房室结的远端和希氏束－浦肯野纤维等处的心肌细胞均有自律性。自主神经系统兴奋性改变或其内在病变,均可导致不适当的冲动发作。此外,心肌缺血、药物、电解质紊乱、儿茶酚胺增多等因素均可使无自律性的心肌细胞(如心房、心室肌细胞)在病理状态下出现自律性异常增高而形成各种快速性心律失常。

2.触发活动

指心房、心室与希氏束－浦肯野纤维在动作电位后产生除极活动,称为后除极,多发生于局部儿茶酚胺浓度增高、心肌缺血－再灌注、低血钾、高血钙、洋地黄中毒时。若后除极的振幅增高并抵达阈值,则可引起反复激动,持续的反复激动构成持续性快速性心律失常。

(二)冲动传导异常

折返是所有快速心律失常中最常见的发生机制。产生折返需具备以下基本条件。

(1)心脏两个或多个部位的传导性与不应期各不相同,相互连接形成一个闭合环。

(2)其中一条通道发生单向传导阻滞。

(3)另一通道传导缓慢,使原先发生阻滞的通道有足够时间恢复兴奋性。

(4)原先阻滞的通道再次激动,从而完成一次折返激动。冲动在环内反复循环,从而产生持续而快速的心律失常。

三、分类

按照心律失常发生的原理,可分为冲动形成异常和冲动传导异常两大类。按心律失常时心率的快慢,可分为快速性心律失常和缓慢性心律失常。本节主要依据心律失常发生部位和发生机制,同时参照心律失常时心率快慢进行分类。

(一)冲动形成异常

1.窦性心律失常

包括窦性心动过速、窦性心动过缓、窦性心律不齐、窦性停搏。

2.异位心律失常

(1)被动性异位心律,如逸搏(房性、房室交界区性、室性)、逸搏心律(房性、房室交界区性、室性)。

(2)主动性异位心律,如期前收缩(房性、房室交界区性、室性)、阵发性心动过速(房性、房室交界区性、室性)、心房扑动、心房颤动、心室扑动、心室颤动。

(二)冲动传导异常

1.生理性

干扰及房室分离。

2.病理性

(1)心脏传导阻滞,如窦房传导阻滞、房内传导阻滞、房室传导阻滞、束支或分支阻滞(左右束支及左束支分支传导阻滞)和室内阻滞。

(2)折返性心律,如阵发性心动过速(常见房室结折返、房室折返和心室内折返)。

3.房室间传导途径异常

预激综合征。

四、诊断要点

(一)病史与身体评估

(1)心律失常是否存在及其类型。

(2)心律失常的诱发因素,如烟、酒、咖啡、运动及精神刺激等。

(3)心律失常发作的频繁程度、起止方式。

(4)心律失常对患者造成的影响。

(5)心律失常对药物和非药物方法(如体位、呼吸、活动等)的反应。

(二)心电图

是诊断心律失常最重要的一项无创性检查,应记录 12 导联心电图,并记录清楚显示 P 波导联的心电图长条以备分析,通常选择 Ⅱ 或 V_1 导联。

(三)其他检查

动态心电图、运动试验、食管心电图、心脏电生理检查等均有助于心律失常的诊断、治疗和预后判断。

五、常见心律失常

(一)窦性心律失常

1.窦性心动过速

正常窦性心律的冲动起源于窦房结,频率为 60～100 次/min。若成人窦性心律的频率超过 100 次/min,即为窦性心动过速。

(1)病因:①健康人群,如吸烟、饮酒、饮茶或咖啡、剧烈运动、情绪激动等;②某些病理状态,如甲状腺功能亢进、发热、贫血、休克、心肌缺血、心力衰竭等;③药物影响,如应用肾上腺素、阿托品等。

(2)心电图特征:成人窦性心律的频率＞100 次/min,大多在 100～150 次/min,偶有高达 200 次/min。

(3)治疗原则:针对病因和去除诱发因素,如治疗心力衰竭、控制甲状腺功能亢进等,必要时可用 β 受体阻滞剂如美托洛尔(倍他乐克)减慢心率。

2.窦性心动过缓

指成人窦性心律的频率低于 60 次/min。

(1)病因:①健康的青年人、运动员和睡眠状态;②颅内疾病、严重缺氧、低温、甲状腺功能低下、阻塞性黄疸等;③服用洋地黄及抗心律失常药物如 β 受体阻滞剂、胺碘酮、钙通道阻滞剂等;④器质性心脏病,如急性下壁心肌梗死、窦房结病变等。

(2)心电图特征:成人窦性心律的频率＜60 次/min,常伴有窦性心律不齐

(3)治疗原则:无症状时通常无须治疗。如因心率过慢而出现症状者可用阿托品或异丙肾上腺素等药物,症状不能缓解者可考虑心脏起搏治疗。

3.窦性停搏

又称窦性静止,指窦房结不能产生冲动,由低位的潜在起搏点(如房室结或心室)发出逸搏或逸搏心律控制心室。

(1)病因:①迷走神经张力增高或颈动脉窦过敏;②心肌梗死、窦房结变性与纤维化、脑血

管意外和应用洋地黄药物等。

（2）临床表现：长时间的窦性停搏如无逸搏，患者可出现黑矇、头晕、短暂意识障碍或昏厥，严重时可发生阿－斯综合征。

（3）心电图特征：较正常 PP 间期显著延长的间期内无 P 波或 P 波与 QRS 波均不出现，长的 PP 间期与基本的窦性 PP 间期无倍数关系。

（4）治疗原则：可参照病态窦房结综合征。

4.病态窦房结综合征（SSS）

简称病窦综合征，是由于窦房结病变导致功能减退，产生多种心律失常的综合表现。

（1）病因：①损害窦房结导致窦房结起搏与窦房传导障碍的病变，如纤维化与脂肪浸润、硬化与退行性变、淀粉样变性、甲状腺功能减退、某些感染等；②窦房结周围神经和心房肌的病变，窦房结动脉供血减少；③迷走神经张力增高及某些抗心律失常药物抑制窦房结功能等。

（2）临床表现：患者出现与心动过缓有关的心脑供血不足的症状如头晕、黑矇、乏力等，严重者发生昏厥。有心动过速发作时出现心悸、心绞痛等症状。

（3）心电图特征：①持续而显著的窦性心动过缓，心率<50 次/min，且非药物引起；②窦性停搏与窦房传导阻滞；③窦房传导阻滞与房室传导阻滞并存；④心动过缓－心动过速综合征，即心动过缓与房性快速性心律失常（心房扑动、心房颤动或房性心动过速）交替发作。

（4）治疗原则：无症状者定期随诊观察，有症状者应接受心脏起搏治疗。心动过缓－心动过速综合征者应用起搏治疗后，若患者仍有心动过速发作，同时应用抗快速心律失常药物。

（二）房性心律失常

1.房性期前收缩

指激动起源于窦房结以外心房的任何部位。

（1）病因：正常成人进行 24 小时心电监测，大约 60％的有房性期前收缩发生。过度疲劳、情绪激动、吸烟、饮酒与咖啡等可作为诱因，各种器质性心脏病如冠心病、肺心病、心肌病等患者房性期前收缩的发生率明显增加，并可引发其他快速性房性心律失常。

（2）临床表现：主要表现为心悸，部分患者有胸闷、乏力，也可无任何症状。

（3）心电图特征：房性期前收缩的 P 波提前发生，形态与窦性 P 波不同；下传的 QRS 波形态正常，少数无 QRS 波出现（阻滞的或未下传的房性期前收缩），或出现宽大畸形的 QRS 波（室内差异性传导）；常见不完全性代偿间歇。

（4）治疗原则：房性期前收缩通常无须治疗，当有明显症状或因房性期前收缩触发室上性心动过速时，应给予治疗。治疗药物包括 β 受体阻滞剂、普罗帕酮（心律平）、胺碘酮等。

2.房性心动过速

简称房速，根据发生机制与心电图表现的不同，可分为自律性房性心动过速、折返性房性心动过速与紊乱性房性心动过速 3 种。

（1）自律性房性心动过速。

病因：常见病因为心肌梗死、慢性阻塞性肺疾病、大量饮酒、代谢障碍、洋地黄中毒，尤其是低血钾时也易发生。

临床表现：患者可有胸闷、心悸、头晕、乏力等症状，发作呈短暂、间歇或持续。

心电图特征:心房率通常为 150～200 次/min;P 波与窦性 P 波形态不同;常出现二度Ⅰ型或Ⅱ型房室传导阻滞,呈 2∶1 房室传导者常见,但心动过速不受影响;P 波之间的等电位线仍存在;刺激迷走神经不能终止心动过速,仅加重房室传导阻滞;发作开始时心率逐渐加速。

治疗原则:房速合并房室传导阻滞者,心室率通常较慢,无须紧急处理。若心室率达 140 次/min 以上或伴有严重心力衰竭或休克时,应紧急处理。

(2)折返性房性心动过速:本型较少见,折返发生于手术瘢痕或解剖缺陷的邻近部位。心电图显示 P 波与窦性者形态不同,PR 间期通常延长。

(3)紊乱性房性心动过速。

病因:常发生于有慢性阻塞性肺疾病或充血性心力衰竭的老年人,也见于洋地黄中毒与低血钾患者。

心电图特征:有 3 种或 3 种以上形态各异的 P 波,PR 间期各不相同;心房率为 100～300 次/min;大多数 P 波能下传心室,但部分 P 波因过早发生而受阻,心室率不规则,最终可能发展为房颤。

治疗原则:针对原发病治疗,肺部疾病者给予供氧,控制感染,停用氨茶碱、去甲肾上腺素和异丙肾上腺素等药物;使用维拉帕米和胺碘酮可能有效;补充钾盐、镁盐可抑制心动过速发作。必要时可选用利多卡因、β 受体阻滞剂,亦可考虑射频消融治疗。

3.心房扑动

(1)病因:多见于心脏病患者,如风湿性心脏病、冠心病、心肌病、高血压性心脏病等。此外,导致心房扩大的疾病,如肺栓塞,慢性心力衰竭,二、三尖瓣狭窄与反流等,亦可出现房扑。其他病因有甲状腺功能亢进、酒精中毒和心包炎等。房扑也可见于无器质性心脏病者。

(2)临床表现:房扑心室率不快时患者可无任何症状。房扑伴有极快的心室率,可诱发心绞痛和心力衰竭。体格检查可见快速的颈静脉扑动。

(3)心电图特征:①P 波消失,代之以规律的锯齿状扑动波,称为 F 波,其间的等电位线消失,在Ⅱ、Ⅲ、aVF 或 V1 导联最明显。典型房扑的心房率为 250～300 次/min;②心室率规则与否,取决于房室传导比率是否恒定(以 2∶1 房室传导最常见)。不规则的心室率是由于房室传导比率发生变动;③QRS 波形态正常,当发生室内差异传导或原有束支传导阻滞时,QRS 波可增宽、形态异常。

(4)治疗要点:针对原发病治疗。终止房扑最有效的方法为同步直流电复律。β 受体阻滞剂、钙通道阻滞剂(维拉帕米或地尔硫䓬)可有效减慢房扑患者的心室率。若上述方法无效或房扑发作频繁,可应用洋地黄制剂减慢心室率。普罗帕酮和胺碘酮对转复房扑及预防复发有一定疗效。对于症状明显或引起血流动力学不稳定的房扑,应选用射频消融治疗。

4.心房颤动

简称房颤,是指规则有序的心房电活动丧失,代之以快速无序的颤动波,呈阵发性或持续性发作,是严重的心房电活动紊乱。在临床上十分常见,并随年龄增长其发病率增加。

(1)病因:房颤常发生于原有心血管疾病者,如风湿性心脏病、冠心病、高血压性心脏病、缩窄性心包炎、心肌病、感染性心内膜炎和慢性肺源性心脏病。甲状腺功能亢进者也可发生。正常人在情绪激动、运动、手术后或急性酒精中毒时也可发生房颤。

(2)临床表现:房颤患者症状的轻重受心室率快慢的影响。心室率不快时,患者可无不适症状,心室率超过 150 次/min,患者可表现为心绞痛和心力衰竭的症状。房颤并发体循环栓塞的危险性很大,二尖瓣狭窄或二尖瓣脱垂合并房颤时,脑栓塞的发生率更高。心脏听诊第一心音强弱不等和心律极不规则,可有脉搏短绌。一般将房颤分为首诊房颤(首次发作或首次发现)、阵发性房颤(持续时间一般≤48 小时,最长时间不超过 7 天,能自行终止)、持续性房颤(持续时间超过 7 天,非自限性)、长期持续性房颤(持续时间≥1 年,患者有转复愿望)、永久性房颤(持续时间超过 1 年,不能终止或终止后又复发,无转复愿望)。

(3)心电图特征:①P 波消失,代之以小而不规则的基线波动,形态与振幅均变化不定,称 f 波,频率为 350～600 次/min;②R－R 间距绝对不等,心室率极不规则,多在 100～160 次/min;③QRS 波形态一般正常。

(4)治疗原则:应针对房颤的原发病和诱发因素进行治疗。

抗凝治疗:合并瓣膜病者,应用华法林抗凝。非瓣膜病患者,既往有血栓、栓塞或一过性脑缺血发作史、糖尿病、慢性心力衰竭(EF≤40%)、年龄＞75 岁、高血压等高危患者,应重视和坚持有效的抗凝治疗。口服华法林抗凝,应使凝血酶原时间国际标准化比值(INR)维持在 2.0～3.0。

转复并维持窦性心律:包括药物转复、电复律、导管消融治疗。抗心律失常药可转复,成功率 60% 左右,常选用胺碘酮。药物转复无效时行电复律或导管消融。

控制心室率:常用 β 受体阻滞剂、非二氢吡啶类钙通道阻滞剂或洋地黄制剂等。对于无器质性心脏病的患者,心室率目标值为＜110 次/min。药物治疗无效者,可施行房室结阻断消融术,同时按需安置心室或双腔起搏器。房颤伴较慢心室率,最长 RR 间歇＞5 秒或症状显著者,可考虑植入起搏器治疗。

(三)阵发性室上性心动过速

阵发性室上性心动过速(PSVT)简称室上速。

1.临床表现

心动过速突然发作与终止,持续时间长短不一。发作时患者常表现为心悸、胸闷、焦虑不安、头晕,少见昏厥、心绞痛、心力衰竭或休克。听诊心尖部第一心音强度恒定,心律绝对规则。

2.心电图特征

(1)心率 150～250 次/min,节律规则。

(2)QRS 波形态与时限正常,若有室内差异性传导或原有束支传导阻滞,QRS 波的形态异常。

(3)P 波为逆行性(Ⅱ、Ⅲ、aVF 导联倒置),P 波与 QRS 波的关系固定。

(4)起始突然,通常由一个房性期前收缩触发,随之引起心动过速发作。

3.治疗原则

(1)急性发作期:刺激迷走神经,如 Valsalva 动作(深吸气后屏气,再用力做呼气动作)、压迫眼球、刺激咽后壁诱导恶心、将面部浸没于冰水内、按摩颈动脉窦(患者取仰卧位,先按摩右侧,每次 5～10 秒,忌双侧同时按摩)等;无效时使用静脉注射药物,首选腺苷,无效时使用维拉帕米、地尔硫䓬、普罗帕酮等,可终止心动过速。各种药物治疗无效者,可行同步直流电复律、食管心房调搏术和射频消融术。

（2）预防复发：导管消融术具有安全、迅速、有效且根治心动过速的优点，优先考虑应用。

（四）预激综合征

预激综合征指心电图呈预激（心房冲动提前激动心室的一部分或全部）表现，临床上有心动过速发作。

1.病因

可发生于任何年龄，以男性居多，常无其他心脏异常征象。先天性心血管病如三尖瓣下移畸形、二尖瓣脱垂与心肌病等可并发预激综合征。

2.临床表现

预激综合征本身不会引起症状，并发心动过速可表现为发作性心悸，频率过快的心动过速可导致心室颤动、心力衰竭或低血压。

3.心电图特征

（1）P－R 间期<0.12 秒；

（2）某些导联 QRS 波≥0.12 秒，QRS 波起始部分粗钝，终末部分正常；

（3）ST-T 波呈继发性改变，与 QRS 波主波的方向相反

4.治疗原则

预激综合征患者无心动过速发作或偶有发作但症状轻微者，通过无创心电图检查、药物激发、运动试验及有创的经食管或经心腔内电生理检查等危险分层评估后，决定是否接受导管消融治疗。如心动过速发作频繁，症状明显则应积极治疗。治疗方法包括药物和导管消融术，首选导管消融术。如无条件行消融治疗者可选用 β 受体阻滞剂或维拉帕米等药物治疗。预激综合征患者发作心房扑动与颤动伴有昏厥或低血压者，应立即电复律。

（五）室性心律失常

1.室性期前收缩

是一种常见的心律失常。

（1）病因：可发生于正常人，也可发生于器质性心脏病患者。心肌炎、缺血、缺氧、麻醉和手术等均可发生室性期前收缩。电解质紊乱、精神紧张、情绪激动、过量吸烟、饮酒或咖啡时，亦能诱发室性期前收缩。洋地黄和三环类抗抑郁药中毒发生严重心律失常之前常有室性期前收缩出现。

（2）临床表现：室性期前收缩患者是否有症状或症状的轻重程度与其频发程度不直接相关。患者可有心悸、类似电梯快速升降的失重感或代偿间歇后心脏搏动增强等表现。

（3）心电图特征：①QRS 波群提前出现，宽大畸形，时限超过 0.12 秒，其前无 P 波，ST 段与 T 波的方向与 QRS 波群主波方向相反；②室性期前收缩与其前面的窦性搏动之间期（称为配对间期）恒定；③室性期前收缩后有完全性代偿间歇；④室性期前收缩可孤立或规律出现，每隔一个窦性搏动后出现一个室性期前收缩，称为二联律；每隔两个正常搏动后出现一个室性期前收缩称为三联律；如此类推，连续发生两个室性期前收缩称为成对室性期前收缩；连续发生 3 个或 3 次以上室性期前收缩称为室性心动过速。同一导联内，室性期前收缩形态相同者，称为单形性室性期前收缩；形态不同者，称为多形性或多源性室性期前收缩。室性期前收缩的 R 波落在前一个心搏的 T 波上，称为 R-on-T 现象。

(4)治疗原则:室性期前收缩无器质性心脏病患者若无明显症状,一般不需特殊治疗;若症状明显,应充分解释,减轻患者的焦虑与不安,去除诱发因素如吸烟、饮酒、咖啡和应激等,适当应用β受体阻滞剂、美西律(慢心律)和普罗帕酮等药物。急性心肌梗死发生室性期前收缩,早期应用β受体阻滞剂能降低心室颤动的危险。心肌梗死后或心肌病患者如有频发室性期前收缩使用胺碘酮治疗有效。

2.室性心动过速

简称室速。

(1)病因:常发生于器质性心脏病的患者,最常见为冠心病,特别是心肌梗死,其次是心肌病、心力衰竭、二尖瓣脱垂和心瓣膜病等,其他如代谢障碍、电解质紊乱、长 QT 间期综合征等。

(2)临床表现:临床症状轻重与发作时心室率、持续时间、基础心脏病变和心功能状况不同而异。非持续性室速(室速发作持续时间短于 30 秒,能自行终止)患者通常无症状;持续性室速(发作时间超过 30 秒,需药物或电复律才能终止)患者常伴有明显血流动力学障碍与心肌缺血,可出现低血压、少尿、昏厥、气促、心绞痛等。

(3)心电图特征:①连续出现 3 个或 3 次以上室性期前收缩;②QRS 波形态宽大畸形,时限大于 0.12 秒,ST-T 波方向与 QRS 波主波方向相反;③心室率一般为 100～250 次/min,心律规则或略不规则;④心房独立活动与 QRS 波无固定关系,形成房室分离;⑤心室夺获与室性融合波:室速发作时少数室上性冲动可下传心室,产生心室夺获,表现为 P 波之后提前发生一次正常的 QRS 波;室性融合波的 QRS 波形态介于窦性与异位心室搏动之间,其意义为部分夺获心室;心室夺获与室性融合波是确立室速诊断的重要依据。

(4)治疗原则:有器质性心脏病或有明确诱因者应首先给予针对性治疗。无器质性心脏病患者发生非持续性短暂室速,如无症状或血流动力学改变,处理的原则与室性期前收缩相同。持续性室速发作,无论有无器质性心脏病,均应给予治疗。终止室速发作首先给予胺碘酮、利多卡因或普鲁卡因胺静脉注射,同时静脉持续滴注,也可选用普罗帕酮(不宜用于心肌梗死或心力衰竭患者)或直流电复律。洋地黄中毒引起的室速不宜使用电复律,应首选利多卡因或苯妥英钠静脉注射。窦性心动过缓或房室传导阻滞,心室率过于缓慢时,易发生室性心律失常,可给予阿托品治疗或应用心脏起搏。复发性室速,可将抗心律失常药物与埋藏式心室起搏装置合用。对于无器质性心脏病的特发性、单源性室速,导管射频消融根除发作疗效甚佳。

3.心室扑动与心室颤动

简称室扑与室颤,是致命性心律失常。

(1)病因:心室扑动与颤动常见于缺血性心脏病。应用抗心律失常药物(引起 QT 间期延长与尖端扭转的药物)、严重缺氧、缺血、预激综合征合并房颤与极快的心室率、电击伤和抗心律失常药物等亦可引起。

(2)临床表现:突发意识丧失、抽搐、呼吸停止,甚至死亡,触诊大动脉搏动消失,听诊心音消失,血压测不到。

(3)心电图特征:①心室扑动呈正弦波图形,波幅宽大而规则,频率为 150～300 次/min,有时难与室性心动过速鉴别;②心室颤动的波形、振幅与频率极不规则,无法分辨 QRS 波、ST 段及 T 波,频率为 150～500 次/min。

（4）治疗原则：心室扑动与颤动抢救成功的关键是尽早进行电复律和心肺复苏。

（六）房室传导阻滞

房室传导阻滞（AVB）又称房室阻滞，是指房室交界区脱离了生理不应期后，心房冲动传导延迟或不能传导至心室。阻滞可发生在房室结、希氏束及束支等不同部位。

1.病因

正常人或运动员可发生不完全性房室传导阻滞，与迷走神经张力增高有关，常于夜间发生。器质性心脏病如急性心肌梗死、冠状动脉痉挛、病毒性心肌炎、心内膜炎、心肌病、先天性心脏病、原发性高血压等可导致房室传导阻滞。亦可见于心脏手术、药物中毒和电解质紊乱等。

2.临床表现

一度房室传导阻滞患者通常无症状。二度房室传导阻滞患者可有心悸和心搏脱漏感。三度房室传导阻滞可出现疲乏、昏厥、心绞痛、心力衰竭等症状。若心室率过慢导致脑缺血，患者可发生阿－斯综合征。

3.心电图特征

（1）一度房室传导阻滞：每个心房冲动都能传导至心室，P－R间期延长大于0.20秒。

（2）二度房室传导阻滞：分为Ⅰ型和Ⅱ型。①二度Ⅰ型房室传导阻滞：PR间期进行性延长，直至一个P波受阻不能下传心室；相邻的RR间期进行性缩短，直至一个P波不能下传心室；包含受阻P波在内的RR间期小于正常窦性PP间期的2倍；②二度Ⅱ型房室传导阻滞：心房冲动传导突然阻滞，PR间期恒定不变。

（3）三度房室传导阻滞：全部心房冲动均不能传导至心室。特点为：①心房与心室活动各自独立、互不相关；②心房率快于心室率；③心室起搏点通常在阻滞部位稍下方；如位于希氏束及其近邻，心室率为40～60次/min，QRS波正常；如位于室内传导系统的远端，心室率可低至40次/min以下，QRS波增宽。

4.治疗要点

针对病因进行治疗。一度房室传导阻滞与二度Ⅰ型房室传导阻滞心室率不太慢者，无须特殊治疗。二度Ⅱ型与三度房室传导阻滞，如心室率显著缓慢且症状明显或血流动力学障碍，甚至阿－斯综合征发作者，应尽早选用临时或永久性心脏起搏治疗。无心脏起搏条件的应急情况，可用阿托品或异丙肾上腺素治疗。

六、常用护理诊断/问题

（一）活动无耐力

与心律失常致心排出量减少有关。

（二）有受伤的危险

与心律失常引起的头晕、昏厥有关。

（三）潜在并发症

猝死、脑栓塞、心力衰竭。

七、护理措施

（一）一般护理

1.休息与活动

无器质性心脏病的心律失常患者，鼓励其正常工作和生活，建立健康的生活方式，保证充足的休息和睡眠,避免剧烈活动、情绪激动、过度劳累。窦性停搏、二度Ⅱ型或三度房室传导阻滞、持续性室性心动过速等严重心律失常导致胸闷、心悸、头晕、昏厥发作或曾有跌倒史者应卧床休息,采取高枕卧位、半卧位或其他舒适卧位,避免左侧卧位,因左侧卧位时患者易感觉到心脏搏动而加重不适;避免单独外出,防止发生意外。

2.饮食护理

戒烟,避免饱餐及摄入刺激性食物如酒、咖啡、浓茶等。多食富含纤维素的食物,保持大便通畅,避免诱发心律失常。

3.环境

保持病室安静舒适,避免噪声干扰。

(二)病情观察

严密观察患者的生命体征和心电图变化,防止恶性心律失常发生。

1.心电监护

严重心律失常者,持续心电监护,严密监测心率、心律和血氧饱和度变化。发现频发、多源、成对或 RonT 现象的室性期前收缩,阵发性室性心动过速,窦性停搏,二度Ⅱ型或三度房室传导阻滞,须立即通知医生。安放监护电极前注意清洁皮肤,电极放置部位应避开胸骨右缘及心前区,以免影响心电图检查和紧急电复律;1～2 天更换电极片 1 次(电极片松动时及时更换),观察有无皮肤发红、瘙痒等过敏反应发生。

2.抢救配合

迅速建立静脉通道,备好抢救仪器(如除颤器、心电图机、心电监护仪、临时心脏起搏器等)及各种抗心律失常药物和其他抢救药品,做好抢救准备。及时遵医嘱给予药物治疗,必要时积极配合临时起搏器或电复律治疗。一旦发生猝死的表现如意识突然丧失、抽搐、大动脉搏动消失,呼吸停止,立即进行心肺复苏。

(三)用药护理

遵医嘱及时、准确应用抗心律失常药物,注意给药途径、剂量、速度等,静脉注射时在心电监护下缓慢给药(腺苷除外),一般 5～15 分钟内注射完毕,尽量使用微量泵调节速度,注意观察用药前、中、后患者的意识、心率、心律、血压、PR 间期、QT 间期等变化,以判断疗效和有无不良反应。胺碘酮静脉用药易引起静脉炎,使用期间应严密观察穿刺部位情况,防止药液外渗。

(四)心理护理

加强心理疏导,关心、安慰患者,保持情绪稳定,必要时遵医嘱给予镇静剂。

(五)健康指导

1.疾病相关知识指导

向患者及家属讲解心律失常的常见病因、诱因及防治知识。说明继续按医嘱服用抗心律失常药物的重要性,不可自行减量、停药或擅自改用其他药物。告知患者药物可能出现的不良反应,嘱其出现异常及时就医。

2.生活指导

指导患者建立健康的生活方式,注意劳逸结合,保证充足的休息和睡眠;保持乐观、稳定的情绪;避免劳累、感染,防止诱发心律失常。戒烟酒,避免摄入刺激性食物如咖啡、浓茶等,避免饱食;多食粗纤维食物,保持大便通畅,心动过缓患者避免排便时过度屏气,以免兴奋迷走神经而加重心动过缓。

3.病情自我监测指导

教会患者自测脉搏的方法以利于自我监测病情。对反复发生严重心律失常,危及生命者,教会家属心肺复苏术以备应急。

八、总结

心律失常是指心脏冲动的频率、节律、起源部位、传导速度、传导途径或激动次序的异常。引起心律失常的病因可以是生理性的,但更多是由各种器质性心脏病、药物中毒、酸碱平衡失调、电解质紊乱等病理性因素导致。临床表现主要取决于心律失常的性质、类型及其发生后对于心功能与血流动力学的影响。治疗原则主要是针对病因、合理应用抗心律失常药物等。护理措施应根据病因及临床症状合理选择休息与活动,指导患者戒烟,多食富含纤维素的食物,避免饱餐及摄入刺激性食物如酒、咖啡、浓茶等;严格遵医嘱应用抗心律失常药,并注意观察用药后患者的反应、心电变化及血流动力学情况,备好抢救物品。

第三节　冠状动脉粥样硬化性心脏病的护理

冠状动脉粥样硬化性心脏病是指冠状动脉发生粥样硬化引起血管腔狭窄或闭塞和(或)因冠状动脉功能性改变(痉挛),导致心肌缺血缺氧或坏死而引起的心脏病,统称为冠状动脉性心脏病(CHD),简称冠心病。

冠心病是动脉粥样硬化导致器官病变的最常见类型,也是严重危害人类健康的常见病。

一、病因

本病病因目前尚未完全明确,研究认为是多种危险因素作用于不同环节所致的冠状动脉粥样硬化,主要危险因素包括:

(一)年龄、性别

多见于40岁以上人群,男性多于女性,女性在更年期后发病率明显增加。近年来,发病年龄有年轻化趋势。

(二)血脂异常

脂质代谢异常是动脉粥样硬化最重要的危险因素。总胆固醇(TC)、三酰甘油(TG)、低密度脂蛋白胆固醇(LDL)或极低密度脂蛋白胆固醇(VLD-L)水平增高;高密度脂蛋白胆固醇(HDL)水平减低,载脂蛋白A(apoA)水平降低和载脂蛋白B水平增高都被认为是危险因素。临床以TC及LDL增高最受关注。近年来的研究认为脂蛋白(a)[Lp(a)]水平增高是冠心病的独立危险因素。

(三)高血压

血压增高与本病密切相关,60%～70%的冠状动脉粥样硬化患者有高血压。高血压患者患本病较血压正常者高 3～4 倍。

(四)糖尿病和糖耐量异常

与非糖尿病患者相比,糖尿病患者心血管疾病风险增加数倍,胰岛素抵抗与动脉粥样硬化的发生亦有密切关系。糖耐量减低也常见于本病患者。

(五)吸烟

可造成动脉壁氧含量不足,促进动脉粥样硬化的形成。吸烟者与不吸烟者相比较,本病的发病率和病死率增高 2～6 倍,且与每天吸烟的支数呈正相关,被动吸烟也是冠心病的危险因素。

(六)肥胖

肥胖可导致三酰甘油及胆固醇水平增高,并常伴发高血压或糖尿病,且常有胰岛素抵抗,均会导致动脉粥样硬化的发病率明显增高。

(七)家族史

有冠心病、糖尿病、高血压、血脂异常的家族史患者,冠心病的发病率增加。家族中有年龄<50 岁时患本病者,其近亲发病率为无此情况家族的 5 倍。其他的危险因素包括:①A 型性格;②口服避孕药;③进食过多的动物脂肪、胆固醇、糖和钠盐。

二、临床分型

冠心病临床上可分为无症状性心肌缺血、心绞痛、心肌梗死、缺血性心肌病及猝死 5 型。目前更趋于将本病分为急性冠脉综合征和慢性心肌缺血综合征。前者包括不稳定型心绞痛、非 ST 段抬高型心肌梗死、ST 段抬高型心肌梗死和冠心病猝死。后者包括稳定型和冠脉正常的心绞痛、无症状性心肌缺血和缺血性心力衰竭。本节主要介绍心绞痛和心肌梗死。

三、心绞痛

(一)稳定型心绞痛

稳定型心绞痛又称劳力性心绞痛,是在冠状动脉狭窄的基础上,由于心肌负荷增加而引起心肌急剧、暂时缺血缺氧的临床综合征。其典型表现为发作性胸骨后压榨性疼痛或憋闷,可放射至心前区和左上肢尺侧,常发生于劳力负荷增加时,持续数分钟,休息或用硝酸酯制剂后消失。疼痛发生的程度、频率、性质及诱发因素在数周至数月内无明显变化。

1.病因

最基本病因是冠状动脉粥样硬化。其他病因以重度主动脉瓣狭窄或关闭不全较为常见,肥厚型心肌病、先天性冠状动脉畸形、冠状动脉扩张症、冠状动脉栓塞等也是本病病因。

2.发病机制

当冠状动脉的供血与心肌的需血之间发生矛盾,冠状动脉血流量不能满足心肌代谢的需要时,心肌急剧、暂时的缺血缺氧引发心绞痛。正常情况下,冠状动脉循环储备量很大,通过神经和体液的调节,其血流量可随身体的生理情况发生显著变化,使冠状动脉的供血和心肌的需血两者之间保持动态平衡;当在劳力、情绪激动、饱食、受寒等对氧的需求增加时,冠状动脉适当扩张,血流量可增加至休息时的 6～7 倍,达到供求平衡。如果冠状动脉存在显著的固定狭窄或冠状动脉发生痉挛时,限制了血流量的增加,安静时尚能代偿,而在劳累、情绪激动、心力衰竭等使心脏负荷增加,心肌耗氧量增加时,心肌对血液的需求增加,可导致短暂的心肌供氧和需氧之间的不平衡,称为需氧增加性心肌缺血,即可引起心绞痛。

在缺血缺氧的情况下,心肌内积聚过多的代谢产物如乳酸、丙酮酸等酸性物质或类似激肽的多肽类物质,刺激心脏内自主神经传入纤维末梢,传至大脑,产生痛觉。

3.临床表现

(1)症状:以发作性胸痛为主要临床表现。其特点如下。

部位:位于胸骨体上段或中段之后,可波及心前区,有手掌大小范围,界限不很清楚。常放射至左肩、左臂内侧达无名指和小指,或至咽、颈、背、上腹部等。

诱因:体力劳动、情绪激动、饱餐、寒冷、吸烟、心动过速、急性循环衰竭、休克等。疼痛多发生在劳动或激动的当时,而不是在劳累之后。典型的心绞痛常在相似的诱因下反复发作。

性质:为压迫性不适或紧缩、发闷、烧灼感,但无锐痛或刺痛,偶伴濒死感。发作时,患者常不自觉地停止原来的活动,直至症状缓解。

持续时间:疼痛出现后常逐渐加重,持续3~5分钟,很少超过半小时。可数天或数周发作1次,亦可每天内发作多次。

缓解方式:一般在停止诱发因素后即可缓解;含服硝酸甘油等硝酸酯类药物后能在几分钟内迅速缓解。

(2)体征:平时一般无异常体征。心绞痛发作时常见面色苍白、表情焦虑、皮肤湿冷、血压升高、心率增快,有时心尖部可闻及第四心音、一过性收缩期杂音。

4.实验室及其他检查

(1)实验室检查:血糖、血脂检查可了解冠心病危险因素;胸痛明显者需查血清心肌坏死标志物。

(2)心电图检查:心电图是发现心肌缺血、诊断心绞痛的最常用检查方法。①静息心电图:约半数患者正常。最常见的心电图异常是非特异性ST段和T波异常,有时出现房性、室性期前收缩及传导阻滞等心律失常的心电图表现。②心绞痛发作时的心电图检查:约95%的患者心绞痛发作时出现特征性的心电图改变,表现为暂时性心肌缺血引起的ST段压低(≥0.1mv),发作缓解后恢复。有时出现T波倒置。③心电图负荷试验:对可疑冠心病患者通过运动给心脏增加负荷而激发心肌缺血的心电图检查,最常用的方法为活动平板或蹬车。④心电图连续检测:连续记录24小时及以上的心电图,从中发现心电图ST-T改变和各种心律失常,出现时间可与患者的活动和症状对照。

(3)放射性核素检查:正电子发射计算机断层显像可观察心肌的血流灌注,了解心肌的代谢变化,判断心肌存活性。利用放射性铊心肌显像所示灌注缺损提示心肌供血不足或血供消失,对心肌缺血诊断有一定的价值。

(4)冠状动脉造影:目前诊断冠心病最准确的方法。

(5)其他检查:二维超声心动图、多层螺旋CT冠状动脉成像等。

5.诊断要点

有典型心绞痛发作病史者诊断不难。症状不典型者,结合年龄、冠心病易患因素、心电图及其负荷试验等检查也多可建立诊断。诊断仍有困难者,行冠状动脉造影或多层螺旋CT等检查。

6.治疗原则

(1)发作时的治疗。

休息:发作时应立即休息。

药物治疗:宜选用作用快、疗效高的硝酸酯制剂,此类药物可扩张冠状动脉,增加冠脉循环的血流量;还可扩张周围血管,减少静脉回心血量,减轻心脏前、后负荷,从而缓解心绞痛。常用药物有:硝酸甘油片、硝酸异山梨酯。

药物治疗:宜选用作用快、疗效高的硝酸酯制剂,此类药物可扩张冠状动脉,增加冠脉循环的血流量;还可扩张周围血管,减少静脉回心血量,减轻心脏前、后负荷,从而缓解心绞痛。常用药物有:硝酸甘油片、硝酸异山梨酯。

(2)缓解期的治疗。

一般治疗:尽量避免各种诱发因素,如过度劳累、情绪激动等,积极治疗和预防诱发或加重冠心病的危险因素,如高血压、高脂血症、糖尿病等。

药物治疗:使用作用持久的抗心绞痛药物,可单独选用、交替联合应用。常用药物:硝酸酯制剂、β受体阻滞剂、钙拮抗剂、抗血小板聚集和抗凝治疗类药物。

冠状动脉介入治疗:对符合适应证的心绞痛患者行经皮冠状动脉腔内成形术及冠状动脉内支架植入术。

外科治疗:对病情严重、药物治疗效果不佳者,应及时行冠状动脉旁路移植术。

(二)不稳定型心绞痛

不稳定型心绞痛(UA)是由于冠状动脉硬化斑块破裂、血栓形成,引起血管痉挛及病变血管不同程度的阻塞所导致的一组临床症状。目前,临床上已趋向将除上述典型的稳定型劳力性心绞痛以外的缺血性胸痛统称为不稳定型心绞痛。

1.发病机制

与稳定型劳力性心绞痛的差别主要在于冠状动脉内不稳定的粥样斑块继发的病理改变,使局部的心肌血流量明显下降,如斑块内出血、斑块纤维帽出现裂隙、表面有血小板聚集和(或)刺激冠状动脉痉挛,导致缺血性心绞痛,虽然也可因劳力负荷诱发,但劳力负荷终止后胸痛并不能缓解。

2.临床表现

胸痛的部位、性质与稳定型心绞痛相似,但具有以下特点之一。

(1)原为稳定型心绞痛,在1个月内疼痛发作的频率增加、程度加重、时限延长、诱发因素变化,硝酸酯类药物缓解作用减弱。

(2)1个月内新发的心绞痛,并因较轻的负荷所诱发。

(3)休息状态下发作心绞痛或较轻微活动即可诱发,发作时表现有 ST 段抬高的变异型心绞痛也属此类。

此外,由于贫血、感染、甲亢、心律失常等原因诱发的心绞痛称为继发性不稳定型心绞痛。

临床上根据不稳定型心绞痛的严重程度不同,分为低危组、中危组和高危组。低危组是指新发的或原有劳力性心绞痛恶化加重,发作时 ST 段≤1mm,持续时间<20分钟;中危组就诊前1个月内(但近48小时未发作)发作1次或数次,静息心绞痛及梗死后心绞痛,发作时 ST

段下移>1mm,持续时间<20分钟;高危组就诊前48小时内反复发作,静息心电图ST段下移>1mm,持续时间>20分钟。

3.诊断要点

根据病史中典型的心绞痛症状、缺血性心电图(新发或一过性ST段压低≥0.1mV,或T波倒置≥0.2mV)及心肌坏死标志物测定,可诊断不稳定型心绞痛。

4.治疗原则

(1)一般处理:卧床休息1~3天,床边24小时心电监护,密切观察心电、脉搏、呼吸、心率、心律的变化,必要时给予氧气吸入。

(2)缓解疼痛:烦躁不安、剧烈疼痛者可给予吗啡2~4mg皮下注射;硝酸甘油或硝酸异山梨酯含服或持续滴注,直至症状缓解或出现血压下降。另外,可根据患者有无并发症等具体情况,选用钙通道阻滞剂或β受体阻滞剂。

(3)抗血小板和抗凝治疗:应用阿司匹林、氯吡格雷和肝素(包括低分子肝素)防止血栓形成,阻止病情发展为心肌梗死。

(4)急诊冠状动脉介入治疗:对于个别病情极严重,保守治疗效果不佳,心绞痛发作时ST段下移>1mm,持续时间>20分钟,或血肌钙蛋白水平升高者,在有条件的医院可行急诊冠脉造影,考虑冠状动脉介入或外科治疗。

(5)调脂治疗:他汀类药物有抗感染症和稳定斑块作用,能降低冠状动脉疾病的病死率和心肌梗死发生率。

(6)血管紧张素转换酶抑制剂(ACEI)或ARB:长期应用ACEI能降低心血管事件发生率,应在发病第一个24小时内给予口服。

(三)常用护理诊断/问题

1.疼痛:胸痛

与心肌缺血、缺氧有关。

2.活动无耐力

与心肌氧的供需失调有关。

3.潜在并发症

心肌梗死。

(四)护理措施

1.一般护理

(1)休息与活动:心绞痛发作时应立即停止活动,就地休息。为患者创造安静、舒适、轻松的休养环境。稳定型心绞痛缓解期患者一般不需卧床休息,鼓励患者参加适当的体力劳动和体育锻炼,最大活动量以不引起疲乏、不引发心绞痛及气促为宜。心绞痛发作经积极处理后仍未缓解,疑为心肌梗死先兆的患者,应卧床休息,并严密观察病情变化。

评估不稳定型心绞痛患者由于胸痛发作而带来的活动受限程度,根据患者的活动能力制订合理的活动计划,避免重体力劳动、竞赛性运动和屏气用力动作,如推、拉、抬、举、用力排便等,注意限制最大活动量的指征。

(2)饮食护理:合理饮食,控制体重。摄入低热量、低脂、低胆固醇、低盐饮食,多食蔬菜、水果和粗纤维食物如芹菜、糙米等,注意少量多餐,避免暴饮暴食。

2.病情观察

评估疼痛的部位、性质、程度、持续时间,严密观察血压、心率、心律变化和有无面色改变、大汗、恶心、呕吐等。嘱患者胸痛发作或加重时及时告知护士,警惕心肌梗死的发生。

3.用药护理

心绞痛发作时给予硝酸甘油 0.5mg 或硝酸异山梨酯(消心痛)5~10mg 舌下含服,若服药后 3~5 分钟仍不缓解,可再服一次,一般连用不超过 3 次。心绞痛发作频繁或含服硝酸甘油效果差的患者,遵医嘱静脉滴注硝酸甘油,注意严格控制滴速,监测血压及心率变化,并嘱患者及家属切不可擅自调节滴速,以免造成低血压。部分患者应用硝酸酯类药物后可出现面部潮红、头部胀痛、头昏、心动过速、心悸等不适,告知患者是由于药物致血管扩张造成,以解除其顾虑。首次使用硝酸酯类药物时,为防止用药后出现直立性低血压,嘱患者用药后平卧休息,防止发生意外;青光眼、低血压时忌用。应用他汀类药物需严密监测转氨酶、肌酸激酶等生化指标,及时发现药物可能引起的肝脏损害和肌病。

4.心理护理

建立良好的护患关系,安慰患者,消除其紧张、不安情绪,以减少心肌耗氧量,避免心绞痛发作。告知患者保持平和、积极乐观的心态,对本病的恢复非常重要,情绪变化可导致肾上腺素分泌增多、心脏负荷加重而诱发心绞痛。

5.健康指导

(1)疾病相关知识指导:①避免体力劳动、情绪激动、饱餐、寒冷、吸烟、用力排便、心动过速等诱因;②合理休息,适当参加体力活动或有氧运动,注意运动强度和时间及限制最大活动量的指征;③积极治疗高血压、糖尿病、高脂血症等原发病,定期进行心电图、血糖、血脂等检查,及时发现病情变化;④逐渐改变急躁易怒、争强好胜的性格,保持心态平和,减轻精神负担。

(2)饮食指导:指导患者选择低热量、低盐、低脂、低胆固醇、富含膳食纤维的食物,少量多餐,控制体重。保持大便通畅,防止便秘,必要时服用缓泻剂。

(3)用药指导:指导患者坚持按医嘱服药,自我监测药物不良反应,如β受体阻滞剂与钙通道阻滞剂合用时应测量脉搏,发生心动过缓时应暂停服药并及时到医院就诊。硝酸甘油应放在易取之处,用后放回原处,并告知家人药物的位置。外出时随身携带硝酸甘油以应急。此外,硝酸甘油见光易分解,应放在棕色瓶中,开瓶后 6 个月更换一次,以防止药物受潮、变质而失效。

(4)生活指导:告诉患者沐浴时应告知家属,且不宜在饱餐或饥饿时进行,水温勿过冷过热,时间不宜过长,门不要上锁,防止发生意外。

(5)病情监测指导:教会患者及家属心绞痛发作时的缓解方法。胸痛发作时应立即停止活动或舌下含服硝酸甘油。如连续含服硝酸甘油 3 次仍不缓解,或心绞痛发作比以往频繁、程度加重、疼痛时间延长,应及时就医,警惕心肌梗死的发生。

四、心肌梗死

心肌梗死(MI)是指在冠状动脉病变的基础上,发生冠状动脉供血急剧减少或中断,使相应的心肌严重而持久的缺血导致心肌坏死。临床上表现为持久的胸骨后剧烈疼痛、血清心肌坏死标志物水平增高、心电图进行性改变。可发生心律失常、休克或心力衰竭,属冠心病的严重类型。

本病男性多于女性,男女之比为(2~5):1。40岁以上患者占绝大多数。冬春两季发病率较高,北方地区较南方地区为多。

(一)病因及发病机制

心肌梗死的基本病因是冠状动脉粥样硬化,造成管腔严重狭窄和心肌血供不足,而侧支循环尚未完全建立,在此基础上,一旦血供进一步急剧减少或中断,使心肌严重而持久的急性缺血达20~30分钟以上,即可导致心肌坏死。大量研究证明,绝大多数的急性心肌梗死是由于不稳定的冠状动脉粥样硬化斑块破溃,继而出血或管腔内血栓形成,而使血管腔完全闭塞,少数情况是粥样斑块内出血或血管持续痉挛。

心肌梗死的诱因以重体力活动、情绪过分激动、血压急剧升高或用力排便最为多见,其次为饱餐、严重心律失常、上呼吸道或其他部位感染,少数为手术大出血或其他原因的低血压、休克等。气候寒冷、气温变化大亦可诱发本病。

(二)临床表现

与心肌梗死面积的大小、部位、侧支循环情况密切相关。

1.先兆

约半数以上患者在起病前数日至数周有乏力、胸部不适、活动时心悸、气急烦躁等前驱症状,其中以初发型心绞痛或恶化型心绞痛最为突出。如及时发现并处理先兆,可使部分患者避免发生心肌梗死。

2.症状

(1)疼痛:为最早出现、最突出的症状。心肌梗死疼痛的性质和部位与心绞痛相似,但多无明显诱因,且常发生于清晨、安静时,程度较重,持续时间较长,可达数小时或更长,休息和含服硝酸甘油多不能缓解。部分患者疼痛位于上腹部,或疼痛放射至下颌、颈部,常被误诊为急腹症或骨关节炎。少数急性心肌梗死患者可无疼痛,一开始即表现为休克或急性心力衰竭。

(2)心律失常:见于75%~95%的患者,多发生在起病1~2天内,以24小时内最多见,可伴有乏力、头晕、昏厥等症状。前壁MI易发生室性心律失常,如发生房室传导阻滞表明梗死范围广泛,情况严重。下壁MI易发生房室传导阻滞及窦性心动过缓。

(3)胃肠道症状:疼痛剧烈时常伴有恶心、呕吐、上腹胀痛。肠胀气亦多见,重者可发生呃逆。

(4)全身症状:表现为发热、心动过速、白细胞增高和红细胞沉降率增快等。体温可升高至38℃左右,很少达到39℃,持续约1周。

(5)低血压和休克:疼痛发作期间多有血压下降,但不一定发生休克,如疼痛缓解而收缩压仍低于80mmHg,患者出现休克的全身表现,则警惕休克发生。休克多发生在起病后数小时至数日内,约20%的患者出现,主要是心源性休克。

(6)心力衰竭:主要为急性左心衰竭,可在起病最初几天内发生。右心室心肌梗死开始即出现右心衰竭表现,伴血压下降。

3.体征

(1)心脏体征:心脏浊音界可正常或轻至中度增大,心率可增快也可减慢,心律不齐,心尖部第一心音减弱,可闻及奔马律。二尖瓣乳头肌功能失调或断裂时,心尖区可出现粗糙的收缩期杂音或伴收缩中晚期喀喇音。

(2)血压:除急性心肌梗死早期血压可增高外,几乎所有患者都有血压降低。

(3)其他:伴有心律失常、休克、心力衰竭时可出现相应的体征。

4.并发症

(1)乳头肌功能失调或断裂:二尖瓣乳头肌因缺血、坏死等使收缩功能发生障碍,造成二尖瓣脱垂及关闭不全。轻者可以恢复,重者可严重损害左心功能致使发生急性左心衰竭,最终导致死亡。

(2)心脏破裂:少见,常在起病1周内出现,多为心室游离壁破裂,偶有室间隔破裂,可引起心力衰竭和休克而在数日内死亡。

(3)栓塞:发生率为1%～6%,见于起病后1～2周,如为左心室附壁血栓脱落所致,则引起脑、肾、脾或四肢等动脉栓塞。下肢静脉血栓脱落引起肺动脉栓塞。

(4)心室壁瘤:主要见于左心室,发生率为5%～20%。较大的室壁瘤体检时可见左侧心界扩大,超声心动图可见心室局部有反常运动,心电图示ST段持续抬高。

(5)心肌梗死后综合征:发生率为10%。于心肌梗死后数周至数月内出现,可反复发生,表现为心包炎、胸膜炎或肺炎,有发热、胸痛等症状,可能为机体对坏死组织的过敏反应。

(三)实验室及其他检查

1.心电图

ST段抬高型心肌梗死的心电图常有典型的特征性及动态改变。特征性改变:ST段呈弓背向上抬高(面向坏死区周围心肌损伤区导联出现);宽而深的Q波,即病理性Q波(面向透壁心肌坏死区导联出现);T波倒置(面向损伤区周围心肌缺血区导联出现)。动态性改变:起病数小时内,尚可正常或出现异常高大两肢不对称的T波,为超急性期改变;数小时后,ST段明显抬高,弓背向上,与直立的T波连接,形成单相曲线。数小时至2日内出现病理性Q波,同时R波减低,为急性期改变。Q波大多永久存在;抬高的ST段持续数日至2周内逐渐回到基线水平,T波平坦或倒置,为亚急性期改变;数周至数月后,T波呈V形倒置,为慢性期改变。T波倒置可永久存在,也可逐渐恢复直立。ST段抬高性心肌梗死的定位和范围可根据出现特征性改变的导联来判断:V_1～V_3导联示前间壁心肌梗死,V_1～V_5导联示广泛前壁心肌梗死,V_3～V_5导联示局限前壁心肌梗死,Ⅱ、Ⅲ、aVF导联示下壁心肌梗死,Ⅰ、aVL导联示高侧壁心肌梗死,V_7、V_8导联示正后壁心肌梗死,Ⅱ、Ⅲ、aVF导联伴右胸导联(尤其是V_4R)ST段抬高,可作为下壁并发右室心肌梗死的参考指标。

非ST段抬高型心肌梗死心电图常表现为ST段压低≥0.1mV,或T波倒置≥0.2mV。

2.实验室检查

(1)血液检查常见白细胞计数增高,红细胞沉降率增快,可持续1～3周。

(2)血清心肌坏死标志物增高:①肌红蛋白。患者起病后2小时内升高,12小时内达到高峰,24～48小时内恢复正常。②肌钙蛋白(IcTnI)或T(cTnT)。起病3～4小时后增高,cTnI

于 11～24 小时达高峰,7～10 天降至正常,cTnT 于 24～48 小时达高峰,10～14 天降至正常。cTnI 或 cTnT 此类心肌结构蛋白含量的增高是诊断心肌坏死最特异和敏感的首选指标,在症状出现后 6 小时内测定为阴性则 6 小时后应重新复查。③心肌酶。肌酸激酶及其同工酶(CK、CK－MB)可在起病后 6 小时以内升高,24 小时达高峰,3～4 天恢复正常。

3.超声心动图

可了解心室壁的运动情况,评估心室梗死面积,测量心功能,诊断室壁瘤和乳头肌功能不全,为临床治疗及预后判断提供重要依据。

4.放射性核素检查

可显示心肌梗死的部位与范围。正电子发射计算机断层显像可观察心肌的代谢变化,判断心肌存活性。

(四)诊断要点

主要依据典型临床表现、特征性心电图改变及实验室检查,前三项中具备两项即可确诊。对于老年患者,突然发生严重的心律失常、休克、心力衰竭而原因未明,或突然发生较重而持久的胸闷或胸痛者都应考虑本病的可能。

(五)治疗原则

1.一般治疗

(1)休息:急性期需绝对卧床 3～7 天。

(2)吸氧:间断或持续吸氧 2～3 天,重症者可使用面罩给氧。

(3)监测:入冠心病监护病房(CCU)行心电、血压、呼吸等监测 3～5 天,有血流动力学改变者可行漂浮导管作肺毛细血管楔压和静脉压监测。

2.解除疼痛

尽快解除患者疼痛。常用哌替啶、吗啡、硝酸甘油或硝酸异山梨酯。严重者可行亚冬眠治疗即哌替啶与异丙嗪(非那根)合用。患者有剧烈的缺血性胸痛或伴血压显著升高且其他处理未缓解时,可静脉应用 β 受体阻滞剂,如美托洛尔,但应注意禁忌证。

3.再灌注心肌

为防止梗死面积扩大,缩小心肌缺血范围,要尽早使闭塞的冠状动脉再通,使心肌得到再灌注。

(1)经皮腔内冠状动脉介入治疗(PCI):有条件的医院对具备适应证的患者应尽快实施 PCI,可获得更好的治疗效果。

(2)溶栓疗法:无条件施行急诊介入治疗、无禁忌证者应立即行静脉溶栓治疗。常用药物有尿激酶(UK)、链激酶(SK),新型溶栓药物有重组组织型纤溶酶原激活剂(rtPA)。溶栓疗法适应证:①2 个或 2 个以上相邻导联 ST 段抬高(胸导联≥0.2mV,肢导联≥0.1mV),或病史提示 AMI 伴左束支传导阻滞,起病时间＜12 小时,患者年龄＜75 岁;②ST 段显著抬高的 MI 患者年龄＞75 岁,经慎重权衡利弊仍可考虑;③ST 段抬高的 MI 发病时间已达 12～24 小时,如有进行性缺血性胸痛,广泛 ST 段抬高者也可考虑。禁忌证:①既往发生过出血性脑卒中,6 个月内发生过缺血性脑卒中或脑血管事件;②中枢神经系统受损、颅内肿瘤或畸形;③近期(2～4 周)有活动性内脏出血;④未排除主动脉夹层;⑤入院时严重且未控制的高血压(＞180/

110mmHg)或慢性严重高血压病史;⑥目前正在使用治疗剂量的抗凝药或已知有出血倾向;⑦近期(2~4周)创伤史,包括头部外伤、创伤性心肺复苏或较长时间(>10分钟)的心肺复苏;⑧近期(3周内)外科大手术;⑨近期(2周)曾有在不能压迫部位的大血管行穿刺术。

4.其他药物治疗

(1)硝酸酯类药物:主要作用是松弛血管平滑肌扩张血管,周围静脉扩张可降低心脏前负荷,动脉扩张可减轻心脏后负荷,从而减少心脏做功和心肌耗氧量。硝酸酯类药物还可直接扩张冠状动脉,增加心肌血流。常用的硝酸酯类药物包括硝酸甘油、硝酸异山梨酯等。

(2)抗血小板治疗:冠状动脉内斑块破裂诱发局部血栓形成是导致 AMI 的主要原因,在急性血栓形成中血小板活化起着十分重要的作用,抗血小板治疗已成为 AMI 的常规治疗,溶栓前即应使用。阿司匹林和氯吡格雷是目前常用的抗血小板药物。

(3)抗凝治疗:对防止梗死面积扩大及再梗死有积极疗效,常用药物有普通肝素、低分子肝素等。

(4)β受体阻滞剂、钙通道阻滞剂:急性心肌梗死早期应用β受体阻滞剂对伴有交感神经功能亢进者防止梗死范围扩大,改善预后有利。常用药物有阿替洛尔、美托洛尔。钙通道阻滞剂亦有类似效果,常用药物有地尔硫䓬。

(5)极化液疗法:氯化钾 1.5g、胰岛素 8~12U 加入 10%葡萄糖液 500mL 中静脉滴注,7~14 天为一疗程。可促进心肌细胞恢复极化状态,改善心肌收缩功能,减少心律失常发生。伴有二度及以上房室传导阻滞者禁用。

5.并发症处理

(1)消除心律失常:心肌梗死后的室性心律失常会引起猝死,必须及时消除。发现室性期前收缩或室性心动过速,首选利多卡因静脉注射。发生心室颤动时,应立即行非同步直流电复律。发生二度或三度房室传导阻滞,心室率缓慢时,应尽早使用临时起搏治疗。

(2)控制休克:急性心肌梗死后可发生心源性休克,亦可伴有外周血管舒缩障碍或血容量不足。其治疗应给予补充血容量及应用升压药、血管扩张剂和纠正酸中毒等抗休克处理。如上述处理无效时,应选用在主动脉内气囊反搏术支持下,即刻行急诊冠状动脉介入治疗或冠脉旁路移植术,使冠脉及时再通。

(3)治疗心力衰竭:主要是治疗急性左心功能衰竭,除应用吗啡、利尿剂外,应选用血管扩张剂减轻左心室前后负荷。如心力衰竭程度较轻,可用硝酸异山梨酯舌下含服、硝酸甘油静脉滴注,如心力衰竭较重宜首选硝普钠静脉滴注。急性肺水肿患者应尽早使用机械辅助通气。心肌梗死发生后 24 小时内尽量避免使用洋地黄制剂,右心室梗死的患者应慎用利尿剂。

(六)常用护理诊断/问题

1.疼痛:胸痛

与心肌缺血坏死有关。

2.活动无耐力

与心肌氧的供需失调有关。

3.恐惧

与剧烈疼痛产生濒死感、处于监护病室的陌生环境有关。

4.有便秘的危险

与进食少、活动少、不习惯床上排便有关。

5.潜在并发症

心律失常、心力衰竭。

6.生活自理缺陷

与治疗需要绝对卧床有关。

(七)护理措施

1.一般护理

(1)休息与活动：①发病 24 小时内绝对卧床休息，限制探视，减少干扰，安慰患者，稳定患者情绪，合理解释，取得合作。②绝对卧床期间，做好生活护理，进食、排便、翻身、洗漱等活动由护士协助完成。③若病情平稳无并发症，24 小时后指导并协助患者床上做关节被动与主动运动、进行腹式呼吸等，并根据情况制订活动计划，向患者及家属解释合理运动的重要性。3～5 天后可以床上坐起及进行床边活动，1 周后开始室内活动，逐步过渡到室外活动(活动方式可选择散步、医疗体操、试着上下一层楼梯等有氧运动)。开始起坐时动作要缓慢，防止直立性低血压，有并发症者酌情延长卧床时间。④开始活动时必须在医护人员监测下进行，以不引起任何不适为度。活动时心率增加小于 10 次/min 可加大运动量，进入高一阶段的训练。若运动时心率增加超过 20 次/min，收缩压降低超过 15mmHg，出现心律失常或心电图 ST 段缺血型下移≥0.1mV 或上升≥0.2mV，则应退回到前一个运动水平。出现胸痛、胸闷、心悸、气促、头晕、恶心、呕吐，心率变化超过 20 次/min 或血压变化超过 20mmHg(3 周内活动)或心率变化超过 30 次/min 或血压变化超过 30mmHg(6 周内活动)时，应减缓运动进程或停止运动。

(2)饮食护理：发病 4～12 小时内给予流食，以减轻胃扩张，逐步过渡到低脂、低胆固醇的清淡、易消化饮食，提倡少量多餐，忌过饱。增加富含纤维素食物(如水果、蔬菜等)的摄入，保持大便通畅。一般在患者无腹泻的情况下常规应用缓泻剂，以防止便秘时用力排便导致病情加重。告知患者一旦出现排便困难，应立即向医护人员反映，可使用开塞露或低压盐水灌肠，或在患者有便意时嘱其含服硝酸甘油 0.5mg，排便时医务人员做好严密观察。

2.病情观察

(1)症状：体征的观察严密观察疼痛的部位、性质、持续时间及缓解情况，遵医嘱应用镇痛剂及硝酸酯类药物等。观察患者有无咳嗽、咳痰、气急、夜尿增多等心力衰竭表现，听诊肺部有无湿啰音，发现异常及时报告医生。

(2)心电监护：急性期严密心电监测，及时发现心率及心律变化。溶栓治疗后 24 小时内易发生再灌注性心律失常，特别是在开始溶栓治疗至溶栓结束后 2 小时内应设专人床旁心电监测，发现频发室性期前收缩(＞5 次/min)或呈二联律，成对出现或呈非持续性室速，多源性或 RonT 现象的室性期前收缩及严重房室传导阻滞时，应立即通知医生，遵医嘱使用利多卡因等药物，警惕室颤或心搏骤停、心脏性猝死的发生。

(3)电解质和酸碱平衡的监测：电解质紊乱或酸碱平衡失调时更容易并发心律失常，发现异常应及时通知医生。

(4)抢救设备和药物准备：备好除颤仪、起搏器和急救药物等，随时备用。发现心室颤动时立即采用非同步直流电除颤同时通知医生,并协助做好相应处理。

(5)控制出入量:控制输液速度和液体入量,一旦患者发生急性肺水肿则按急性肺水肿处理。

(6)溶栓治疗的观察:准确、迅速配制并静脉输注溶栓药物,观察患者用药后反应。溶栓再通的间接判断标准:①60～90分钟内心电图抬高的 ST 段至少回落 50%;②cTnI,cTnT 峰值提前至发病 12 小时内,CK－MB 酶峰提前至 14 小时内;③2 小时内胸痛症状明显缓解;④2～3 小时内出现再灌注心律失常。

3.用药护理

遵医嘱给予吗啡或哌替啶镇痛,注意有无呼吸抑制、脉搏加快等不良反应。给予硝酸甘油或硝酸异山梨酯时应随时监测血压变化,维持收缩压在 100mmHg 以上。观察患者使用溶栓药物后有无不良反应:①过敏反应,表现为寒战、发热、皮疹等;②低血压(收缩压＜90mmHg);③出血,包括皮肤黏膜出血、血尿、便血、咯血、颅内出血等;一旦出血,应紧急处理。

4.心理护理

疼痛发作时有专人陪伴,允许患者表达内心感受,给予心理支持,鼓励患者树立战胜疾病的信心。嘱患者保持情绪稳定,向患者讲明入住 CCU 后病情的任何变化都会在医护人员的严密监护下,并能得到及时治疗,能很大程度地降低急性期的危险性,以减轻或消除其恐惧心理。烦躁不安者可肌内注射地西泮。

5.健康指导

除参见心绞痛患者的健康指导外,还应注意:

(1)疾病相关知识指导:指导患者戒烟,积极控制血脂、高血压、糖尿病等危险因素,预防再次梗死和其他心血管事件发生。

(2)饮食指导:急性心肌梗死恢复后的患者均应合理膳食,选择低饱和脂肪酸和低胆固醇饮食,要求饱和脂肪酸占总热量的 7% 以下,胆固醇＜200mg。

(3)心理指导:指导患者保持乐观、平和的心态,正视自己的病情。充分发动患者的社会支持系统,为其创造良好的身心休养环境,生活中避免对其施加压力,当患者出现紧张、焦虑或烦躁等不良情绪时,应予以理解并设法进行疏导,引导其积极应对疾病。

(4)康复指导:指导患者合理安排休息与活动,保证睡眠充足,适当参加力所能及的体力活动。与患者及家属共同制订个体化运动处方,为患者出院后的运动康复训练做好准备工作。训练原则:循序渐进、持之以恒;运动项目:有氧步行、太极拳等,个人卫生活动、家务劳动、娱乐活动等也对康复有益。若病情稳定无并发症,急性心肌梗死第 6 周后要每天步行、打太极拳等;第 8～12 周后可开始较大活动量的锻炼,如洗衣、骑车等;3～6 个月后可部分或完全恢复工作;运动强度:根据个体心肺功能,选择最大心率的 40%～80% 来控制;持续时间:根据患者对运动的适应和心功能情况,训练时间由每次 6～10 分钟逐渐延长至 30～60 分钟;运动频率:5～7 天/周,1～2 次/d。经数月的体力活动锻炼后,酌情恢复部分或较轻工作,但对重体力劳动及易导致精神紧张的工种应更换。

(5)用药指导:指导患者遵医嘱服用抗血小板药物、降血脂药、β受体阻滞剂、血管扩张剂、钙通道阻滞剂等,让患者认识到遵医嘱用药的重要性,告知药物的用法、作用及不良反应,并教会患者定时测量脉搏、血压,发放个人用药手册,定期电话随访,提高患者的用药依从性。若胸痛发作频繁、程度较重、时间较长,服用硝酸酯制剂疗效较差时,提示发生急性心血管事件,应及时就医。

(6)照顾者指导:心肌梗死是心脏性猝死的高危因素,应教会家属心肺复苏基本技术,以备急用。

五、总结

心绞痛与心肌梗死的基本病因是冠状动脉粥样硬化。心绞痛以发作性胸痛为主要表现,可通过休息、舌下含服硝酸甘油缓解。心肌梗死是指急性心肌缺血导致的心肌细胞死亡,临床表现为持久的胸痛后剧烈疼痛、发热、白细胞计数和血清心肌坏死标志物水平增高及心电图进行性改变,可发生心律失常、休克、心力衰竭,治疗主要是通过溶栓、经皮冠状动脉介入治疗等措施尽快恢复心肌的血液灌注,挽救濒死的心肌。心绞痛发作时应立即休息,心肌梗死患者急性期绝对卧床休息,并为患者制订活动计划。心绞痛与心肌梗死患者应进食清淡易消化饮食,保持大便通畅,避免诱发因素,密切观察并及时处理临床症状,遵医嘱应用硝酸酯制剂、溶栓药、抗凝剂等药物时,须观察药物的不良反应及患者用药后的反应。

第四节　原发性高血压的护理

原发性高血压是以血压升高为主要临床表现伴或不伴有多种心血管危险因素的综合征,通常简称高血压。高血压是多种心、脑血管疾病的重要病因和危险因素,影响心、脑、肾等重要脏器的结构和功能,最终导致这些器官功能衰竭,是心血管疾病致死的主要原因之一,并且呈逐年上升趋势。流行病学调查显示,我国高血压患病率和流行有地域、城乡、民族和性别差异。总体表现为:北方高于南方,沿海高于内地,城市高于农村;青年期男性高于女性,中年后女性略高于男性。然而,我国人群对高血压的知晓率、治疗率、控制率依然很低,分别为30.2%、24.7%、6.1%。

一、高血压的定义和水平分类

高血压定义为收缩压≥140mmHg和(或)舒张压≥90mmHg。根据血压升高水平,又进一步将高血压分为1、2、3级。

二、病因

原发性高血压的病因为多因素,是遗传易感性、环境及其他因素相互作用的结果。一般认为遗传因素约占40%,环境因素约占60%。

(一)遗传因素

高血压具有明显的家族聚集性。父母均有高血压,子女的发病概率高达46%。而且在血压高度、并发症发生及其他相关因素方面,也有遗传性。

(二)环境因素

1.饮食

钠盐摄入量与高血压的发生密切相关。钠盐摄入越多,血压水平和患病率越高。饮酒、低钾、低钙、高蛋白、饱和脂肪酸的饮食摄入都可能与血压升高有关。饮酒量与血压水平线性相关,每天饮酒量超过 50g 酒精者高血压发病率明显增高。

2.精神应激

脑力劳动者和高度精神紧张的职业者发生高血压的可能性大,长期视觉刺激和噪声环境下也可引起高血压。

3.其他因素

如肥胖、服避孕药、阻塞性睡眠呼吸暂停综合征等。

三、发病机制

本病的发病机制尚未完全阐明。从血流动力学角度来看,高血压的血流动力学特征主要是总外周血管阻力相对或绝对增高。目前认为高血压的发病机制包括以下几个方面。

(一)交感神经系统活性亢进

长期过度紧张和反复的精神刺激,使大脑皮质兴奋与抑制过程失调,导致各种神经递质浓度与活性异常,交感神经系统活性亢进,血浆儿茶酚胺浓度升高,阻力小动脉收缩增强。

(二)肾性水钠潴留

机体为避免心排出量增高使组织过度灌注,全身阻力小动脉收缩增强,导致外周血管阻力增高。

(三)肾素－血管紧张素－醛固酮系统(RAS)激活

肾小球入球动脉的球旁细胞分泌的肾素,激活血管紧张素原,生成血管紧张素Ⅰ,再生成血管紧张素Ⅱ,作用于受体,使小动脉平滑肌收缩,致外周阻力增加;并可刺激肾上腺皮质分泌醛固酮,通过交感神经使去甲肾上腺素分泌增加,这些作用均可使血压升高。

(四)胰岛素抵抗(IR)

IR 造成继发性高胰岛素血症,使肾水钠重吸收增加,交感神经系统活动亢进,动脉管壁增生肥厚、弹性减退,从而使血压升高。近年来认为胰岛素抵抗是 2 型糖尿病和高血压发生的共同病理生理基础。

(五)其他

如细胞膜离子转运异常、代谢异常等。

四、临床表现

(一)一般表现

1.症状

大多数起病缓慢、渐进,早期多无症状,仅在测量血压时或发生心、脑、肾等并发症时才被发现。常见症状有头痛、头晕、眼花、疲劳、心悸等,多数可自行缓解,在紧张或劳累后加重。症状与血压有一定关联,但不一定与血压水平呈正相关。

2.体征

血压随季节、昼夜、情绪等因素波动较大。一般冬季较高,夏季较低;夜间较低、清晨起床活动后血压迅速升高,形成清晨血压峰值。高血压体征一般较少。常见的有血管搏动征、血管杂音、心脏杂音等。体格检查听诊时可有主动脉瓣区第二心音亢进和收缩期杂音。长期持续高血压可有左心室肥厚并可闻及第四心音。

(二)高血压急症

高血压急症是指短时期内(数小时或数天)血压显著升高,舒张压≥130mmHg 和(或)收缩压≥200mmHg,伴有重要器官组织如心、脑、肾、眼底、大动脉的严重功能障碍或不可逆损害。常见的有以下几种:

1.急进型或恶性高血压

少数患者病情急骤发展,舒张压持续≥130mmHg,并有头痛,视物模糊,眼底出血、渗出和乳头水肿,肾损害突出,持续蛋白尿、血尿与管型尿。病情进展迅速,如不及时有效降压治疗,预后很差,患者常死于肾衰竭、脑卒中或心力衰竭。多见于青壮年。

2.高血压危象

因紧张、疲劳、寒冷、突然停服降压药物等诱因,导致小动脉发生强烈痉挛,血压急剧上升,影响重要脏器血液供应而产生的危急症状。临床表现为:头痛、烦躁、眩晕、恶心、呕吐、心悸、气急及视物模糊等。

3.高血压脑病

多见于重症高血压患者。由于过高的血压突破了脑血流自动调节范围,脑组织血流灌注过多引起脑水肿。表现为弥散性严重头痛、呕吐、意识障碍、精神错乱,甚至昏迷、抽搐。

(三)并发症

1.脑血管病

最常见。包括脑出血、脑血栓形成、腔隙性脑梗死、短暂性脑缺血等。

2.心力衰竭

按其发展速度和严重程度可分为慢性心力衰竭和急性心力衰竭,以慢性居多;按其发生的部位分为左心、右心和全心衰竭。

3.其他

主动脉夹层、鼻出血、眼底改变等。

五、实验室及其他检查

(一)常规检查

包括尿常规、血液生化(血糖、血脂、肾功能等)、心电图。部分患者根据需要和条件可以进一步检查眼底、超声心动图等。

(二)特殊检查

24 小时动态血压监测(ABPM)、颈动脉内膜中层厚度(IMT)测定、动脉弹性功能测定、血浆肾素活性(PR)测定等。

六、诊断要点

(一)高血压的诊断

高血压的诊断必须以未服用降压药物情况下 2 次或 2 次以上非同日血压测定所得的平均值为依据,同时,必须排除由于其他疾病导致的继发性高血压。定期而正确的血压测量是诊断高血压的关键。

(二)高血压危险度分层

根据血压升高水平、其他心血管危险因素、糖尿病、靶器官损害及并发症情况将高血压患者分为低危、中危、高危和很高危。其他心血管危险因素：①男性＞55岁、女性＞65岁；②吸烟；③总胆固醇≥5.7mmol/L；④早发心血管疾病家族史（发病年龄女性＜65岁，男性＜55岁）；⑤血压水平（1～3级）。靶器官损害：①左心室肥厚；②蛋白尿和（或）血肌酐水平轻度升高（106～177μmol/L）；③动脉粥样斑块；④视网膜动脉狭窄。并发症：①心脏疾病；②脑血管疾病；③肾脏疾病；④血管疾病和视网膜病变。

七、治疗原则

原发性高血压目前尚无根治方法，降压治疗的最终目的是最大限度地减少高血压患者心脑血管病的发生率和病死率。

(一)改善生活方式

适用于各级高血压患者，包括使用降压药物治疗的患者。①减轻体重；②限制钠盐的摄入；③补充钙和钾盐；④减少食物中不饱和脂肪酸的含量和脂肪总量；⑤戒烟、限酒；⑥适当运动；⑦减少精神压力，保持心理平衡。

(二)降压药物治疗

1.降压治疗的适宜人群

2级及以上的高血压患者；高血压合并糖尿病或已有心、脑、肾靶器官损害和并发症者，血压持续升高6个月以上，通过改变生活方式仍不能有效控制血压者。

2.降压药物的种类

目前常用降压药物可归纳为五大类，即利尿剂、β受体阻滞剂、钙通道阻滞剂（CCB）、血管紧张素转换酶抑制剂（ACEI）和血管紧张素Ⅱ受体拮抗剂（ARB）。

3.降压用药原则

(1)从小剂量开始，逐步递增至适宜剂量。

(2)提倡联合用药。两种及以上的联合用药，可降低药物不良反应，增强药物疗效。

(3)建议使用长效制剂。降压药需长期服用，长效制剂更能提高依从性。

(4)降压方案选择应个体化。

(三)高血压急症的治疗

常用药物有：

1.硝普钠

为首选药物。通过直接扩张动脉和静脉降低心脏前、后负荷从而使血压下降。降压策略为逐步降压，初始阶段（数分钟至1小时内）降压不超过治疗前的25%（平均动脉压），以免心、脑、肾等重要器官无法耐受而缺血。

2.硝酸甘油

扩张静脉和选择性扩张冠状动脉与大动脉。开始以5～10μg/min静脉滴注，可逐渐增至20～50μg/min静脉滴注。

3.镇静剂

地西泮肌内注射或静脉注射。

4.脱水剂

甘露醇、呋塞米快速静脉滴注或静脉注射,常用于高血压脑病者。

八、常用护理诊断/问题

(一)头痛

与血压升高有关。

(二)有受伤的危险

与血压增高致头晕和视物模糊、降压药致低血压有关。

(三)潜在并发症

高血压急症。

(四)焦虑

与血压控制不满意、发生并发症有关。

(五)知识缺乏

缺乏疾病预防、治疗、保健等相关知识。

九、护理措施

(一)一般护理

1.环境

保持病室整洁、安静、舒适,光线柔和。高血压急症者尽量减少探视。

2.休息与活动

(1)合理运动。适当活动,可提高机体活动耐力。提倡有氧运动,可根据年龄及身体状况选择慢跑或步行,一般每周 3～5 次,每次 30～60 分钟,也可散步、打太极拳等。常用运动强度指标为活动时最大心率不超过 170 减去年龄。活动中注意监测病情变化,若出现明显症状,立即停止活动,原地休息,必要时及时就诊。对于伴有明显症状或并发症者需卧床休息。

(2)合理工作与休息。高血压初期日常生活完全自理,从事适当工作,放慢生活节奏,避免大脑过度兴奋,学会自我心理平衡调整,保持乐观情绪。对住院患者,可组织其听音乐,看画报、下棋、体操等调节情绪,保证足够睡眠。鼓励家属对患者情感支持。

3.饮食护理

(1)控制体重指数(BMI)在 25 以下。

(2)限制钠盐摄入量(每天低于 6g)。

(3)补充钙和钾盐:每人每天吃新鲜蔬菜 400～500g,喝牛奶 500mL,能补充钾 1000mg 和钙 400mg。

(4)膳食中脂肪量控制在总热量的 25％以下。

(5)饮酒每天不超过相当于 50g 酒精的量。

(6)增加粗纤维的摄入,预防便秘,因用力排便。

(二)病情观察

定期监测血压,严密观察病情变化,如发现血压急剧升高、剧烈头痛、呕吐、大汗、视物模糊、面色及神志改变、肢体运动障碍等症状,应立即通知医生,给予及时处理。

(三)用药护理

(1)严格遵医嘱用药,观察药物疗效。

(2)了解药物特性,观察药物不良反应:①硝普钠降压迅猛但药物性质不稳定,放置后或遇光时易分解,需现用现配、避光输注,并 5～10 分钟监测血压一次;②脱水剂必须快速滴入;③噻嗪类和袢利尿剂可致低钾血症;④β 受体阻滞剂可致心率减慢、支气管痉挛;⑤钙通道阻滞剂常有头痛、面部潮红、下肢水肿、心动过缓等;⑥血管紧张素转换酶抑制剂可致刺激性干咳和血管性水肿等。一旦发现问题,及时反馈给医生,以及时调整用药并处理相关不良反应。

(四)症状体征的护理

1.安全护理

患者有头晕、眼花、耳鸣等症状时应卧床休息,上厕所或外出活动应有人陪伴,厕所加扶手,若头晕严重,应协助患者生活护理。保持环境光线充足且无障碍物,避免地面湿滑,必要时加用床挡保护。

2.防止低血压反应

指导患者服用降压药后避免长时间站立或猛然改变体位;告知过热的水沐浴或蒸气浴可引起周围血管扩张而易发生低血压。如患者出现乏力、头晕、心悸、出冷汗,立即平卧,抬高下肢。

3.高血压急症的护理

(1)避免情绪激动、过度劳累和寒冷刺激,不可擅自增减药量,更不可突然停药;

(2)定期监测血压,一旦发现血压急剧升高、剧烈头痛、呕吐、大汗、视物模糊、面色及神志改变、肢体运动障碍等症状,立即通知医生;

(3)一旦患者发生高血压急症,立即卧床休息,抬高床头 20°～30°;保持呼吸道通畅,吸氧;持续心电监护;建立静脉通路,遵医嘱迅速准确给予降压、脱水;避免一切不良刺激,协助生活护理;安抚患者情绪,必要时遵医嘱使用镇静剂。

(五)心理护理

向患者解释饮食行为习惯及性格情绪对高血压的影响,保持积极乐观的心态可叠加药物疗效。指导患者使用放松技术,如心理训练、音乐疗法和缓慢呼吸等。

(六)健康指导

1.生活方式指导

指导患者劳逸结合。血压控制后可从事日常生活工作,提倡有氧锻炼,避免劳累、情绪激动、精神紧张等。

2.饮食指导

指导患者饮食均衡,限制钠盐,保证钾、钙摄入,多食蔬菜水果,保持大便通畅,戒烟限酒。

3.疾病知识指导

向患者及家属解释引起原发性高血压的生理、心理、社会因素及高血压对机体的危害,了解控制血压的重要性和终身治疗的必要性。教会患者及家属正确测量血压的方法,每次就诊携带记录,作为医生调整药量或选择用药的依据。

4.用药指导

强调长期药物治疗的重要性;告知有关降压药物的名称、剂量、用法、作用及不良反应,并提供书面材料;嘱患者必须遵医嘱服药,不可随意增减药量或擅自停药。服药期间注意药物的不良反应,学会自我观察及护理;同时指导患者和家属正确保管药物的方法。

5.病情监测

教会患者及家属自测血压的方法,并定期门诊复查。低危或中危者,每1～3个月随诊1次;高危者,至少每1个月随诊1次。

十、总结

原发性高血压是以血压升高为主要临床表现的一组综合征,临床表现缺乏特异性,主要累及心、脑、肾等。治疗以改善生活方式、规范使用降压药为主;降压目标<140/90mmHg。护理要点在于监测患者病情及早发现急危重症及并发症;观察药物疗效及不良反应;对高血压患者及其家属进行用药、活动、饮食等全面具体的健康宣教,提高患者的服药依从性,同时达到全民普及的目的。

第五节　心脏瓣膜病的护理

心脏瓣膜病是指心脏瓣膜的结构和(或)功能异常,是临床上常见的心脏病之一。二尖瓣最常受累,其次为主动脉瓣。由风湿热引起的心脏瓣膜病称为风湿性心脏病,简称风心病,主要累及40岁以下人群,女性多于男性。本节主要介绍风心病。

一、二尖瓣狭窄

二尖瓣狭窄是风湿性心瓣膜中最常见的病变,2/3的患者为女性。最常见的病因为风湿热,约半数患者无急性风湿热史,但多有反复链球菌感染的扁桃体炎或咽峡炎史。急性风湿热后,至少需2年形成明显二尖瓣狭窄,急性风湿热多次反复发作较一次发作后出现狭窄早。单纯二尖瓣狭窄占风心病的25%,二尖瓣狭窄伴二尖瓣关闭不全占40%,常同时合并主动脉瓣病变。

(一)病理生理

二尖瓣可发生瓣叶纤维化、增厚、僵硬和钙化,同时有瓣膜附属结构的融合、增厚和缩短,最后导致舒张期二尖瓣开放受限,瓣口狭窄。狭窄的二尖瓣呈漏斗状,瓣口显著增厚,呈鱼口状。慢性二尖瓣狭窄可导致左心房扩大、左心房壁钙化、左心房附壁血栓形成,肺血管壁增厚,右心室肥厚、扩大,最终出现右心功能不全。

二尖瓣狭窄的血流动力学异常是由于舒张期血流流入左心室受阻。正常成人二尖瓣口面积为4～6cm²。当瓣口面积减少至1.5～2cm²时为轻度狭窄,左心房代偿性扩张及肥厚以增强收缩。当瓣口面积减少至1～1.5cm²时为中度狭窄,减少至<1cm²时为重度狭窄,患者出现劳力性呼吸困难,进入左房失代偿期。重度肺动脉高压导致右心衰竭,进入右心受累期。

(二)临床表现

1.症状

一般在二尖瓣中度狭窄时方有明显症状。

(1)呼吸困难:为最常见的早期症状。患者多先有劳力性呼吸困难,首次呼吸困难发作,常以运动、精神紧张、性交、感染、妊娠或心房颤动为诱因,并随狭窄加重出现静息时呼吸困难、夜间阵发性呼吸困难和端坐呼吸,甚至发生急性肺水肿。

(2)咳嗽:常见,尤其是冬季明显,多在睡眠时或活动后加重。原因为:①肺瘀血加重,引起咳嗽反射;②支气管黏膜水肿和肺瘀血易于并发呼吸道感染;③左心房过大压迫支气管。

(3)咯血:可有以下几种表现。①突然咯大量鲜血,可为首发症状。咳嗽屏气使肺静脉压突然升高,导致黏膜下已瘀血扩张壁薄的支气管静脉破裂出血所致。②夜间阵发性呼吸困难或咳嗽时咳出血性痰或带血丝痰;③急性肺水肿时咳大量粉红色泡沫状痰。伴有突发剧烈胸痛者警惕肺梗死发生。

(4)右心衰竭表现:为长期肺动脉高压的结果。右心衰竭引起体循环瘀血,有肝大、下肢水肿和尿少等。右心衰竭后呼吸困难常可减轻。

(5)声嘶:较少见,扩大的左心房和肺动脉压迫左喉返神经所致。

2.体征

重度二尖瓣狭窄常有"二尖瓣面容",口唇及双颧发绀。典型体征是心尖部可有局限、低调的隆样舒张中晚期杂音,不传导,左侧卧位时明显,常伴舒张期震颤。肺动脉瓣区闻及第二心音亢进或伴分裂,常提示有肺动脉高压。伴右心衰竭时可有颈静脉曲张、肝颈静脉回流征(+)、下肢水肿等体循环瘀血征。

3.并发症

(1)心房颤动:可能为患者就诊的首发症状,也可为首次呼吸困难发作的诱因和患者体力活动明显受限的开始。

(2)急性肺水肿:为重度二尖瓣狭窄的严重并发症。

(3)血栓栓塞:20%的患者可并发体循环栓塞,大多数为脑动脉栓塞。栓子主要来源于左心耳或左心房。

(4)右心衰竭:为晚期常见并发症及主要死亡原因。

(5)肺部感染:较常见,与心力衰竭互为因果。

(6)感染性心内膜炎:较少见。

(三)实验室及其他检查

1.心电图

可表现出各类心律失常,较常见的是心房颤动。重度二尖瓣狭窄可有二尖瓣型P波(P波宽度>0.12秒,伴切迹),提示左心房扩大。

2.X线检查

轻度二尖瓣狭窄时心影可正常或仅见左心耳饱满。中、重度二尖瓣狭窄左房显著扩大时,心影呈梨形,称为二尖瓣型心脏,由肺动脉总干、左心耳和右心室扩大所致。

3.超声心动图(UCG)

是确诊该病最敏感的无创诊断方法。二维超声心动图可显示狭窄瓣膜的形态和活动度,并测绘二尖瓣口面积,是明确和量化诊断二尖瓣狭窄的可靠方法。

(四)诊断要点

根据心尖部有隆样舒张期杂音伴 X 线或心电图示左心房增大,一般可确立二尖瓣狭窄。超声心动图对诊断具有特异性价值。

(五)治疗原则

1.内科治疗

(1)积极预防及治疗风湿活动,并防治心律失常,肺部感染,心力衰竭。

(2)出现栓塞时,除一般治疗外,可用抗凝治疗或血栓溶解疗法。

(3)出现心力衰竭时,应用强心利尿剂、血管扩张剂。

(4)经皮穿刺导管球囊扩张成形术:对于单纯二尖瓣狭窄的患者,可用带球囊的右心导管经房间隔穿刺到达二尖瓣行瓣膜扩张成形术。因创伤小,恢复快,痛苦小,易为患者接受。

2.外科治疗

目的在于扩张瓣口,改善瓣膜功能,但需注意掌握适应证、手术方式及时机。可根据瓣膜病变的性质、严重程度、患者年龄、心功能状态、有无风湿活动或并发症综合考虑。手术有分离术和置换术两类。瓣膜置换后,机械瓣需长期进行抗凝治疗,因此若患者有出血性疾病或溃疡病出血,不能置换机械瓣。生物瓣经济价廉,不需长期抗凝,但有瓣膜老化问题。

二、二尖瓣关闭不全

二尖瓣关闭不全是由于风湿性炎症引起瓣叶僵硬、变性、连接处融合及腱索融合缩短使心室收缩时瓣叶不能完全闭合。包括慢性关闭不全和急性关闭不全。其中约 1/2 患者合并有二尖瓣狭窄,男性较多见。其他原因引起的多为乳头肌功能不全、退行性改变、二尖瓣脱垂和左心室增大所致的功能性二尖瓣关闭不全。

(一)病理生理

其血流动力学改变表现为在收缩期左心室部分血流反流入左心房,使左心房扩张及肥厚,肺毛细血管扩张,肺静脉瘀血;在舒张期,左心室充盈量增多,肺瘀血减轻。故二尖瓣关闭不全的早期,肺瘀血是间歇性,患者可较长期无症状。若出现左心衰竭,肺瘀血加重,继之肺动脉压增高,出现右心室肥厚和右心衰竭。

(二)临床表现

1.症状

轻度关闭不全可终身无症状,严重反流时致心排出量减少。最早出现的突出症状是乏力,肺瘀血症状如呼吸困难出现较晚,可合并心房颤动。肺水肿及咯血较二尖瓣狭窄为少见。

2.体征

心尖冲动增强,呈高动力型,左心室增大时向左下移位;心尖部可触及抬举样搏动,部分患者可触及震颤;听诊心尖部有 3 级及以上全收缩期杂音,向左下及背部传导,第一心音正常或减弱,肺动脉瓣区第二心音亢进及分裂。

3.并发症

心房颤动较常见,见于 3/4 的慢性重度二尖瓣关闭不全者;心力衰竭急性者早期出现,慢行者出现较晚;感染性心内膜炎较二尖瓣狭窄多见;栓塞较二尖瓣狭窄少见。

(三)实验室及其他检查

1.心电图

急性二尖瓣关闭不全者心电图正常,偶见窦性心动过速。慢性二尖瓣关闭不全轻者心电图可正常,严重者有左心室肥厚和劳损,有左心房肥大者多有房颤。

2.X 线检查

慢性重度反流常见左心房和左心室增大,左心衰竭时可见肺瘀血和间质性肺水肿征。右前斜位可见食管因左心房增大向右向后移位。

3.超声心动图

二维超声可显示二尖瓣结构的形态特征,有助于明确病因。脉冲多普勒超声和彩色多普勒对二尖瓣关闭不全敏感性高,几乎达 100%,且可半定量反流程度。

4.其他

可行核素心室造影或心导管检查。

(四)诊断要点

主要诊断依据为心尖区有典型的收缩期吹风样杂音伴左房和左室扩大,超声心动图检查可确诊。

(五)治疗原则

内科治疗包括预防风湿活动和感染性心内膜炎,针对并发症治疗。外科治疗包括瓣膜修补术和瓣膜置换术。

三、主动脉瓣狭窄

主动脉瓣狭窄是指主动脉瓣膜病变使心室收缩时主动脉瓣开放受限、狭窄,导致左室射血受阻。风湿性主动脉瓣狭窄约占风湿性瓣膜病的 1/4,男性多见,常同时伴有二尖瓣病变。病因除风湿外,还有先天性畸形、退行性改变、结缔组织疾病。

(一)病理生理

正常主动脉瓣口面积为 $3cm^2$,当瓣口面积 $<1cm^2$ 时,左心室排血受阻,左心室压力增加。左心室-主动脉间压力阶差增大,左心室肥厚,最终导致左心功能衰竭。当心功能不全出现后,常出现心排出量减少和肺瘀血等症状体征。由于心排出量减少及左心室肥厚,心肌耗氧量增加,活动后可有心肌缺血、心绞痛及各种心律失常。

(二)临床表现

1.症状

轻者可多年无症状,晚期可有"呼吸困难、心绞痛和昏厥"典型的主动脉狭窄三联征,少部分病例可发生猝死。主要与瓣膜狭窄致心排出量减少使体循环和重要器官供血不足有关。

2.体征

心尖冲动相对局限,持续有力,呈抬举样。第一心音正常。主动脉瓣区有 4～5 级喷射性收缩期杂音,向颈部传导,伴收缩期震颤,为本病的典型体征。典型病例可有收缩压和脉压均降低。

(三)辅助检查

1.心电图

左室肥厚伴 ST-T 继发性改变,房室传导阻滞和室内传导阻滞较常见。可有心房颤动或室性心律失常。

2.X 线检查

心影可正常或左心轻度增大,晚期右心扩大。

3.超声心动图

为明确诊断和判定狭窄程度的重要方法。可显示瓣叶数目、大小、增厚、钙化,收缩期呈圆拱状的活动度、交界处融合瓣口大小和形状等,还可判断狭窄程度。

4.心导管检查

常用于超声心动图不能确定狭窄程度并考虑人工瓣膜置换时。

(四)诊断要点

根据主动脉瓣区典型收缩期震颤及杂音,结合心电图、X 线检查,可基本确诊。超声心动图和心导管检查具有确诊价值。

(五)治疗原则

1.内科治疗

主要目的为确定狭窄程度,观察狭窄进展情况,选择手术指征及合适的手术时机。包括:①预防感染性心内膜炎;②根据狭窄程度定期复查;③及时处理心房颤动或心动过速等心律失常;④有症状的患者,限制体力活动,防止昏厥、心绞痛和猝死;⑤纠正心力衰竭,同时注意防止直立性低血压的发生;⑥以主动脉瓣狭窄为主的青年患者,若有症状,瓣膜活动度好,无钙化,可考虑先行经皮穿刺导管球囊扩张成形术。若伴有明显关闭不全时,仍需行瓣膜置换术为宜。

2.外科治疗

人工瓣膜置换术是治疗成年人主动脉狭窄的主要方法。主要适应于:①有昏厥或心绞痛的病史;②心电图示左心室肥厚和劳损;③心功能Ⅲ～Ⅳ级。儿童和青少年的非钙化性先天性主动脉瓣严重狭窄者,可行瓣膜交界处分离术。

四、主动脉瓣关闭不全

主动脉瓣关闭不全包括慢性关闭不全和急性关闭不全。在慢性风湿性瓣膜病中,主动脉瓣病变占 30%～40%,且多数合并有二尖瓣病变。男性较多见。单纯的主动脉瓣关闭不全多为非风湿性。

(一)病理生理

由于风湿性炎性病变使瓣叶纤维化、增厚、缩短、僵硬、变形,影响舒张期瓣叶边缘对合,造成关闭不全。瓣膜根部常有交界处粘连,可造成不同程度狭窄,所以风湿性主动脉瓣关闭不全多与狭窄并存。

在心脏舒张期,因主动脉瓣关闭不全,致使左心室同时接受左心房和主动脉反流的血液,左室充盈过度,舒张期负荷加重,引起左室代偿性肥厚及扩张。左室肥厚使心肌耗氧量增加,同时由于主动脉反流致舒张压减低,导致冠状动脉灌注不足,引起心肌缺血,加速心功能恶化。

(二)临床表现

1.症状

轻者可长期无症状,若无感染性心内膜炎,甚至终生无影响。随着返流量增加,出现与心搏量增大有关的症状,如心前区不适、心悸、头颈部搏动感等。左心衰竭早期可有劳力性呼吸困难,随着病情进展,可出现夜间阵发性呼吸困难和端坐呼吸。

2.体征

(1)周围血管征:随心脏搏动的点头征(De Musset 征)、水冲脉、股动脉枪击音(Traube 征)和毛细血管搏动征,听诊器轻压股动脉闻及双期杂音(Drossiest 征)和毛细血管搏动征。为收缩压升高,舒张压降低,脉压增大所致。

(2)心尖冲动:向左下移位,范围较广,呈有力的抬举性。

(3)心脏杂音:典型杂音为与第二心音同时开始的高调叹气样递减型舒张早期杂音,坐位并前倾和深呼气时易听到。重度反流者,常在心尖区听到舒张中晚期隆隆样杂音(Austin－Flint 杂音)。

3.并发症

感染性心内膜炎较常见,晚期可发生心力衰竭、心律失常、猝死、栓塞等。

(三)实验室及其他检查

1.心电图

左心室肥大和劳损,电轴左偏,后期可有心室内传导阻滞等改变。

2.X 线检查

可显示不同程度的左心室扩大。心影呈靴形,主动脉弓突出,有显著搏动。

3.超声心动图

为最敏感的确定主动脉瓣反流的方法。可显示左心室内径及主动脉根部内径,可探及全舒张期高速射流。

4.主动脉造影

用于无创技术不能确诊时。

(四)诊断要点

根据典型的主动脉关闭不全的舒张期杂音、周围血管征、X 线表现及心电图变化可基本诊断。超声心动图和主动脉造影有助确诊。

(五)治疗原则

内科治疗参照主动脉瓣狭窄,严重主动脉瓣关闭不全时需行外科人工瓣膜置换术。

五、常用护理诊断/问题

(一)体温过高

与风湿活动或合并感染有关。

(二)活动无耐力

与心功能不全致氧的供需失调及心律失常等有关。

(三)潜在并发症

感染性心内膜炎、心力衰竭、心律失常、猝死、栓塞等。

（四）焦虑

与担心疾病预后有关。

六、护理措施

（一）一般护理

1.环境

保持病室环境清洁,空气流通、温暖、干燥,阳光充足。

2.休息与活动

症状较轻者可适量活动,但应避免过度劳动。症状较重、心功能差者卧床休息。

3.饮食护理

给予清淡、易消化、高蛋白、高热量、富含维生素的食物,有心力衰竭者控制钠盐摄入。

（二）病情观察

1.注意有无风湿活动的表现

观察有无皮肤环形红斑、皮下结节、关节红肿及疼痛不适等。有发热者注意监测体温,观察热型。

2.心力衰竭

观察患者有无呼吸困难、乏力、食欲下降、少尿等症状;有无肺部湿啰音、肝大、下肢水肿等心力衰竭体征。

3.栓塞

观察有无突发头痛、胸痛、腹痛、脑膜刺激征及皮肤颜色、温度及外周动脉搏动异常等栓塞症状及体征。

4.输液护理

对于已有心力衰竭发生的患者,严格控制输液滴速,准确记录 24 小时出入量。

（三）用药护理

瓣膜性疾病常需进行抗感染、抗风湿、抗凝治疗。用药期间,注意观察药物的疗效及不良反应:使用易致过敏的抗生素时注意观察有无过敏反应;服用抗凝剂时注意观察患者有无胃肠道反应及出血倾向;应用强心利尿剂时注意观察患者的脉率、尿量,有无洋地黄中毒征象,监测水电解质平衡情况等。

（四）症状体征的护理

1.体温过高

体温超过 38.5℃时给予物理降温或遵医嘱给予药物降温,出汗后及时更换衣物,保证皮肤清洁干燥。

2.心力衰竭

(1)呼吸困难:呼吸困难明显者应卧床休息,以减轻心脏负荷,促进心功能恢复。劳力性呼吸困难者应减少活动量,以不引起症状为度。夜间阵发性呼吸困难者,加强夜间巡视,给予高枕卧位或半卧位。端坐呼吸者,可使用床上小桌、软枕或软垫等支托身体,保证患者舒适与安全,必要时双腿下垂。患者应着宽松衣服,轻软盖被,以减轻憋闷感。患者卧床期间,加强生活护理,注意口腔清洁,协助排尿便。

（2）水肿：观察水肿的部位、范围及其他受压部位皮肤有无发红、破溃现象发生，用手指压水肿部位 5 秒后松开，观察凹陷程度及水肿严重程度的变化。保持床单柔软、平整、干燥，必要时加用海绵垫，严重水肿者须使用气垫床或压疮保护贴，防止压疮发生。保持皮肤清洁，指导患者选择柔软、宽松的衣服和鞋袜。患者出现胸腔积液或腹腔积液时，须定时协助或指导其更换体位。发生会阴部水肿时，应保持局部皮肤清洁、干燥，男性患者可用托带支托阴囊部。

3.密切观察有无栓塞征象

（1）突然出现胸痛、气急、发绀和咯血等症状时，要考虑肺栓塞的可能；

（2）出现腰痛、血尿等考虑肾栓塞的可能；

（3）出现神志和精神改变、失语、吞咽困难、肢体功能障碍、瞳孔大小不等，甚至抽搐或昏迷征象时，警惕脑血管栓塞的可能；

（4）当出现肢体突发剧烈疼痛，局部皮肤温度下降，动脉搏动减弱或消失要考虑外周动脉栓塞的可能。

（五）健康指导

1.疾病知识指导

向患者及家属介绍疾病相关知识，鼓励患者树立信心，做好长期与疾病做斗争的思想准备；告诉患者坚持按医嘱服药、定期门诊复查的重要性。有手术适应证者说明早日手术的必要性，以免失去最佳手术时机。

2.避免诱因

避免重体力劳动、剧烈运动或情绪激动。育龄妇女要根据心功能情况在医生指导下选择妊娠与分娩时机，病情较重者不宜妊娠与分娩。

3.预防感染

改善居住环境中潮湿、阴暗等不良条件，保持室内空气流通、温暖、干燥、阳光充足。日常生活中适当锻炼，加强营养，提高机体抵抗力。注意防寒保暖，避免感冒，避免与上呼吸道感染、咽炎患者接触。在拔牙、内镜检查、导尿术、分娩、人工流产等手术操作前应告知医生风心病史。

七、总结

心脏瓣膜病是指单个或多个瓣膜（包括瓣环、瓣叶、腱索、乳头肌等）的功能或结构异常，表现为瓣口狭窄和（或）关闭不全。二尖瓣病变最常见。轻者无症状，严重时因心脏血流动力学的改变而出现相应的临床症状体征。常以抗感染、抗风湿及预防并发症等内科治疗为主，严重时可行介入治疗，后期常需外科手术分离狭窄或人工瓣膜置换等。护理重点在于观察患者有无风湿热活动表现及发热、栓塞、心力衰竭等症状；观察药物疗效，注意药物的不良反应，如过敏反应、出血倾向、洋地黄中毒征象等；向患者宣教相关疾病知识，如何正确使用抗生素及抗风湿等药物，避免诱因，预防感染等。

第六节　感染性心内膜炎的护理

感染性心内膜炎(IE)为微生物感染心内膜表面或邻近的大血管内膜引起的炎症损伤,伴赘生物形成。赘生物为大小不等、形状不一的血小板和纤维素团块,其中含大量微生物和少量炎症细胞。瓣膜为最常受累部位。根据病程,IE可分为急性和亚急性;根据获得途径可分为卫生保健相关性、社区获得性和静脉毒品滥用;根据瓣膜材质又可分为自体瓣膜心内膜炎和人工瓣膜心内膜炎。本节重点介绍自体瓣膜心内膜炎。

一、自体瓣膜心内膜炎

(一)病因及发病机制

链球菌和葡萄球菌分别占自体瓣膜心内膜炎致病微生物的60%和25%。急性者主要由金黄色葡萄球菌引起,少数由肺炎球菌、淋球菌、A族链球菌和流感嗜血杆菌等所致。亚急性者,草绿色链球菌最常见,其次为D族链球菌。

1.亚急性自体瓣膜心内膜炎

(1)血流动力学因素:常见于有瓣膜疾病的器质性心脏病患者,尤其是二尖瓣和主动脉瓣瓣膜疾病者。病变瓣膜的跨瓣压差的湍流使受压腔侧心血管内膜损伤,利于微生物沉积和生长。

(2)非细菌性血栓性心内膜炎:当心血管内皮受损时,血小板和纤维蛋白沉积,形成无菌性赘生物,成为细菌定居瓣膜表面的重要因素。

(3)短暂性菌血症:各种感染或细菌寄居的皮肤黏膜创伤常致暂时性菌血症,循环中的细菌如定居在无菌性赘生物上,即可发生感染性心内膜炎。

(4)细菌感染无菌性赘生物:取决于发生菌血症的频度和循环中细菌的数量及细菌黏附于无菌性赘生物的能力。草绿色链球菌从口腔进入血流的机会频繁,黏附性强,是亚急性感染性心内膜炎最常见的致病菌。细菌定居后迅速繁殖,促使血小板进一步沉积和纤维蛋白沉积,沉积的纤维蛋白覆盖于赘生物表面阻止了吞噬细胞进入,为其内的细菌提供了良好的庇护。

2.急性自体瓣膜心内膜炎

发病机制尚不清楚,主要累及正常心瓣膜。病原菌来自皮肤、肌肉、骨骼和肺等部位的活动性感染灶,循环中细菌量大,细菌毒力强,具有高度侵袭性和黏附于内膜的能力。主动脉瓣常受累。

(二)临床表现

1.全身症状

发热是最常见的症状。多为不规则的中度发热,午后和晚上体温高,伴寒战和盗汗。亚急性者起病隐匿,可有全身不适、乏力、食欲减退等非特异性症状。急性者呈暴发性败血症过程,有寒战、高热,常诉头、胸、背和四肢肌肉关节疼痛。突发心力衰竭者较常见。贫血多为轻、中度,呈进行性,晚期患者可有重度贫血,主要为感染抑制骨髓所致,多见于亚急性者。

2.体征

(1)心脏杂音:几乎所有患者均可闻及心脏杂音,是基础心脏病和(或)心内膜炎的瓣膜损害所致,尤以主动脉瓣关闭不全多见。急性多于亚急性。

(2)栓塞:可发生在机体的任何部位。脑、心、脾、肾、肠系膜和四肢为临床常见的体循环动脉栓塞常发生部位。左向右分流的先天性心血管病或右心内膜炎,以肺循环栓塞多见。

(3)周围体征:多为非特异性。包括:①瘀点,可出现于身体任何部位,以锁骨以上皮肤、口腔黏膜和睑结膜多见;②Osler 结节,为指(趾)末端腹面出现的豌豆大的红或紫色的痛性结节,常见于亚急性患者;③Janeway 损害,为手掌和足底处直径 1~4mm 的无痛性出血红斑,多见于急性患者;④Roth 斑,为视网膜的卵圆形出血斑,其中心呈白色,多见于亚急性感染;⑤指(趾)甲下线状出血。

3.并发症

(1)心力衰竭:最为常见。主要由瓣膜关闭不全所致,其中以主动脉瓣受损最常发生,约占75%,其次为二尖瓣。

(2)心肌脓肿:常见于急性患者,可发生于心脏任何部位。心肌脓肿偶可穿破导致化脓性心包炎。

(3)急性心肌梗死:大多是冠状动脉栓塞引起,以主动脉瓣感染多见。

(4)心肌炎

(5)其他:细菌性动脉瘤、迁移性脓肿、化脓性脑膜炎、脑肾血管栓塞等。

(三)实验室及其他检查

1.血常规及血沉

进行性贫血较常见,60%~70%的患者属正色素型正细胞性贫血,白细胞计数正常或轻度升高。90%以上的患者红细胞沉降率增快。

2.超声心动图

能发现赘生物、瓣周并发症等支持心内膜炎的证据。M 型与实时二维图联合使用,能检出大于 2mm 的赘生物,还可检出原发性心脏病变,对决定是否换瓣有重要参考意义。

3.血培养

是确诊菌血症和 IE 最重要的方法。

(四)诊断要点

IE 的临床表现缺乏特异性,超声心动图和血培养是诊断本病的两大基石。对原因不明的发热在 1 周以上伴有心脏杂音、贫血、脾大、白细胞增多,伴或不伴栓塞时,要考虑本病。

(五)治疗原则

1.抗微生物治疗

为最重要的治疗措施。用药原则早期、足量、联合、静脉用药。细菌培养结果未出来之前,需进行经验治疗。常用抗生素有青霉素(剂量可用至 1200 万~1800 万 U/d)、萘夫西林、庆大霉素(阿米卡星)、头孢菌素、万古霉素、两性霉素 B 等。一旦血培养分离出病原微生物后,即根据药敏试验结果指导用药。

2.外科治疗

适用于有严重心脏并发症或抗生素治疗无效的患者。

二、人工瓣膜和静脉药瘾者心内膜炎

(一)人工瓣膜心内膜炎

发生于人工瓣膜置换术后,60 天内为早期人工瓣膜心内膜炎,60 天以后为晚期人工瓣膜心内膜炎。早期致病菌约 1/2 的为葡萄球菌,晚期以链球菌最常见。除赘生物形成外,常致人工瓣膜部分破裂、瓣周漏,瓣环周围组织和心肌脓肿,最常累及主动脉瓣。早期多为急性暴发,晚期多见亚急性表现。术后发热、出现新杂音、脾大或周围栓塞征,血培养同一种细菌阳性结果至少两次,可诊断本病。

本病难以治愈且预后不良。应在自体瓣膜心内膜炎用药基础上,将疗程延长为 6~8 周。有瓣膜再置换术的适应证者尽早手术。

(二)静脉药瘾者心内膜炎

致病菌常来源于皮肤,药物污染所致者较少见。主要致病菌为金黄色葡萄球菌,其次为链球菌。大多累及正常瓣膜,急性发病者多见,常伴转移性感染灶。亚急性表现多见于有感染性心内膜炎史者。用药原则同自体瓣膜心内膜炎,根据药敏试验选择抗生素。

三、常用护理诊断/问题

(一)体温过高

与感染有关。

(二)潜在并发症

心力衰竭。

(三)急性意识障碍

与脑血管栓塞有关。

(四)焦虑

与疾病迁延反复有关。

四、护理措施

(一)一般护理

1.休息与活动

嘱患者卧床休息,直至热退和感染症状缓解。急性期过后,指导患者渐进性活动,注意观察有无出汗、头昏、乏力等活动后反应。

2.饮食护理

给予营养丰富的食物,以高蛋白高维生素饮食为宜。鼓励患者多进食,增强机体抵抗力。

3.生活护理

发热患者勤换衣物,保持皮肤、口腔清洁,预防感染。

(二)病情观察

密切监测体温变化,每天测量 4~6 次,直至正常;监测水电解质平衡,准确记录出入量;评估患者活动耐力,制订适合患者的活动计划。

(三)用药护理

准确及时地遵医嘱应用抗生素,并观察药物疗效及不良反应;注意保护患者静脉,必要时可使用 PICC。

(四)症状体征的护理

1.注意观察患者有无心功能不全的表现

如呼吸困难、水肿、咳嗽、心悸、尿少等;观察心脏杂音;仔细检查口腔黏膜、睑结膜、前胸、手、足等处有无瘀点出现。

2.体温升高者

卧床休息,调节病室的温度和湿度。对于物理降温或使用退热剂者,及时观察降温效果,保证皮肤、衣被干爽舒适。

3.注意有无栓塞征象

(1)突然出现胸痛、气急、发绀和咯血等症状时,要考虑肺栓塞的可能;

(2)出现腰痛、血尿等考虑肾栓塞的可能;

(3)出现神志和精神改变、失语、吞咽困难、肢体功能障碍、瞳孔大小不等,甚至抽搐或昏迷征象时,警惕脑血管栓塞的可能;

(4)当出现肢体突发剧烈疼痛,局部皮肤温度下降,动脉搏动减弱或消失要考虑外周动脉栓塞的可能。

(五)血培养标本的留取

未经治疗的亚急性患者,应在第 1 天每间隔 1 小时采血 1 次,共 3 次。如次日未见细菌生长,重复采血 3 次后,开始抗生素治疗。已使用抗生素者,停药 2~7 天后采血,必要时需补充特殊培养技术,以提高血培养阳性率。每次采血量 10~20mL,严格执行无菌操作,分别做需氧和厌氧菌培养,至少培养 3 周。告诉患者停用抗生素和反复采血的必要性,取得患者的配合。

(六)心理护理

多与患者及家属进行沟通,告知其大剂量长疗程抗生素是彻底治愈本病的关键,必须坚持。告诫患者切忌情绪激动,以免赘生物脱落。

(七)健康指导

1.疾病知识指导

向患者及家属讲解本病相关知识,强调坚持足够剂量和足够疗程治疗的重要性。在拔牙、扁桃体摘除术、上呼吸道手术或泌尿、生殖、消化道侵入性诊疗操作及其他外科手术治疗前,应说明自己患有心瓣膜病、心内膜炎等病史,以预防性使用抗生素。

2.生活指导

嘱患者防寒保暖,避免感冒,加强营养,增强机体抵抗力,合理安排休息。保持口腔和皮肤清洁,少去公共场所。勿挤压痤疮、疖、痈等感染病灶,减少病原体入侵的机会。

3.病情自我监测指导

教会患者监测体温变化、栓塞征象,定期门诊随访。

五、总结

感染性心内膜炎为微生物感染心内膜或邻近的大血管内膜引起的炎症损伤,瓣膜为最常受累部位。本节重点介绍了自体瓣膜心内膜炎。其临床表现以发热、心脏瓣膜损害、血管栓塞为主,血培养是诊断本病的重要方法。静脉、早期、联合、大剂量的抗生素应用是治疗本病的关键,药敏试验对抗生素的选择具有指导意义。护理重点在于监测患者的体温变化,观察有无各种栓塞征象;正确采集血培养标本;严格准确地遵医嘱应用抗生素;告知患者发热期间卧床休息,直至热退和感染症状缓解;鼓励进食营养丰富的饮食;教会患者及家属对疾病的自我监测。

第七节　心肌疾病的护理

心肌疾病是指除心脏瓣膜病、冠状动脉粥样硬化性心脏病、高血压性心脏病、肺源性心脏病和先天性心脏病以外的以心肌病变为主要表现的一组疾病。是由不同病因引起的心肌机械和(或)心电功能障碍,常表现为心室肥厚或扩张。包括心肌炎、原发性心肌病(简称心肌病)和特异性(原因明确)心肌病。

一、心肌炎

心肌炎是指心肌本身的炎症病变,可分为感染性和非感染性两大类。最常见的是病毒性心肌炎(VMC),是指由嗜心肌性病毒感染引起的非特异性间质性炎症为主要病变的心肌炎,约占心肌炎的半数。本节重点介绍病毒性心肌炎。

(一)病因及发病机制

病毒性心肌炎常由柯萨奇病毒、埃可病毒和脊髓灰质炎病毒引起,尤其以柯萨奇 B 组病毒最为常见。细菌感染、营养不良、劳累、寒冷、缺氧等引起机体抵抗力下降,容易导致病毒感染而发病。病毒作用于心肌的方式有:①直接侵犯心肌;②由免疫机制引起心肌及微血管损伤。

(二)临床表现

病毒性心肌炎患者临床表现取决于病变的广泛程度与部位,轻者可无症状,重者甚至出现心源性休克及猝死。

1.病毒感染症状

在发现心肌炎前 1～3 周,患者常有发热、全身倦怠等感冒样症状或呕吐、腹泻等消化道症状。

2.心脏受累症状

表现为心悸、胸闷、呼吸困难、心前区隐痛、乏力等,严重者可出现阿—斯综合征、心源性休克。

3.主要体征

常有心律失常,以房性与室性期前收缩及房室传导阻滞最为多见。心率可增快且与体温不相符。听诊可闻及第三、第四心音或舒张期奔马律,心力衰竭者可有颈静脉曲张、水肿、肝大及心界扩大等体征,严重者可出现心源性休克。

(三)实验室及其他检查

1.实验室检查

红细胞沉降率增快、C反应蛋白阳性;心肌型肌酸激酶(CK－MB)水平增高、心肌钙蛋白水平增高;血清柯萨奇病毒IgM抗体滴度明显增高。心内膜心肌活检有助于病原学诊断。

2.X线检查

心影扩大或正常。

3.心电图

敏感性高但特异性差。可出现ST-T改变、病理性Q波及各种心律失常,尤以窦性心动过速及Ⅰ度房室传导阻滞较为常见。

(四)诊断要点

目前主要采用综合诊断,依据病史、临床表现及心电图、实验室检查等综合分析,排除其他疾病。

(五)治疗原则

无特异性,以支持对症为主。常给予营养心肌、促进心肌代谢药物;对症治疗心律失常及心力衰竭等并发症。急性期避免劳累,适当休息,抗病毒治疗是关键。

(六)常用护理诊断/问题

1.活动无耐力

与心肌炎症损伤致心律失常、心功能不全有关。

2.体温过高

与病毒感染有关。

3.潜在并发症

心律失常、心力衰竭。

(七)护理措施

1.一般护理

(1)休息与活动:急性期卧床休息,直至体温下降至正常后3～4周,症状及体征基本消失,心电图恢复正常后逐渐增加活动。如活动中出现胸闷、心悸、呼吸困难、心律失常等,应立即停止。限制探视,减少不必要的干扰。

(2)饮食护理:给予高蛋白、高维生素、易消化的低盐饮食。嘱患者少量多餐,避免刺激性食物。

2.病情观察

注意患者心率、心律、心电图波形变化,密切观察生命体征、尿量、意识、皮肤黏膜颜色,注意有无呼吸困难、咳嗽、颈静脉曲张、水肿、奔马律、肺部湿啰音等心律失常或心力衰竭表现。

3.用药护理

遵医嘱准确、及时用药,观察药物的疗效及不良反应。

4.心理护理

病毒性心肌炎常发生于青壮年中,患者常因影响学习、工作而烦躁焦虑。应向患者说明本病的演变过程及预后,告诉患者体力恢复需要一段时间,不能急于求成。一旦患者活动耐力有所增加时,应及时给予鼓励。对不愿或害怕活动者,应给予心理疏导,并督促患者完成耐力范围内的活动量。在疾病的不同阶段,帮助患者完成相应的角色转换。

5.健康指导

(1)饮食:戒烟酒。鼓励患者加强营养摄入,尤其是补充富含维生素 C 的食物如新鲜蔬菜、水果,以促进心肌代谢与修复。

(2)活动:急性病毒性心肌炎患者出院后需继续休息 3～6 个月,无并发症者可恢复学习或轻体力劳动,6 个月至 1 年内避免剧烈运动或重体力劳动、妊娠等。

(3)自我保健与监测:指导患者进行适当锻炼,增强机体抵抗力。注意防寒保暖,预防病毒性感冒。教会患者及家属自测脉搏,发现异常或有胸闷、心悸等不适及时就诊。

二、心肌病

心肌病是一组异质性心肌疾病,可由不同病因(遗传性病因较多见)引起,常被定义为"原因不明的心肌疾病",病因明确或与系统疾病相关的特异性心肌病如冠心病、围生期心肌病、风湿性心瓣膜病、高血压性心脏病等所致的心肌病变不在此列。临床可分为:扩张型心肌病、肥厚型心肌病、限制型心肌病、其他获得性心肌病。其中,以扩张型心肌病和肥厚型心肌病较常见。

(一)扩张型心肌病

扩张型心肌病(DCM)是一类以左心室或双心室扩大伴收缩功能障碍为特征的心肌病。病因多样,常有心脏扩大、心力衰竭、心律失常等临床表现,预后差,病死率较高,好发于青中年男性,且呈逐年上升趋势。

1.病因及发病机制

多数病例原因不清,部分患者有家族遗传性。其病理改变以心腔扩大为主,肉眼可见心室扩张、室壁多变薄,纤维瘢痕形成,常伴有附壁血栓。组织学检测可见非特异性心肌细胞肥大、变性,特别是不同程度的纤维化。

2.临床表现

本病起病隐匿,早期常无症状。随着病情加重,可出现程度不同的呼吸困难等左心衰竭症状,随之出现食欲下降、腹胀、下肢水肿和肝大等右心衰竭症状,常合并心律失常。部分患者可发生栓塞和猝死。

3.实验室及其他检查

(1)X 线检查:心影明显增大,心胸比值增大＞50％,可见肺瘀血征。

(2)心电图:缺乏特异性诊断,可见左心室肥大、各种心律失常及 ST-T 改变。

(3)超声心动图:是诊断及评估 DCM 最常用的检查手段。早期仅有左心室轻度扩大,后期可见各心腔均扩大,以左室为主,心室壁运动减弱。

(4)其他:如心脏磁共振(CMR)、心导管检查等,其中 CMR 对于心肌病诊断、鉴别诊断及预后评估价值很高。

4.诊断要点

心界扩大、心力衰竭和(或)心律失常,超声心动图证实心腔扩大和心肌弥散性搏动减弱而无其他病因可解释时,可考虑本病。

5.治疗原则

旨在阻止基础病因介导的心肌损害,阻断造成心力衰竭加重的神经体液机制,控制心律失常和预防猝死,预防栓塞,提高生活质量和延长生存。治疗方案包括:

(1)病因治疗:积极寻找病因,控制感染、戒烟戒酒、改变不良生活方式等。

(2)控制心力衰竭:常用β受体阻滞剂、血管紧张素转换酶抑制剂及洋地黄制剂等。从小剂量开始,根据患者症状、体征调整用量,长期口服可延缓病情进程。本病易发生洋地黄中毒,应慎用。

(3)预防栓塞和猝死:对有发生栓塞风险又无禁忌证者,需口服阿司匹林;对已有血栓和(或)栓塞者,须长期口服华法林抗凝治疗。预防和及时控制心律失常是防治猝死的重要措施。

(4)外科治疗:对长期严重心力衰竭、内科治疗无效者,可考虑心脏移植。

(二)肥厚型心肌病

肥厚性心肌病(HCM)是一种遗传性心肌病,以心室肌非对称性肥厚、心室腔变小为特征,常并发各种心律失常,是青少年运动猝死的最主要原因之一。该病根据左心室流出道有无梗阻可分为梗阻性 HCM 和非梗阻性 HCM,梗阻性 HCM 约占 70%。

1.病因及发病机制

本病常有明显家族史(约占 1/3),目前认为是常染色体显性遗传疾病,肌球蛋白基因突变是主要的致病因素。

2.临床表现

(1)症状:最常见症状是劳力性呼吸困难和乏力,约 1/3 的患者有劳力性胸痛,夜间阵发性呼吸困难较少见。最常见的持续心律失常是房颤。部分患者因肥厚性心肌耗氧增多而致心绞痛,休息和应用硝酸甘油不能使之缓解。

(2)体征:心脏轻度增大,可闻及第四心音。梗阻性患者可在胸骨左缘第 3、4 肋间或心尖部听到收缩中、晚期粗糙的喷射性杂音,屏气、剧烈运动、含服硝酸甘油时此杂音可增强。

3.实验室及其他检查

(1)X 线检查:并发心力衰竭者心影明显增大。

(2)心电图:形式多样。最常见为左心室肥大,可有 ST-T 改变及病理性 Q 波。

(3)超声心动图:对本病有非常重要的诊断意义。心室不对称肥厚而无心室增大是其主要特征,可显示室间隔的非对称性肥厚,舒张期室间隔厚度达 15mm 或与左心室后壁厚度之比≥1.3,间隔运动减弱。

4.诊断要点

典型病例诊断不难,但轻型病例易于漏诊或误诊,对可疑病例行超声心动图检查多可确诊。

5.治疗原则

改善症状、减少并发症和预防猝死是本病的治疗原则。目前主张应用β受体阻滞剂或钙通道阻滞剂治疗,可减慢心率或减弱心肌收缩力,缓解流出道梗阻,减少室性及室上性心动过速和房颤,但联合治疗可能出现心率过缓和低血压,一般不建议合用。对重度梗阻性 HCM 患者可做左室流出道疏通术、室间隔切除术或无水酒精化学消融。部分适应证患者可行起搏治疗。

(三)常见护理诊断/问题

1.气体交换受损

与肺水肿、心力衰竭有关。

2.潜在并发症

栓塞、心律失常、猝死、心力衰竭。

3.疼痛

胸痛与肥厚的心肌需氧量增加和心肌供血供氧能力下降有关。

4.焦虑

与病情反复、疗程长或并发症有关。

(四)护理措施

1.一般护理

(1)休息与活动:适当限制体力活动,制订适合病情的活动计划,必要时卧床休息。注意安全防护,必要时加床挡。

(2)饮食护理:给予高蛋白、高维生素、富含纤维素的清淡饮食。心力衰竭者限制钠的摄入。

2.病情观察

(1)监测生命体征,听取患者主诉。

(2)观察有无并发症发生:有无呼吸困难、心悸、颈静脉曲张、腹腔积液、下肢水肿等心力衰竭症状;有无突发的胸痛、腰痛、肢端皮肤发绀发凉等栓塞症状。

(3)有心律失常者随时监测心电图变化;心力衰竭利尿者,准确记录出入量,注意观察有无水电解质平衡紊乱。

3.用药护理

严格按医嘱给药,观察药物的疗效及不良反应。扩张型心肌病患者对洋地黄耐受性差,使用时应警惕发生中毒;严格控制输液量与速度,以免发生急性肺水肿。

4.症状体征的护理

胸痛发作时立即停止活动,卧床休息;持续吸氧,氧流量 3～4L/min;安慰患者,解除紧张情绪;遵医嘱使用 β 受体阻滞剂或钙通道阻滞剂,注意有无心动过缓等不良反应。

5.健康指导

(1)疾病知识指导:症状轻者可参加轻体力工作,但要避免劳累。防寒保暖,预防上呼吸道感染。肥厚型心肌病者应避免情绪激动、持重、屏气及激烈运动如球类比赛等,减少昏厥和猝死的危险。有昏厥病史或猝死家族史者应避免独自外出活动,以免发作时无人在场而发生意外。

(2)用药与随访:告知患者坚持服药的必要性,说明药物的名称、剂量、用法,教会患者及家属观察药物疗效及不良反应。嘱患者定期门诊随访,症状加重时立即就诊,防止病情进展、恶化。

三、总结

心肌疾病包括心肌炎、原发性心肌病(简称心肌病)和特异性心肌病。心肌炎指心肌本身的炎症病变,以病毒性心肌炎最常见。治疗以抗病毒和保护心肌为主。急性期强调卧床休息,直至体温降至正常后3～4周,症状及体征基本消失,心电图恢复正常。心肌病是指伴有心肌功能障碍的心肌疾病,以扩张型和肥厚型心肌病最为常见。肥厚型心肌病是青少年运动性猝死的最主要原因之一。避免情绪激动、持重、屏气及激烈运动能减少昏厥和猝死。与患者一起制订适合病情的活动计划;观察有无栓塞、心律失常、心力衰竭等并发症;扩张型心肌病患者警惕洋地黄中毒;告知患者坚持服药的必要性,定期门诊随访是本病的护理要点。

第五章 神经内科疾病的护理

第一节 周围神经疾病的护理

周围神经系统是指位于脊髓和脑干的软膜外的所有神经结构,即从脊髓腹侧和背侧发出的脊神经根组成的脊神经,以及从脑干腹外侧发出的脑神经,但不包括嗅神经和视神经,它们是中枢神经系统的特殊延伸。按其所支配的周围器官的性质可分为分布于体表和骨骼肌的躯体神经系统和分布于内脏、心血管和腺体的内脏神经系统。

周围神经系统疾病是指原发于周围神经系统的功能障碍或结构改变。常见的病因有炎症、压迫、外伤、代谢、遗传、变性、免疫、中毒、肿瘤等。常见的疾病包括三叉神经痛、面神经炎、急性炎症性脱髓鞘性多发性神经病。

一、三叉神经痛

原发性三叉神经痛(PTN)是一种原因未明的三叉神经分布区内闪电样反复发作的剧痛。如因脑干肿瘤、延髓空洞症等明确病因引起的称为症状性(继发性)三叉神经痛。

(一)病因及发病机制

目前被广泛接受的导致三叉神经痛的原因是血管压迫。三叉神经进入脑桥处是一段长约数毫米的裸区,无髓鞘包绕,为中枢神经与周围神经的移行区,此区域易受搏动性的血管压迫,即微血管压迫或神经血管冲突致病。

(二)临床表现

本病多发生在中老年人,多数在 40 岁以上,女性略多于男性。多为一侧发作。以突发性疼痛为主要发作特点。

1.疼痛的性质和特点

突发(无先兆,如闪电)、剧烈(电击、针刺、刀割、撕裂、烧灼样)、短暂(数秒至 2 分钟不等),发作间期完全正常。

2.疼痛的部位

以面部三叉神经分布区内突发的剧痛为特点,以面颊部、上下颌或舌疼痛最明显。

3.疼痛有"触发点"

口角、鼻翼、颊部和舌等处最敏感,轻触即可诱发,故有"触发点"或"扳机点"之称。严重者洗脸、刷牙、说话、咀嚼都可诱发,以致不敢做这些动作。

4.病程

可呈周期性,原发性三叉神经痛者起始时发作次数较少,间歇期长,随病程进展而使发作逐渐频繁,间歇期缩短,甚至终日疼痛不止。本病可缓解,但极少自愈。

5.原发性三叉神经痛者神经系统检查

多无阳性体征,继发性三叉神经痛多伴其他脑神经及脑干受损的症状和体征。

(三)实验室及其他检查

颅脑 CT 或 MRI 可鉴别继发性三叉神经痛;脑干三叉神经诱发电位是评价三叉神经功能的电生理方法。

(四)诊断要点

根据疼痛发作的典型症状和分布范围,不难诊断,但应注意与牙痛、偏头痛及舌咽神经痛等区别,注意鉴别原发性与继发性三叉神经痛。

(五)治疗原则

迅速有效镇痛是治疗本病的关键。首选药物治疗或辅以针刺治疗,无效时可用神经阻滞疗法或手术治疗。

1.药物治疗

卡马西平为首选药物,可使 2/3 的患者疼痛缓解。苯妥英钠是二线用药,有效率 25%。其他药物有氯硝西泮、氯丙嗪、氟哌啶醇。

2.其他治疗

微血管减压术是较常用的三叉神经痛治疗方法,应用药物保守治疗效果不佳的患者,多数会采用微血管减压术治疗。亦可行三叉神经周围支无水酒精封闭、射频热凝治疗或三叉神经感觉根切断术。

(六)常用护理诊断/问题

1.疼痛

与三叉神经损害有关。

2.焦虑

与疼痛反复发作有关。

(七)护理措施

1.一般护理

指导患者避免诱发因素,生活规律,合理休息,适度娱乐;选择清淡、无刺激的软食,严重者进食流食;帮助患者尽可能减少刺激因素,如保持周围环境安静、室内光线柔和等。手术患者术后行去枕平卧 6 小时后实施健侧卧位,有助于减轻切口水肿。

2.病情观察

观察患者服药后疼痛的部位、性质、持续时间、发作频率、程度的变化情况,观察药物的不良反应。手术治疗患者,观察术后疼痛消失和改善情况及是否出现低颅压、听力障碍、脑脊液漏、周围性面瘫及感染等并发症。

3.疼痛护理

了解疼痛的原因与诱因;与患者讨论减轻疼痛的方法与技巧,鼓励患者通过听轻音乐、阅读书籍、运用指导式想象等转移注意力,以达到精神放松,减轻疼痛。

4.用药护理

指导患者按正确剂量服药,不随意增加或减少药量,观察药物不良反应,如卡马西平可有头晕、嗜睡、恶心、步态不稳等不良反应,偶可发生皮疹、白细胞减少、共济失调、肝损害等,严重者需停药。

5.心理护理

三叉神经痛患者会因疼痛反复发作且疼痛剧烈,导致紧张、恐惧、焦虑、抑郁

6.健康指导

帮助患者及家属掌握本病有关治疗和训练方法。洗脸、刷牙动作轻柔,吃软食,禁吃较硬的食物,以免诱发。遵医嘱合理用药,识别药物不良反应。不要随意更换药物或停药。服用卡马西平每 2 个月应检查 1 次肝功能和血常规,发现眩晕、步态不稳及皮疹时及时就医。

二、面神经炎

面神经炎或称 Bell 麻痹、特发性面神经麻痹,是指神经管内神经非特异性炎症引起的周围性面瘫,是一种最常见的面神经瘫痪疾病。

(一)病因及发病机制

多数考虑本病由病毒感染导致神经水肿所致。由于骨性面神经管狭小,仅能容纳面神经通过,一旦面神经发生水肿,则容易受压产生神经功能阻滞致病。

(二)临床表现

本病发生于任何年龄,任何季节,多见于 20～40 岁,男性多于女性。急性发病,数小时至数天达高峰。病前多有受凉史,特别是狭窄缝隙的冷风是常见诱因。

1.耳后疼痛或乳突压痛

首发症状是病侧耳后、茎突区域的疼痛,程度轻,多能忍受。

2.周围性面瘫

病后 1～2 天病变侧面部表情肌出现瘫痪,逐渐加重,可至全瘫。瘫痪明显时,额纹消失,不能皱额蹙眉,眼裂闭合不能或闭合不完全,病侧鼻唇沟浅,口角歪向健侧,不能吹口哨,不能鼓腮等;进食时患侧口角漏水,食物常滞留在唇齿之间;由于下眼睑松弛外翻,泪点外转,泪液不能正常引流而外溢。

3.Hunt 综合征

影响膝状神经节者,除上述表现外,还可出现患侧乳突部疼痛,舌前 2/3 的味觉缺失,听觉过敏,耳郭与外耳道感觉减退,外耳道鼓膜疱疹。

(三)实验室及其他检查

MRI 和 CT 为非常规检查,但可排除脑桥小脑角肿瘤及颅底占位等病变。面神经电生理传导检查可判断本病预后。

(四)诊断要点

根据急性起病、临床表现为周围性面瘫,面神经炎的诊断不难,但需注意与吉兰－巴雷综合征、中耳炎、腮腺炎、肿瘤、脑膜炎等引起的继发性面神经麻痹相鉴别。

(五)治疗原则

改善局部血液循环,减轻面神经水肿,缓解神经受压,促进功能恢复。

1.物理治疗

早期超短波深部透热治疗可减轻面神经水肿。2 周后可应用低频疗法、低频电刺激及针

刺治疗刺激面肌收缩、改善循环、防止肌肉萎缩。该疗法能引起面肌痉挛,不宜病程初期用,一旦麻痹恢复立即终止。

2.药物治疗

急性期应尽早使用糖皮质激素,可用泼尼松 30mg 口服,1 次/d,或地塞米松静脉滴注 10mg/d,疗程 1 周左右,并用大剂量维生素 B_1、维生素 B_{12} 肌内注射。

3.手术治疗

2～3 个月后,对自愈较差的高危患者可行面神经管减压术。

(六)常用护理诊断/问题

自我形象紊乱:与面神经受损而致口角歪斜等有关。

(七)护理措施

1.一般护理

充分休息,避免外出。尽量避免患侧面部吹风,禁止使用冷水洗脸。多补充高维生素食物,特别是 B 族维生素丰富的食物,以促进髓鞘生长。保持口腔清洁,及时漱口,清除口腔患侧滞留食物。眼睑闭合不全者加强眼部保护,夜间睡眠时可戴眼罩或涂抹眼膏保护角膜。

2.病情观察

观察面神经受损症状、体征的康复情况。

3.症状体征的护理

尽早开始做面肌的主动和被动运动,如对着镜子做皱眉、抬额、闭眼、龇牙、鼓腮、吹口哨等动作,每天数次,每次 5～15 分钟,辅以面肌按摩。

4.用药护理

观察糖皮质激素的疗效及不良反应、观察抗病毒药物有无肾损害、尿量有无变化。

5.心理护理

由于患者面部形象有改变,患者担忧、焦虑、自卑,应告知患者此病的预后,细致耐心地开导,尊重患者,避免伤害患者自尊心的行为。

6.健康指导

夏季防止睡眠时狭窄缝隙的冷风直接吹入,预防感冒。用可接受的方式适当遮挡、修饰面容。坚持面肌的被动或主动运动锻炼。帮助患者了解预后,面神经电生理传导检查结果可协助判断预后。如患侧诱发的肌电动作电位波幅为健侧的 30% 或以上者,在 2 个月内可完全恢复;10%～30% 的需 2～8 个月恢复,可有一定程度后遗症;如为 10% 以下者则需 6 个月到 1 年才能恢复,且常伴有中重度(面肌痉挛)后遗症。

三、急性炎症性脱髓鞘性多发性神经病

急性炎症性脱髓鞘性多发性神经病(AIDP)又称吉兰-巴雷综合征(GBS),为急性或亚急性起病的大多可恢复的多发性脊神经根(可伴脑神经)受累的一组疾病。是一种表现为四肢对称性、弛缓性瘫痪的自身免疫病。各年龄组均可发病,以儿童、青少年、中年多见,男性发病率略高于女性,一年四季都可发病。

(一)病因与发病机制

本病病因不明,约 2/3 的病例发病前 4 周内有呼吸道或胃肠道前驱感染史,空肠弯曲菌是

当前 GBS 最常见的前驱感染病原体,少数患者有手术史或疫苗接种史。多数认为本病是感染引起的细胞和体液免疫介导的迟发性自身免疫性疾病。主要病变是周围神经广泛的炎症性节段性脱髓鞘和小血管周围淋巴细胞及巨噬细胞的炎症反应。

(二)临床表现

急性或亚急性起病,2 周左右达到高峰。

1.运动障碍

首发症状常为四肢对称性弛缓性无力,可自远端向近端发展或相反,亦可远、近端同时受累,并可累及躯干,严重病例可因累及肋间肌及膈肌而致呼吸麻痹。

2.感觉障碍

发病时多有肢体感觉异常,如麻木、刺痛和不适应,感觉缺乏或减退呈手套袜子样分布。

3.脑神经损害

脑神经损害以双侧周围性面瘫多见,尤其在成年人;也可有舌咽神经、迷走神经麻痹,表现为吞咽及构音困难。

4.自主神经症状

自主神经症状有多汗、皮肤潮红、手足肿胀及营养障碍。严重病例可有心动过速、直立性低血压等。

(三)实验室及其他检查

1.脑脊液(CSF)检查

典型改变为细胞数正常,而蛋白质水平明显增高(为神经根的广泛炎症所致),称蛋白-细胞分离现象,为本病的重要特点。蛋白质水平增高在起病后 3 周末达到高峰。

2.肌电图

早期可见 F 波或 H 反射延迟(提示神经近端或神经根损害)。

(四)诊断要点

急性或亚急性起病,病前有感染史,四肢对称弛缓性瘫痪,可有脑神经损害,常有脑脊液蛋白-细胞分离现象,可诊断。

(五)治疗原则

1.对症治疗

呼吸肌麻痹是本病的主要危险,呼吸肌麻痹抢救成功与否是提高治愈率、降低病死率的关键,而呼吸机的正确使用是成功抢救呼吸肌麻痹的保证。因此,应严密观察病情,延髓支配肌肉麻痹伴饮水呛咳、呼吸困难或严重的肺部感染者,应尽早气管切开和人工辅助呼吸,保持呼吸道通畅。鼻饲营养者注意补充维生素、能量,防止电解质紊乱。

2.免疫治疗

静脉注射免疫球蛋白(IVIG)是目前国际公认的治疗 GBS 有效的免疫治疗方法。对病情进展、有可能出现呼吸肌麻痹者,尽早使用,有效率为 $50\% \sim 70\%$。多数推荐剂量为 $400mg/(kg \cdot d)$,连用 5 天,总剂量 $2g/kg$。主要机制为抑制抗体、补体,中和自身的抗体,抑制炎症反应。

3.血浆置换(PE)疗法

可迅速清除血循环中抗周围神经髓鞘自身抗体,与 IVIG 效果相当。不良反应为低血压、出血、感染。弊端为费用高、设备昂贵。有心功能不全、严重感染、凝血功能障碍者禁忌使用。

4.糖皮质激素

目前使用存在很大争议。

(六)常用护理诊断/问题

1.低效性呼吸型态

与呼吸无力、神经肌肉受累、呼吸不完全有关。

2.生活自理缺陷

与肢体瘫痪有关。

3.焦虑/恐惧

与健康状态改变、语言交流困难、运动量下降有关。

4.吞咽困难

与吞咽神经、迷走神经麻痹有关。

5.清理呼吸道无效

与呼吸肌麻痹、肺部感染致分泌物增多有关。

6.潜在并发症

呼吸肌麻痹。

(七)护理措施

1.一般护理

(1)保持呼吸道通畅:多数患者痰液不能自行排出,易引起窒息和肺部感染。鼓励有能力咳嗽的患者,取半坐卧位,深呼吸和有效咳嗽。对不能自主咳嗽者,床边备吸引装置,患者取侧卧位或平卧位,头偏向一侧,协助翻身、拍背或体位引流,及时清除口、鼻腔和呼吸道分泌物,必要时予雾化吸入,予以吸痰,保持呼吸道通畅。

(2)给氧:持续低流量给氧,并保持输氧管道通畅。

(3)饮食:给予高蛋白、高维生素、高热量且易消化食物,吞咽困难者饮食选用糊状,糊状食物可在口腔停留不易引起呛咳,患者取半坐位或坐位。进食如有吞咽困难、发生呛咳、无法自行饮食者给予鼻饲,保证机体足够的营养,维持正氮平衡。

2.病情观察

(1)给予心电监测,动态监测生命体征、血氧饱和度、血氧分压的变化。

(2)在疾病进展期严密观察呼吸频率、节律、深度、呼吸肌功能状况,询问患者有无胸闷、气短、憋喘等症状,当患者出现呼吸费力、出汗、口唇发绀等缺氧症状,血气分析血氧分压低于70mmHg 时,应立即报告医生,遵医嘱尽早使用人工呼吸机。

(3)气管切开的患者密切观察切开局部有无渗血,皮下有无气肿,固定气管套带松紧是否合适,给予气管切开处常规换药 1 次/d。

(4)重症 GBS 患者因为瘫痪、气管切开和机械通气,卧床时间较长,要密切观察并预防各种并发症的发生,如肺部感染、压疮、营养失调、下肢静脉血栓、肢体挛缩和肌肉失用性萎缩、便秘、尿潴留等。

(5)观察脑脊液蛋白-细胞分离随时间的变化情况。观察免疫治疗和血浆置换的效果和不良反应。

3.症状体征的护理

(1)呼吸肌麻痹的护理:氧疗可提高 PaO_2,使 PaO_2 和 SaO_2 升高,从而纠正缺氧和改善呼吸功能,减轻组织损伤,恢复脏器功能。Ⅰ型呼吸衰竭和 ARDS 患者需吸入较高浓度（35%＜FiO_2＜50%）氧气,使 PaO_2 提高到 60mmHg 或 SaO_2＞90%；Ⅱ型呼吸衰竭的患者一般在 PaO_2＜60mmHg 时才开始氧疗,应给予低浓度（FiO_2＜35%）持续吸氧,使 PaO_2 控制在 60mmHg 或 SaO_2 在 90% 或略高。常用鼻导管、鼻塞、面罩给氧或配合机械通气行气管内给氧。鼻导管和鼻塞法用于轻度和Ⅱ型呼吸衰竭的患者；面罩包括简单面罩、无重复呼吸面罩和文丘面罩等。简单面罩用于缺氧较严重的Ⅰ型呼吸衰竭和急性呼吸窘迫综合征（ARDS）患者；无重复呼吸面罩用于有严重低氧血症、呼吸状态极不稳定的Ⅰ型呼吸衰竭和 ARDS 患者；文丘里面罩尤适用于 COPD 所致呼衰,且能按需调节 FiO_2。氧疗过程中,若呼吸困难缓解、神志转清、发绀减轻、心率减慢、尿量增多、皮肤转暖,提示氧疗有效；若意识障碍加深或呼吸过度表浅、缓慢,可能是 CO_2 潴留加重。应根据血气分析结果和患者临床表现,及时调整吸氧浓度,保证氧疗效果,防止氧中毒和 CO_2 麻醉。

(2)感觉障碍和运动障碍:瘫痪肢体早期进行按摩和被动运动,改善肢体血液循环,并置于良肢位。病情稳定后,鼓励并协助患者肢体主动运动,促进肌力恢复。恢复期应鼓励患者从床上活动逐渐过渡到下床活动,注意做好保护。制订训练计划,定期评价康复效果。

4.用药护理

应用免疫球蛋白时应注意静脉点滴的速度不宜太快,应用时观察患者有无头痛、肌痛、发热、寒战、皮疹、急性肾功能不全等过敏反应。

5.心理护理

本病发病急,病情进展快,恢复期较长,患者常产生焦虑、恐惧、失望等情绪。长期情绪低落给疾病的康复带来不利。护士应及时了解患者的心理状况,积极主动关心患者,鼓励患者积极治疗和康复锻炼。

6.健康指导

指导患者出院后按时服药,营养充分,坚持每天被动或主动的肢体锻炼。病愈后仍坚持适当的运动,加强机体抵抗力,避免受凉及感冒。

四、总结

三叉神经痛是一种原因未明的三叉神经分布区内闪电样反复发作的剧痛,迅速有效镇痛是治疗本病的关键。首选卡马西平治疗,无效时可用神经阻滞疗法或手术治疗。护理重点是避免诱发因素,正确服用卡马西平等药物,观察药物不良反应,给予心理支持。面神经炎是指面神经管内神经非特异性炎症引起的周围性面瘫。治疗原则为改善局部血液循环,减轻面神经水肿,促进功能恢复。护理要点是指导面肌主动和被动运动,指导用药,给予生活指导、心理支持。急性炎症性脱髓鞘性多发性神经病,病因不明,与自身免疫有关,大部分可自愈,属于自限性疾病。急性期病情发展快,首发症状常为四肢对称性弛缓性无力,可因发生呼吸肌麻痹而致呼吸骤停。重症患者治疗以静脉注射人血免疫球蛋白（IVIG）为主，可选用血浆置换。护理除了一般护理、瘫痪肢体的康复护理、用药护理、心理护理外，最重要的是观察呼吸状况，一旦发生呼吸肌麻痹，及时进行气管插管进行机械通气。

第二节　脑血管疾病的护理

脑血管疾病（CVD）是由各种血管源性脑病变引起的脑功能障碍。根据神经功能缺失症状持续时间，可分为短暂性脑缺血发作（不足 24 小时）和脑卒中（超过 24 小时）。根据病理性质分为缺血性卒中（脑梗死，包括脑血栓形成和脑栓塞）和出血性卒中（包括脑出血和蛛网膜下隙出血）。

脑血管疾病的发生发展与脑血管疾病的危险因素密切相关。可干预的因素包括高血压、高血脂、心脏病、糖尿病、高同型半胱氨酸血症、吸烟、酗酒、体力活动少、高盐饮食、超重、感染等。必须积极干预这些危险因素才能减少脑血管疾病发生。

一、短暂性脑缺血发作

短暂性脑缺血发作（TIA）是颅内血管病变引起的一过性或短暂性、局灶性脑或视网膜功能障碍。临床表现为突然起病，一般持续 15～20 分钟，多在 1 小时内恢复，最长不超过 24 小时，可反复发作，不遗留神经功能缺损的症状和体征。TIA 是发生脑梗死的重要危险因素之一。

（一）病因与发病机制

TIA 的发病机制有多种学说，但尚无一种学说能解释所有病例，很可能不同的病例有不同的发病机制。多数认为本病的病因是动脉粥样硬化，发病机制是微栓子学说，即认为 TIA 的反复发作可能是动脉粥样斑块微小栓子脱落进入脑动脉，导致供应脑部的小动脉发生微栓塞。由于栓子很小，易于溶解或冲走，故症状很快消失。

（二）临床表现

以中老年多见（50～70 岁），男性多于女性。具体特点有：①起病突然；②局灶脑或视网膜缺血症状；③短暂，一般为 10～15 分钟，多在 1 小时内恢复，持续时间不超过 24 小时；④完全恢复而无后遗症；⑤可反复发作，发作间期完全正常。根据受影响的动脉系统，TIA 分为颈动脉系统和椎-基底动脉系统两类。

1.颈动脉系统 TIA

常见症状为对侧单肢无力或麻木；特征性症状是短暂的单眼盲（眼动脉缺血）；优势半球（通常为左侧）缺血时可有失语。

2.椎-基底动脉系统 TIA

最常见症状发作性眩晕、恶心、呕吐（似晕船）；典型表现为交叉瘫或交叉感觉障碍（病变同侧脑神经麻痹、对侧肢体瘫痪或感觉障碍）；还可发生复视、眼球震颤、构音障碍、吞咽困难、共济失调。亦可出现双眼一过性黑矇、跌倒发作（突然四肢无力跌倒，但神志清楚，能立即站起）；

一过性遗忘(海马缺血)。

(三)实验室及其他检查

通过辅助检查寻找 TIA 病因,如进行血糖、血脂、血流变、凝血与纤溶功能检查;经颅多普勒(TCD)了解脑底动脉血流速度;颈部血管超声了解颈动脉有无斑块和狭窄;数字减影血管造影(DSA)可见颅内血管瘤、血管狭窄状况;颈椎 X 线明确有无颈椎病等寻找 TIA 病因,防止反复发作,预防脑梗死。

(四)诊断要点

诊断 TIA 的主要依据是详细询问病史。中老年人,突然发作,局灶性脑损害症状或体征,持续 10～15 分钟,24 小时内完全恢复,可反复发生,应考虑 TIA 的可能。

(五)治疗原则

TIA 反复发生可发展为完全性脑卒中,必须积极治疗。

1.病因治疗

如调整血压、降低血脂、纠正心律失常、纠正血液成分的异常、治疗心脏病、脑动脉炎等。

2.药物治疗

(1)抗血小板聚集剂:可减少脑梗死发作。首选肠溶阿司匹林,出血性疾病患者禁用、溃疡患者慎用。其他的有双嘧达莫、噻氯匹定、氯吡格雷等。

(2)其他药物:如抗凝药物、钙通道阻滞剂及中药等。对有心源性栓子或心房纤颤的患者,或频繁发作的 TIA 或持续时间长,每次发作症状逐渐加重,同时又无明显抗凝治疗禁忌者(无出血倾向、无严重高血压、无肝肾疾病、无溃疡病等)可及早进行抗凝治疗,可选用肝素或低分子肝素,密切观察抗凝剂的出血不良反应。尼莫地平、氟桂利嗪等钙通道阻滞剂可扩张脑血管,防止脑动脉痉挛。中药常用活血化瘀药,如复方丹参、川芎嗪、葛根素、金纳多等。

3.外科手术治疗

血管造影证实有颈动脉明显狭窄或闭塞者,可选用颈动脉血管成形术(PTA)和颈动脉内膜切除术(CEA)。

(六)常用护理诊断/问题

1.知识缺乏

缺乏 TIA 防治知识。

2.有受伤的危险

与眩晕、复视、共济失调有关。

3.潜在并发症

脑卒中。

(七)护理措施

1.一般护理

发作时卧床休息,枕头不宜太高,床头抬高(以 15°～20°为宜),避免脑缺血。如厕、沐浴及外出有人陪同,仰头或转头动作缓慢,防止颈部过度活动致急性发作,因为 TIA 患者有一过性黑矇、眩晕,容易发生跌倒受伤。

2.病情观察

由于短暂性脑缺血发作起病急、病程较短，故而应做好病情观察工作，密切观察患者的症状、体征，如意识、血压、心率、脉搏、呼吸、头晕、头痛、恶心、呕吐、肢体麻木、下肢无力等，并观察短暂性脑缺血发作的特点、频率、间隔时间、病情是否加重等；频繁发作的患者应注意观察和记录每次发作的持续时间、间隔时间和伴随症状，观察肢体无力或发麻有无加重，有无头痛、头晕等其他症状出现，防止发生脑卒中。

3.用药护理

遵医嘱正确用药。告知患者药物作用、不良反应、注意事项，如阿司匹林有胃肠道刺激，应饭后服用；抗凝药物有出血倾向，注意观察皮肤、黏膜、尿便、呕吐物、颅内出血情况。

4.心理护理

短暂性脑缺血发作起病急，症状明显，患者常缺乏足够的心理准备，患者会出现紧张、恐惧、焦虑等。护理人员应与患者耐心交流，告知患者预防和控制疾病的知识。

5.健康指导

(1)疾病知识指导：评估患者及家属对 TIA 的认识程度，告知 TIA 有发生脑卒中的危险性，明确长期检查服用药物及控制高危因素的重要性，戒烟限酒。选择低盐、低脂、低糖、充足蛋白质和富含维生素的饮食。避免暴饮暴食。坚持规律的体育锻炼，有助于增加脑血流量、改善微循环，控制血糖、血脂水平。

(2)定期复查：了解血糖、血脂、血压、血凝及心脏功能状况。

二、脑梗死

脑梗死又称缺血性脑卒中，包括脑血栓形成、腔隙性梗死和脑栓塞等，是由于脑供血障碍引起脑缺血、缺氧所致的局限性脑组织的缺血坏死或软化。临床最常见的有脑血栓形成和脑栓塞。

(一)脑血栓形成

脑血栓形成(CT)是脑血管疾病中最常见的类型，指颅内外供应脑组织的动脉血管壁发生病理改变，使血管腔变狭窄或在此基础上形成血栓，造成脑局部急性血流中断，脑组织缺血、缺氧、软化、坏死，引起偏瘫、失语等相应的神经症状和体征。

1.病因与发病机制

最常见的病因为脑动脉粥样硬化。高血压、高血脂和糖尿病加速动脉粥样硬化，脑动脉炎、脑血管畸形、血液系统疾病等也可引起。任何大脑血管均可发生血栓，但以颈内动脉、大脑中动脉多见，基底动脉和椎动脉分支次之。

2.临床表现

多见于有高血压、糖尿病或冠心病病史的中老年人。病前可有头昏、头痛前驱症状，部分病例有 TIA 史。常在睡眠或安静休息时发病，患者通常意识清楚，生命体征一般无明显改变，少见颅压高。神经系统表现取决于血栓闭塞的血管、梗死灶的大小和部位，可在数小时至 3 天内逐渐加重。

(1)颈内动脉血栓形成：典型表现为三偏征(病变对侧偏瘫、偏身感觉障碍和对侧同向偏盲)、失语(优势半球受累)等。

(2)椎－基底动脉血栓形成。

3.实验室及其他检查

(1)头颅CT检查:发病24小时内多正常,24小时后梗死区出现低密度灶。对脑干及小脑的梗死灶显示不清。发病后尽快进行CT检查,有助于早期鉴别脑梗死与脑出血。

(2)MRI:可在发病数小时确定病灶,对脑干、小脑病灶显示清。

(3)其他检查:经颅多普勒(TCD)测定局部血流量;数字减影血管造影(DSA)可显示血栓形成部位、程度;血及尿液检查、血糖、血脂、血流变、心电图等检查有助于识别患病原因。

4.诊断要点

由于急性脑血栓形成患者治疗时间窗窄,及时评估病情做出诊断非常重要。中老年患者,有高血压、高血脂、糖尿病、TIA发作史;安静状态下发病;偏瘫、失语、感觉障碍等局灶性神经系统症状体征在数小时或数天内达到高峰,多无意识障碍;CT或MRI可明确诊断。

5.治疗原则

卒中患者需要收入卒中单元。卒中单元是一种组织化管理住院脑卒中患者的医疗模式,以专业化的脑卒中医生、护士和康复人员为主,为患者提供系统综合的规范化管理。目前治疗脑卒中主要包括早期溶栓、抗血小板和抗凝治疗等。

(1)早期溶栓治疗:在脑缺血后3~6小时可通过再灌注,抢救半暗带组织,逆转缺血损伤区。如果患者CT出现梗死灶则不适宜溶栓治疗。常用的溶栓药有尿激酶、链激酶、重组组织型纤溶酶原激活剂(rt-PA)等。

(2)抗血小板聚集和抗凝治疗:不符合溶栓适应证且无禁忌证的患者应在发病后尽早给予口服阿司匹林150~300mg/d,急性期后可改为预防剂量。溶栓治疗者,阿司匹林等抗血小板聚集药物应在溶栓24小时后使用。目前不推荐在早期使用抗凝药物。

(3)调控血压:急性期血压维持在发病前稍高的水平,切忌过度降压使脑灌注压降低,加重脑缺血。准备溶栓者,血压应控制在收缩压<180mmHg,舒张压<100mmHg。血压过低时,积极寻找和处理原因,或补充血容量,必要时给予多巴胺等升压药物。

(4)防治脑水肿:大面积脑梗死,在病后3~5天脑水肿达到高峰。为避免颅内压增高,应尽早防治。常用20%甘露醇快速静脉滴注,肾功能不全者可使用呋塞米。还可使用10%复方甘油、清蛋白等。

(5)控制血糖:血糖水平升高或降低对患者的预后都不利。血糖超过10mmol/L时,可给予胰岛素治疗。加强血糖监测,血糖值可控制在7.7~10mmol/L。

(6)其他治疗:如高压氧舱治疗、脑保护治疗、中医药治疗等。

6.常用护理诊断/问题

(1)躯体活动障碍:与偏瘫或平衡能力降低有关。

(2)吞咽障碍:与意识障碍或延髓麻痹有关。

(3)语言沟通障碍:与大脑语言中枢功能受损有关。

(4)有失用综合征的危险:与肢体瘫痪并未及时进行有效康复训练有关。

(5)有皮肤完整性受损的危险:与长期卧床导致局部皮肤组织受压过久有关。

(6)便秘:与长期卧床有关。

7.护理措施

(1)一般护理。

休息与活动:颅内压升高者抬高床头 15°～30°,避免和处理导致颅内压升高的因素,如激动、用力、咳嗽、便秘等。

饮食护理:患者由于呕吐、吞咽困难会导致脱水及营养不良,影响神经功能恢复。可经口饮食者,给予低盐、低脂、高营养饮食;吞咽困难、饮水呛咳时,给予流质或半流质小口慢慢喂食,必要时给予鼻饲流质。有糖尿病者予以糖尿病饮食。

生活护理:协助患者完成生活护理如穿衣、洗漱、沐浴、如厕等,保持皮肤清洁、干燥,及时更换衣服、床单。把患者的用物放在易拿取的地方,恢复期尽力要求患者完成生活自理活动。

(2)病情观察:密切观察生命体征、瞳孔及意识等变化。一旦出现颅内压升高、严重血压异常、血糖异常、体温异常等,需要紧急处理。预防长期卧床的并发症,瘫痪肢体早期进行按摩和被动运动,改善肢体血液循环,并置于良肢位。病情稳定后,鼓励并协助患者肢体主动运动,促进肌力恢复。恢复期应鼓励患者从床上活动逐渐过渡到下床活动,注意做好保护。制订训练计划,定期评价康复效果。

(3)症状体征的护理:对瘫痪患者应每2～3小时翻身1次,保持肢体于抗痉挛体位,翻身时做一些主动或被动活动锻炼,按照从翻身→起坐→站立→行走的顺序循序渐进增加肢体活动量。指导失语患者简单而有效的交流技巧,加强其语言功能训练。具体见运动和感觉障碍患者护理内容。

(4)用药护理:使用低分子右旋糖酐,可有过敏反应如发热、皮疹等,应注意观察。用溶栓、抗凝药物时严格注意药物剂量,观察有无出血倾向。用甘露醇时观察疗效和不良反应,如头痛、呕吐是否减轻;是否有静脉炎发生、是否有眼窝凹陷、皮肤干燥等脱水表现。用血管扩张剂,注意观察患者是否有低血压发生。

(5)心理护理:患者常因偏瘫产生消极、自卑心理,甚至性情急躁,发脾气,导致血压升高、病情加重。护士应关心患者,教会患者简单的哑语。嘱家属给予患者物质和精神上的支持,鼓励或组织病友之间养生经验的交流,增强患者战胜疾病的信心。

(6)安全护理:患者床边设置床挡;下床活动时防止跌倒,走廊、厕所装扶手;地面干燥,除去障碍物;行走时穿平底防滑鞋,避免穿拖鞋;行走时注意力集中,步态不稳者,应有家属陪同。

(7)健康指导。

疾病相关知识指导:积极治疗原发病,如高血压、高脂血症、糖尿病等。重视对 TIA 的处理,坚持服用阿司匹林等。指导老年人睡前喝一杯水,防血液浓缩诱发血栓形成;晨间睡醒时不要急于起床,最好安静10分钟后缓缓起床,以防直立性低血压致脑血栓形成。

定期复查:高血压、高脂血症、糖尿病等高危患者定期复查。

(二)脑栓塞

脑栓塞是指各种栓子(血流中异常的固体、液体、气体)沿血液循环进入脑动脉,造成急性血流中断而引起相应供血区脑组织缺血、坏死及脑功能障碍。发病年龄不同,如风湿性心脏病、先心病引起者以中青年居多,冠心病及大动脉病变引起者以老年人为主。

1.病因与发病机制

(1)心源性栓子:最常见,占 95％。常见于心房纤颤、风湿性心瓣膜病、心肌梗死附壁血栓等。另外心脏黏液瘤、细菌性心内膜炎、二尖瓣脱垂等均可发生。在发生脑栓塞的患者中约一半以上为风湿性心脏病二尖瓣狭窄合并心房纤颤。

(2)非心源性栓子:如主动脉弓及其发出的大血管的动脉粥样硬化斑块和附壁血栓的脱落,肺部感染性脓栓,癌性栓子,寄生虫虫卵栓子,脂肪栓子(长骨骨折或手术后),气体栓子等。

2.临床表现

起病急骤,多无明显诱因,常在数秒或很短的时间内症状发展到高峰,是脑血管疾病中发展最快的。

症状轻重取决于与栓塞部位、大小及侧支循环的建立。重者昏迷抽搐。神经症状取决于栓塞血管所支配的供血区的神经功能。常见的有偏瘫、偏身感觉障碍、对侧同向性偏盲、失语等。可有风湿性心脏病等原发病的体征和其他部位栓塞征。

3.实验室及其他检查

(1)头颅 CT 检查:可确定栓塞的部位和范围。发病后 24～48 小时内病变部位呈低密度影像。

(2)其他检查:脑栓塞强调病因的检查。需要做超声心动图明确是否存在心脏瓣膜、心内膜、心肌病变;24 小时动态心电图有助于发现冠心病及心律失常;颈部血管超声可发现粥样硬化斑块等;怀疑癌栓者要做胸片、B 超等;怀疑亚急性心内膜炎需做血常规、红细胞沉降率、血培养等。

4.诊断要点

明确诊断需要结合病史、临床表现及头颅 CT 和 MRI 检查。既往有风湿性心脏病、心房纤颤及大动脉粥样硬化、严重骨折病史;突发偏瘫、失语等神经功能缺损,症状在数秒至数分钟内达到高峰;CT 和 MRI 检查确定栓塞,明确诊断。注意与脑血栓形成和脑出血的鉴别。

5.治疗原则

脑栓塞治疗包括脑部病变及引起栓塞的原发病两方面。

(1)脑部病变的治疗与脑血栓形成相同,禁忌溶栓治疗。

(2)原发病的治疗在于根除栓子来源,防止脑栓塞复发。防治心脏病等各种原发病是预防脑栓塞发生的一个重要环节。由于心源性脑栓塞的充血性梗死区极易出血,故抗凝治疗必须慎用。

6.常用护理诊断/问题与护理措施

参见本节"脑血栓形成"部分。

三、脑出血

脑出血(ICH)是指原发性非外伤性脑实质内出血,占急性脑血管病的 20％～30％。常发生于 50～70 岁的高血压患者。绝大多数是由高血压伴发脑小动脉病变,在血压骤升时破裂所致,又称高血压性脑出血。

(一)病因与发病机制

1.病因

最常见的病因是高血压并发脑动脉硬化,约占 60%。颅内动脉瘤、动静脉畸形、脑动脉炎、血液病、抗凝治疗或溶栓治疗也可引起。

2.发病机制

大脑实质的供血来自直接从大脑中动脉发出的深穿支,管壁薄、中层发育差、承受压力大,易出血。最容易发生出血的血管为供应内囊区的豆纹动脉。长期高血压作用使小动脉硬化,发生小动脉瘤和微夹层动脉瘤。在兴奋、激动、用力等诱因下,血压骤然升高导致血管破裂。出血后,血肿压迫脑组织发生水肿、移位、软化、坏死等。颅内压的持续升高,脑组织受挤压移位,可发生脑疝。

(二)临床表现

1.诱因

多在情绪紧张、兴奋、劳累、用力排便致血压升高时发病。

2.病情进展

起病突然,数分钟至数小时内病情发展到高峰,严重者昏迷。

3.急性颅内压增高的表现

头痛、喷射性呕吐、意识障碍等。为保证脑组织的供血,血压会进一步升高。

4.神经系统体征

症状视出血部位而异。最常见的出血部位是内囊附近。按出血灶与内囊的关系,分成外侧型和内侧型,外侧型是壳核出血(占脑出血 60%),内侧是丘脑出血(占脑出血 10%)。血肿压迫内囊,出现典型的"三偏征",即病灶对侧偏瘫、偏身感觉障碍和对侧同向偏盲。亦常发生患者头和眼转向出血病灶侧,呈"凝视病灶"状(凝视瘫肢对侧)。优势半球出血可伴有失语。

(三)实验室及其他检查

1.头颅 CT

为首选检查,脑出血后立即出现高密度影。

2.头颅 MRI

明确 CT 不能诊断的出血。

3.脑血管造影

有助于寻找出血动脉。

(四)诊断要点

50 岁以上,长期高血压病史,情绪激动或体力活动时突然发病,迅速出现头痛、呕吐等颅内压增高的表现和偏瘫、失语等局灶性神经功能缺损的症状,血压明显升高,可伴有意识障碍,应高度怀疑脑出血。头颅 CT 可明确诊断。

(五)治疗原则

急性期治疗的主要原则是:控制脑水肿、减低颅内压;调整血压;防止再出血、防治并发症。

1.降低颅内压,控制脑水肿

首选甘露醇,20%甘露醇需快速静脉点滴,15～30 分钟内滴完。用药后 20～30 分钟起效,作用维持 4～6 小时。密切观察有无水电解紊乱、严重脱水的发生。心、肾功能不全者要慎用甘露醇,可给予甘油果糖注射液 125mL 或 250mL,缓慢静脉滴注,每天 2～4 次,注意用量过大、输液过快会发生溶血反应。可同时经静脉注射呋塞米。

2.调整血压

维持血压在 150～160mmHg/90～100mmHg。当收缩压超过 200mmHg 或舒张压高于 105mmHg 时,可给予作用温和的降压药物如呋塞米、硫酸镁,或口服卡托普利、美托洛尔等。

3.止血药和凝血药

目前认为多数止血药对脑出血无效。出血形成的血肿对局部可以起到压迫止血的效果。但合并上消化道出血或有凝血障碍者仍可使用。常用药物有 6－氨基己酸、对氨基苄胺、氨甲环酸等。

4.手术治疗

对大脑半球出血量在 30mL 以上和小脑出血量在 10mL 以上,要考虑手术治疗。开颅清除血肿,对破入脑室者可行脑室穿刺引流。

(六)常用护理诊断/问题

1.意识障碍

与脑出血、脑水肿致脑组织受压有关。

2.生活自理能力缺陷

与意识障碍、偏瘫有关。

3.有皮肤完整性受损的危险

与意识障碍、偏瘫、偏身感觉障碍致长期卧床有关。

4.有失用综合征的危险

与意识障碍、偏瘫致长期卧床有关。

5.潜在并发症

脑疝、上消化道出血等。

(七)护理措施

1.一般护理

(1)休息与活动:绝对卧床休息 2～4 周,危重患者 1～2 天内避免搬动,防止再出血。头抬高 15°～30°,防止脑水肿。谵妄、躁动患者加保护性床挡,必要时给予约束带适当约束。急性期限制探视,保持环境安静,避免各种刺激。保持大便通畅,排便前给予通便药物。

(2)饮食护理:发病 24 小时内应禁食,发病 24 小时后,如神志不清、不能进食者,给予鼻饲流质,保证营养供给,做好鼻饲饮食的护理;若生命体征平稳、无颅内压增高、无上消化道大出血,可以适当进食。喂食时将食物送至口腔健侧近舌根处,进食时半卧位、颈部前屈。

2.病情观察

(1)脑疝:①严密观察病情变化如血压、脉搏、呼吸、神志、瞳孔的变化,并做好详细记录。如患者出现意识障碍加重、剧烈头痛、频繁呕吐、极度烦躁、血压升高、脉搏变慢、呼吸不规则、瞳孔改变(当脑疝早期,可出现两侧瞳孔不等大、针尖样瞳孔。当瞳孔散大,对光反射消失时,往往进入脑疝晚期)等,提示有脑疝的可能,应及时通知医生,配合抢救。②迅速给予吸氧和建立静脉通路,遵医嘱给予快速脱水、降颅压药物,如使用20％甘露醇125mL滴注,在15分钟内滴完;立即清除呕吐物和口鼻分泌物,防止舌根后坠,保持呼吸道通畅,防止窒息;备好气管切开包,气管插管和脑室引流包。

(2)上消化道出血:注意观察患者有无呕吐咖啡样或血样胃内容物、柏油样便、血压下降、脉搏增快、面色苍白、尿量减少等,每次鼻饲前要抽吸胃液,判断胃液性状。如有消化道出血征象,应立即通知医生。

3.症状体征的护理

中枢性高热者给予冰袋或冰帽物理降温,对不宜降温者可行人工冬眠。保持肢体功能位(抗痉挛体位),防止或减轻瘫痪肢体痉挛。足部避免重物压迫,防止足下垂。对于病情稳定的脑出血患者,在发病后的10～14天开始进行康复训练。

4.用药护理

为保证甘露醇药物效果,需将其快速输入体内,尽量选择粗大的上肢静脉,每天更换注射部位,局部热敷预防静脉炎发生。用药过程中密切观察患者是否有憋喘、不能平卧、咳嗽、皮肤发绀及 SaO_2 降低等急性心力衰竭表现;密切观察尿量变化,一旦发生尿量减少或无尿,警惕急性肾衰竭的发生,应立即通知医生。

5.心理护理

见"脑血栓形成"。

6.健康指导

(1)积极控制高血压:通过饮食、运动、控制体重、药物保持血压稳定。

(2)预防血压骤然升高:保持情绪稳定和心态平衡,避免过分喜、怒、焦虑、恐惧、悲伤等;建立健康的生活方式,保证充分睡眠,适当运动,避免过度劳累和突然过猛用力;保持大便通畅;戒烟酒。

(3)康复指导:对患者及家属进行康复功能锻炼指导,促进生活自理。

(4)就医指导:当患者出现脑出血的早期表现如头痛、呕吐、瘫痪、失语等,应尽快送医院就诊。

四、蛛网膜下隙出血

蛛网膜下隙出血(SAH)是指多种原因所致脑表面或脑底血管破裂,血液流入蛛网膜下隙,引起相应临床症状的一种脑卒中。各年龄组都可发病,青壮年更常见,女性多于男性。

(一)病因与发病机制

1.病因

最常见的是先天性颅内动脉瘤(50％～80％),其次是脑血管畸形,以及高血压、动脉粥样硬化、血液病、脑动脉炎等。

2.发病机制

脑动脉瘤好发于动脉交叉部,特别是大脑前动脉与前交通动脉,颈内动脉和后交通动脉分叉处最常见。在剧烈运动、过劳、情绪激动、用力排便、咳嗽、饮酒等诱因作用下,血管可发生破裂出血,血液流入蛛网膜下隙,刺激脑膜,引起颅压增高。

(二)临床表现

起病急骤,常于数分钟症状达高峰。以头部极其剧烈的疼痛开始,患者常描述为劈裂样头痛,伴呕吐。脑膜刺激征阳性,表现为颈项强直,Kernig 征及 Brudzinski 征阳性。再出血发生率高,常发生在发病后 24 小时至 2 周内。

(三)实验室及其他检查

1.CT 检查

是确诊本病的首选方法。24～48 小时内约 90％的可见脑沟、脑池或外侧裂、脑室内等有高密度影。

2.脑脊液检查

蛛网膜下隙出血最具诊断价值和特征性的检查是腰椎穿刺脑脊液化验。血性 CSF 为本病特征之一,但腰穿有诱发脑疝和再出血的可能,需谨慎。

3.脑血管造影

是最有意义的辅助检查,宜在发病 3 日或 3 周后进行。可进一步查找病因及确定手术方案。目前多采用数字减影法全脑血管造影(DSA)。

(四)诊断要点

活动中或情绪激动时突然出现剧烈头痛、呕吐、脑膜刺激征阳性,CT 检查蛛网膜下隙内高密度影可以确诊。脑脊液检查为均匀一致血性,可明确诊断。可行 DSA 检查,明确病因。

(五)治疗原则

治疗原则是:防止再出血;防治迟发性脑血管痉挛。

1.防止再出血

(1)消除诱因:绝对卧床休息 4～6 周;尽量避免增高血压和颅内压的因素,如用力排便、咳嗽、情绪激动等。对头痛和躁动不安者应用镇痛、镇静剂,避免抽搐导致再出血。

(2)止血药物:抗纤维蛋白溶解剂,可防止动脉瘤周围的血块溶解,引起再度出血。常用 6－氨基己酸(EACA)、氨甲苯酸(PAMBA)、氨甲环酸等。

2.防治迟发性脑血管痉挛

发病后立即持续静脉微泵注射尼莫地平,使用 7～10 天后,改为口服。

3.脑脊液置换疗法

可腰椎穿刺放脑脊液,每次缓慢放出 10～20mL,每周 2 次,可降低颅内压,减轻疼痛,但需注意诱发脑疝、颅内感染、再出血的危险。

4.其他对症治疗

如降低颅内压;控制血压、镇痛、镇静等。

5.手术治疗

对颅内动脉瘤、颅内动静脉畸形,可采用手术切除、血管内介入治疗。

(六)常用护理诊断/问题

1.疼痛:头痛

与蛛网膜下隙出血致颅内压增高、血液刺激脑膜、脑血管痉挛有关。

2.潜在并发症

再出血、迟发性脑血管痉挛。

（七）护理措施

1.一般护理

严格绝对卧床休息 4~6 周,限制探视,减少刺激,保证充分休息。避免剧烈活动和用力排便。避免精神刺激。

2.病情观察

密切监护神志、瞳孔、生命体征、头痛、呕吐、抽搐等症状和体征变化。一旦发生,通知医生,及时处理。严密监护并发症的发生。

（1）再出血:是致命并发症,表现为病情稳定时,突然再次出现剧烈头痛、呕吐、抽搐发作、脑膜刺激征阳性等。可能与出血破裂处形成的血凝块中的纤维蛋白被溶解有关。

（2）迟发性脑血管痉挛:血液流入蛛网膜下隙后,刺激脑膜和血管引起。迟发性脑血管痉挛可发生在出血后 4~15 天,导致脑梗死。

3.症状体征的护理

头痛、烦躁的患者给予镇痛、镇静药物。

4.用药护理

在尼莫地平静脉滴注过程中,患者可能出现头晕、头痛、血压下降等,应监测血压变化,减慢滴速。使用抗纤维蛋白溶解剂时,需观察是否有血栓形成的情况,如下肢静脉血栓、肺栓塞、脑血栓、急性心肌梗死、肾静脉血栓等。

5.心理护理

耐心向患者解释头痛的原因,说明休息及避免各种诱因的重要性。告知患者再出血的高风险,积极配合治疗和护理。

6.健康指导

告知患者再次出血的严重性。指导患者避免诱发因素,如剧烈活动、用力喷嚏、用力咳嗽、用力排便、情绪激动、饮酒等。配合医生及早做脑血管造影或必要时手术治疗。

五、总结

TIA 是微小栓子脱落导致脑短暂性血液供应不足所致供血区神经功能障碍。临床症状持续时间不超过 24 小时,完全恢复,可反复发作。必须针对病因、坚持服用抗血小板聚集剂等药物积极治疗。护理需注意观察症状发作是否加重、药物不良反应、防止受伤;坚持饮食控制和规律体育锻炼。脑梗死是脑血栓形成或脑栓塞引起脑供血障碍造成的脑组织坏死。目前治疗脑卒中最有效的方法为卒中单元,其次为早期溶栓、抗血小板和抗凝治疗等。脑栓塞还需侧重于根除栓子来源。护理方面重点在于生活护理、对症护理、肢体康复、病情观察、药物护理、预防并发症等。脑出血绝大多数是由高血压伴发脑小动脉硬化,在血压急剧升高时小动脉瘤破裂引起。起病突然,进展速度,颅内压急剧升高。最常见的典型症状是三偏征。急性期治疗的主要原则是控制脑水肿、减低颅内压;调整血压;防止再出血、防治并发症。护理重点是绝对卧床休息 2~4 周;给予日常生活护理;注意甘露醇等药物的护理;血压的控制以及观察脑疝、上消化道出血等并发症的发生,配合急救。急性期过后尽早进行康复训练。蛛网膜下隙出血最常见的原因是先天性颅内动脉瘤,好发于脑底动脉环的交叉部,临床进展快,以头部极其剧烈的疼痛开始,脑膜刺激征阳性,再出血概率高。治疗要点是制止继续出血;防止继发性脑血管痉挛。护理要严格绝对卧床休息4～6周,控制可能导致再出血的诱因,及时观察再出血和迟发性脑血管痉挛的表现,做好药物护理和心理指导。

第三节 帕金森病的护理

帕金森病(PD)又称震颤麻痹,是中老年常见的运动障碍性锥体外系疾病,以静止性震颤、肌强直、运动迟缓和步态姿势异常为特征。主要以黑质多巴胺能神经元变性缺失和路易小体形成为特征的一种慢性疾病。多数患者为50岁以后发病,男性稍多于女性。

一、病因及发病机制

(一)病因

帕金森的确切病因至今未明,可能是多个因素相互作用的结果,如年龄老化、遗传因素、环境因素等。

1.年龄老化

PD多见于中老年人,提示衰老与发病有关。资料表明,随年龄增长,正常成年人脑内黑质多巴胺能神经元渐进性减少,纹状体内多巴胺递质水平逐渐下降。实际上,只有当黑质多巴胺能神经元数目减少达50%以上,纹状体多巴胺含量减少达80%以上时,临床上才会出现帕金森病的运动障碍症状。正常神经系统老化并不会达到这一水平,因此,年龄老化只是PD发病的危险因素之一。

2.遗传因素

本病在一些家族中呈聚集现象。自20世纪90年代后期第一个帕金森病致病基因α-突触核蛋白(PARK1)发现以来,目前至少有6个致病基因与家族性帕金森病相关。但帕金森病中仅5%～10%的有家族史,大部分还是散发病例。遗传因素也只是PD发病的因素之一。

3.环境因素

已发现环境中与1-甲基-4-苯基-1,2,3,6-四氢吡啶(MPTP)分子结构相类似的工业或农业毒素,如某些除草剂、杀虫剂、鱼藤酮、异喹啉类化合物等,可导致多巴胺能神经元死亡,故环境因素被认为是可能发病因素之一。

4.其他

除以上因素外,脑外伤、吸烟、饮咖啡等因素也可能增加或降低罹患PD的危险性。吸烟与PD的发生呈负相关,这在多项研究中均得到了一致的结论。咖啡因也具有类似的保护作用。严重的脑外伤则可能增加患PD的风险。

(二)发病机制复杂

PD与黑质纹状体内的多巴胺(DA)含量显著减少有关。目前较公认的学说为多巴胺学说和氧化应激学说。

二、临床表现

起病缓慢，呈进行性加重。

(一)静止性震颤

约70%的患者以震颤为首发症状，多起于一侧上肢，然后波及同侧下肢，对侧上下肢，最后累及下颌、口唇、舌及头部。震颤频率为4～6Hz，静止时明显，随意运动过程中减轻或暂时消失，情绪激动时增强，入睡后消失。手指表现为粗大的节律性震颤("搓丸"样或数钱样动作)，以掌指关节及拇指不自主震颤为显著。

(二)肌强直

早期多从单侧肢体开始，患者感觉关节僵硬及肌肉发紧。当关节做被动运动时，增高的肌张力始终保持一致，而感到均匀的阻力，类似弯曲软铅管的感觉，称为铅管样强直。如患者合并有震颤，则在伸屈肢体时感到在均匀的阻力上出现断续的停顿，如齿轮转动一样，称为齿轮样强直。颈肌、躯干肌强直而使躯体呈前屈姿势，整个人比发病前变矮。

(三)运动迟缓

表现为随意运动不能或减少，是本病致残的主要原因。患者反应慢，动作迟缓；面部表情运动少，呈"假面具脸"状；书写时手抖，并有越写越小的倾向，称为"写字过小征"。

(四)步态姿势异常

由伴随主动运动的反射性姿势调节障碍所致，可出现于帕金森病的早期。患者起步困难，好像被粘在地上一样，称为冻结现象。慌张步态是帕金森患者的特有体征，表现为起步困难，但一迈步后，即以极小的步伐向前冲去，越走越快，不能及时停步或转弯。患者因平衡功能减退，姿势反射消失而出现步态姿势不稳，容易跌倒，甚至发生骨折，严重影响生活质量，也是致残的原因之一。

(五)非运动障碍症状

自主神经症状较普遍，如大量出汗、皮脂溢出增多、流涎、直立性低血压、顽固性便秘、排尿障碍、性功能障碍等。也可有感觉障碍，如嗅觉障碍、麻木、疼痛、痉挛、不安腿综合征等。少数有抑郁、焦虑、幻觉、淡漠、睡眠紊乱等精神症状，认知功能减退常在晚期出现。近年来人们越来越多地注意到非运动障碍症状，它们对患者生活质量的影响甚至超过运动障碍症状。

三、实验室及其他检查

血、脑脊液常规检查均正常，CT、MRI检查无特异性改变，脑脊液和尿中高香草酸含量降低、相关基因突变、多巴胺能受体功能及多巴胺能神经元功能等检查可能对诊断有一定意义。

四、诊断要点

帕金森病的诊断主要依靠病史、临床症状及体征。其支持性诊断标准要求患者符合下面8项中的3项或以上才可诊断为帕金森病：单侧起病、静止性震颤、疾病逐渐进展、发病后多为持续性的不对称性受累、对左旋多巴的治疗反应非常好(70%～100%)、应用左旋多巴导致严重异动症、左旋多巴的治疗效果持续5年以上(含5年)、临床病程10年以上(含10年)。

五、治疗原则

(一)综合治疗

药物治疗是帕金森病最主要的治疗手段。左旋多巴制剂仍是最有效的药物。手术治疗是药物治疗的一种有效补充。康复治疗、心理治疗及良好的护理也能在一定程度上改善症状。目前应用的治疗手段主要是改善症状,提高工作能力和生活质量,但尚不能阻止病情的进展。

(二)药物治疗

目前仍以药物治疗为主。

1.用药原则

用药宜从小剂量开始逐渐加量。以较小剂量达到较满意疗效,不求全效。用药在遵循一般原则的同时也应强调个体化。根据患者的病情、年龄、职业及经济条件等因素采用最佳的治疗方案。药物治疗时不仅要控制症状,也应尽量避免药物不良反应的发生,并从长远的角度出发尽量使患者的临床症状能得到较长期的控制。

2.左旋多巴

复方左旋多巴目前仍是治疗帕金森病最基本、最有效的药物。临床常用多巴丝肼,应从小剂量开始,逐渐缓慢增加剂量直至获较满意疗效,不求全效。剂量增加不宜过快,用量不宜过大。餐前 1 小时或餐后 1.5 小时服药。

3.抗胆碱能药物

可协助维持纹状体的递质平衡,适用于震颤明显的年轻人。如苯海索(安坦),排泄迅速、无蓄积、毒性小可长期应用。

4.金刚烷胺

能提高左旋多巴的疗效。

5.多巴胺受体激动剂

如溴隐亭,偶有头晕、胃肠道反应、直立性低血压、精神症状等副作用。

(三)外科手术治疗

60 岁以下,药物治疗效果不佳或不良反应严重者可尝试立体定向手术破坏丘脑腹外侧核后部,制止对侧肢体震颤;破坏其前部则可制止对侧肢体强直。但不能根治疾病,术后仍需应用药物治疗。

(四)康复治疗

帕金森病患者多存在步态障碍、姿势平衡障碍、语言和(或)吞咽障碍等,可以根据不同的行动障碍进行相应的康复或运动训练。如健身操、太极拳、慢跑等运动。若能每天坚持,则有助于提高患者的生活质量,减少并发症,并能延长药物的有效期。

六、常用护理诊断/问题

(一)生活自理缺陷

与震颤、肌强直、运动迟缓有关。

(二)躯体活动障碍

与神经、肌肉受损,运动迟缓,姿势步态异常有关。

(三)自尊低下

与震颤、流涎、面肌强直、屈曲姿势等身体形象改变有关。

(四)潜在并发症

受伤、营养不良、压力性损伤、感染。

七、护理措施

(一)一般护理

1.饮食护理

给予高热量、多维生素、低盐、低脂、适量蛋白质的易消化饮食,根据病情及时调整。吞咽困难者根据患者吞咽能力、口味需要,提供黏稠不易反流的食物,每吃一口吞咽2~3次。无法自主进食者,需及早给予鼻饲营养或辅助静脉营养。

2.生活护理

疾病早期,患者运动功能无障碍,应鼓励自我护理。给患者足够的时间完成日常生活活动,如穿脱衣、吃饭、如厕等。保持皮肤清洁,勤换被褥、衣服。日常生活用品固定放置于患者触手可及处。端碗、持筷有困难者,为其准备金属餐具或多提供适合用手拿取的食物。穿脱衣服,扣纽扣,系腰带、鞋带有困难者,均需给予帮助。晚期生活无法自理的患者,加强日常生活照顾,防止出现坠床、压疮、肺部感染、营养不良、肌肉萎缩等并发症。

(二)病情观察

观察患者有无进行性加重的震颤、运动减少、强直和体位不稳等运动障碍和姿势平衡障碍,观察药物的不良反应,同时注意观察有无因长期卧床并发营养不良、压力性损伤、感染等情况。

(三)症状、体征的护理

告知患者运动障碍的主要护理措施就是运动锻炼,锻炼的目的在于防止和推迟关节强直与肢体挛缩;与患者和家属共同制订切实可行的具体锻炼计划。

1.疾病早期

鼓励患者坚持适当体育锻炼,如养花、下棋、散步、太极拳等。注意保持身体和关节的活动强度与最大活动范围,防止肢体挛缩、关节僵直的发生。

2.疾病中期

(1)行走障碍。手杖可帮助患者限制前冲步态及维持平衡。步行时思想要放松,抬高足,跨大步伐;双臂自然摇摆,目视前方;转身时,以弧线前进,身体跟着移动。家属不要拉着患者走,只要伸出一只手牵附即可。

(2)姿势平衡障碍。指导患者两足前后或左右分开25~30cm,训练重心向左右前后移动,做单足站立、躯干及骨盆旋转、上肢随之摆动、用足跟行走、爬行训练、向后和左右推拉等保持平衡的训练。

3.疾病晚期

做被动肢体活动和肌肉、关节按摩,促进肢体血液循环,预防肌肉萎缩和关节僵硬。

(四)用药护理

观察药物疗效和不良反应。常见的不良反应有:

1.左旋多巴制剂

早期有消化道反应(食欲减退、恶心、呕吐、腹痛等)、直立性低血压、失眠、精神症状(幻觉、妄想)等,长期服药后可出现运动障碍(异动症)和症状波动等。运动障碍表现为怪相、摇头,以及双臂、双腿和躯干的各种异常运动,一般在药物减量或停药后可改善或消失。症状波动包括

"开关现象"和"疗效减退"两种。开关现象是指每天多次突然波动于严重运动减少和缓解(伴有异动症)两种状态之间。"开"时,帕金森症状减轻,"关"时症状加重。此现象不可预知,需格外重视,为防止或减少开关现象发生,可减少每次剂量,增加服药次数而每天总药量不变或适当加用多巴胺能受体激动剂,减少左旋多巴用量。疗效减退是指药物的作用时间逐渐缩短,表现为症状有规律性的波动,与有效血药浓度有关,可以预知,增加每天总剂量并分开多次服用可以预防疗效减退。活动性消化道溃疡者慎用,闭角型青光眼、精神病患者禁用。

2.抗胆碱能药物

因其阻断副交感神经而产生口干,如唾液分泌减少出现口干、肠鸣音减少、排尿困难、瞳孔调节功能障碍等不良反应。老年患者慎用,闭角型青光眼及前列腺肥大病患者禁用。

3.金刚烷胺

不良反应有口渴、失眠、头晕、足踝水肿、心悸、幻觉、精神错乱等。有肾功能不全、癫痫、严重胃溃疡和肝病者慎用,哺乳期妇女禁用。

(五)心理护理

鼓励患者表达恐惧与焦虑,注意倾听,针对性进行心理疏导。纠正患者错误观念,提供正确信息。掌握患者心理特征和心理活动的规律,有的放矢地进行心理护理。

(六)安全护理

做好活动中的安全防护,鼓励患者使用辅助器具,如走路时持拐杖助行。移开环境中障碍物,添加一些有利于患者起坐的设施,如高位坐厕、高脚背椅、室内或走道扶手等。指导患者避免单独使用煤气、热水器及锐利器械;避免进食带骨刺的食物和使用易碎的餐具;外出有人陪伴,佩戴手腕识别牌或外衣口袋内放置写有患者姓名、住址和联系电话的卡片等。

(七)健康指导

1.疾病知识指导

嘱患者及家属坚持治疗,康复的患者可生活自理甚至继续工作多年,未及时治疗,病情可严重至全身肌肉强硬、主动活动困难,甚至卧床不起,最后因发生心肺等并发症而死亡。保护患者安全,告知患者远离危险物品,勿单独外出等。

2.疾病监测指导

按医嘱服药,定期门诊复查肝肾功能、血常规、监测血压动态变化。当患者自觉药物控制症状不佳,出现症状波动或有发热、外伤、骨折、运动障碍及精神智能障碍加重时应及时就诊。

八、总结

帕金森是常见的老年运动障碍性锥体外系疾病,以静止性震颤、肌强直、运动迟缓和步态姿势异常为特征。为黑质多巴胺能神经元变性缺失和纹状体多巴胺递质变少的一种慢性疾病。治疗以药物为主,首选抗胆碱能药物,复方左旋多巴是治疗帕金森病的最有效药物。护理以增进患者日常生活自理能力及康复训练为主,注意观察左旋多巴制剂、抗胆碱能药物、金刚烷胺的不良反应。

第四节　癫痫的护理

癫痫是一组由不同病因导致大脑神经元高度同步化异常放电而造成的短暂性中枢神经系统功能失调的临床综合征,可表现为运动、感觉、精神或自主神经功能障碍,伴有或不伴有意识或警觉程度的变化。每次发作或每种发作的过程称为痫性发作,反复多次痫性发作则为癫痫,仅有一次发作不诊断为癫痫。

一、病因及发病机制

(一)病因

按病因是否明确可分为以下 2 类。

1.特发性(原发性)癫痫

病因未明,可能与遗传因素有关。多在儿童或青年期首次发病,药物治疗效果较好。

2.症状性(继发性)癫痫

较常见,多继发于脑部疾病,如颅内感染、脑血管病、颅脑外伤、颅内肿瘤、脑先天性畸形等;或继发于多种全身疾病,如中毒、肝性脑病和尿毒症等。癫痫发作是原发疾病的一个症状或者主要症状。各年龄段均可发病,药物治疗效果差。

(二)发病机制

癫痫的发病机制尚未完全阐明,但痫性发作均因大脑神经元异常过度的同步放电引起。神经元放电是神经系统的生理功能,一般在 1~10 次/s,而癫痫灶中病变神经元的放电频率可达每秒数百次至数千次以上。由于传播途径及范围不同而引起各种形式发作。

(三)诱发因素

如高热、缺少睡眠、疲劳、饥饿、便秘、饮酒、声音或强光刺激、女性妊娠和月经期等。

二、临床表现

癫痫发作时的临床表现极为多样,但均具发作性、短暂性、反复性、刻板性的共性特征。①发作性表现为突发突止;②短暂性是指除非癫痫持续状态,一般 3~5 分钟,很少超过 30 分钟;③反复性是指 1 次以上痫性发作;④刻板性是每个个体的发作类型基本是相同的。痫性发作是癫痫的特征性临床表现,不同个体的症状具有多样性,可以表现为感觉、运动、意识、精神、行为、自主神经系统等功能障碍,可单独或联合出现。

(一)部分性发作

为痫性发作最常见的类型,神经元异常电活动起源于一侧大脑半球的局部区域。根据发作过程有无意识障碍分为单纯部分性发作(发作时无意识障碍)和复杂部分性发作(发作时有意识障碍,发作后不能回忆),两者均可发展为全面性强直阵挛发作。

1.单纯部分性发作

不伴意识障碍,以局部症状为特征,发作后能复述发作的具体情况,持续时间短,一般不超过 1 分钟。可分为 4 种类型,即部分性运动性发作、部分感觉性发作、自主神经性发作和精神性发作。以发作性一侧肢体、局部肌肉感觉障碍或节律性抽搐为特征,或表现为简单的五官幻觉。

2.复杂部分性发作

又称精神运动性发作。于发作起始出现各种精神症状或特殊感觉症状,随后出现意识障碍或自动症和遗忘症,对外界刺激无反应,意识障碍可在开始即有,多为意识模糊,常称为精神运动性发作。大多数为颞叶病变引起,又称颞叶癫痫。自动症是指在癫痫发作过程中或发作后意识模糊状态下出现的具有一定协调性和适应性的无意识动作,表现为吸吮、咀嚼、舔唇、流涎、摸索、解扣、搓手等无意识的动作,或机械地继续其发作前正在进行的活动,如行走、奔跑或进餐、自言自语等。有时有精神运动性兴奋,如无理吵闹、唱歌、不断地脱衣、穿衣等。每次发作持续数分钟或更长时间,神志清楚后对发作情况无记忆。

(二)全面性发作

神经元痫性放电起源于双侧大脑半球,发作时伴有意识障碍或以意识障碍为首发症状,意识障碍多为意识丧失。

1.全面性强直-阵挛发作(GTCS)

也称大发作,最常见的发作类型之一,以全身对称性抽搐和意识丧失为特征。发作前可先有瞬间疲乏、麻木、恐惧等感觉或出现无意识动作等先兆,发作经过分三期。

(1)强直期:突发意识丧失,尖叫一声倒地,全身肌肉抽搐,头部后仰,上眼睑抬起,眼球上翻;口先强张,而后突闭,可咬伤舌尖;颈部和躯干先屈曲后反张,上肢先上举、后旋再变为内收、前旋,下肢自屈曲转变为强烈伸直。强直期持续10~20秒后转入阵挛期。

(2)阵挛期:肌群强直和松弛交替出现,由肢端延及全身。此期持续0.5~1分钟。最后一次强直痉挛后,抽搐突然停止,所有肌肉松弛,进入惊厥后期。强直期和阵挛期患者血压升高,心率加快,汗液、唾液和支气管分泌物增多(口吐白沫,若舌或颊部被咬破,则口吐血沫)等;呼吸暂时中断,皮肤自苍白转为发绀,瞳孔散大、对光反射及深、浅反射消失、病理反射阳性。两期均可发生舌咬伤。

(3)惊厥后期:呼吸首先恢复;脸色由发绀变为正常;心率、血压、瞳孔等恢复正常,肌张力松弛,意识逐渐恢复,自发作开始至意识恢复历时5~10分钟;醒后患者感到头昏、头痛、疲乏无力、全身酸痛,对抽搐全无记忆。

2.失神发作

也称小发作,主要表现为意识短暂丧失,持续5~10秒。表现为突发突止的意识障碍,每天发作数次至数百次不等。患者可停止当时的活动,呆立不动,两眼凝视,手中持物可坠落,不抽动、不跌倒。清醒后继续原先活动,对发作无记忆。

3.强直性发作

多见于弥散性脑损害的儿童,睡眠中发作较多。表现为发作性全身或者双侧肌肉的强烈持续收缩,肌肉僵直,躯体伸展背屈或者前屈,不伴阵挛期。常持续数秒至数十秒,一般不超过1分钟。发作时EEG显示双侧的低波幅快活动或高波幅棘波节律爆发。

4.阵挛性发作

几乎都发生于婴幼儿。主动肌的间歇性收缩叫阵挛,导致肢体有节律性抽动,之前无强直期。表现为快速、短暂、触电样肌肉收缩。发作期EEG为快波活动或者棘-慢/多棘-慢波综合节律。

5.肌阵挛发作

表现为快速、短暂、触电样肌肉收缩,可遍及全身,也可限于某个肌群,常成簇发生。发作期典型的 EEG 表现为爆发性出现的全面性多棘慢波综合。

6.失张力发作

是由于双侧部分或者全身肌肉张力突然丧失,导致不能维持原有的姿势,出现低头、张口、肢体下坠或跌倒等表现,发作持续数秒至 1 分钟,时间短者意识障碍不明显,长者可有短暂意识障碍。EEG 表现为多棘慢波节律、低波幅电活动或者电抑制。

(三)癫痫持续状态

若癫痫持续发作之间意识尚未完全恢复又频繁再发,或癫痫发作持续 30 分钟以上不能自行停止时称为癫痫持续状态。发作间期仍处于昏迷状态,如不及时终止发作,可因呼吸、循环及脑衰竭而死亡。可见于任何类型的癫痫,通常由于不适当停用抗癫痫药物、治疗不规范、感染、精神刺激、过度劳累、饮酒等诱发。

三、实验室及其他检查

(一)脑电图(EEG)

是诊断本病重要的辅助检查方法。典型表现是棘波、尖波、棘-慢或尖-慢复合波等病理波。

(二)实验室检查

血常规、血糖、血寄生虫等可有助于了解有无贫血、低血糖、脑寄生虫等。

(三)CT、MRI 检查

虽对诊断癫痫无帮助,但有助于发现继发性癫痫的病因,如脑部器质性改变、占位性病变、脑萎缩等。

四、诊断要点

癫痫的诊断主要依靠详细询问病史和发作时的表现,脑电图是诊断重要的辅助检查方法。诊断原则应首先确定是否为癫痫,其次判断癫痫的类型及病因。

五、治疗原则

(一)病因治疗

彻底治疗脑寄生虫病、低血糖、低血钙、脑瘤等。

(二)发作时的治疗

以预防外伤及其并发症为原则,而不是立即用药,因为任何药物可能已来不及发挥控制本次发作的作用。为预防再次发作,可选用地西泮、苯妥英钠、异戊巴比妥钠等药物。

(三)抗癫痫药物治疗

1.药物治疗原则

(1)确定是否用药。半年内发作 2 次以上者,一经诊断即应用药;首次发作或半年以上发作 1 次者,可酌情选用或不用药。

(2)尽可能单一用药。从单一药物开始,一种药物增加到最大且已达到有效血药浓度而仍不能控制发作者再加用第二种药物。

(3)剂量由小到大。小剂量开始,逐步增加至最低有效量。

（4）正确选用药物。根据癫痫发作的类型、药物不良反应和患者个体差异等合理选用药物。

（5）长期规律服药，逐渐减量。经药物治疗,控制发作后必须坚持长期服药。一般 2～3 年后,脑电图随访痫性活动消失者可以开始逐渐减量,不能随意减量或突然停药。

2.抗癫痫药物的选择

强直－发作阵挛发作、部分性发作和部分性发作继发全面性发作首选卡马西平;全面强直－发作阵挛发作、典型失神发作、肌阵挛发作、阵挛性发作首选丙戊酸钠;小儿癫痫首选苯巴比妥。新型抗癫痫药托吡酯、拉莫三嗪、加巴喷丁、菲氨酯等,可单一剂量用于难治性癫痫,或与传统抗癫痫药物联合应用。

（四）癫痫持续状态的治疗

1.迅速控制抽搐

（1）首选地西泮 10～20mg,儿童 0.3～0.5mg/kg,以不超过 2mg/min 的速度缓慢静脉注射,复发者可在 30 分钟内重复应用,或用 100～200mg 地西泮溶于 5％葡萄糖 250～500mL 中,于 12 小时内缓慢静脉滴注。

（2）其他药物如异戊巴比妥、苯妥英钠、水合氯醛等。

2.其他治疗

保持呼吸道通畅,吸氧,必要时气管切开。高热时物理降温,及时纠正血酸碱度和电解质变化;发生脑水肿时注射甘露醇和呋塞米,预防和控制感染等。

六、常用护理诊断/问题

（一）有窒息的危险

与癫痫发作时喉头痉挛、气道分泌物增多有关。

（二）有受伤的危险

与癫痫发作时意识突然丧失或判断力受损有关。

（三）潜在并发症

脑水肿、酸中毒、电解质紊乱

七、护理措施

（一）一般护理

保持生活规律,避免劳累、感冒、情绪激动,保证患者充足睡眠。保持环境安静,避免声光刺激。给予清淡饮食,少进辛辣食物,忌烟酒,避免过饱。限制饮水量,24 小时不超过 1500mL,不能进食者给予鼻饲。注意安全,患者不可单独离开病区活动,禁止从事危险活动。出现先兆即刻卧床休息,必要时加床栏。测肛温或腋温,禁止测量口腔温度。

（二）病情观察

判断癫痫发生的类型,观察头眼偏向、四肢姿势、发作起始部位、持续时间、发作间隔等;发作时患者生命体征、瞳孔、神志变化。发作时有无外伤、窒息等。

（三）症状、体征的护理

1.癫痫发作

立即让患者平卧,解开衣领、衣扣,头偏向一侧,保持呼吸通畅,及时给氧;对呼吸功能不恢复者,及时做人工辅助通气。迅速移开周围硬物、锐器,取出义齿。出现发作先兆时,使用张口器置入患者上下白齿之间(也可用牙垫或手帕甚至衣角卷成小布卷),防止舌咬伤。不可对抽搐肢体用暴力按压,以免造成骨折、脱白等。尽快建立静脉通路,按医嘱给予强有力的抗惊厥药物,终止癫痫持续状态。维持生命功能,预防和控制并发症。详细记录发作经过、时间和主要表现。发作后立即评估定向力、记忆力、言语、有无外伤、大小便失禁等。

2.癫痫持续状态的护理

专人守护,床旁加床栏,防止受伤。对易受擦伤的关节处用棉花及软垫加以保护。极度躁动患者必要时给予约束带,但注意约束带切勿过紧,以免影响血液循环。使用镇静剂、给予氧气吸入、快速静脉滴注脱水剂。严密监测意识、生命体征,应特别注意处理脑水肿、酸中毒、呼吸循环衰竭及高热等。

(四)用药护理

遵医嘱用药,观察疗效和不良反应。不可随意停药、加药或更改药量。苯妥英钠的不良反应常可致牙龈增厚、毛发增多、乳腺增生、皮疹、中性粒细胞减少和眼球震颤、小脑性共济失调等。卡马西平有中性粒细胞减少、骨髓抑制的不良反应。丙戊酸钠、苯巴比妥、扑痫酮等均有不同程度的肝脏损害。服药前后应做血、尿常规和肝、肾功能检查。轻者可以坚持服药,做好监测,严重者应停药。

(五)心理护理

鼓励患者说出害怕及担忧的心理感受。指导患者自我调节,克服自卑心理。鼓励家属向患者表达不嫌弃、亲切关怀的情感,解除患者的精神负担。指导患者承担力所能及的社会工作,提高自信心和自尊感。

(六)健康指导

1.疾病知识指导

保持良好生活规律,避免疲劳、便秘、睡眠不足和情绪激动;食物清淡,不宜辛、辣、咸、过饱,戒除烟酒。鼓励适当体力锻炼。禁止从事危险活动,如攀高、游泳、驾驶及在炉火旁或高压电机旁作业等。随身携带个人资料,写上姓名、地址、病史、联系电话等,以备癫痫发作时及时了解及联系。

2.疾病监测指导

坚持长期服药,定期门诊复查。病情加重或不稳定者随时门诊复查。治疗期间应定期到医院进行血药浓度、脑电图、血常规和肝肾功能的检查,以了解病情控制情况和药物不良反应。

八、总结

癫痫是一组反复的大脑神经元超同步放电所致中枢神经系统发作性功能障碍。具有突然发生和反复发作的特点。癫痫发作可分为部分性发作和全面性发作。治疗除病因治疗外,预防发作时并发症及服用药物预防可控制发作。护理重点是在发作时的处理,如保持呼吸道通畅、避免舌咬伤、避免按压抽搐肢体致骨折等,保证患者安全;观察药物的不良反应。

第五节　偏头痛的护理

偏头痛是临床最常见的原发性头痛类型,以发作性中重度、搏动样头痛为主要表现,头痛多为偏侧,可伴有恶心、呕吐。光、声刺激或日常活动均可加重头痛,安静环境、休息可缓解头痛。偏头痛人群中患病率为 5%～10%。

一、病因及发病机制

(一)病因

可能与下列因素有关。

1.遗传

约 60% 的偏头痛患者有家族史,某些特殊类型为常染色体显性遗传。

2.内分泌与代谢因素

女性较男性易患偏头痛,常始于青春期,月经期发作加频,妊娠期或绝经后发作减少或停止。这提示内分泌和代谢因素参与偏头痛的发病。

3.精神与饮食因素

紧张、劳累、焦虑、抑郁、睡眠障碍、气候变化,部分摄食奶酪、红酒、巧克力或服用利血平和血管扩张剂等药物均可诱发偏头痛的发生。

(二)发病机制

1.血管源学说

认为偏头痛先兆症状与颅内外血管的舒缩障碍有关。

2.神经学说

认为偏头痛发作时神经功能的变化是首要的,血流量的变化是继发的。

3.三叉神经血管学说

该学说认为三叉神经节损害可能是偏头痛产生的神经基础。

二、临床表现

(一)有先兆的偏头痛

约占偏头痛患者的 10%。主要特点是头痛先兆期有短暂的神经先兆症状,最常见有闪光、暗点、视野缺损、视物变形和物体颜色改变等视觉先兆;其次为一侧肢体或(和)面部麻木、感觉异常等躯体感觉性先兆。先兆症状多于头痛前 1 小时发生,可持续数分钟至 1 小时;继之进入头痛期,即出现一侧眶后或额颞部搏动性头痛,可扩展至一侧头部或全头部,常伴有恶心、呕吐、畏光、畏声、易激惹、面色苍白、出汗等症状。头痛可因活动或摇动头颈部而加重,睡眠后减轻。头痛后期常有疲劳、倦怠、烦躁和食欲差等症状。发作频率从每周至每年 1 次至数次不等。

(二)无先兆的偏头痛

是偏头痛最常见的类型,约占偏头痛患者的 80%。缺乏典型先兆,头痛多位于双侧颞部和眶周,呈搏动性,发病时为一侧,也可波及对侧或双侧交替发作。头痛持续时间较先兆偏头痛长,程度较先兆偏头痛轻。如头痛严重且持续 72 小时以上不缓解,称为偏头痛持续状态。

有先兆和无先兆偏头痛均存在压迫同侧颈动脉或颞浅静脉可使头痛程度减轻。

(三)特殊类型的偏头痛

根据发作时的神经系统症状和体征,常见以下几种类型:

(1)眼肌麻痹型偏头痛。

(2)偏瘫型偏头痛。

(3)基底动脉型偏头痛。

(4)偏头痛等位症。

三、诊断要点

根据长期反复发作史及家族史、典型的临床特征、神经系统检查及排除脑血管疾病、颅内动脉瘤等器质性疾病,可做出诊断。麦角胺治疗有效有助于明确诊断。

四、治疗原则

目的是减轻或终止头痛发作,缓解伴发症状,预防头痛再发。

(一)发作期治疗

轻症偏头痛发作单用阿司匹林、对乙酰氨基酚、吲哚美辛、布洛芬等非甾体类抗感染药治疗;无效时可选择麦角制剂等药物治疗。

(二)预防性治疗

首先应消除或避免偏头痛的诱因,其后可酌情给予 β 受体阻滞剂、钙通道阻滞剂、抗癫痫及抗抑郁等药物治疗。普萘洛尔、阿米替林和丙戊酸三种在结构上无关的药物,是主要的预防性治疗药物,一种药物无效可选用另一种药物。

五、常用护理诊断/问题

(一)头痛

与颅内外血管舒缩功能障碍有关。

(二)焦虑

与偏头痛长期反复发作有关。

(三)睡眠型态紊乱

与偏头痛长期反复发作引起焦虑状态有关。

六、护理措施

观察头痛的急缓、部位、性质、程度、持续性还是发作性等,新近发生的与以往发作不同的头痛要高度注意,排除脑血管意外的可能。头痛发生时,指导患者冷敷(将盛有冰的袋子或杯子置于痛侧颞部或头痛明显处)、按摩、压迫镇痛(用手指指腹或有弹性的带子压迫头痛处)及精神放松训练,听轻音乐、引导式想象等方法缓解疼痛。慢性头痛者要指导患者记录头痛发生的诱因和先兆,和患者一起总结诱发或加重头痛的因素;指导患者合理作息,规律饮食、适度锻炼、避免可能的诱发因素。

七、总结

偏头痛是反复发作的一侧或双侧搏动性头痛,女性多见,常有家族史。有先兆偏头痛起病初最常见有闪光、暗点、视野缺损、视物变形和物体颜色改变等视觉先兆;继之出现一侧眶后或额颞部搏动性头痛。治疗和护理的目的是减轻或终止头痛发作,缓解伴发症状,预防头痛再发。

第六章　胸外科疾病的护理

第一节　胸部损伤的护理

一、肋骨骨折

肋骨骨折是指肋骨的完整性和连续性中断,是最为常见的胸部损伤。肋骨骨折可分为单根或多根肋骨骨折,同一肋骨也可在一处或多处折断,其中第4~7肋因较长且薄,最易折断。第1~3肋因较粗短,且有锁骨、肩胛骨及胸肌保护而较少发生骨折,如有骨折,则提示致伤暴力巨大;第8~10肋因前端肋软骨形成肋弓与胸骨相连,弹性大,不易骨折;第11~12肋前端不固定而且游离,也较少发生骨折。儿童的肋骨富有弹性,承受暴力的能力较强,不易折断。老年人的肋骨常因骨质疏松而脆性较大,较易发生骨折。

(一)病因

闭合性肋骨骨折常因暴力直接施压于肋骨,使承受打击处的肋骨向内弯曲而折断,或因胸廓前后受挤压而使肋骨向外过度弯曲而折断,骨折往往位于切线位。开放性肋骨骨折多由锐器刺伤或火器伤引起。部分肋骨骨折见于恶性肿瘤发生肋骨转移或严重骨质疏松的患者,可因咳嗽、打喷嚏或病灶肋骨处轻度受力而发生骨折,此类骨折称为病理性骨折。

(二)病理生理

肋骨骨折时尖锐的骨折断端可刺破壁层胸膜和肺组织,造成气胸、血胸、皮下气肿,或引起血痰、咯血等,若刺破血管,尤其是动脉可引起大出血使病情迅速恶化。同时往往因患者不敢做深呼吸和有效咳嗽,造成呼吸道分泌物潴留而并发肺炎或肺不张。多根多处肋骨骨折时,胸壁可因失去完整的肋骨支撑而软化,出现反常呼吸运动,即软化区胸壁在吸气时向内凹陷,呼气时向外突出,与其他部位胸壁的活动相反,又称连枷胸。如果软化区范围广泛,在呼吸时由于两侧胸膜腔压力的不平衡,可使纵隔出现左右扑动,不仅影响气体交换,引起缺氧和二氧化碳潴留,还可影响静脉血液回流,严重时可发生呼吸和循环衰竭。

(三)临床表现

1.症状

因肋骨骨折断端刺激肋间神经而产生的局部胸痛为肋骨骨折的主要症状,深呼吸及转动体位时加剧。患者常因此表现为呼吸变浅、咳嗽无力,部分患者可有呼吸困难表现。合并气胸、血胸者可出现相应症状。

2.体征

局部胸壁可见肿胀或畸形,压痛明显。用手挤压前后胸廓,如局部疼痛加重甚至闻及骨摩擦音,即可判断为肋骨骨折。多根多处肋骨骨折可有反常呼吸运动。合并气胸、血胸者可出现相应体征。

(四)辅助检查

胸部 X 线检查可显示骨折断裂线及断端错位,并有助于判断是否存在气胸、血胸等并发症。

(五)治疗原则

治疗原则为镇痛、清理呼吸道分泌物、固定胸廓及防治并发症。

1.闭合性肋骨骨折

(1)单处肋骨骨折:由于骨折断端上下有完整的肋骨和肋间肌支撑,较少发生错位或重叠,多能自行愈合,治疗的重点在于固定胸廓。固定胸廓不仅能有效地减少骨折断端活动及减轻疼痛,还可避免肋骨骨折的再损伤。方法为采用多带条胸布或弹性胸带,在患者呼气末由下至上包扎胸廓。一般肋骨骨折可采用口服或肌内注射地西泮、吲哚美辛、布洛芬等镇痛剂,鼓励患者咳嗽、排痰以减少呼吸道的并发症。

(2)多根多处肋骨骨折:胸壁软化范围较小、反常呼吸运动不严重的患者,可用胸带固定胸廓。大块胸壁软化、反常呼吸运动明显的连枷胸患者,可在伤侧胸壁放置牵引支架,行肋骨牵引固定。多根多处肋骨骨折需要持久有效的镇痛治疗,方法包括静脉镇痛、硬膜外镇痛等。咳嗽无力、不能有效排痰或发生呼吸衰竭者,应行气管插管或气管切开,以利于吸痰、给氧和施行辅助呼吸。

2.开放性肋骨骨折

胸壁伤口需彻底清创,修齐骨折断端后分层缝合,固定包扎。如胸膜已有穿破,需行胸膜腔闭式引流术。多根多处肋骨骨折者,往往需行内固定术,术后常规应用抗生素以防感染。

二、气胸

胸膜腔内积气,称为气胸。在胸部损伤中,气胸的发病率仅次于肋骨骨折。

(一)病因病理

气胸的形成多由于肺组织、气管、支气管破裂,气体逸入胸膜腔,或因胸壁伤口穿破胸膜,造成胸膜腔与外界相通,外界空气进入胸膜腔所致。其可分为闭合性、开放性、张力性三类。

1.闭合性气胸

空气经胸部伤口或肺、支气管裂口一次性进入胸膜腔后伤口闭合,称为闭合性气胸。其多为肋骨骨折的并发症,由于肋骨骨折断端刺破肺表面,气体漏入胸膜腔所致。伤侧肺可出现不同程度的肺萎陷,使肺呼吸面积减少,影响肺的通气及换气功能。

2.开放性气胸

胸壁有开放性伤口,呼吸时空气经伤口自由出入胸膜腔,称为开放性气胸。其常见于刀刃利器或弹片火器所致的胸壁伤口。空气的出入量与裂口的大小有密切关系。如裂口小于气管口径,空气出入量尚少,伤侧肺仍有部分呼吸功能;裂口大于气管口径时,空气出入量多,则伤侧肺可完全萎陷,丧失呼吸功能。开放性气胸时,伤侧胸膜腔负压消失,肺被压缩而萎陷,纵隔向健侧移位,进而引起健侧肺扩张受限。由于吸气时健侧肺吸入的气体不仅含有来自气管进入的外界空气,还包括来自伤侧肺排出的含氧量低的气体;呼气时健侧肺呼出的气体不仅从上呼吸道排出体外,同时也有部分进入伤侧肺,含氧量低的气体在两肺内重复交换可造成机体出现严重缺氧。开放性气胸还可出现纵隔随呼吸来回移动的现象,称为纵隔扑动。其机制为吸气时健侧胸膜腔负压升高,与伤侧胸膜腔压力差增大,纵隔向健侧移位;呼气时,两侧胸膜腔压力差减少,纵隔又移回伤侧。纵隔扑动可影响静脉血液回流,引起严重的循环功能障碍。

3.张力性气胸

因气管、支气管或肺损伤处与胸膜腔相通的裂口呈单向活瓣作用,气体只能随每次吸气进入胸膜腔而不能排出体外,造成胸膜腔内压力不断增高,故又称为高压性气胸。其常见于较大肺大疱的破裂、较大较深的肺裂伤或支气管破裂。因伤侧胸膜腔压力进行性升高,压迫伤侧肺使之完全萎陷,并将纵隔推向健侧,挤压健侧肺,腔静脉回流障碍,产生严重的呼吸和循环功能障碍。胸膜腔内的高压气体还可经支气管、气管周围疏松的结缔组织进入纵隔或胸壁软组织,形成纵隔气肿或颈、面、胸部等处的皮下气肿。

(二)临床表现

1.闭合性气胸

少量气胸(肺萎陷在 30％以下者),多无明显症状。肺萎陷为 30％～50％者为中量气胸,50％以上者为大量气胸。中量和大量气胸均可出现胸闷、胸痛、气促等症状。体检发现伤侧胸廓饱满,呼吸活动度降低,气管向健侧移位,伤侧胸部叩诊呈鼓音,听诊呼吸音减弱或消失。

2.开放性气胸

患者出现明显的呼吸困难、气促和发绀,严重时可出现休克。体检伤侧胸壁可见伴有气体进出胸腔发出吸吮样声音的伤口,气管明显偏向健侧,伤侧胸部叩诊呈鼓音,听诊呼吸音减弱或消失。

3.张力性气胸

患者表现为极度的呼吸困难,伴有发绀、烦躁不安、意识障碍等,严重时出现休克。体检见伤侧胸部饱满,肋间隙增宽,呼吸幅度减低,气管明显偏向健侧,多有皮下气肿,伤侧胸部叩诊呈鼓音,听诊呼吸音消失。

(三)辅助检查

1.胸部 X 线检查

(1)闭合性气胸:显示不同程度的伤侧肺萎陷及胸膜腔内积气。

(2)开放性气胸:显示伤侧胸膜腔大量积气,伤侧肺明显萎陷,气管和心脏等纵隔器官向健侧偏移。

(3)张力性气胸:显示伤侧胸膜腔大量积气,伤侧肺完全萎陷,纵隔明显偏移至健侧。

2.诊断性胸膜腔穿刺

既可明确有无气胸存在,又能抽出气体减轻胸膜腔内压力,以缓解症状。张力性气胸穿刺时有高压气体向外冲出并将针芯自动推出,抽气后症状可暂时缓解但很快又加重。

(四)治疗原则

1.闭合性气胸

少量气胸无须特殊治疗,可于 1～2 周内自行吸收,但应密切观察患者病情变化。中量和大量气胸需进行胸膜腔穿刺或行胸膜腔闭式引流术以排出积气,促使肺尽早膨胀,同时应用抗生素防治感染。

2.开放性气胸

急救处理要点为立即封闭伤口,变开放性气胸为闭合性气胸,并迅速送往医院。可用无菌敷料如凡士林纱布加棉垫于患者呼气末封盖伤口,再用胶布或绷带包扎固定。送达医院后的进一步处理包括吸氧、输血补液、纠正休克、清创缝合胸壁伤口、行胸膜腔闭式引流。术后常规给予抗生素,鼓励患者咳嗽、排痰和早期活动。如怀疑有胸腔内脏器损伤或活动性出血,可行剖胸探查术。

3.张力性气胸

首要处理措施是立即排气以降低胸膜腔内的压力。紧急状况下可用一粗针头在伤侧锁骨中线第 2 肋间处刺入胸膜腔,并外接单向活瓣装置。进一步处理:应在积气最高的部位放置胸膜腔闭式引流,常规应用抗生素预防感染。持续漏气或行胸膜腔插管后漏气仍很严重、患者呼吸困难未见好转者,应及早行剖胸探查术。

三、血胸

胸膜腔内积血,称为血胸,是胸部损伤早期死亡的主要原因之一。血胸常与气胸合并存在,称血气胸。

(一)病因病理

血胸常因利器损伤胸部,或肋骨骨折断端刺破肺、心脏和大血管或胸壁血管引起。血胸不但因血容量丢失而影响患者的循环功能,还因积血压迫伤侧肺使其萎陷,同时纵隔向健侧移位进而压迫健侧肺,影响患者的呼吸功能。持续大量出血所致的胸膜腔积血称进行性血胸。当胸腔内积聚大量血液超过肺、心包、膈肌运动所起的去纤维蛋白作用时,胸腔内积血即发生凝固,而形成凝固性血胸。血块机化后形成纤维板,限制肺与胸廓的扩张,影响呼吸运动。血液还是良好的培养基,经伤口侵入的细菌可在积血中迅速生长繁殖,引起感染性血胸,并最终导致脓胸。

(二)临床表现

常因出血量、出血速度和患者原有体质的差异而有不同表现。小量血胸(成人出血量小于 500mL)常无明显症状,仅在胸部 X 线检查时可见肋膈角消失。中量(出血量 500~1000mL)和大量(出血量大于 1000mL)血胸者,不仅有低血容量性休克的表现,如面色苍白、脉搏较弱、四肢厥冷、血压下降、气促等,同时体检可见伤侧肋间隙饱满、叩诊呈浊音、呼吸音减弱或消失、气管向健侧移位等胸膜腔积液的表现。

(三)辅助检查

1.胸部 X 线检查

小量血胸仅可见肋膈角消失。大量血胸时,显示胸膜腔内大片积液阴影,纵隔移向健侧。如合并气胸可见液平面。

2.诊断性胸膜腔穿刺

抽得血液即可明确诊断。

(四)治疗原则

小量胸腔积血可自行吸收,无须特殊处理。中、大量血胸者,早期即应行胸膜腔穿刺抽出积血,以促进肺膨胀。必要时可行胸膜腔闭式引流,以利于动态观察是否为进行性血胸。如为进行性血胸,应立即剖胸止血。凝固性血胸在出血停止后数日、病情平稳时,早期剖胸清除积血和血块,以防感染和机化,已机化者就行胸膜表面纤维组织剥除术。已感染的血胸按脓胸进行处理。

四、护理评估

(一)术前评估

1.健康史

重点了解此次受伤的经过、暴力的性质及大小、受伤的部位与时间等,注意有无复合伤。

2.身体状况

(1)局部:评估疼痛(部位、性质)、咳嗽、咳痰(痰量、性质)、咯血(血量、次数)等临床表现。注意有无肋骨骨折、骨折的部位与性质、有无开放性伤口、有无胸膜腔积气或积液等体征。

(2)全身:生命体征是否平稳,有无呼吸困难、发绀、休克、意识障碍、反常呼吸等表现,及时发现可能危及生命的情况以便优先处理。

(3)辅助检查:重点了解胸部 X 线检查的结果,结合诊断性胸膜腔穿刺,评估是否存在肋骨骨折、气胸、血胸等损伤及其严重程度,有无胸腔内脏器损伤等。

3.心理和社会支持系统

胸部损伤大都突然发生,患者及家属往往缺乏心理准备,易发生焦虑、恐惧等心理问题。应评估焦虑、恐惧的严重程度,患者和家属能否对胸部损伤做出正确应对、对预后的认知程度及家庭、社会能否提供有效的支持。

(二)术后评估

1.手术情况

如手术及麻醉的方式和效果,术中出血、补液、输血的情况,是否安置引流管等。

2.康复状况

生命体征是否平稳,麻醉是否清醒,能否耐受疼痛,伤口及引流管情况是否正常等。

3.心理和社会支持状况

术后患者的心理反应,焦虑或恐惧的原因,能否配合各项治疗及护理。

五、常见护理诊断/问题

(一)焦虑/恐惧

与突然面对强烈的意外创伤、对疾病认识不足、惧怕手术有关。

(二)疼痛

术前与组织损伤、空气进入胸膜腔后对胸膜刺激有关。术后与手术创伤、安置引流管有关。

(三)气体交换受损

与疼痛、胸廓运动受限、肺萎陷、反常呼吸等有关。

(四)心排血量减少

与大出血、纵隔移位、静脉血液回流障碍等有关。

(五)低效型呼吸形态

与胸膜腔闭式引流效能降低、肺膨胀不良、肺换气功能降低有关。

(六)清理呼吸道无效

与术后伤口疼痛、咳嗽无力、呼吸道分泌物潴留有关。

(七)潜在并发症

包括休克、肺不张、胸腔感染等。

六、护理措施

(一)术前护理

1.现场急救

胸部损伤患者如存在以下危及生命的情况时,护士应协同医生迅速采取措施予以急救,并尽快转运。

(1)连枷胸:厚敷料覆盖胸壁软化区,再用绷带加压包扎固定,以消除或减轻反常呼吸。

(2)开放性气胸:立即用厚敷料(最好为凡士林纱布)于患者呼气末封闭胸壁伤口并包扎牢固,阻止气体继续进出胸膜腔,变开放性气胸为闭合性气胸。

(3)大量闭合性气胸或张力性气胸:用粗针头在伤侧锁骨中线第 2 肋间隙行胸膜腔穿刺,尽快排出积气,以解除对肺的压迫。转运途中为保证安全,可在针尾缚一橡胶指套(或气球等),末端剪开约 1cm 的小口,使气体只能排出而不能进入胸膜腔。如胸壁有活瓣样伤口者,应立即封闭伤口。

2.病情观察

(1)严密观察生命体征,及早识别休克:患者出现气促、发绀、呼吸困难等症状,应及时给予吸氧。胸壁有开放性伤口者,要密切观察体温的变化。如出现烦躁、面色苍白、四肢湿冷、脉搏细弱、血压下降等休克症状时,应加强监护并及时通知医生处理。同时注意观察患者的神志、瞳孔和肢体活动等情况,疑有复合伤时应立即报告医生。

(2)警惕胸膜腔活动性出血:若出现以下征象,提示有胸膜腔内活动性出血:①脉搏逐渐加快,血压持续下降。②经补充血容量后血压虽有短暂回升,但又迅速下降。③血红蛋白、红细胞计数、血细胞比容持续降低。④胸膜腔闭式引流出血量大于每小时 200mL,并持续 3 小时以上。⑤胸膜腔穿刺抽出的血液很快凝固或因血液凝固抽不出,且胸部 X 线检查显示胸膜腔阴影继续增大者。

3.维持呼吸功能

(1)保持呼吸道通畅,及时清除口腔、气道内的血液、痰液及呕吐物等。

(2)鼓励和协助患者有效咳嗽、排痰,以减少肺部并发症的发生。痰液黏稠不易咳出时,应用祛痰药、超声雾化或氧气雾化吸入,以稀释痰液并促使其排出。疼痛剧烈、不敢或不愿咳嗽者,遵医嘱给予镇痛药物。严重呼吸道分泌物潴留或呼吸衰竭者,可采用鼻导管深部吸痰或支气管镜吸痰,必要时行气管切开,应用呼吸机辅助呼吸。

(3)血压平稳者应取半坐卧位,以利于呼吸、排痰及引流。

4.补充血容量、维持正常心排血量量

(1)迅速建立静脉通路。

(2)在监测中心静脉压(CVP)及肺动脉楔压(PAWP)的前提下补充液体量,注意维持水、电解质及酸碱平衡。

（3）通过补充血容量或抗休克处理,病情无明显好转,血压持续下降且出现胸膜腔内活动性出血者,提示肺、气管和血管有严重损伤,需迅速做好剖胸止血术的准备工作。

5.心理护理

护士应加强与患者及家属之间的沟通,说明各项诊疗、护理操作及手术的必要性和安全性,解释各种症状和不适的原因、持续的时间及预后,帮助患者树立信心,配合完成各项治疗及护理措施。

(二)术后护理

1.一般护理

（1）体位:麻醉未清醒前取平卧位,头偏于一侧;麻醉清醒、血压平稳后鼓励患者取半卧位,以利于呼吸、咳嗽、排痰及引流,并可减轻伤口疼痛。

（2）镇痛:安排患者于舒适体位;妥善固定引流管,检查引流管位置是否合适;翻身、深呼吸及咳嗽时用手按压伤口;必要时应用止痛剂。

（3）活动与休息:创造良好的病区环境,保证患者有足够的休息和睡眠。鼓励患者及早下床活动以预防肺不张,促进肠蠕动,有利于早日康复。

2.病情观察

（1）生命体征的观察:定时测量生命体征直至病情平稳。病情不稳定者,应送入重症监护病房。注意有无呼吸道梗阻、休克、伤口或胸腔出血等并发症的早期表现。

（2）手术切口的观察:观察切口有无渗血渗液,及时发现伤口局部红、肿、热、痛等感染征象。

（3）引流的观察:引流是否通畅有效,记录引流物的量、色、质,按时拔管。

3.胸膜腔闭式引流的护理

（1）原理:胸膜腔闭式引流是根据胸膜腔的生理特点来设计的,它依靠水封瓶中的液体使胸膜腔与外界隔离。当胸膜腔内因积气或积液形成高压时,胸膜腔内的气体或液体可排至引流瓶内;当胸膜腔恢复负压时,水封瓶内的液体被吸引至引流管的下端形成负压水柱,阻止空气进入胸膜腔。由于引流管有足够的长度及地心引力的作用,水封瓶内的液体只能在引流管的下端形成一定高度的水柱而不可能被吸引至胸膜腔内,从而达到胸膜腔引流和减压的目的。

（2）目的:①引流胸膜腔内的积液、积血及积气。②重建胸膜腔内负压,促进肺膨胀。③平衡两侧胸膜腔的压力,维持纵隔的正常位置。

（3）适应证:常用于气胸、血胸、脓胸的治疗或心、胸外科手术后的引流等。

（4）置管与置管位置:胸膜腔引流管的置入常在手术室进行,但在某些紧急情况下,也可在急诊室或病室床旁完成。根据胸部体征和X线检查结果决定置管位置。①引流积液:积液处于低位,一般选择腋中线或腋后线第6～8肋间进行插管。②引流积气:积气多向上聚集,以在前胸膜腔上部引流为宜,常选择锁骨中线第2肋间进行插管。③引流脓液:脓胸常选在脓液积聚的最低位进行插管。

（5）胸管种类:①用于排液或排脓时,宜选用质地较硬、管径为1.5～2cm的橡皮管,不易折叠堵塞而有利于通畅引流。②用于排气时,应选用质地较软、管径为0.3～1cm的塑胶管,既能达到引流的目的,又可减少局部刺激,减轻疼痛。

(6)装置：传统的胸膜腔闭式引流装置有 3 种，即单瓶、双瓶和三瓶。目前各种一次性使用的塑料胸膜腔引流装置已被临床广泛应用。①单瓶水封式系统：集液瓶（水封瓶）的橡胶瓶塞上有两个孔，分别插入长、短两根玻璃管。向瓶内倒入无菌生理盐水约 500mL，使长管下端没入水平面下 3～4cm，短管下端则远离水平面，瓶内空气与外界大气相通。将置入胸膜腔的引流管与水封瓶的长玻璃管相连接，接通后即可见管内水柱上升，高出水平面 8～10cm，并随呼吸上下移动。若水柱不动，则提示引流管不通畅。②双瓶水封式系统：双瓶分别为集液瓶与水封瓶，其优点为在引流胸膜腔内液体时，引流液进入集液瓶，而水封瓶的密闭系统不受影响。③三瓶水封式系统：在双瓶的基础上再增加一个控制瓶，使其起到施加抽吸力的作用，其抽吸力的大小通常由通气管没入水面的深度而决定。当抽吸力超过没入水面的通气管的高度时，外界空气即会被吸入此系统中，因此压力控制瓶中始终有水泡产生方表示具有抽吸功能。

(7)护理。

保持管道密封：①使用前应严格检查胸膜腔引流管及引流瓶装置有无裂缝、各衔接处是否紧密。②引流过程中应注意引流管有无脱落、皮肤切口处有无漏气。③水封瓶长玻璃管应始终没入水中 3～4cm，并保持直立。④搬动患者或更换引流瓶时，务必双重夹闭引流管，以防空气进入。⑤用凡士林纱布严密覆盖胸壁引流管周围。

严格无菌操作：①引流装置在使用前应经严格灭菌，使用过程中同样应注意保持无菌。②胸壁引流口处敷料应保持清洁干燥，通常每天更换 1 次。如有渗湿，应及时更换。③引流瓶位置应低于胸壁引流口平面60～100cm，以防瓶内液体逆流入胸膜腔引起感染。④按规定定时更换引流瓶，更换时严格遵守无菌操作规程。

妥善固定：①应留有足够长的引流管固定于床旁，以免因翻身、牵拉等造成引流管的脱出。②如引流管连接处脱落或引流瓶损坏，应立即用双钳夹闭胸膜腔引流管，并更换引流装置。紧急时也可反折引流管，以避免空气进入胸膜腔。③若胸膜腔引流管自胸腔滑脱，应立即用手指捏闭引流口处皮肤，消毒处理后用凡士林纱布封闭引流口，并协助医生做进一步处理。

保持引流通畅：①患者血压平稳后即应取半坐卧位，以有利于呼吸及引流。②定时挤压胸膜腔引流管，防止引流管阻塞、扭曲、受压，挤压时应注意从上至下。③鼓励患者做咳嗽、深呼吸运动及经常变换体位，以加快胸膜腔内液体、气体的排出，促进肺扩张。

观察和记录：①密切观察长玻璃管中的水柱波动情况。正常情况下水柱上下波动的幅度约为 4～6cm。若水柱波动过高，提示存在肺不张；若无波动，提示引流管不畅或肺已完全扩张。此时可嘱患者咳嗽，如有水注波动，说明肺已完全扩张。如仍无波动，可能引流管不通。②定时观察引流液的量、色、性质，并准确记录。若持续引出大量血性液体（每小时超过200mL.或有愈来愈多气体逸出，应报告医生给予及时处理。

拔管：①拔管指征：引流管安置 48～72 小时后，临床观察无气体逸出，或引流液明显减少且颜色变浅，24 小时引流量少于 50mL，脓液少于 10mL，X 线检查提示肺膨胀良好无漏气，患者无呼吸困难即可考虑拔管。②拔管前准备：拔管前应先准备皮肤消毒用品、剪刀、四层凡士林纱布，放在 7～8 层无菌纱布上。③协助拔管：先拆除固定缝线，嘱患者深吸气后屏气，在吸气末迅速拔管,并立即用凡士林纱布和厚敷料封闭胸壁伤口,包扎固定。④拔管后观察:嘱患者卧床休息,拔管后 24 小时内密切观察患者有无胸闷、呼吸困难、切口渗液、出血和皮下气肿等情况。如有异常,及时通知医生进行处理。

七、健康教育

(一)疾病指导

解释吸氧、胸膜腔穿刺、胸膜腔闭式引流的意义和注意事项。

(二)呼吸功能锻炼指导

指导患者练习腹式深呼吸。其方法为患者仰卧,腹部安置 3～5kg 重沙袋(也可用厚重的书代替),吸气时保持胸部不动,腹部上升鼓起;呼气时尽量将腹壁下降呈舟状。呼吸动作缓慢、均匀。每分钟 8～12 次或更少。也可使用深呼吸训练器进行练习。

(三)复诊指导

肋骨骨折患者 3 个月后复查 X 片,以了解骨折愈合情况。

第二节　脓胸的护理

脓胸是指胸膜腔内的化脓性感染。脓胸按病理发展过程可分为急性和慢性;按致病菌可分为化脓性、结核性和特异病原性;按感染波及的范围可分为全脓胸和局限性脓胸。

一、病因

(一)急性脓胸

多为继发性感染,致病菌主要来自肺内的感染病灶,少数来自胸内和纵隔内的其他脏器或身体其他部位感染病灶。常见的致病菌有金黄色葡萄球菌、链球菌、大肠埃希菌、铜绿假单胞菌、真菌、结核杆菌等。如为厌氧菌感染,则为腐败性脓胸。致病菌进入胸膜腔的途径如下。

1.直接入侵

由化脓病灶直接侵入或破入胸膜腔,或因外伤、手术污染胸膜腔。

2.经淋巴途径

如膈下脓肿、肝脓肿等,可通过淋巴管侵入胸膜腔。

3.血源性播散

在全身性感染如脓毒血症时,致病菌可经血液循环进入胸膜腔。

(二)慢性脓胸

脓胸的急性期和慢性期没有截然的分界线。通常急性脓胸病程超过 3 个月后,胸腔壁厚韧,脓腔容量固定不变者,称为慢性脓胸。主要原因有:

(1)急性脓胸未及时治疗或处理不当,如引流太迟、引流管拔除过早、引流管过细、引流管位置不当等所致的排脓不畅。

(2)脓腔内有异物存留,使感染难以控制。

(3)合并支气管或食管瘘而未及时处理。

(4)胸膜腔邻近感染病灶反复传入感染而致脓腔不能闭合。

(5)有特殊病原菌存在,如结核杆菌、放线菌等慢性炎症,导致纤维层增厚、肺膨胀不全,使脓腔长期不愈。

二、病理生理

(一)急性脓胸

感染侵犯胸膜后可引起大量炎性胸腔积液渗出。早期渗出液稀薄,呈浆液性,内含白细胞和纤维蛋白。随病程进展,脓细胞及纤维蛋白增多,渗出液转为脓性。纤维蛋白沉积于胸膜表面,初起质软而易脱落,以后随着纤维素层的不断增厚,韧性增强而易于粘连,虽有使脓液局限化的倾向,但肺的膨胀亦受到限制。

(二)慢性脓胸

其特征为壁、脏层胸膜纤维性增厚。由于纤维蛋白沉着机化,在壁、脏层胸膜上形成厚韧致密的纤维板,构成脓腔壁。因纤维板固定束紧肺组织,同时牵拉胸廓内陷造成纵隔向患侧移位并限制了胸廓的活动性,严重影响患者的呼吸功能。

三、临床表现

(一)急性脓胸

1.症状

常有高热、脉快、呼吸急促、食欲缺乏、乏力等全身表现。积脓较多者可有胸痛、胸闷、咳嗽、咳痰等症状。

2.体征

患侧胸部视诊呼吸运动减弱,肋间隙饱满;触诊语颤减弱;叩诊呈浊音;听诊呼吸音减弱或消失。严重者可出现发绀和休克。

(二)慢性脓胸

1.症状

常有长时间低热、食欲缺乏、消瘦、贫血、低蛋白血症等慢性全身中毒症状。有时伴有气促、咳嗽、咳脓痰等表现。

2.体征

视诊可见患侧胸廓内陷,呼吸运动减弱,肋间隙变窄;支气管及纵隔移向患侧;听诊呼吸音减弱或消失。可有杵状指(趾),严重者可有脊椎侧凸。

四、辅助检查

(一)胸部 X 线检查

急性脓胸可显示患侧胸腔积液,伴有气胸时可有液平面。大量积液时纵隔偏向健侧。慢性脓胸胸壁及肺表面均有增厚阴影或钙化,纵隔因纤维板的牵拉而偏向患侧。脓腔造影或瘘管造影可明确脓腔的范围及部位,但疑有支气管胸膜瘘者慎做。

(二)诊断性胸膜腔穿刺

如能抽得脓液即可确诊。可取脓液做涂片镜检、细菌培养及药物敏感试验,以指导用药。

(三)实验室检查

急性脓胸时血白细胞计数及中性粒细胞比例升高。慢性脓胸红细胞计数、血细胞比容和血清蛋白水平降低。

五、治疗原则

(一)急性脓胸

(1)消除病因。

(2)控制原发感染病灶,应用抗生素。根据药物敏感试验结果选用有效抗生素,控制感染。

(3)尽早排净脓液,促使肺复张。排净脓液的方法包括及早反复胸腔穿刺抽脓,并向胸膜腔内注入抗生素。如有以下情况应尽早施行胸膜腔闭式引流术:①脓液稠厚,不易抽出。②经治疗后脓液量不见减少,症状无明显改善,或发现有大量气体者。③疑伴有气管、食管瘘或腐败性脓胸者。

(4)全身支持治疗。

(5)手术治疗。近年来胸腔镜手术被应用于急性脓胸的治疗,并取得了满意效果。其优点是可在直视下清除所有脓液及坏死胸膜组织,加速肺复张和脓腔闭合。

(二)慢性脓胸

1.非手术治疗

改善全身情况,消除中毒症状和纠正营养不良;积极进行病因治疗,尽早消灭脓腔;尽量使受压的肺复张,恢复肺功能。

2.手术治疗

为尽早使受压的肺复张,最大限度地恢复肺功能,可根据患者情况选择改进引流手术、胸膜纤维板剥脱术、胸廓成形术、胸膜肺切除术等。

六、护理评估

(一)术前评估

1.健康史

了解患者的一般情况、此次发病情况及诊治经过。

2.身体状况

(1)局部表现:有无发热、胸痛、气促、咳嗽、咳痰、发绀等症状。胸部体检时应注意:①视诊有无胸廓畸形、塌陷,气管是否居中,患侧呼吸运动是否减弱。②叩诊患侧是否呈浊音。③听诊患侧呼吸音是否减弱或消失。

(2)全身表现:重点评估患者的营养状况,如有无食欲下降、消瘦、贫血、低蛋白血症等营养不良的表现,有无水、电解质紊乱,有无杵状指(趾)。

(3)辅助检查:注意血常规及 X 线检查结果。

3.心理和社会支持状况

评估患者及家属对疾病的了解程度,家属对患者的关心及支持状况。慢性脓胸病程较长且常需行手术治疗,患者和家属可有焦虑、恐惧等心理反应,应予以重视。

(二)术后评估

1.手术情况

如手术及麻醉的方式,是否安置引流管等。

2.康复状况

生命体征是否平稳,能否耐受疼痛,伤口及引流管情况是否正常等。

3.心理和社会支持状况

术后患者的心理反应,能否配合各项治疗及护理。

七、常见护理诊断/问题

(一)疼痛

与炎症刺激、手术创伤、安置引流管有关。

(二)气体交换受损

与胸膜腔积脓压迫肺组织、胸壁活动受限等有关。

(三)体温过高

与感染有关。

(四)营养失调(低于机体需要量)

与疾病慢性消耗、营养摄入不足有关。

八、护理措施

(一)术前护理

1.改善呼吸功能

(1)体位:取半卧位以利于呼吸和引流。支气管胸膜瘘者取患侧卧位,以免脓液流向健侧或发生窒息。

(2)保持呼吸道通畅:鼓励患者有效咳嗽、咳痰,痰多者可行体位引流,痰液黏稠者可行雾化吸入,酌情给氧。

(3)呼吸功能训练:可通过吹气球、深呼吸功能训练、呼吸功能训练器的使用等促进肺膨胀,增加通气量。

(4)协助医生进行胸膜腔穿刺或引流:急性脓胸应尽早行胸膜腔穿刺抽脓,每天或隔天1次,每次抽脓量不超过1000mL,穿刺过程中及穿刺后注意观察患者有无不良反应。必要时可行胸膜腔闭式引流,引流管不宜过细,以免堵塞。注意保持脓液引流通畅,并按常规做好引流护理。

2.高热护理

给予冰敷、擦浴等降温措施,必要时应用药物降温。鼓励患者多饮水。遵医嘱合理应用抗生素。

3.改善营养状况

鼓励患者多进食高热量、高蛋白质、富含维生素的食物。适当应用清蛋白制剂或少量多次输血。必要时给予肠内、肠外营养支持。

4.心理护理

经常与患者交流,主动介绍疾病及治疗的相关知识,鼓励患者积极配合治疗,早日康复。

(二)术后护理

1.一般护理

(1)体位:麻醉清醒、血压平稳后一般取半坐卧位。

(2)病情观察:术后应密切观察生命体征及引流情况。如患者出现烦躁不安、血压下降、脉搏增快、尿量减少等失血表现或引流液色鲜红、引流量超过100mL/h且持续数小时者,应立即报告医生,遵医嘱给予快速补液、输血、应用止血药物等处理,必要时准备再次手术止血。

(3)胸膜腔闭式引流的护理:参见本章第一节胸膜腔闭式引流的护理相关内容。

2.胸廓成形术后的特殊护理

(1)体位:胸廓成形术后应取患侧卧位。

(2)控制反常呼吸:患侧胸部应用厚敷料、胸带行加压包扎,并根据肋骨切除范围,在胸廓下垫一硬枕或加1～3kg的沙袋压迫,以控制反常呼吸。

九、健康教育

(一)疾病预防

注意保暖,避免受凉,及时发现感染症状并积极治疗。

(二)康复指导

因胸廓成形术需切断某些肌群,特别是肋间肌,术后易出现脊柱侧弯及术侧肩关节活动障碍。应指导患者注意保持正直姿势,坚持进行头部、肩部及上肢的功能锻炼,如头部的前后左右回转运动、上半身的前屈及左右弯曲运动及上肢的屈伸、抬高上举、旋转运动等,尽量能恢复到健康时的活动水平。

第七章　普外科疾病的护理

第一节　胃、十二指肠溃疡

一、定义

胃、十二指肠溃疡是位于胃、十二指肠壁的局限性圆形或椭圆形的缺损。发病原因与胃酸分泌过多、胃黏膜屏障破坏、精神神经因素有关。

二、病因与发病机制

胃、十二指肠溃疡病因较复杂,是多因素综合作用的结果。其中最为重要的是幽门螺杆菌感染、胃酸分泌异常和黏膜防御机制的破坏。

(一)幽门螺杆菌(Hp)感染

幽门螺杆菌感染与消化性溃疡的发病密切相关。约 90% 以上的十二指肠溃疡患者与约 70% 的胃溃疡患者中可检出 Hp,Hp 感染者发展为消化性溃疡的累计危险率为 15%～20%; Hp 被清除后,胃十二指肠溃疡易被治愈且复发率低。Hp 可产生多种酶,约 1/2 的 Hp 菌株还可产生毒素,作用于胃黏膜,引起黏液降解,改变胃黏膜细胞的通透性,导致局部组织损伤,破坏黏膜层的保护作用。胃窦部 Hp 感染还可以刺激局部胃泌素的释放,进一步加重胃黏膜的损害。

(二)胃酸分泌异常

溃疡只发生在经常与胃酸接触的黏膜处。胃酸过多的情况下,激活胃蛋白酶,可使胃十二指肠黏膜发生“自身消化”。十二指肠溃疡可能与迷走神经张力及兴奋性过度增高有关,亦可能与壁细胞数增多以及壁细胞对胃泌素、组胺、迷走神经刺激的敏感性增高有关。

(三)胃黏膜屏障破坏

非甾体抗炎药(NSAID)、肾上腺皮质激素、胆汁酸盐、乙醇等均可破坏胃黏膜屏障,引起胃黏膜水肿、出血、糜烂甚至溃疡。长期使用 NSAID 者胃溃疡的发生率显著增高。

(四)其他因素

包括遗传、吸烟、心理压力和咖啡因等。

三、临床表现

主要为慢性病程和周期性发作的节律性腹痛。

(一)症状

1.十二指肠溃疡

主要表现为餐后延迟痛(餐后 3～4 小时)、饥饿痛或夜间痛,进食后腹痛可暂时缓解,服用抗酸药物或进食能使疼痛缓解或停止。疼痛多表现为上腹部或剑突下烧灼痛或钝痛。腹痛具有周期性发作的特点,秋冬季或冬春季好发。十二指肠溃疡每次发作时,症状持续数周后缓解,间歇1~2个月再发。若缓解期缩短,发作期延长,腹痛程度加重,则提示溃疡病变加重。

2.胃溃疡

腹痛多于进餐后0.5~1小时开始,持续1~2小时后消失。进食后疼痛不能缓解,有时反而加重,服用抗酸药物疗效不明显。腹痛的节律性不如十二指肠溃疡明显。胃溃疡经抗酸治疗后常容易复发。除易发生大出血、急性穿孔等严重并发症外,约有5％胃溃疡可发生恶变。

(二)体征

溃疡活动期,局部有一固定的局限性轻压痛点,十二指肠溃疡痛点在脐部偏右上方,胃溃疡压痛点位于剑突与脐间的正中线或略偏左。缓解期无明显体征。

四、辅助检查

(一)实验室检查

患者可有轻度贫血,活动期大便潜血阳性,伴大出血者血红蛋白及血细胞比容下降,穿孔者白细胞计数及粒细胞比例增加,幽门梗阻患者可有脱水、低钾低氯性碱中毒。

(二)X线钡餐检

查可见壁龛影,间接征象包括局部压痛,十二指肠球部易激惹及球部畸形等。幽门梗阻时表现为幽门管或十二指肠球部变形和狭窄、胃扩大,张力减弱,钡剂入胃后有下沉现象,钡剂滞留胃内＞24小时。

(三)胃镜检查

对消化性溃疡诊断较X线钡餐检查更具敏感性和特异性,进行组织活检对溃疡的诊断非常有价值,有利于排除恶性病变以及幽门螺杆菌检测。

(四)幽门螺杆菌检测

90％的十二指肠溃疡患者和75％的胃溃疡患者并发幽门螺杆菌感染。尿素酶试验是幽门螺杆菌简便快速的检测方法,可以于胃镜检查时对窦部活检组织进行检测。组织学检查是诊断的金指标。非侵入性检验包括血清免疫球蛋白试验和放射性核素标记尿素呼吸试验。

(五)餐后血清胃泌素水平

疑为Zollinger-Ellison综合征时,应行餐后血清胃泌素水平测定,正常值小于200pg/mL。

五、治疗

无严重并发症的胃、十二指肠溃疡一般以内科治疗为主,外科治疗的重点是对其并发症的处理。

六、观察要点

(一)生命体征观察

病情较重或有休克者应及早观察患者神志、尿量、体温等。

(二)并发症的观察

1.出血

术后24小时可以从胃管内引出暗红色胃液,一般不超过300mL,并逐渐减少。如胃管内短时间大量引出鲜红色胃液,患者头晕、脉快、恶心、呕吐、黑粪、血压下降应考虑胃内出血。

2.倾倒综合征

由于胃大部切除后丧失了幽门括约肌,食物失去控制,未与胃液充分混合即过快地进入空肠,因渗透作用将大量体液"吸收"回肠组织,使循环血晕骤然下降,患者在进食后出现上腹胀痛、心悸、头晕、出汗、呕吐、腹泻甚至虚脱。应立即使患者平卧,数分钟后可缓解。应向患者解释发生这种现象的原因。帮助患者调节饮食种类,多食易消化食物,控制糖类的摄入。指导患者取半卧位缓慢进食,进餐时和进餐后不要饮水。多数患者在 0.5～1 年能逐渐缓解。

七、护理要点

(一)术前护理

1.心理护理

手术前要安慰患者,耐心解答患者提出的问题。

2.饮食护理

应少而精,如鱼、蛋、乳、巧克力等,同时食用富含维生素的水果、蔬菜。主食以软饭、面食为主,少食多餐。部分幽门梗阻患者可选用少量流食。并发出血、穿孔、完全性幽门梗阻者要禁食水。有幽门梗阻者禁食水并给予高渗盐水洗胃以减轻水肿。

3.手术

手术日晨留置胃管,便于手术操作,减少手术时对腹腔的污染。

(二)术后护理

1.体位

患者神志清楚、血压平稳后给予半卧位。鼓励患者深呼吸,有效咳嗽排痰,预防术后并发症。

2.胃肠减压护理

保持胃管通畅,定时冲洗胃管,妥善固定,严防脱出。嘱患者不要将痰液咽下,以免阻塞胃管。观察胃液的颜色、性质及量,并准确记录引流量。

3.饮食

术后拔除胃管后,可少量饮水,每次 4～5 汤勺,每 2 小时 1 次。如无不适反应,第 2 天可进流质饮食,如糖水、橘汁,每次 50～80mL,每天 6 次。第 3 天改为半流食,每次 100～150mL。并避免选用胀气的食物,以鸡蛋汤、菜汤、藕粉为宜。如一切正常,第 4 天可食用稀粥等低脂肪半流食;逐渐食用软饭,10～14 天可食用普食。主食与配菜都应软烂、易于消化,每天 5～6 餐,忌食生、冷、油炸、刺激性及易胀气的食物。

第二节　胃、十二指肠溃疡急性穿孔

一、定义

胃、十二指肠溃疡穿孔是胃、十二指肠溃疡的严重并发症之一,起病急、变化快、病情严重,应紧急处理,若诊治不当可危及生命。急性十二指肠溃疡穿孔多见于十二指肠球部前壁偏小弯侧;急性胃溃疡穿孔多见于近幽门的胃前壁,多偏小弯侧。

二、病因及发病机制

(1)精神过度紧张或劳累,会增加迷走神经兴奋,使溃疡加重而穿孔。

(2)过量饮食使胃内压力增加,促使胃溃疡穿孔。

(3)非甾体抗炎药应用与本症密切相关。

(4)免疫抑制药应用,尤其在器官移植患者中应用激素治疗,会促进穿孔的发生。

(5)其他因素包括创伤、大面积烧伤和多器官功能衰竭等。

三、临床表现

(一)症状

典型的溃疡穿孔表现为突发性剧烈腹痛,如刀割样,呈持续性或阵发性加重。疼痛从下腹部开始,很快扩散到全腹。有时,消化液可沿升结肠旁沟向下流至右下腹,引起右下腹疼痛。由于腹痛十分强烈,难以忍受,患者常出现面色苍白、出冷汗、肢体发冷、脉搏细数等休克症状。与原来胃痛的性质和程度不一样,患者往往非常清楚地记得这次剧痛突发的明确时间,伴随腹痛,常有恶心、呕吐。数小时后,由于腹膜大量渗出液将消化液稀释,腹痛可以减轻。如患者未得到及时治疗,病情加重,患者可出现全身感染中毒症状。

(二)体征

查体可见患者为急性痛苦面容,仰卧拒动,腹式呼吸减弱,全腹有压痛和反跳痛、腹肌紧张,可呈"木板样"强直上述体征仍以上腹部最明显。约有75%的患者可出现肝浊音界缩小或消失。

四、辅助检查

(一)实验室检查

白细胞计数总数增多,中性粒细胞比例升高;血淀粉酶可轻度升高。

(二)X线检查

站立位腹部 X 线透视或平片,约80%的患者可见单侧或双侧膈下线状、新月状游离气体影。

(三)腹部 B 超

可发现腹腔积液。

(四)腹腔穿刺

可获胆汁或脓性液体。

五、治疗

(一)非手术治疗

接近一半患者的溃疡穿孔可自行闭合或经非手术治疗而闭合。

1.适应证

(1)空腹状态下溃疡穿孔,症状轻,腹膜炎较局限。

(2)全身条件差,难以耐受麻醉与手术。

(3)无出血、幽门梗阻及恶变等并发症。

2.处理方法

(1)禁食、胃肠减压,维持水、电解质平衡,抗生素防治感染及抑酸药的应用。

(2)严密观察病情变化,若经非手术治疗 6～8 小时后病情不见好转反而加重者,应改行手术治疗。

(二)手术治疗

1.穿孔修补术

适用于一般状态差、伴心肺肝肾等重要脏器严重疾病,穿孔时间长,超过 8～12h,腹腔内炎症重及胃、十二指肠严重水肿,估计根治手术风险较大的患者应选择穿孔修补术。

2.根治性手术

适用于一般情况较好,有幽门梗阻或出血史,穿孔在 12h 以内,腹腔内炎症和胃、十二指肠壁水肿较轻的患者。手术方式包括胃大部切除术、穿孔修补术。

六、护理要点

(一)非手术治疗护理/术前护理

1.心理护理

手术患者在术前普遍存在紧张、焦虑恐惧的心理反应,而急诊手术患者受到突发疾病或创伤打击,对立即手术缺乏必要的心理准备,其心理反应更大,在有限的时间里增加与患者的感情交流,建立良好的护患关系,做好急诊手术患者的心理护理,提高患者对接受手术的心理承受能力,使其以良好的心态配合手术,有利于手术后的恢复。

2.体位

伴有休克者应将其上身及下肢各抬高 20°;生命体征平稳后改为半卧位,以利漏出的消化液积聚于盆腔最低位,减少毒素的吸收,同时也可降低腹壁张力和减轻疼痛。

3.对症护理

给予禁食、持续胃肠减压,可减轻胃肠道内积气、积液,减轻腹胀,减少胃肠内容物继续流入腹腔。尽量减少搬动和按压腹部,以减轻疼痛。高热患者给予物理降温。

4.用药护理

迅速建立静脉输液通道,遵医嘱补液,维持水、电解质及酸碱平衡,安排好输液的顺序,根据患者临床表现和补液的监测指标及时调整输液的量、速度和种类,保持每小时尿量达 30mL 以上。合理应用抗生素抗感染。必要时输血、血浆,维持有效的循环血量。

5.严密观察患者的病情变化

定时测量生命体征,必要时监测尿量,准确记录液体出入量。加强巡视,多询问患者主诉,观察患者腹部症状和体征的变化。如治疗 6～8 小时后,症状、体征不见好转反而加重者,做好急诊手术准备。

(二)术后护理

1.心理护理

患者由于发病突然,表现为剧烈腹痛、病情危重,多数患者需紧急手术治疗,加之患者对住院环境的陌生,因而产生焦虑恐惧心理。因此护理人员要体贴、关心患者,语言温和,态度和蔼。消除患者紧张、害怕的心理,各项护理操作轻柔,准确到位,减轻患者痛苦。为患者创造安静、无刺激的环境,缓解患者的焦虑。

2.术后监护

（1）术后置患者于监护室，妥善安置患者。主管护士及时了解麻醉及手术方式，对腹腔引流管、胃管、氧气管、输液管妥善固定。若为硬膜外麻醉应平卧4～6小时，若为全身麻醉在患者未清醒前应去枕平卧，头偏向一侧，保持呼吸道通畅。术后6小时重点监测血压平稳后取半卧位，有利于呼吸并防止膈下脓肿，减轻腹部切口张力，有效缓解疼痛。

（2）密切观察生命体征及神志变化，尤其是血压及心率的变化。术后3小时内每30分钟测量1次，然后改为每1小时测量1次。4～6小时后若平稳改为每4小时测1次。

3.胃肠减压的护理

（1）密切观察胃管引流的颜色及性质，记录24小时引流量。胃大部切除术后多在当天有陈旧性血液自胃管流出，24～48小时内自行停止转变为草绿色胃液。

（2）保持有效的胃肠减压，减少胃内的积气、积液，维持胃处于空虚状态，促进吻合口早日愈合，观察胃管是否通畅，发现胃管内有凝血块或食物堵塞时及时用注射器抽出，并用生理盐水10～20mL反复冲洗胃管直至其通畅。

（3）留置胃管期间给予雾化吸入每天2次，有利于痰液排出，并可减轻插管引起的咽部不适。

（4）做好健康指导，主管护士应仔细讲解胃管的作用及留置的时间，取得患者的合作，防止其自行拔管，防止重复插管给患者造成痛苦和不良后果。

4.腹腔引流管的护理

腹腔引流管要妥善固定，避免牵拉、受压、打折。保持其通畅。术后24小时注意观察有无内出血的征兆，一般术后引流量≤50mL，淡红色，多为术中冲洗液。引流液黏稠时经常挤捏管壁保持通畅。每天更换引流袋防止逆行感染，同时利于观察。术后3～5天腹腔引流液＜10mL可拔除引流管。

5.饮食护理

胃大部切除胃空肠吻合术，由于消化道重建改变了正常的解剖生理关系。因此饮食要少食多餐，循序渐进。术后24～48小时肠蠕动恢复可拔除胃管，当日可少量饮水。第2天进全流食每次50～80mL，第3天进全流食每次100～150mL，避免可导致胃肠胀气的食物，以蛋汤、菜汤、藕粉为好。第6天进半流全量。进水后10～14天进干饭，2周后恢复正常饮食。

6.术后常见并发症的观察与护理

（1）术后出血：术后严密观察血压及脉搏变化，腹腔内出血常表现为失血性休克症状，伴有腹胀、全腹压痛、反跳痛明显等腹膜刺激征。因此护理中要严密观察患者腹部变化。

（2）感染：饱餐后的胃、十二指肠急性穿孔造成弥漫性腹膜炎，术后可能出现腹腔或切口感染。患者一般术后3～5天体温逐渐恢复正常，切口疼痛消失。若此时体温反而增高，局部出现疼痛和压痛，提示炎症的存在。第4～5天患者体温升高，出现伤口感染，给予拆除部分缝线，充分引流。每天伤口换药，约2周后愈合。

（3）吻合口梗阻：吻合口梗阻表现为患者拔除胃管或进食后腹胀，伴有呕吐胃内容物可混有胆汁液体。患者出现吻合口梗阻，碘剂造影显示胃空肠吻合口狭窄，考虑为炎性水肿。经禁食、输液等保守治疗后水肿消失，自行缓解。

第三节　胃、十二指肠溃疡大出血

一、定义

胃、十二指肠溃疡大出血是指有明显出血症状的大出血,即表现为大量呕血或柏油样大便,血红蛋白值明显下降,以致发生循环动力学改变者。胃、十二指肠溃疡大出血为上消化道大出血最常见的原因,5％～10％的患者需要外科手术治疗止血。

二、病因及发病机制

发生大出血的溃疡多位于胃小弯或十二指肠后壁,并以十二指肠后壁溃疡为多见。出血是因溃疡的侵蚀导致基底部血管破裂,大多数为中等动脉出血。胃小弯溃疡出血常来自胃右、左动脉的分支,而十二指肠后壁溃疡的出血则多来自胰十二指肠上动脉或胃十二指肠动脉及其分支。血管的侧壁破裂较之断端出血不易自止。有时由于大出血后血容量减少、血压降低,血管破裂处凝血块形成,出血能自行停止,但约30％的病例可出现第二次大出血。

三、临床表现

(一)症状

1.急性大呕血和(或)柏油样便

这是胃、十二指肠溃疡大出血的主要症状,多数患者可仅有柏油样便;大量迅猛的十二指肠溃疡出血者黑粪的色泽较鲜红,可伴乏力、心慌甚至晕厥等失血症状。

2.休克

当失血量超过800mL时,可出现明显休克现象,如出冷汗、脉搏细数、呼吸浅促、血压降低等。

(二)体征

腹部常无明显体征,可能有轻度腹胀,上腹部相当于溃疡所在部位有轻度压痛,肠鸣音增多。

四、辅助检查

(一)实验室检查

持续检测血红蛋白、红细胞计数和血细胞比容均呈进行性下降趋势。

(二)内镜检查

内镜下胃、十二指肠溃疡出血病灶特征现多采用 Forrest 分级。①Ⅰa:可见溃疡病灶处喷血。②Ⅰb:可见病灶处渗血。③Ⅱa:病灶处可见裸露血管。④Ⅱb:病灶处有血凝块附着。⑤Ⅱc:病灶处有黑色基底。⑥Ⅲ:溃疡病灶基底仅有白苔而无上述活动性出血征象。根据上述内镜表现除Ⅲ外,只要有其中一种表现均可确定为此次出血的病因及出血部位。

(三)选择性腹腔动脉或肠系膜上动脉造影

可用于血流动力学稳定的活动性出血患者,可明确病因与出血部位,指导治疗,并可采取栓塞治疗或动脉内注射垂体加压素等介入性止血措施。

五、治疗

(一)非手术治疗

1.补充血容量

快速输液、输血。失血量达全身总血量的20%时,输注右旋糖酐或其他血浆代用品;出血量较大时可输注浓缩红细胞,必要时输全血,应保持血细胞比容不低于30%。

2.禁食、留置胃管

用生理盐水冲洗胃腔,清除血凝块,直至胃液变清。可经胃管注入200mL含8mg去甲肾上腺素的冰生理盐水溶液,每4~6小时1次。

3.应用止血、制酸等药物

静脉或肌内注射止血药物;静脉给予H_2受体拮抗药、质子泵抑制药(奥美拉唑)或生长抑素奥曲肽等。

4.纤维胃镜下止血

胃镜检查明确出血病灶后可同时施行电凝、激光灼凝、注射或喷洒药物、钛夹夹闭血管等局部止血措施。

(二)手术治疗

1.手术指征

(1)严重大出血,短期内出现休克,或较短时间内(6~8小时)需要输入较大量血液(>800mL)方能维持血压和血细胞比容者。

(2)年龄在60岁以上伴血管硬化症者自行止血机会较小,应及早手术。

(3)近期发生过类似的大出血或合并溃疡穿孔或幽门梗阻。

(4)正在进行药物治疗的胃、十二指肠溃疡患者发生大出血,表明溃疡侵蚀性大,非手术治疗难以止血。

(5)纤维胃镜检查发现动脉搏动性出血或溃疡底部血管显露,再出血危险大者。

2.手术方式

(1)胃大部切除术:适用于大多数溃疡出血的患者。

(2)溃疡底部贯穿缝扎术:在病情危急,不耐受胃大部切除术时,可采用单纯贯穿缝扎止血法;若切除溃疡有困难而予以旷置时,应贯穿缝扎溃疡底部出血的动脉或结扎其主干。

(3)在贯穿缝扎处理溃疡出血后做迷走神经干切断加胃窦切除或幽门成形术。

六、护理要点

(一)非手术治疗护理/术前护理

1.心理护理

首先安排患者卧床休息,保持安静,因安静休息有利于止血。及时清除呕血或黑粪后的血液或污物,减少不良刺激。护理人员要冷静果断完成各种治疗抢救措施,关心安慰患者,从而消除患者紧张、恐惧心理。

2.体位

绝对卧床,血压低者取平卧位,血压平稳后可采取半卧位。发现大血、休克时应立即将双下肢抬高,保持呼吸道通畅,头偏向一侧,避免误吸。

3.饮食护理

大量呕血伴恶心、呕吐者应禁食,少量出血无呕吐者,可进温凉、清淡、无刺激性流质,出血停止后改为半流质,宜少量多餐,以营养丰富、易消化的饮食为主。

4.补充血容量

给予氧气吸入。迅速建立两条静脉通道以补充血容量,输液开始宜快,可加压,在此基础上及时配血和备血,但对年老体弱者应注意避免输血及输液过快或过多而引起急性肺水肿,如有异常及时通知医生。

5.药物护理

按时应用止血药物,经胃肠减压管灌注加入冰生理盐水 200mL 加去甲肾上腺素 8mg,使血管收缩而达到止血的目的。静脉给 H_2 受体拮抗药(如法莫替丁)或质子泵抑制药(如奥美拉唑);静脉应用生长抑素等。

6.严密观察病情变化

每 30 分钟测生命体征 1 次,有条件者进行心电监护。观察呕吐物及大便的量、色、性质和次数,估计出血量并及时记录。准确记录 24h 出入量。应密切观察患者意识、末梢循环、尿量等变化,注意保暖。如患者由卧位改为半卧位即出现脉搏增快、血压下降、头晕、出汗甚至晕厥,则表示出血量大,应立即抢救。

7.急症手术准备

若经止血、输血等处理而出血仍继续者,应配合做好急诊手术准备。

(二)术后护理

1.心理护理

患者由于发病突然,表现为剧烈腹痛、病情危重,多数患者需紧急手术治疗,加之患者对住院环境的陌生,因而产生焦虑恐惧心理。因此护理人员要体贴关心患者,语言温和,态度和蔼。消除患者紧张害怕的心理,各项护理操作轻柔,准确到位,减轻其痛苦。为患者创造安静无刺激的环境,缓解患者的焦虑。

2.术后监护

(1)术后置患者于监护室,妥善安置患者。主管护士及时了解麻醉及手术方式,对腹腔引流管、胃管、氧气管、输液管妥善固定。若为硬膜外麻醉应平卧 4～6h,若为全身麻醉在患者未清醒前应去枕平卧,头偏向一侧,保持呼吸道通畅。术后 6h 重点监测血压平稳后取半卧位,有利于呼吸并防止膈下脓肿,减轻腹部切口张力有效缓解疼痛。

(2)密切观察生命体征及神志变化,尤其是血压及心率的变化。术后 3 小时内每 30 分钟测量 1 次,然后改为每 1 小时测量 1 次。4～6 小时后若平稳改为每 4h 测 1 次。

3.胃肠减压的护理

(1)密切观察胃管引流的颜色及性质,记录 24 小时引流量。胃大部切除术后多在当天有陈旧性血液自胃管流出,24～48 小时内自行停止转变为草绿色胃液。

(2)保持有效的胃肠减压,减少胃内的积气、积液,维持胃处于空虚状态,促进吻合口早日愈合。观察胃管是否通畅,发现胃管内有凝血块或食物堵塞时及时用注射器抽出并用生理盐水 10～20mL 反复冲洗管直至其通畅。

（3）留置胃管期间给予雾化吸入每天 2 次，有利于痰液排出，并可减轻插管引起的咽部不适。

（4）做好健康指导。主管护士应仔细讲解胃管的作用及留置的时间，取得患者的合作。防止其自行拔管，防止重复插管给患者造成痛苦和不良后果。

4.腹腔引流管的护理

腹腔引流管要妥善固定，避免牵拉、受压、打折。保持其通畅。术后 24 小时注意观察有无内出血的征兆，一般术后引流量≤50mL，淡红色，多为术中冲洗液。引流液黏稠时经常挤捏管壁保持通畅。每天更换引流袋防止逆行感染，同时利于观察。术后 3～5 天腹腔引流液＜10mL 可拔除引流管。

5.饮食的护理

胃大部切除胃空肠吻合术，由于消化道重建改变了正常的解剖生理关系。因此饮食要少食多餐、循序渐进。术后 24～48h 肠蠕动恢复可拔除胃管，当日可少量饮水。第 2 天进全流食每次 50～80mL。第 3 天进全流食 100～150mL，避免可导致胃肠胀气的食物，以蛋汤、菜汤、藕粉为好。第 6 天进半流全量。术后 10～14 天进干饭。2 周后恢复正常饮食。

6.术后常见并发症的观察与护理

（1）术后出血：术后严密观察血压及脉搏变化，腹腔内出血常表现为失血性休克症状，伴有腹胀、全腹压痛、反跳痛明显等腹膜刺激征。因此护理中要严密观察患者腹部变化。

（2）感染：饱餐后的胃、十二指肠急性穿孔造成弥漫性腹膜炎，术后可能出现腹腔或切口感染。患者一般术后 3～5 天体温逐渐恢复正常，切口疼痛消失。若此时体温反而增高，局部出现疼痛和压痛，提示炎症的存在。术后第 4～5 天患者体温升高，出现伤口感染，给予拆除部分缝线，充分引流海日伤口换药，约 2 周后愈合。

第四节　胃、十二指肠溃疡瘢痕性幽门梗阻

一、定义

胃、十二指肠溃疡瘢痕性幽门梗阻指的是幽门附近的溃疡瘢痕愈合后，造成胃收缩时胃内容物不能通过，并因此引起呕吐、营养障碍、水与电解质紊乱和酸碱失衡等一系列改变的情况。

二、病因及发病机制

溃疡病引起幽门梗阻的原因有以下几种。①幽门痉挛：溃疡活动期幽门括约肌的反射性痉挛；②幽门水肿：溃疡活动期溃疡周围炎性充血水肿；③瘢痕收缩：溃疡修复过程中瘢痕的形成及其收缩，也可因前两种因素同时存在而加重。前两种情况属于间歇性的，不构成外科手术适应证。瘢痕性幽门梗阻则需手术方能解除梗阻。

三、临床表现

(一)症状

突出的症状是呕吐，呕吐的特点为朝食暮吐、呕吐宿食；呕吐量大，一次可达 1～2L；呕吐

物有酸臭味,吐后自觉舒适,常有患者自行诱吐以缓解上腹胀满之苦。

(二)体征

体检时所见为营养不良(皮肤干燥松弛、皮下脂肪消失),上腹隆起,有时可见自左肋下至右上腹的胃蠕动波,手拍上腹部时有振水音。少数患者胃可以极度扩大,其下极可达下腹中部,使整个腹部隆起,易误认为是肠梗阻。有碱中毒、低钙血症时,耳前叩指试验(Chvostek征)和上臂压迫试验(Trousseau征)可呈阳性。

四、辅助检查

(一)胃镜检查

胃腔于空腹时潴留液增多,甚至可见残存宿食;幽门变形及变窄,镜管不能通过。

(二)X线钡餐检查

胃高度扩大,胃张力降低,钡剂入胃后即下沉。若数小时后胃内仍有 25% 以上的残留钡剂,诊断即可成立。

五、治疗

(一)非手术疗法

适于因活动性溃疡并发幽门水肿及痉挛所致的幽门梗阻或为手术治疗做准备。具体方法有:①禁食,胃肠减压,必要时以温生理盐水洗胃 3～7 天。②抗酸、解痉及用胃动力药物。③纠正水、电解质失衡。④全肠外营养支持及适量输血。

(二)手术治疗

1.术前准备

(1)纠正脱水、低钾低氯性碱中毒。

(2)改善营养不良。

(3)给予 H_2 受体拮抗药或质子泵抑制药。

(4)持续胃肠减压。

(5)术前 3 天起温生理盐水洗胃,术日清洁洗胃。

2.术式选择

(1)胃大部切除术:适于胃酸高、溃疡疼痛症状较重的年轻患者。

(2)胃窦切除加迷走神经切断术及幽门成形加迷走神经切断术:可按术者经验选用。

(3)胃空肠吻合术:适用于年老体弱、全身情况差者。

3.术后治疗

(1)继续加强营养支持。

(2)始予 H_2 受体拮抗药或质子泵抑制药。

六、护理要点

(一)非手术治疗护理/术前护理

1.心理护理

对患者应给予热诚的关怀、同情,不嫌脏臭,减轻其紧张、烦躁及怕别人讨厌的心理压力,如果患者有紧张不安的情绪,护士应及时发现,安慰患者,解除其紧张心情。

2.饮食护理

完全梗阻者手术前禁食；非完全性梗阻者可给予无渣半流质，应少量多餐，给予高蛋白、高热量、富含维生素、易消化、无刺激的食物。

3.一般护理

患者发生呕吐后清洁口腔，协助给予温开水或生理盐水漱口。必要时更换床单，整理床铺，帮助患者取舒适卧位，将呕吐物的容器及污物拿出病室，使患者有一个安静、清新、舒适的环境。

4.营养支持

非完全性梗阻者可予无渣半流质饮食，完全梗阻者手术前禁食，以减少胃内容物潴留。根据医嘱静脉补充肠外营养液、输血或其他血制品，以纠正营养不良、贫血和低蛋白血症。

5.洗胃

术前3天，每晚用300～500mL温生理盐水洗胃，以减轻胃壁水肿和炎症，有利于术后吻合口愈合。

6.手术准备

术日晨留置导尿管，应配合做好手术准备。

7.做好护理记录

详细而高质量的护理记录是疾病诊断的重要资料。记录的内容包括呕吐前患者的各种情况，呕吐时伴随的症状。呕吐物的性质、量、色、味及次数。采取的护理措施及效果，同时准确记录24小时出入液量，以利于在患者水和电解质失衡的情况下做出精确的估计，为治疗提出依据。

(二)术后护理

1.心理护理

患者由于发病突然，表现为剧烈腹痛、病情危重，多数患者需紧急手术治疗，加之患者对住院环境的陌生，因而产生焦虑恐惧心理。因此护理人员要体贴、关心患者，语言温和，态度和蔼。消除患者紧张、害怕的心理，各项护理操作轻柔，准确到位，减轻患者痛苦。为患者创造安静、无刺激的环境，缓解患者的焦虑。

2.术后监护

(1)术后置患者于监护室，妥善安置患者。主管护士及时了解麻醉及手术方式，对腹腔引流管、胃管、氧气管、输液管妥善固定。若为硬膜外麻醉应平卧4～6小时；若为全身麻醉，在患者未清醒前应去枕平卧，头偏向一侧，保持呼吸道通畅。术后6小时重点监测血压平稳后取半卧位，有利于呼吸并防止膈下脓肿，减轻腹部切口张力，有效缓解疼痛。

(2)密切观察生命体征及神志变化，尤其是血压及心率的变化。术后3小时内每30分钟测量1次，然后改为每1小时测量1次。4～6小时后若平稳改为每4小时测1次。

3.胃肠减压的护理

(1)密切观察胃管引流的颜色及性质，记录24小时引流量。胃大部切除术后多在当天有陈旧性血液自胃管流出，24～48小时内自行停止转变为草绿色胃液。

(2)保持有效的胃肠减压，减少胃内的积气、积液，维持胃处于空虚状态，促进吻合口早日愈合。观察胃管是否通畅,发现胃管内有凝血块或食物堵塞时及时用注射器抽出,并用生理盐水 10～20mL 反复冲洗胃管直至其通畅。

(3)留置胃管期间给予雾化吸入每天 2 次,有利于痰液排出,并可减轻插管引起的咽部不适。

(4)做好健康指导:主管护士应仔细讲解胃管的作用及留置的时间,取得患者的合作,防止其自行拔管,防止重复插管给患者造成痛苦和不良后果。

4.腹腔引流管的护理

腹腔引流管要妥善固定,避免牵拉、受压、打折,保持其通畅。术后 24 小时注意观察有无内出血的征兆,一般术后引流量≤50mL,淡红色,多为术中冲洗液。引流液黏稠时经常挤捏管壁保持通畅。每天更换引流袋防止逆行感染,同时利于观察。术后 3～5 天腹腔引流液＜10mL 可拔除引流管。

5.饮食护理

胃大部切除胃空肠吻合术,由于消化道重建改变了正常的解剖生理关系。因此饮食要少食多餐、循序渐进。术后 24～48h 肠蠕动恢复可拔除胃管,当日可少量饮水。第 2 天进全流食每次 50～80mL。第 3 天进全流食每次 100～150mL,避免可导致胃肠胀气的食物,以蛋汤、菜汤、藕粉为好。第 6 天进半流全量。术后 10～14 天进干饭。2 周后恢复正常饮食。

6.术后常见并发症的观察与护理

(1)术后出血:术后严密观察血压及脉搏变化。腹腔内出血常表现为失血性休克症状,伴有腹胀、全腹压痛、反跳痛明显等腹膜刺激征,因此护理中要严密观察患者腹部变化。

(2)感染:饱餐后的胃、十二指肠急性穿孔造成弥漫性腹膜炎,术后可能出现腹腔或切口感染。患者一般术后 3～5 天体温逐渐恢复正常,切口疼痛消失。若此时体温反而增高,局部出现疼痛和压痛,提示炎症的存在。术后第 4～5 天患者体温升高,出现伤口感染,给予拆除部分缝线,充分引流每天伤口换药,约 2 周后愈合。

(3)吻合口梗阻:吻合口梗阻表现为患者拔除胃管或进食后腹胀,伴有呕吐胃内容物可混有胆汁液体。患者出现吻合口梗阻,碘剂造影显示胃空肠吻合口狭窄,考虑为炎性水肿、经禁食、输液等保守治疗后水肿消失自行缓解。

第五节　胃癌

一、定义

胃癌是我国常见的恶性肿瘤之一。在组织病理学上,90％以上的胃癌是腺癌,其中又可以细分为乳头状腺癌、管状腺癌、低分化腺癌、黏液腺癌、印戒细胞癌。少见类型包括腺鳞癌、类癌、小细胞癌、未分化癌等。

二、病因及发病机制

胃癌的病因尚未完全清楚,目前认为与下列因素有关。

（一）地域环境及饮食生活因素

胃癌发病有明显的地域差别,中国、日本、俄罗斯、南非、智利和北欧等国家和地区发病率较高,而北美、西欧、印度的发病率则较低。我国西北与东部沿海地区胃癌的发病率明显比其他地区高。长期食用腌制、熏、烤食品者胃癌的发病率高,可能与上述食品中亚硝酸盐、真菌毒素、多环芳烃化合物等致癌物或前致癌物的含量高有关。食物中缺乏新鲜蔬菜、水果也与发病有一定关系。吸烟增加胃癌的发病率。

（二）幽门螺杆菌感染

是引发胃癌的主要因素之一。我国胃癌高发区人群 Hp 感染率在 60％以上,低发区的 Hp 感染率为 13％～30％。Hp 能促使硝酸盐转化成亚硝酸盐及亚硝胺而致癌;Hp 感染引起胃黏膜慢性炎症并通过加速黏膜上皮细胞的过度增殖导致畸变致癌;Hp 的毒性产物 CagA、VacA 可能具有促癌作用。

（三）癌前疾病和癌前病变

胃癌的癌前疾病是指一些使胃癌发病危险性增高的良性胃疾病,如慢性萎缩性胃炎、胃息肉、胃溃疡、残胃炎等。胃的癌前病变指的是容易发生癌变的病理组织学变化,但其本身尚不具备恶性改变。胃黏膜上皮细胞的不典型增生属于癌前病变,可分为轻、中、重三度,重度不典型增生易发展成胃癌。

（四）遗传因素

胃癌有明显的家族聚集倾向,研究发现与胃癌患者有血缘关系的亲属发病率较对照组高4倍。有证据表明胃癌的发生与抑癌基因 P53、APC、MCC 杂合性丢失和突变有关。而胃癌组织中癌基因 C-met、K-ras 等存在明显的过度表达。

三、临床表现

（一）症状

早期胃癌多无明显症状,部分患者可有上腹隐痛、嗳气、反酸、食欲减退等消化道症状,无特异性。随病情进展,症状日益加重,常有上腹疼痛、食欲缺乏、呕吐、乏力、消瘦等症状。不同部位的胃癌有其特殊表现:贲门胃底癌可有胸骨后疼痛和进行性哽噎感;幽门附近的胃癌可有呕吐宿食的表现;肿瘤溃破血管后可有呕血和黑粪。

（二）体征

胃癌早期无明显体征,可仅有上腹部深压不适或疼痛。晚期,可扪及上腹部肿块。若出现远处转移时,可有肝大、腹腔积液、锁骨上淋巴结肿大等。

四、辅助检查

（一）纤维胃镜检查

是诊断早期胃癌的有效方法。可直接观察病变的部位和范围,并可直接取病变组织做病理学检查。采用带超声探头的电子胃镜,有助于了解肿瘤浸润深度以及周围脏器和淋巴结有无转移。

（二）X 线钡餐检查

X 线气钡双重造影可发现较小而表浅的病变。肿块型胃癌表现为突向腔内的充盈缺损;溃疡型胃癌主要显示胃壁内龛影,黏膜集中、中断、紊乱和局部蠕动波不能通过;浸润型胃癌可见胃壁僵硬、蠕动波消失。

(三)腹部超声

主要用于观察胃的邻近脏器受浸润及淋巴结转移的情况。

(四)螺旋 CT

有助于胃癌的诊断和术前临床分期。

(五)实验室检查

粪便潜血试验常呈持续阳性。胃液游离酸测定多显示酸缺乏或减少。

五、治疗

早期发现、早期诊断和早期治疗是提高胃癌疗效的关键。外科手术是治疗胃癌的主要手段，也是目前能治愈胃癌的唯一方法。对中晚期胃癌，积极辅以化疗、放疗及免疫治疗等综合治疗以提高疗效。

(一)手术治疗

1.根治性手术

原则为整块切除包括癌肿和可能受浸润胃壁在内的胃的全部或大部，以及大、小网膜和局域淋巴结，并重建消化道。切除范围：胃壁的切线应距癌肿边缘 5cm 以上，食管或十二指肠侧切缘应距离贲门或幽门 3～4cm。

早期胃癌由于病变局限，较少淋巴结转移，可行内镜下胃黏膜切除术、腹腔镜或开腹胃部分切除术。

扩大胃癌根治术适用于胃癌侵及邻近组织或脏器，是指包括胰体、尾及脾的根治性胃大部切除术或全胃切除术；有肝、结肠等邻近脏器浸润可行联合脏器切除术。

2.姑息性切除术

用于癌肿广泛浸润并转移，不能完全切除者。通过手术可以解除症状，延长生存期，包括姑息性胃切除术、胃空肠吻合术空肠造口术等。

(二)化学治疗

这是最主要的辅助治疗方法，目的在于杀灭残留的亚临床癌灶或术中脱落的癌细胞，提高综合治疗效果。但 4 周内进行过大手术、急性感染期、严重营养不良、胃肠道梗阻、重要脏器功能严重受损、血白细胞＜3.5×10^9/L、血小板＜80×10^9/L 等患者不宜化疗；化疗过程中出现以上情况也应终止化疗。常用的胃癌化疗给药途径有口服、静脉、腹膜腔、动脉插管区域灌注给药等。为提高化疗效果，多选用多种化疗药联合应用。临床上常用的化疗方案有：①FAM方案由氟尿嘧啶（5-FU）、多柔比星（ADM）和丝裂霉素（MMC）三种药组成；②MF 方案由MMC 和 5-FU 组成；③ELP 方案由 CF（叶酸钙）、5-FU 和 VP-16（依托泊苷）组成。

近年来紫杉醇类（多西他赛）、草酸铂、拓扑异构酶 I 抑制剂（伊立替康）、卡培他滨等新的化疗药物用于胃癌，含新药的化疗方案呈逐年增高趋势，这些新药单药有效率大于 20％，联合用药效果可达 50％左右。

(三)其他治疗

包括放射治疗、热疗、免疫治疗、中医中药治疗等。目前尚在探索阶段的还有基因治疗，主要有自杀基因疗法和抗血管形成基因疗法。

六、护理要点

(一)术前护理

1.缓解焦虑与恐惧

患者对癌症及预后有很大顾虑,常有消极、悲观情绪,鼓励患者表达自身感受,根据患者个体情况提供信息,向患者解释胃癌手术治疗的必要性,帮助患者消除不良心理,增强对治疗的信心。此外,还应鼓励家属和朋友给予患者关心和支持,使其能积极配合治疗和护理。

2.改善营养状况

胃癌患者伴有梗阻和出血者,术前常由于食欲减退、摄入不足、消耗增加以及恶心、呕吐等导致营养状况欠佳。根据患者的饮食和生活习惯制定合理食谱。给予高蛋白、高热量、高维生素、低脂肪、易消化和少渣的食物;对不能进食者,应遵医嘱予以静脉输液,补充足够的热量,必要时输血浆或全血,以改善患者的营养状况,提高其对手术的耐受性。

3.胃肠道准备

对有幽门梗阻的患者,在禁食的基础上,术前3天起每晚用温生理盐水洗胃,以减轻胃黏膜的水肿。术前3天给患者口服肠内不吸收的抗菌药物,必要时清洁肠道。

(二)术后护理

1.观察病情

密切观生命体征、神志、尿量、切口渗血、渗液和引流液情况等。

2.体位

全身麻醉清醒前取去枕平卧位,头偏向一侧。麻醉清醒后若血压稳定取低半卧位,有利于呼吸和循环,减少切口缝合处张力,减轻疼痛与不适。

3.禁食、胃肠减压

术后早期禁食、胃肠减压,以减少胃内积气、积液,有利于吻合口的愈合。

4.营养支持

(1)肠外营养支持:因胃肠减压期间引流出大量含有各种电解质,如钾、钠、氯、碳酸盐等的胃肠液,加之患者禁食,易造成水、电解质和酸碱失衡和营养缺乏。因此,术后需及时输液补充患者所需的水、电解质和营养素,必要时输血清白蛋白或全血,以改善患者的营养状况,促进切口愈合。详细记录24小时出入液量,为合理输液提供依据。

(2)早期肠内营养支持:对术中放置空肠喂养管的胃癌根治术患者,术后早期经喂养管输注肠内营养液,对改善患者的全身营养状况、维护肠道屏障结构和功能、促进肠功能早期恢复、增强机体的免疫功能、促进伤口和肠吻合口的愈合等都有益处。根据患者的个体状况,合理制定营养支持方案。护理时注意以下几点。①喂养管的护理:妥善固定喂养管,防止滑脱、移动、扭曲和受压;保持喂养管的通畅,防止营养液沉积堵塞导管,每次输注营养液前后用生理盐水或温开水20~30mL冲管,输注营养液的过程中每4小时冲管1次。②控制输入营养液的温度、浓度和速度:营养液温度以接近体温为宜。温度偏低会刺激肠道引起肠痉挛,导致腹痛、腹泻。温度过高则可灼伤肠道黏膜,甚至可引起溃疡或出血。营养液浓度过高易诱发倾倒综合征。③观察有无恶心、呕吐、腹痛、腹胀、腹泻和水及电解质紊乱等并发症的发生。

(3)饮食护理:肠蠕动恢复后可拔除胃管,逐渐恢复饮食。注意少食产气食物,忌生、冷、硬和刺激性食物。少量多餐,开始时每天 5~6 餐,以后逐渐减少进餐次数并增加每次进餐量,逐步恢复正常饮食。全胃切除术后,肠管代胃容量较小,开始全流质饮食时宜少量、清淡;每次饮食后需观察患者有无腹部不适。

(4)早期活动:除年老体弱或病情较重者,鼓励并协助患者术后第 1 日坐起轻微活动,第 2 日协助患者于床边活动,第 3 日可在室内活动。患者活动量根据个体差异而定,早期活动可促进肠蠕动恢复,预防术后肠粘连和下肢深静脉血栓形成等并发症的发生。

第六节　胃肉瘤

一、原发性胃恶性淋巴瘤

(一)定义

原发性胃恶性淋巴瘤可分为霍奇金病和非霍奇金淋巴瘤两种类型,后者占绝大多数。多见于胃体中部小弯侧和后壁,始于胃黏膜相关淋巴样组织,逐渐向四周蔓延并侵犯全层。恶性淋巴瘤以淋巴转移为主。

(二)病因及发病机制

超过 90% 的胃淋巴瘤与幽门螺杆菌感染有关。早期症状不明显,与很多胃肠道良性或恶性肿瘤症状易混淆,因此会造成临床诊断的困难。

(三)临床表现

起初表现为上腹部疼痛或饱胀不适,可持续数年。此外还可出现体重下降、恶心、呕吐、腹胀、消化不良等,与消化性溃疡、胆囊炎、慢性胰腺炎及胃癌相似。乏力、盗汗、发热黄疸等症状相对少见。部分患者因呕血或黑粪而就诊。体格检查有一半患者无体征,常见的体征包括上腹部压痛和肿块。少数患者有肝脾大、黄疸和淋巴结肿大。晚期患者有营养不良表现。

(四)辅助检查

1.X 线钡餐检查

有助于诊断及明确病变的范围。常见广泛性胃壁浸润,呈现巨大黏膜皱襞,排列紊乱,但加压时不变。有时广泛浸润可使胃腔缩小。也可表现多发溃疡或息肉样结节。可有不规则环堤形成,表现为腔内龛影,龛影周围有指压征,类似于溃疡型胃癌。

2.CT 检查

表现为胃壁广泛或局部增厚,厚度大多超过 2cm,增厚胃壁强化不明显,与正常胃壁间逐渐移行,无明确分界线,可与胃癌鉴别。当病灶内有坏死、出血和水肿时,在增厚的胃壁内可见密度降低区,黏膜面可伴或不伴有溃疡,一般认为增厚的胃壁强化不明显。并可发现直接蔓延侵及肠系膜、大网膜及邻近器官的病变发展,以及区域淋巴结、肝、肺、肾等远处转移。

3.超声检查

可发现胃部病变及腹腔肿大淋巴结。

4.MRI 检查

可表现为胃壁不规则增厚及黏膜皱褶、黏膜下浸润、肠系膜及腹膜后肿大淋巴结。

5.胃镜检查

是术前诊断的主要手段,镜下常表现为胃腔内巨大隆起性黏膜下肿块,胃黏膜皱襞增粗,呈铺路石或脑回状,但黏膜无破坏;或多灶性表浅不规则溃疡,或单发或多发息肉样结节,有的融合成团块。因本病系黏膜下病变,胃镜不易取到病变组织,因此胃镜下观察病变明显而活检阴性时应考虑 PGL。常规活检组织块小,加之活检组织挤压变形,是造成病理误诊的主要原因。应强调多点多次和深挖活检。

6.超声内镜(EUS)

EUS 能清楚地显示淋巴瘤与胃壁层次关系及浸润范围同时可发现胃周肿大淋巴结,对诊断胃淋巴瘤有重要价值。胃淋巴瘤 EUS 声像图特点为:病灶呈低回声,所侵犯胃壁层次结构消失,病灶处胃壁明显增厚,病灶边界清楚,大部分为连续性,少数为多中心,易沿长轴生长。

(五)治疗

传统以手术为主的治疗,现在以化疗为主,部分可行放疗。对于早期胃淋巴瘤,无论手术、化疗或放疗或者联合治疗,总体的疗效相同。而对于晚期病例,手术无法治愈,应采用化疗,除非有病变部位出血或穿孔的倾向。如果是在术中才诊断淋巴瘤,那么早期病例(ⅠE 或 ⅡE)应施行包括病灶的胃大部切除;晚期病例应活检经冰冻切片证实;并在术中获取新鲜肿瘤组织,送检流式细胞仪、免疫组化和遗传学检查,同时行骨髓穿刺。

常用的化疗方案如下。①CHOP 方案:环磷酰胺 750mg/m² 静脉滴注,第 1 天;多柔比星(阿霉素)500mg/m² 静脉滴注,第 1 天;长春新碱 14mg/m²(最大每天剂量 2mg)静脉滴注,第 1 天;泼尼松 100mg 口服,第 1～5 天。每 3 周一疗程重复。②COP 方案:环磷酰胺 400mg/m² 静脉滴注,第 1～5 天;泼尼松 100mg/m² 口服,第 1～5 天;长春新碱 1.4mg/m² 静脉滴注,第 1 天。每 3～4 周一疗程重复。对于 CD20 阳性的患者还可采用抗-CD20 单克隆抗体利妥昔单抗(美罗华)治疗,一般 375mg/m² 静脉滴注,第 1 天,每周重复(4 个疗程),以作为挽救治疗或联用标准方案化疗(如 CHOP)应用。

放疗可作为手术或化疗的辅助治疗手段。

对于低度恶性的 MALT,根治幽门螺杆菌(阿莫西林、奥美拉唑、甲硝唑、克拉霉素等口服药物进行三联或四联治疗)后可得到完全缓解。

(六)护理要点

1.病情监测

加强病情观察,预防感染及其他并发症的发生。观察患者生命体征的变化,观察腹痛、腹胀及呕血、黑粪的情况,观察化疗前后症状及体征改善情况。晚期胃癌患者抵抗力下降,身体各部分易发生感染,应加强护理与观察,保持口腔、皮肤的清洁。长期卧床患者,要定期翻身、按摩,指导并协助进行肢体活动,以预防压疮及血栓性静脉炎的发生。

2.环境护理

保持安静、整洁和舒适的环境,有利于睡眠和休息。早期胃癌患者经过治疗后可从事一些轻工作和锻炼,应注意劳逸结合。中晚期胃癌患者需卧床休息,以减少体力消耗。恶病质患者做好皮肤护理,定时翻身并按摩受压部位。做好生活护理和基础护理,使患者能心情舒畅地休息治疗。如有并发症需禁食或进行胃肠减压者,予以静脉输液以维持营养需要。恶心、呕吐的患者进行口腔护理。此外,环境的控制、呕吐物的处理及进餐环境的气流通对促进患者的食欲也是极为重要的。

3.饮食护理

饮食应以合乎患者口味,又能达到身体基本热量的需求为主要目标。给予高热量、高蛋白、丰富维生素与易消化的食物,禁食霉变、腌制、熏制食品。宜少量多餐,选择患者喜欢的烹调方式来增加其食欲,化疗患者往往食欲减退,应多鼓励进食。

4.疼痛的护理

疼痛是晚期恶性肿瘤患者的主要痛苦,护理人员应在精神上给予支持,减轻心理压力。可采用转移注意力或松弛疗法,如听音乐、洗澡等,以减轻患者对疼痛的敏感性,增强其对疼痛的耐受力。疼痛剧烈时,可按医嘱予以镇痛药,观察患者反应,防止药物成瘾。如果患者要求镇痛药的次数过于频繁,除了要考虑镇痛药的剂量不足外,也要注意患者的情绪状态,多给他一些倾诉的时间。在治疗性会谈的同时,可给予背部按摩或与医生商量酌情给予安慰剂,以满足患者心理上的需要。

5.化疗的护理

无论是对术后或未手术的患者,化疗中均应严密观察药物引起的局部及全身反应,如恶心、呕吐、白细胞减少及肝肾功能异常等,并应及时与医生联系,及早采取处理措施。化疗期间还应保护好血管,避免药液外漏引起的血管及局部皮肤损害。一旦发生静脉炎,立即予以2%利多卡因局部封闭或50%硫酸镁湿敷,局部还可行热敷、理疗等。如有脱发,可让患者戴帽或用假发,以满足其对自我形象的要求。

6.心理护理

当患者及家属得知疾病诊断后,往往无法很坦然地面对。患者情绪上常表现出否认、悲伤、退缩和愤怒,甚至拒绝接受治疗,而家属也常出现焦虑、无助,有的甚至挑剔医护活动。护理人员应给予患者及家属心理上的支持。根据患者的性格、人生观及心理承受能力来决定是否告知事实真相。耐心做好解释工作,了解患者各方面的要求并予以满足,调动患者的主观能动性,使之能积极配合治疗。对晚期患者,应予以临终关怀,使患者能愉快地度过最后时光。

二、胃平滑肌肉瘤

(一)定义

胃平滑肌肉瘤是起源于胃平滑肌组织的恶性肿瘤。胃平滑肌肉瘤多从胃固有肌层发生,较为少见,仅占胃内瘤的20%。

(二)临床表现

1.腹痛不适或呕吐

表现为上腹部不适、隐痛或剧痛,肿瘤在幽门部可导致梗阻,出现呕吐。

2.呕血和便血

可突然发生呕血或便血,或同时皆有,为肿瘤部位胃黏膜糜烂、溃疡所致。肿瘤表面的较大血管破溃者,可有大量呕血。

3.肿块

少数患者在上腹部不适后可发现上腹部肿块。体检时,肿块多可活动、实性、质中等,表面光滑,界限清楚,有分叶状或结节状。

4.全身

症状少数有低热、消瘦、贫血表现。

(三)辅助检查

1.X 线钡餐检查

(1)腔内型:①黏膜下可见圆形或半圆形充盈缺损,边缘光滑,肿瘤表面黏膜皱襞消失,邻近黏膜皱襞柔软;②个别病例见大小不等的溃疡;③胃蠕动达肿瘤边缘。

(2)胃外型:①肿块向腔外生长较大时,胃轮廓呈外压性凹陷变形移位及腔内充盈缺损或龛影形成;②若有胃外巨大肿块同龛影并存,应考虑本型。

(3)哑铃型:肿瘤同时向腔内外生长,内、外肿块相连呈哑铃状。

2.B 超检查

上腹部实性肿块或肿块内部有高低不均匀的回声区。

3.CT 检查

胃腔内或向腔外生长的软组织肿块,密度不均匀,形态不规则,肿瘤内可见出血、坏死、囊性变、溃疡形成和钙化,增强后强化不均匀,肿瘤还可直接向周围侵犯胰、结肠、脾等。

4.胃镜或超声内镜检查

胃镜可见黏膜下肿块,肿瘤表面的黏膜呈半透明状,中央可出现脐样溃疡。如肿瘤较大,肿物周围的桥形皱襞不及良性平滑肌瘤明显,肿块边界不清楚,出现粗大皱襞甚至胃壁僵硬。但腔外型者,因其向腔外生长,特别是胃底大弯侧易漏诊。超声内镜能较清楚地显示胃黏膜五层结构,可明确黏膜下病灶、腔外压迫及肿瘤浸润的深度等,对壁间型和混合型有较大的诊断价值。胃镜活检时应尽可能向黏膜深部钳取,以获得较高的阳性诊断率。

(四)治疗

只有手术完全切除肿瘤才可能获得治愈。化疗及放射治疗对胃平滑肌肿瘤均不敏感。手术切除原则是完全切除肿瘤,而尽可能保留胃的容量。

1.局部切除术

适用于小的胃平滑肌瘤。一般距离肿瘤边缘 1～2cm 即可。可采用腹腔镜手术。

2.部分切除或全胃切除

适用于大的肿瘤,尤其是邻近贲门或幽门者,常不能行楔形切除,一般很少有局部淋巴结转移,因此无须行淋巴结清扫。除非肿瘤侵及邻近器官,可连同肿瘤和部分胃一并切除。

(五)护理要点

1.术前护理

(1)心理护理:关心、鼓励患者,增强其对治疗的信心,使患者能积极配合治疗和护理。

(2)饮食护理:及营养调整患者应少量多餐,进高蛋白、高热量、富含维生素、易消化、无刺激的食物。患者起病以来,食欲欠佳,体重减轻约 5kg,实验室结果提示中度贫血及低蛋白血症,遵医嘱予以少量多次输血、血浆等,以纠正贫血和低蛋白血症。患者有轻度的电解质紊乱,应遵医嘱以纠正并复查电解质情况。

(3)术前准备:了解患者体温、脉搏、呼吸、血压和出凝血时间,以及心、肝、肾功能,电解质情况;遵医嘱备血,准备术中用物,如特殊药品、X线片、CT、腹带等。

(4)皮肤准备:患者手术部位皮肤无化脓性病灶及其他特殊情况,嘱咐患者术前1天淋浴、理发、剃须、剪指甲,手术日晨做好手术野皮肤准备工作,并更换清洁衣裤。

(5)肠道准备:患者未合并幽门梗阻,术前不需要洗胃,术前晚指导患者口服泻药,交代患者术前12小时禁食,4～6小时禁水。

(6)生活指导:指导患者练习床上大小便、床上翻身及深呼吸、有效咳嗽。

(7)病情监测:手术日晨测量体温、脉搏、呼吸、血压,遵医嘱予以术前用药。

2.术后护理

(1)体位与活动:全身麻醉未清醒时平卧头偏向一侧(易于口腔分泌物或呕吐物流出,避免窒息)患者清醒后血压平稳的患者取半卧位,利于呼吸及引流,减轻切口疼痛,术后一日可坐起,3～4天可下床在室内活动,7～10天可在走廊活动。

(2)禁食与营养:术后暂禁食,禁食期间,遵医嘱静脉补充液体,维持水及电解质平衡并补充营养素。准确记录出入量,保证合理补液,若患者出现营养差或贫血,遵医嘱补充蛋白、血浆或全血。一般术后3～4天胃肠道功能恢复后,实验饮水或米汤,拔出胃管后进流食,逐渐过渡到半流食、全流食、软食,逐渐恢复普通饮食。

(3)病情观察:监测生命体征,每30分钟1次,病情平稳后每1～2h监测一次。定时观察引流液的颜色、量、性质等。

(4)疼痛的护理:术后1～2天伤口疼痛属正常现象,可用镇痛药缓解(应用镇痛药后出现心悸、气促时应及时报告医护人员进行处理)。

(5)引流管的护理:保持各种引流管通畅,勿扭曲、受压,保持胃肠减压负压吸引有效观察各种引流管颜色、性质和量。正常术后24小时内胃管引出少量暗红色或咖啡色胃液一般300～600mL,量逐渐减少可自行停止,若术后24小时内胃管引出大量鲜血,可能有吻合口出血立即报告医生。术后24～72小时若胃液减少色正常,肠蠕动恢复可拔出胃管。腹腔引流管:观察腹腔内有无出血、渗液。尿管:观察每天尿量,根据尿量多少补充液体量。

(6)鼓励患者早期活动:除年老体弱或病情较重外,术后第1天应坐起做轻微活动,第2天协助患者下地、床边活动,第3天可在室内活动。患者活动量根据个体差异而定,早期活动可促进胃肠蠕动,预防术后肠粘连和下肢静脉血栓。

(7)术后并发症的护理。

术后出血:严密观察患者的生命体征,包括血压、脉搏、心率、呼吸、神志和体温的变化。指导患者禁食。维持适当的胃肠减压的负压,避免负压过大损伤胃黏膜。加强对胃肠减压引流液量和颜色的观察。若术后短期内从胃管引流出大量鲜红色血液,持续不止,应警惕有术后出血,需及时报告医生处理。加强对腹腔引流的观察,观察和记录腹腔引流液的量、颜色和性质。若患者术后发生胃出血,应遵医嘱应用止血药物和输新鲜血等必要时积极完善术前准备,并做好相应的术后护理。

感染:全身麻醉清醒前取去枕平卧位,头偏向一侧,麻醉清醒后若血压稳定取低半卧位保持口腔清洁卫生,减少口腔内细菌的生长繁殖。保持腹腔引流通畅,妥善固定引流管,患者卧床时引流管固定于床旁,起床时固定于上身衣服;引流管的长度要适宜;确保有效的负压吸引;观察和记录引流液的量、颜色和性质,若术后数日腹腔引流液变混浊并带有异味,同时伴有腹痛和体温下降后又上升,应疑为腹腔内感染,需及时通知医生。严格无菌操作;每天更换引流袋,防止感染。术后早期活动,鼓励患者定时做深呼吸、有效咳嗽和排痰,术后早期协助患者行肢体的伸屈运动预防深静脉血栓形成但应根据患者个体差异而决定活动量。

吻合口瘘或残端破裂:妥善固定胃肠减压和防止滑脱,保持胃肠减压通畅,避免胃管因受压、扭曲、折叠而引流不畅;观察引流液的颜色、性质和量;正常胃液的颜色呈无色透明,混有胆汁时为黄绿色或草绿色;注意观察患者的生命体征和腹腔引流情况。一般情况下,患者术后体温逐日趋于正常;腹腔引流液逐日减少和变清。若术后数日腹腔引流量仍不减、伴有黄绿色胆汁或呈脓性、带臭味,伴腹痛,体温再次上升,应警惕发生吻合口瘘的可能;必须及时告知医生,协助处理。保护瘘口周围皮肤,一旦发生瘘应及时清洁瘘口周围皮肤并保持干燥;支持治疗的护理,对漏出量多且估计短期内瘘管难以愈合的患者,遵医嘱给予输液纠正水、电解质和酸碱失衡,或肠内、外营养支持及相关护理,以促进愈合;对继发感染的患者,根据医嘱合理应用抗菌药。

消化道梗阻:若患者在术后短期内再次出现恶心、呕吐、腹胀甚至腹痛和肛门停止排便排气,应警惕消化道梗阻或残胃蠕动无力所致的胃排空障碍。护理时应根据医嘱予以禁食、胃肠减压,记录出入水量。维持水、电解质和酸碱平衡,给予肠外营养支持,纠正低蛋白。对因残胃蠕动无力所致的胃排空障碍患者,应用促胃动力药物,如多潘立酮(吗丁啉)等。加强对此类患者的心理护理,缓解其术后因长时间不能正常进食所致的焦虑不安,甚或抑郁。若经非手术处理,梗阻症状仍不能缓解,应做好手术处理的各项准备。

倾倒综合征:主要指导患者通过饮食加以调整,包括少食多餐,避免过甜、过咸、过浓的流质饮食;宜进低碳水化合物、高蛋白饮食,餐时限制饮水喝汤;进餐后平卧 10～20 分钟。对晚期倾倒综合征,出现症状时稍进饮食,尤其是糖类即可缓解。饮食中减少碳水化合物含量,增加蛋白质比例,少量多餐可防止其发生。碱性反流性胃炎,对症状轻者,可指导其遵医嘱正确服用胃黏膜保护药、胃动力药及胆汁酸结合药物考来烯胺(消胆胺);对症状严重者需完善术前准备,做好相应心理护理和解释工作,择期行手术治疗。营养相关问题,指导患者在接受药物治疗的同时加强饮食调节,食用高蛋白、低脂食物,补充铁剂与足量维生素。

第七节　急性阑尾炎

一、定义

急性阑尾炎是外科急腹症中最常见的疾病。在不少病例中,临床表现并不典型或不明确,容易误诊。早期诊断和早期手术在降低死亡率方面至关重要。其可发病于任何年龄。急性阑尾炎病理类型分为单纯性、化脓性和坏疽穿孔性三种。

二、病因及发病机制

(一)梗阻

阑尾为一细长的管道,仅一端与盲肠相通,一旦梗阻可使管腔内分泌物积存、内压增高,压迫阑尾壁,阻碍远端血运。在此基础上管腔内细菌侵入受损黏膜,易致感染。梗阻为急性阑尾炎发病常见的基本因素。

(二)感染

其主要因素为阑尾腔内细菌所致的直接感染。阑尾腔因与盲肠相通,因此具有与盲肠腔内相同的以大肠杆菌和厌氧菌为主的菌种和数量。若阑尾黏膜稍有损伤,细菌侵入管壁,则引起不同程度的感染。

(三)其他

被认为与发病有关的其他因素中有因腹泻、便秘等胃肠道功能障碍引起内脏神经反射,导致阑尾肌肉和血管痉挛,一旦超过正常强度,可以产生阑尾管腔狭窄、血供障碍、黏膜受损,细菌入侵而致急性炎症。此外,急性阑尾炎发病与饮食习惯、便秘和遗传等因素有关。

三、临床表现

典型的急性阑尾炎开始有脐周疼痛呈阵发性,然后逐渐加重。数小时后腹痛转移并固定于右下腹。据统计70%～80%的病例有典型的转移性右下腹痛,有些病例可以一开始即表现为右下腹局限性疼痛。恶心、呕吐也是常见症状。一般发热不超过38℃,高热提示阑尾坏疽穿孔。

(一)症状

1.腹痛

典型的腹痛发作始于上腹,逐渐移向脐部,数小时(6～8小时)后转移并局限在右下腹。此过程的时间长短取决于病变发展的程度和阑尾位置。70%～80%的患者具有这种典型的转移性腹痛的特点。部分病例发病开始即出现右下腹痛。

2.胃肠道症状

发病早期可能有厌食,恶心、呕吐也可发生,但程度较轻。有的病例可能发生腹泻。盆腔位阑尾炎,炎症刺激直肠和膀胱,引起排便、里急后重症状。弥漫性腹膜炎时可致麻痹性肠梗阻、腹胀、排气排便减少。

3.全身症状

早期乏力。炎症重时出现中毒症状,心率增快,发热达38℃左右,阑尾穿孔时体温会更高至39℃或40℃。

(二)体征

1.右下腹压痛

是急性阑尾炎最常见的重要体征。压痛点通常位于麦氏点,可随阑尾位置的变异而改变,但压痛点始终在一个固定的位置上。

2.腹膜刺激征象

压痛、反跳痛(Blumberg征),腹肌紧张,肠鸣音减弱或消失等。这是壁腹膜受炎症刺激出现的防御性反应。提示阑尾炎症加重,出现化脓、坏疽或穿孔等时此征尤为显著。腹膜炎范围扩大,说明局部腹腔内有渗出或阑尾穿孔。但是,在小儿、老人、孕妇、肥胖、虚弱者或盲肠后位阑尾炎时,腹膜刺激征象可不明显。

3.右下腹包块

如查体发现右下腹饱满,扪及一压痛性包块,边界不清,固定,应考虑阑尾周围脓肿的诊断。

四、辅助检查

白细胞计数和中性粒细胞比例是临床诊断中的重要依据。腹腔镜对可疑患者可行此法检查,不但对诊断可起决定作用,并可同时行腹腔镜阑尾切除术。同时可查尿检查和腹部平片常规检查。B 型超声检查在诊断急性阑尾炎中具有一定的价值,同时对鉴别亦有意义。CT 检查与 B 超检查的效果相似,有助于阑尾周围脓肿的诊断。

五、治疗

(一)非手术治疗

急性阑尾炎处于早期单纯性炎症阶段时可考虑非手术治疗。

(二)手术治疗

绝大多数急性阑尾炎诊断明确后均应采用手术治疗,手术方式按照阑尾的解剖部位选择顺行或逆行切除。术后继续应用抗生素治疗。

六、观察要点

(一)严密观察病情

包括患者的精神状态、生命体征、腹部症状和体征以及白细胞计数的变化。

(二)并发症观察及护理

1.腹腔内出血

常发生在术后 24 小时内,手术当天应严密观察脉搏、血压。患者如有面色苍白、脉速、血压下降等内出血的表现或腹腔引流管有血液流出,应立即将患者平卧,快速静脉补液并做好手术止血的准备。

2.切口感染

表现为术后 4～5 天体温升高,切口疼痛且局部红肿、压痛或波动感,应给予抗生素、理疗等治疗,如已化脓应拆线引流

3.腹腔脓肿

术后 5～7 天体温升高或下降后又上升,并有腹痛、腹胀、腹部包块或排便排尿改变等应及时与医生联系进行处理。

4.粘连性肠梗阻

常为慢性不完全性梗阻,可有阵发性腹痛、呕吐、肠鸣音亢进等表现。

七、护理要点

(一)非手术护理

(1)卧位患者取半卧位。

(2)酌情禁食或流质饮食并做好输液的护理。

(3)未明确诊断前禁用止痛药,遵医嘱使用抗生素。如经非手术治疗病情不见好转或加重

应及时报告医生手术治疗。

(4)如物理降温、止吐,观察期间慎用或禁用止痛药,禁服泻药及灌肠。

(二)术前护理

(1)同情安慰患者,认真回答患者的问题,解释手术治疗的原因。

(2)禁食并做好术前准备,对老年患者应做好心、肺、肾功能的检查。

(三)术后护理

1.体位

按麻醉方式安置体位,血压平稳后取半卧位。

2.用药护理

遵医嘱给予抗感染治疗。

3.饮食护理

术后 1~2 天肠功能恢复后可给流食逐步过渡到软食、普食,但 1 周内忌牛奶或豆制品以免腹胀。同时 1 周内忌灌肠和泻药。

4.早期活动

鼓励患者早期下床活动,以促进肠蠕动恢复,防止肠粘连。

第八节　慢性阑尾炎

一、定义

慢性阑尾炎多由急性阑尾炎转变而来,少数病变开始即呈慢性过程。主要病理改变是阑尾壁有不同程度的纤维化和慢性炎性细胞浸润。

二、病因与发病机制

多数慢性阑尾炎由于阑尾腔内粪石、虫卵等异物,或阑尾扭曲、粘连,淋巴滤泡过度增生,导致阑尾管腔变窄而发生慢性炎症变化。由于阑尾壁纤维组织增生、脂肪增加和管壁变厚,导致管腔狭窄或闭塞,妨碍了阑尾腔排空并压迫阑尾壁神经末梢而引起疼痛等症状。

三、临床表现

患者既往有急性阑尾炎发作病史。经常右下腹疼痛,部分患者只有隐痛或不适,多于剧烈活动或饮食不洁时急性发作。经常有阑尾部位的局限性压痛,位置较固定。部分患者左侧卧位时右下腹可扪及阑尾条索。X 线钡剂灌肠检查,可见阑尾不充盈或充盈不全,阑尾不规则,72 小时后透视复查阑尾腔内仍有钡剂残留有助于明确诊断。

四、辅助检查

白细胞计数和中性粒细胞比例是临床诊断中的重要依据。腹腔镜对可疑患者可行此法检查,不但对诊断可起决定作用,并可同时行腹腔镜阑尾切除术。同时可查尿检查和腹部平片常规检查。B 超检查在诊断急性阑尾炎中具有一定的价值,同时对鉴别亦有意义。CT 检查与 B 超检查的效果相似,有助于阑尾周围脓肿的诊断。

五、治疗

诊断明确后手术切除阑尾,并行病理检查证实诊断。

六、观察要点

(一)严密观察

病情包括患者的精神状态、生命体征、腹部症状和体征以及白细胞计数的变化。

(二)并发症观察及护理

1.腹腔内出血

常发生在术后 24 小时内,手术当天应严密观察脉搏血压。患者如有面色苍白、脉速、血压下降等内出血的表现或腹腔引流管有血液流出,应立即将患者平卧,快速静脉补液并做好手术止血的准备。

2.切口感染

表现为术后 4~5 天体温升高,切口疼痛且局部红肿、压痛或波动感,应给予抗生素、理疗等治疗,如已化脓应拆线引流。

3.腹腔脓肿

术后 5~7 天体温升高或下降后又上升,并有腹痛、腹胀、腹部包块或排便排尿改变等应及时与医生联系进行处理。

4.粘连性肠梗阻

常为慢性不完全性梗阻,可有阵发性腹痛、呕吐、肠鸣音亢进等表现。

七、护理要点

(一)术前护理

(1)同情安慰患者,认真回答患者的问题,解释手术治疗的原因。

(2)禁食并做好术前准备,对老年患者应做好心、肺、肾功能的检查。

(二)术后护理

1.体位

按麻醉方式安置体位,血压平稳后取半卧位。

2.用药护理

遵医嘱给予抗感染治疗。

3.饮食护理

术后 1~2 天肠功能恢复后可给流食,逐步过渡到软食、普食,但 1 周内忌牛奶或豆制品以免腹胀。同时 1 周内忌灌肠和泻药。

4.早期活动

鼓励患者早期下床活动,以促进肠蠕动恢复,防止肠粘连。

第八章　儿科疾病的护理

第一节　新生儿护理

新生儿窒息是指胎儿因缺氧发生宫内窘迫或分娩过程中发生呼吸、循环障碍，以致出生后1分钟内无呼吸或未建立规律性呼吸的缺氧状态，为新生儿伤残和死亡的主要原因之一，必须争分夺秒地进行抢救。

一、病因

凡能使胎儿或新生儿血氧浓度降低的任何因素都可引起窒息。

（一）孕母因素

孕母患严重贫血、心脏病、糖尿病、妊高征，或吸毒，或母亲年龄＞35岁或＜16岁，多胎妊娠等。

（二）胎盘因素

前置胎盘、胎盘老化、胎盘早剥。

（三）分娩因素

脐带过短或牵拉、受压、打结、绕颈，头盆不称，宫缩无力，产程中使用麻醉剂或镇痛剂等。

（四）胎儿因素

早产儿、巨大儿、先天畸形、宫内感染、大量羊水或胎粪吸入等。

二、病理生理

窒息的本质是缺氧，缺氧可使新生儿血液生化和血液分布发生较大变化。早期血 pH 下降，PaO_2 降低，$PaCO_2$ 上升；血液重新分配，皮肤、胃肠道、肺、肌肉等器官血流量减少，以保证心、脑、肾等重要脏器血液供应。如缺氧持续存在，酸中毒加重，出现失代偿，心、脑、肾等脏器供血减少，心率减慢，血压下降，发生脑损伤、呼吸衰竭、循环衰竭、肛门括约肌松弛、胎粪排出及全身多种酶活力受影响等。

三、临床表现

胎儿缺氧早期表现为胎动增加，胎心率加快（≥160 次/min）；晚期表现为胎动减少或消失，胎心率减慢（＜100 次/min），心律不规则，胎粪排出，羊水污染。

临床上采用 Apgar 确定新生儿窒息程度。分别于出生后1分钟、5分钟进行评分，8～10分为正常，4～7分为轻度（青紫）窒息，0～3分为重度（苍白）窒息。1分钟评分是窒息诊断和分度的依据，5分钟评分可判断复苏效果和预后。

窒息患儿经复苏，多数能及时恢复呼吸，哭声响亮，肤色转红。少数病情继续发展出现全身各系统不同的衰竭表现。如胎粪吸入性肺炎、呼吸暂停、颅内出血、缺血缺氧性脑病、心肌炎和心力衰竭、尿少、血尿、肺出血、低血糖、低血钙、坏死性小肠结肠炎等。

四、实验室及其他检查

(一)血气分析

可有 $PaCO_2$ 升高,PaO_2 降低,pH 下降。

(二)血生化检查

血糖及血清钠、钙等降低。

(三)B 超或 CT

头颅 B 超或 CT 显示脑水肿或颅内出血。

五、治疗要点

做到早预测、及早诊治孕母疾病;估计胎儿娩出后有窒息危险时,应做好抢救准备。一旦发生窒息要争分夺秒,严格按清理呼吸道(A)→建立呼吸,增加通气(B)→维持正常循环(C)→药物治疗(D)、评价(E)的顺序进行复苏,步骤不能颠倒。其中 A、B、C 最重要,A 是根本,B 是关键,评估贯穿于整个复苏过程中。同时注意纠正酸中毒、低血糖和低血压,给予脑代谢激活剂,以减少并发症和后遗症。

六、护理

(一)护理评估

(1)评估患儿意识及精神状况,为患儿进行生命体征、体重的测量,了解患儿家属对疾病的认知情况。

(2)询问患儿的既往史。了解其母孕期健康状况、分娩方式,患儿出生后窒息程度,以及患儿胎龄及出生体重、是否肌内注射过维生素 K1 等。

(3)评估患儿大小便情况及皮肤完整性等。

(4)评估患儿的病情。

根据 Apgar 评分评估患儿的窒息程度,询问患儿复苏前的评估,包括患儿的胎龄,肌张力、羊水、呼吸情况,面色,精神状态等。

观察患儿有无口周发绀、面色青紫、吐沫、呻吟等。

(5)了解患儿的相关检查及结果。主要是用于诊断的实验室检查,包括血常规、血生化、血气分析、X 线等。

(6)心理—社会状况。了解患儿家属对患儿疾病拟采取的治疗方法,对治疗及可能导致并发症的认知程度,家庭经济承受能力,以提供相应的心理支持。

(二)护理措施

1.一般护理

(1)休息:保持病房安静,减少噪声,一切必要的治疗、护理操作集中进行,动作要轻、稳、准,尽量减少对患儿移动和刺激,静脉穿刺最好用留置针保留,减少反复穿刺。室内温度应控制在 $25\sim26℃$,相对湿度保持在 $55\%\sim65\%$。

(2)吸氧:要根据患儿的不同情况,采取不同的给氧方法,在吸氧期间,注意观察患儿的呼吸、面色和血氧饱和度的变化。

(3)合理喂养:一般重度窒息的患儿常规禁食 $8\sim12$ 小时后开奶。因为窒息可累及心、脑、肾等器官,并造成消化、代谢等多系统损害。过早喂养可加重胃肠道损害,诱发消化道溃疡和出血。喂养时患儿头高足低,喂完后轻拍背部以减轻溢奶和呛咳。病情稳定者可以母乳喂养,由于疾病本身和患儿自身情况不能直接喂养者,可以选择鼻饲法。

(4)预防感染:严格遵守无菌操作原则,每次接触患儿前后要洗手,保持病房内环境干净整洁。

2.观察病情

(1)出生后体温不升者(体温<35℃)每小时监测体温,同时密切观察呼吸、心率、面色、肤色、精神反应、哭声和肌张力的变化。

(2)监测血糖避免血糖异常,低血糖者可先静推10%葡萄糖(无惊厥者2mL/kg,有惊厥者4mL/kg,早产儿2mL/kg),速度为1mL/min静推,血糖正常24小时后可逐渐减慢输液速度,直至停用。

3.用药护理

根据患儿的检查结果用药。

(1)如发现酸中毒给予患儿5%碳酸氢钠,每次2~3mL/kg以纠正酸中毒。

(2)有脑水肿时注意限制液量,给予呋塞米或20%甘露醇等脱水剂,应用脱水剂会导致患儿水、电解质紊乱,尤其是大剂量或长期应用时,如直立性低血压、休克、低钾血症、低氯血症、低氯性碱中毒、低钠血症、低钙血症及心律失常等。应定时监测血生化值,注意患儿尿量,记录24小时出入量,监测体重,与医生做好沟通。

4.心理护理

做好对家属的解释和知情同意工作,取得患儿家属的理解与信任。耐心解答患儿家属关于患儿病情的疑问,减轻家属的恐惧和焦虑。告知患儿家属,尤其是母亲,在患儿住院期间保证乳汁分泌的方法。

5.健康教育

(1)维持患儿正常的体温在36~37.2℃,室温在22~24℃;夏季可将空调温度设定在28℃,冬季尽量使室内湿度达到50%~60%。

(2)每天测量体温1~2次,勿在患儿吃奶后及哭闹后测量体温,以减少误差。冬季注意保暖。

(3)皮肤护理:每天可给患儿沐浴,室温为26~28℃,水温为39~41℃,沐浴前将患儿的双耳反折以防水进入双耳引起中耳炎。

(4)新生儿由于身体功能尚未发育完善,因此出院后应随时观察患儿的精神反应、面色、呼吸,如有异常及时就诊。

(5)注意患儿大小便和睡眠情况,减少人员探望,避免交叉感染。

(6)指导家属正确喂养患儿,避免出现呛咳。坚持定期随访。

第二节　新生儿缺氧缺血性脑病

新生儿缺氧缺血性脑病(HIE)是指由于在围生期缺氧窒息导致的脑缺氧缺血性损害,包括特征性的神经病理及病理生理过程,并在临床上出现一系列脑病的表现,部分儿童可留有不同程度神经系统后遗症。

一、病因与病理生理

(一)病因

1.缺氧

围生期窒息、反复呼吸暂停、呼吸系统疾病、右向左分流型先天性心脏病等。

2.缺血

失血或严重贫血、心跳停止或严重的心跳过缓、心力衰竭或周围循环衰竭等引起机体氧合状态不良的疾病。

(二)病理生理

1.血流动力学改变

当缺氧发生时,体内各器官血流重新分布,以保证脑组织血液供应;如果缺氧未改善或继续加重,出现代偿机制丧失,脑血流灌注减少,供应大脑半球的血流减少,以保证丘脑、脑干和小脑的灌注,此时,大脑皮质矢状旁区及白质将受到损伤。同时缺氧及酸中毒可导致脑血管自主调节功能下降,脑血管的舒张功能减弱或消失,形成压力性的血流改变。当脑血流压力过大时引起脑毛细血管破裂,而当缺血时可引起缺血性损伤。

2.脑组织生化代谢改变

缺氧时无氧糖酵解增加、乳酸堆积,容易导致低血糖和代谢性酸中毒。ATP 的产生减少,细胞膜上的钠泵及钙泵功能不足,导致钠钙离子的转运失调,使脑细胞膜的完整性受损。

3.神经病理学改变

神经病理学改变以皮质梗死及深部灰质核坏死,尤其是早产儿则以脑室周围出血及白质病变为主。

二、治疗要点

(一)支持疗法

1.保证通气功能

保持使 $PaO_2 > 60 \sim 80mmHg$,$PaCO_2$ 及 pH 在正常范围。可根据情况给予不同的吸氧方式、机械通气、NO 吸入等。但应避免 PaO_2 过高或 $PaCO_2$ 过低。

2.维持脑及全身的血流灌注

可使用多巴胺或多巴酚丁胺。

3.维持正常的血糖值

提供神经细胞代谢所需的能量,但应避免高血糖。

(二)控制惊厥

首选苯巴比妥,首剂量为 20mg/kg,在 15～30 分钟内静脉滴入,如果效果不好,可在 1 小时后增加 10mg/kg,每天维持剂量为 3～5mg/kg。地西泮(安定)的作用时间短,起效快,在使用苯巴比妥疗效不理想时可以加用,但应观察其抑制呼吸的现象。

(三)治疗脑水肿

控制液体的入量,每天液体的总量不能超过 60～80mL/kg。在颅内压增高时,使用呋塞米利尿,每次 0.5～1mg/kg 静脉推注。严重者选用 20％甘露醇滴注,每次 0.25～0.5g/kg。

(四)亚低温治疗

采用人工诱导的方法将体温下降 2～4℃,减少脑组织的基础代谢。可采用冰敷头部的方法降温,保护脑细胞。亦可采用全身亚低温治疗,始于发病的 6 小时内进行,持续 48～72 小时。

(五)其他

加强新生儿期后的治疗、追踪及早期干预,包括保护脑细胞治疗、早期的康复治疗,降低致残率。

三、常规护理诊断

(一)颅内压增高

与缺氧引起的脑水肿有关。

(二)营养失调,低于机体需要量

与患儿吸吮能力降低有关。

(三)有废用综合征的危险

与缺血缺氧导致的后遗症有关。

四、护理措施

(一)改善缺氧状态

(1)根据缺氧和呼吸困难的程度,选择不同的给氧方式,维持 $PaO_2 > 6.65～9.31kPa$(50～70mmHg),$PaCO_2 < 5.32kPa$(40mmHg)。

(2)保持呼吸道通畅,密切观察呼吸的频率、深度,注意有无呼吸暂停,一旦发生呼吸暂停,可给予适当刺激以恢复正常呼吸。

(3)遵医嘱给予氨茶碱及呼吸兴奋剂。

(二)降低颅内压

(1)保持患儿安静,尽量减少刺激。抽搐时遵医嘱给予镇静剂。

(2)遵医嘱给予脱水剂,如 20％甘露醇静脉滴注,应用时避免液体外渗,以免引起皮下组织坏死。

(3)监测患儿的生命体征,并注意观察其神志、反应、前文、抽搐、双瞳孔大小、肢体活动情况及用药后的反应。

(三)保证营养的供给

(1)患儿无吸吮能力,吞咽能力较差,给予鼻饲母乳。选择质软、细小的鼻饲管,防止损伤食道和胃黏膜。每次鼻饲后取右侧卧位,防止溢奶。

（2）遵医嘱给予静脉补充营养,必要时给予血浆或白蛋白及补充静脉高营养。

（四）早期康复干预

对疑有功能障碍者,将其肢体固定于功能位。早期给予患儿动作训练和感知刺激的干预,促进脑功能的恢复。耐心向患儿家长解答病情,以取得家长配合。帮助患儿家长掌握康复干预的措施,并坚持定期随访。

第三节　新生儿颅内出血

新生儿颅内出血是由缺氧或产伤引起的新生儿严重脑损伤,临床以神经系统兴奋与抑制症状相继出现为特征。早产儿多见,病死率高,幸存者常留有神经系统后遗症。

一、病因与发病机制

（一）缺氧

任何引起缺氧的因素均可导致颅内出血发生,如宫内窘迫,产时、产后缺氧,缺血,导致脑血管壁通透性增加,血液外渗,出现脑室管膜下、蛛网膜下隙、脑实质出血,以早产儿多见。

（二）产伤

以足月儿多见。可因胎头过大、头盆不称、急产、产程过长、臀位产、高位产钳或吸引器助产等,使胎儿头部过度挤压、牵拉而引起颅内血管撕裂。出血部位以硬脑膜下多见。

（三）其他

快速输入高渗液体、机械通气不当、血压波动过大、操作时对头部按压过重、颅内先天性血管畸形或全身出血性疾病等也可引起颅内出血。

二、临床表现

主要与出血部位和出血量有关。多于生后1～2天内出现,其特征性表现为窒息、惊厥和抑制相继出现。常见的症状、体征如下。

（一）神经系统兴奋症状

易激惹烦躁不安、过度兴奋、肢体过多抖动或反应低下、表情淡漠、嗜睡、昏迷等。

（二）颅内压增高表现

脑性尖叫、惊厥、前囟隆起、颅缝增宽等。

（三）眼部症状

凝视、斜视、眼球固定、眼震颤,并发脑疝时可出现两侧瞳孔大小不等、对光反射迟钝或消失。

（四）呼吸改变

增快或减慢、不规则或暂停等。

（五）肌张力及原始反射改变

肌张力早期增高以后降低,原始反射减弱或消失。

（六）其他

体温不稳、黄疸或贫血。

（七）预后

较差，尤其早产儿易发生脑积水、智力低下、癫痫、脑瘫等后遗症。

三、实验室及其他检查

头颅 B 超和 CT 检查有助于出血部位、范围的诊断及判断预后；腰穿可见均匀血性的脑脊液和皱缩红细胞，蛋白质含量明显增高，但病情重者不宜采用腰穿。

四、治疗要点

（一）支持疗法

保暖、保持安静、减少搬动和刺激性操作，维持水、电解质和酸碱平衡，维持体温和代谢正常。

（二）控制惊厥

首选苯巴比妥，或地西泮、水合氯醛等。

（三）降低颅内压

选用呋塞米静脉推注，中枢性呼吸衰竭者可选用小剂量 20％甘露醇。

（四）恢复脑功能

使用恢复脑细胞功能药物。

（五）止血及对症处理

补充凝血因子，纠正贫血，呼吸困难、发绀者给氧。

五、护理诊断/问题

（一）潜在并发症

颅内压增高。

（二）有窒息的危险

与惊厥、昏迷有关。

（三）低效性呼吸形态

与呼吸中枢抑制有关。

（四）体温调节无效

与体温调节中枢受损有关。

（五）营养失调（低于机体需要量）

与吸吮反射减弱及呕吐有关。

（六）恐惧（家长）

与担心本病预后差有关。

六、护理措施

（一）降低颅内压

1.保持安静

患儿应绝对静卧休息，抬高头肩部 15°～30°，取侧卧位，减少移动和刺激；各项护理操作集中进行，动作要轻、准稳、快。静脉穿刺选用留置针，避免反复穿刺；避免头皮穿刺输液，以免加重颅内出血。

2.病情观察

严密监测患儿生命体征,15～30分钟巡视病房1次,每4小时测T、P、R、BP1次,并观察神志、瞳孔、囟门、神经反射、肌张力等的变化。当出现两侧瞳孔大小不等、对光反射迟钝或消失、呼吸节律改变等脑疝症状时,应立即报告医生,做好记录及抢救准备。

3.用药护理

遵医嘱及时、正确应用呋塞米或20%甘露醇脱水降低颅内压,以减少脑血管和脑组织的损伤,并按医嘱给予维生素K_1、酚磺乙胺(止血敏)、卡巴克络(安络血)等药物止血。

(二)保持呼吸道通畅

备好吸痰用物,及时清除呼吸道分泌物,保持呼吸道通畅;监测动脉血气指标,合理用氧,改善呼吸功能。呼吸暂停过于频繁者应采用人工呼吸机维持呼吸。

(三)维持体温稳定

体温过高时应给予物理降温,体温过低时可采用远红外辐射床、暖箱或热水袋等保暖器具,保持体温稳定。

(四)饮食护理

病重者应适当推迟喂乳时间,禁食期间遵医嘱静脉补液,补液量为60～80mL/kg,速度宜慢,于24小时内均匀输入,有条件时可用输液泵。病情稳定后,让患儿自行吸吮或使用滴管,经鼻饲给予营养,少量多餐,每天4～6次,不能抱起患儿喂奶。记录24小时出入量。

(五)健康教育

加强孕期保健,减少分娩时损伤和窒息的发生;告知家长患儿病情,解释本病的严重性及可能出现的后遗症,给予安慰和支持,减轻家长的焦虑和恐惧。如为后遗症患儿,指导家长做好患儿智力开发和肢体功能训练,以减轻脑损伤的影响。

第四节　新生儿黄疸

新生儿黄疸是因胆红素在体内积聚引起的皮肤或其他器官黄染。可分为生理性及病理性,严重者可导致中枢神经损害,产生胆红素脑病。

一、新生儿黄疸的分类

(一)生理性黄疸

由于新生儿胆红素代谢特点,50%～60%的足月儿和80%的早产儿出现生理性黄疸。足月儿生后2～3天出现黄疸,4～5天达高峰,5～7天消退,最迟不超过2周。黄疸的程度较轻,先见于面部、颈、巩膜,然后遍及躯干及四肢,胎粪都呈黄色。一般无症状,脐血血清总胆红素(TSB)$<42.7\mu mol/L$(2.5mg/dL),24小时内TSB$<102.6\mu mol/L$(6mg/dL),48小时内TSB$<153.9\mu mol/L$(9mg/dL),72小时以内及以后TSB$<220.6\mu mol/L$(12.9mg/dL)。早产儿生后3～5天出现黄疸,黄疸程度较足月儿重,消退也较慢,可延长至2～4周。24小时TSB<136.8

μmol/L(8mg/dL),48 小时内 TSB<205.2μmol/L(12mg/dL),72 小时内 TSB<256.5μmol/L(15mg/dL)。

(二)病理性黄疸

新生儿黄疸出现下列情况之一时要考虑为病理性黄疸:①生后 24 小时内出现黄疸,TSB>102.6μmol/L(6mg/dL);②足月儿 TSB>220.6μmol/L(12.9mg/dL),早产儿或低体重儿 TSB>255μmol/L(15mg/dL);③血清结合胆红素>26μmol/L(1.5mg/dL);④TSB 每天上升>85μmol/L(5mg/dL);⑤黄疸持续时间较长,足月儿超过 2 周,早产儿超过 4 周,或进行性加重。对病理性黄疸应积极查找病因。

二、病因与病理生理

(一)病因

1.感染性

(1)新生儿肝炎:由于母亲在怀孕期间感染了巨细胞病毒、乙型肝炎、风疹、单纯疱疹等,通过胎盘屏障传染给胎儿或分娩时产道感染。

(2)新生儿败血症及其他感染:由于细菌感染,其毒素加快了红细胞的破坏所致。

2.非感染性

(1)新生儿溶血病:可分为 ABO 血型不合及 Rh 血型不合导致的溶血病,ABO 血型不合多为母亲 O 型,新生儿 A 型或 B 型。Rh 血型不合主要发生在 Rh 阴性母亲和 Rh 阳性胎儿。

(2)胆道闭锁:多数见于胎儿宫内病毒感染导致胆管炎、胆管闭锁,结合胆红素排泄障碍。

(3)母乳性黄疸:约 1%母乳喂养的新生儿会出现黄疸,非结合胆红素升高。在停止母乳喂养后 3 天,黄疸减轻,非结合胆红素下降可诊断。

(4)遗传性疾病:葡萄糖 6-磷酸脱氢酶(G6PD)丙酮酸激酶和己糖激酶缺陷均可影响红细胞正常代谢。

(5)药物性黄疸:某些药物如磺胺类、水杨酸盐、维生素 K 等,可与胆红素竞争 Y、Z 蛋白的结合点,影响胆红素的代谢。

(二)病理生理

当患儿饥饿、缺氧、脱水、酸中毒、感染或颅内出血时,使红细胞破坏加速,胆红素的生成过多,肝细胞处理胆红素的能力减弱,肝肠循环增加,则使黄疸加重。Rh 溶血可引起胎儿重度贫血。由于重度贫血、低蛋白血症和心力衰竭可导致全身水肿。骨髓外造血增加,可出现肝、脾增大。血清未结合胆红素增高,可透过血-脑屏障,使基底核黄染、坏死,发生胆红素脑病,多留有后遗症。

三、治疗要点

(一)产前治疗

可采用提前分娩、血浆置换、宫内输血。

(二)新生儿治疗

包括光照疗法、药物治疗、换血疗法,以及防止低血糖、低体温、纠正酸中毒、贫血、水肿和心力衰竭等。

四、护理措施

(一)护理评估

(1)评估患儿意识及精神状况,为患儿进行生命体征、体重的测量,了解患儿家属对疾病的认知情况。

(2)询问患儿的既往史:了解其母孕期健康状况、家族史、过敏史、分娩方式,了解患儿出生后有无窒息史、胎龄及出生体重等。

(3)评估患儿的营养状况、大小便情况及睡眠情况、皮肤完整性等。

(4)评估患儿的病情。

评估患儿黄疸程度。

监测患儿生命体征,观察患儿肌张力和肝脏大小、质地变化等。

注意观察患儿精神反应,有无嗜睡、发热、腹胀、呕吐、惊厥等,哭声有无异常及拥抱、吞咽、吸吮等反射有无异常等。

(5)了解患儿的相关检查及结果:主要是用于诊断的实验室检查,包括:胆红素、血红蛋白、红细胞计数、网织红细胞计数等。

(6)心理一社会状况:了解患儿家属对患儿疾病拟采取的治疗方法、对治疗及可能导致并发症的认知程度、家庭经济承受能力等,以提供相应的心理支持。

(二)护理措施

1.一般护理

(1)休息:保持病房安静,减少噪声,一切必要的治疗、护理操作集中进行,动作要轻、稳、准,尽量减少对患儿移动和刺激,静脉穿刺最好采用留置针,减少反复穿刺。

(2)保暖:低体温和低血糖时胆红素与白蛋白的结合会受到阻碍。应注意保暖,使体温维持在 $36\sim37℃$。

(3)合理喂养:提早喂养有利于肠道菌群的建立,促进胎便排出,减少胆红素的肝肠循环,减轻黄疸的程度。

(4)预防感染:及时纠正缺氧、酸中毒,预防和控制感染,避免使用引起新生儿溶血或抑制肝酶活性药物,如维生素 K、磺胺等。

2.密切观察病情

(1)观察黄疸出现的时间、颜色、范围及程度,以协助医生判断病因,并评估血清胆红素浓度,判断其发展情况。

(2)监测生命体征:体温、吸吮能力、有无呕吐、肌张力和肝脏大小、质地变化等。

(3)观察大小便次数、量、性质及颜色的变化,有无大便颜色变浅,如有胎便排出延迟,应给予患儿通便或灌肠,促进大便及胆红素的排出。

3.用药护理

(1)合理安排补液计划,及时纠正酸中毒。根据不同补液内容调节相应的速度,切忌过快输入高渗性药物,以免血脑屏障暂时开放,使已与白蛋白结合的胆红素进入脑组织。

(2)白蛋白心衰者禁用,贫血者慎用,使用过程中注意观察患儿有无寒战、发热、恶心、弥散性荨麻疹等不良反应。

（3）苯巴比妥不适用于急重症患儿,对确诊及高度怀疑溶血者应尽早使用免疫球蛋白。用药后注意患儿有无腹泻、恶心、呕吐、呼吸困难、皮疹等不良反应。

4.心理护理

做好心理护理,多对患儿进行抚摸,给予一定的安慰,缓解家属焦虑及紧张情绪,使其配合治疗,促进患儿康复。

5.健康教育

（1）按需调整喂养方式,少量多餐,耐心喂养,保证热量摄入。提倡母乳喂养,向家属讲解母乳喂养的好处及正确的喂养方法。光疗的患儿失水较多,注意补充足够的水分。

（2）若为母乳性黄疸,嘱可继续母乳喂养。如吃母乳后仍出现黄疸,可改为隔日母乳喂养逐步过渡到正常母乳喂养。若黄疸严重,患儿一般情况差,可考虑暂停母乳喂养,病情恢复后再继续母乳喂养。

（3）对患儿的疾病情况进行相应的讲解,使家属了解病情,取得家属的配合。指导家属密切观察,以便早期发现问题,及早就诊。

（4）发生胆红素脑病者,注意后遗症的出现,给予康复和护理。向家属宣传育儿保健常识、介绍喂养的知识（讲解母乳喂养的好处和添加辅食的重要性）、保暖、预防感染的重要性及相应的措施、预防接种等方面的知识。

（三）光疗的护理

1.光疗前的准备

（1）光疗箱:清洁光疗箱,湿化器内加水,接通电源,检查线路及光管亮度,并预热暖箱到适宜温度。

（2）患儿的准备:使患儿全身裸露（戴上眼罩及遮挡生殖器）,护住手脚,清洁皮肤后放入箱内,记录照射时间。

（3）护士的准备:了解患儿诊断、日龄、体重、黄疸发生的原因、范围、程度及血清胆红素的结果。

2.光疗过程的护理

应使患儿受照均匀,单面光疗时,体位每隔2小时更换1次。双面或多面光疗时,应勤巡视,防止患儿受伤。定时监测体温及箱温的变化,冬天注意保暖,夏天注意防热。保证水分及热量的供给,准确记录出入量。

3.光疗后的护理

出暖箱时为患儿穿好衣服,观察黄疸消退情况及皮肤完整性,继续观察皮肤黄疸反跳现象,做好暖箱终末消毒工作。

4.注意事项

光照强度定期检测,护士在蓝光下护理患儿时需戴墨镜,经培训后才能使用光疗箱,使用中严格按照操作常规操作以保证安全。

第五节　新生儿败血症

新生儿败血症是指致病菌侵入血液循环,并在血液中生长繁殖、产生毒素而造成的全身性感染,是新生儿时期常见的严重感染性疾病,其发病率和死亡率高。

一、病因与发病机制

(一)病原菌

致病菌种类较多,中国以葡萄球菌多见,其次为大肠杆菌等革兰阴性杆菌。各种导管、气管插管技术的广泛使用,增加了病原菌感染的机会,厌氧菌以及耐药菌株等的感染有增多趋势。

(二)自身因素

新生儿免疫系统功能不完善,皮肤黏膜屏障功能差,血液中补体含量少,中性粒细胞产生及储备少,IgM 和 IgA 在新生儿体内含量很低,T 细胞处于初始状态,对特异性抗原反应差,细菌一旦侵入易致全身感染。

(三)感染途径

1.产前(言内)感染

与孕妇感染有关,细菌可经过胎盘血行感染胎儿。

2.产时(宫内)感染

与胎儿通过产道时受细菌感染有关,如胎膜早破、产程延长、急产或助产时消毒不严等。

3.产后感染

是主要感染途径。与细菌经脐部、皮肤黏膜损伤处、呼吸道及消化道等部位的侵入有关,其中以脐部侵入最为常见。也可在某些局部感染的基础上(如肺炎),细菌经血行蔓延扩散而导致本病;消毒不严的雾化器、吸痰器、呼吸机可造成医源性感染。

产前、产时感染,病原菌以革兰阴性杆菌为主,产后感染以革兰阳性球菌多见。

二、临床表现

(一)分型

临床上根据发病时间不同可分早发型和晚发型。

(二)表现

不典型,缺乏特征性,主要以严重的全身中毒症状为主。

1.全身中毒症状

(1)早期表现,为"三少",即少吃、少哭、少动。

(2)病重表现,出现"八不",即不吃、不哭、不动、精神不好(萎靡或嗜睡)、面色不好(苍白或发灰)、体温不升或发热、体重不增、黄疸不退或呈进行性加重。

2.疑似败血症

有以下症状时应高度怀疑败血症:①黄疸不退或退而复现;②皮肤黏膜瘀点、瘀斑,消化道出血,肺出血,DIC 等;③肝脾呈轻至中度肿大;④面色苍灰、血压下降、皮肤有花纹、尿少或无尿等休克征象;⑤呼吸衰竭、中毒性肠麻痹等其他表现。

3.并发症

常见有化脓性脑膜炎、肺炎、骨髓炎等。

三、实验室及其他检查

(一)血常规

白细胞总数$<5\times10^9/L$ 或$>20\times10^9/L$,中性粒细胞杆状核细胞大于或等于总数的20%,出现中毒颗粒或空泡,血小板计数$<100\times10^9/L$有诊断价值。

(二)病原学检查

血培养阳性是确诊的依据,脑脊液常规、涂片及培养检查有助于化脓性脑膜炎的诊断。

(三)急相蛋白

C反应蛋白(CRP)、触珠蛋白等在急性感染早期即可增加,其中CRP反应最灵敏,在感染6~8小时内即上升,8~60小时达高峰,感染控制后可迅速下降。

(四)鲎试验

鲎试验用于检测血和体液中细菌内毒素,阳性提示有革兰阴性细菌感染。

四、治疗要点

(一)控制感染

抗生素使用原则:①早期、足量、联合、静脉、足够疗程,一般用药10~14天,有并发症者应治疗3周以上;②选用敏感杀菌、易透过血脑屏障的抗生素。

(二)清除感染病灶

及时处理皮肤、脐部、口腔等感染灶。

(三)对症及支持治疗

保证液体入量,纠正酸中毒和电解质紊乱:保暖、供氧,必要时输入新鲜血、血浆或给予免疫球蛋白以增加免疫力。

五、常见护理诊断/问题

(一)体温调节无效

与感染有关。

(二)营养失调(低于机体需要量)

与反应差、拒奶有关。

(三)有电解质失衡的危险

与心力衰竭、中毒性脑病、中毒性肠麻痹等有关。

(四)潜在并发症

化脓性脑膜炎、感染性休克、DIC。

六、护理措施

(一)维持体温正常

1.密切观察体温变化

每天监测体温4~6次,体温超过38℃时,可采取头部垫冷水枕、多喂水松解衣被或调节温箱温度等方式降温。如果新生儿出现四肢发凉、体温不升时,应加强保暖。调节合适的室温及湿度。

2.妥善处理局部病灶

及时处理如脐部、皮肤、口腔感染病灶,避免感染加重。

(二)合理喂养

根据新生儿的消化功能情况,少量多餐,必要时给予管饲喂养、静脉营养。观察新生儿的残余奶量,有无腹胀及肠鸣音情况,早期发现坏死性小肠炎的症状。

(三)合理安排输液

注意输液速度不宜过快,并注意观察药物的毒副作用。抗生素需现配现用。及时监测血气及生化指标,合理安排输液次序,及时纠正水、电解质、酸碱平衡。

(四)密切观察病情变化

观察新生儿的面色、四肢温度、反应等,如果患儿出现高热、反应差、前囟门隆起、呕吐、肌张力高等症状,应警惕并发化脓性脑膜炎的发生。如出现脸色青灰、吃奶反应差、皮肤发花、四肢厥冷、脉搏细弱等应考虑感染性休克或DIC的可能,及时做好抢救准备。

(五)健康教育

向患儿家属宣教有关败血症的相关知识及预防感染的方法。指导家属识别新生儿败血症的异常表现,做好出院后随访等。

第六节　新生儿寒冷损伤综合征

新生儿寒冷损伤综合征简称新生儿冷伤,亦称新生儿硬肿症。由受寒、早产、感染、缺氧等多种原因所致,主要表现为低体温和皮肤硬肿,重者可发生多器官功能损害。以早产儿多见。

一、病因与发病机制

(一)外因

与寒冷、感染、早产、窒息等有关。

(二)内因

体温调节中枢不成熟,体内棕色脂肪少,皮下脂肪组织中饱和脂肪酸含量高。

(三)发病机制

1.低体温

新生儿体温调节中枢发育不成熟;寒冷时无寒战产热反应;能量储备少,产热不足,在感染、窒息和缺氧时棕色脂肪产热不足;体表面积相对较大,皮下脂肪层薄,血流丰富,易散热,尤其是早产儿。

2.皮肤硬肿

新生儿皮下脂肪中饱和脂肪酸含量多,其熔点较高,体温降低时易凝固而致皮肤硬化。

3.多器官功能损害

低体温和皮肤硬肿使皮肤血管痉挛收缩,血流缓慢,造成组织缺氧、代谢性酸中毒和微循环障碍,引起皮肤毛细血管通透性增加,出现水肿,严重时出现弥散性血管内凝血(DIC)和多器官功能受损。

二、临床表现

本病多发生在寒冷季节、重症感染时、生后 1 周内,以早产儿多见。低体温和皮肤硬、肿、凉为本病的特征性改变。

(一)一般表现

患儿出现反应低下、吸吮能力差或拒乳、哭声低弱或不哭、活动减少等。

(二)低体温

低体温是指全身皮肤及肢端冰凉,体温低于 $35℃$,严重者低于 $30℃$,可出现四肢甚至全身冰冷。新生儿腋下皮肤含有较多棕色脂肪,寒冷时氧化产热,使局部体温升高,故硬肿初期腋温≥肛温,腋温(A)−肛温(R)差(T_{A-R})≥0;重症时棕色脂肪耗尽,$T_{A-R}<0$。因此,T_{A-R} 可作为判断棕色脂肪产热状态的指标。感染或夏季发病者可不出现低体温。

(三)皮肤硬肿

1.硬肿性质

可为对称性,皮肤紧贴皮下组织,不易移动;轻者呈鲜红色,重者呈暗红色,甚至青紫色;触之如硬橡皮样,可伴有轻度凹陷性水肿。

2.硬肿发生顺序

依次为小腿、大腿外侧、整个下肢、臀部、面颊、上肢、全身。严重时肢体僵硬,不能活动。

3.硬肿范围

可按头颈部 20%、双上肢 18%、前胸及腹部 14%、背及腰骶部 14%、臀部 8%、双下肢 26%计算。

(四)多器官功能损害

早期可有心率缓慢、心音低钝、微循环障碍等表现,严重者出现休克、DIC、急性肾功能衰竭和肺出血等多器官功能衰竭。

(五)临床分度

根据体温、硬肿范围及器官功能损伤程度,分为轻、中、重三度。

三、实验室及其他检查

常有:①血糖降低;②pH 下降;③合并感染时白细胞总数及中性粒细胞数可增高或降低;④重症出现急性肾功能衰竭者血尿素氮及血肌酐升高;⑤伴 DIC 时血小板减少,凝血酶原时间及凝血时间延长、纤维蛋白原降低;⑥必要时可进行心电图、胸部 X 线摄片检查。

四、治疗要点

(一)复温

复温是低体温患儿治疗的关键。应逐渐复温,循序渐进。

(二)供给热量和营养

供给充足的热量和营养,使体温尽快恢复正常。对心肾功能损害者应严格控制液体入量和输液速度。

(三)控制感染

根据血培养和药物敏感试验结果,遵医嘱使用抗生素。

(四)纠正器官功能紊乱

若出现心力衰竭、休克、凝血功能障碍、DIC、急性肾功能衰竭和肺出血等症状时,应给予及时、对症治疗。

五、护理诊断/问题

(一)体温过低

与体温调节功能不足、寒冷、早产、感染、窒息等因素有关。

(二)皮肤完整性受损

与皮肤硬化、水肿,局部血液供应不良有关。

(三)营养失调(低于机体需要量)

与吸吮无力,热量摄入不足有关。

(四)有感染的危险

与免疫、皮肤黏膜屏障功能低下有关。

(五)潜在并发症

肺出血、弥散性血管内凝血(DIC)、休克、急性肾功能衰竭。

(六)知识缺乏

家长缺乏育儿知识。

六、护理措施

(一)复温

复温是本病治疗护理的关键,可根据患儿情况,因地制宜选择复温措施。

(1)对体温＞30℃、T_{A-R}≥0,产热良好的轻、中度患儿。置于已预热至30℃的暖箱中,根据患儿体温恢复情况,每小时提高箱温0.5~1℃(箱温不超过34℃),期望在6~12小时内恢复正常体温。

(2)对体温＜30℃时、T_{A-R}＜0,产热衰竭的重度患儿。将其置于比实际体温高1~2℃的预热暖箱中,每小时提高箱温0.5~1℃(箱温不超过34℃),使体温在12~24小时恢复正常。

(3)无条件者可用热水袋、电热毯包裹患儿或将患儿置于母亲怀中保暖复温。

(4)观察患儿生命体征、尿量、暖箱的温度及湿度。监测肛温和腋温的变化,每2小时测体温1次,体温正常6小时后改为每4小时测1次。必要时给氧,使棕色脂肪分解产热,有助于体温恢复。

(二)合理喂养

保证足够的热量供给是复温和维持正常体温的重要措施之一。能吸吮者可经口喂养;吸吮无力者用滴管、鼻饲或按医嘱静脉补充营养及液体,输入的液体应加温到35℃左右。若有心、肾功能衰竭者应严格限制输液量和输液速度。

(三)预防感染

做好消毒隔离,严格遵守操作规程,特别应做好室内和暖箱的清洁消毒。加强皮肤护理,勤翻身,防止体位性水肿和坠积性肺炎;尽量避免肌内注射,保持皮肤的完整性,防止皮肤破损引起感染。

(四)供氧

对有窒息、感染、缺氧及休克的患儿,供给充足的氧气,促进体内棕色脂肪分解产热,有助于体温恢复正常。

(五)观察病情变化,及时发现和处理并发症

密切观察体温、脉搏、呼吸、硬肿范围及程度、尿量、有无出血等情况,做好监测和记录。备好抢救药物、氧气、吸引器、呼吸机等设备,发现问题及时报告医生,并做好抢救准备。

(六)健康教育

向家长讲解硬肿症的疾病知识,坚持母乳喂养,保证足够的热量,避免因患儿住院而造成断奶。指导家长学习护理、保暖、喂养、预防感染等育儿知识。

第七节　小儿贫血

一、营养性缺铁性贫血

缺铁性贫血(IDA)是由于体内铁缺乏致血红蛋白合成减少而引起的一种小细胞低色素性贫血。此种贫血遍及全球,以婴幼儿发病率最高,尤以 6 个月至 2 岁的小儿为甚,严重危害小儿健康,影响儿童生长发育,是我国重点防治的小儿"四病"之一。

(一)病因与发病机制

1.病因

铁是构成血红蛋白所必需的原料。任何引起体内铁缺乏的原因均可导致贫血。

(1)先天储铁不足:胎儿在妊娠最后 3 个月从母体获得的铁最多,足月儿从母体所获得的铁量足以满足其生后 4~5 个月的造血需要,而早产、双胎、多胎、胎儿失血、孕妇患严重缺铁性贫血等可致胎儿储存铁减少。

(2)铁摄入不足:食物铁供应不足是导致小儿缺铁性贫血的主要原因。婴儿单纯人乳、牛乳、谷物等低铁食品喂养而未及时添加含铁丰富的换乳期食物及年长儿偏食、挑食等饮食习惯都可以导致缺铁,发生缺铁性贫血。

(3)生长发育快:婴儿期和青春期生长发育迅速,尤其是早产儿及低出生体重儿发育更快,铁的需要量增加,若未及时添加含铁丰富的辅食,易发生缺铁。

(4)铁吸收障碍:食物搭配不合理、胃肠炎、慢性腹泻、消化道畸形、反复感染等可影响铁的吸收。

(5)铁丢失过多:①长期慢性失血如钩虫病、肠息肉、溃疡病可导致铁丢失过多;②用未经加热处理的鲜牛乳喂养婴儿,可因对蛋白过敏出现少量肠出血(每天失血约 0.7mL,而 1mL 血约含 0.5mg 铁)而致铁丢失。

2.发病机制

铁缺乏可对机体多系统造成影响。

(1)缺铁对血液系统的影响:经小肠吸收的食物铁或衰老红细胞破坏释放的铁经运铁蛋白转运到幼红细胞及储铁组织中。幼红细胞摄取的铁在线粒体内与原卟啉结合,形成血红素,再与珠蛋白结合形成血红蛋白。因此铁是合成血红蛋白的原料。铁缺乏时,血红素生成不足,使血红蛋白合成减少,新生的红细胞内血红蛋白含量不足,细胞质较少,细胞变小;而缺铁对细胞的分裂、增殖影响较小,故红细胞数量减少的程度不如血红蛋白量减少明显,从而形成小细胞低色素性贫血。

(2)缺铁对其他系统的影响:铁缺乏可影响肌红蛋白的合成。体内有许多含铁酶和铁依赖酶,如细胞色素酶、过氧化氢酶、单胺氧化酶、核糖核苷酸还原酶、琥珀酸脱氢酶、腺苷脱氨酶等,这些酶调控着体内重要代谢过程(生物氧化、组织呼吸、胶原合成、卟啉代谢、淋巴细胞和粒细胞功能、神经介质合成与分解、神经组织发育),其活性依赖铁的水平。因此,当铁缺乏时,这些酶活性下降,细胞功能发生紊乱而出现一系列非血液系统的表现。如体力减弱、易疲劳、表情淡漠、注意力减退、智能减低、口腔黏膜异常角化、舌炎、胃酸缺乏、小肠黏膜变薄致消化吸收功能减退、反甲等;神经功能紊乱而出现精神神经行为;T_4分泌减少,细胞免疫功能及中性粒细胞功能下降,机体抗感染能力降低。

(二)临床表现

任何年龄均可发病,以6个月至2岁多见。起病缓慢,临床表现随病情轻重而不同。

1.一般表现

皮肤黏膜逐渐苍白,以唇、口腔黏膜和甲床最明显。倦怠乏力、不爱活动。体重不增或增长缓慢。年长儿可诉头晕、耳鸣、眼前发黑等。

2.髓外造血表现

肝、脾轻度肿大;年龄越小、病程越长、贫血越严重,肝、脾肿大越明显;淋巴结肿大较轻。

3.非造血系统表现

(1)消化系统表现:食欲减退,可有呕吐、腹泻。少数有异食癖(如喜食泥土、煤渣、墙皮),可出现口腔炎、舌炎或舌乳头萎缩。重者可出现萎缩性胃炎或吸收不良综合征等。

(2)神经系统表现:烦躁不安、易激惹或精神不振,注意力不集中。记忆力减退,学习成绩下降,智能多较同龄儿低,语言、思维活动能力受影响以致影响心理的正常发育,产生焦虑抑郁、自卑心理。

(3)心血管系统表现:明显贫血时心率加快,心脏扩大,严重者可发生心力衰竭。

(4)其他表现:皮肤干燥、毛发枯黄易脱落、上皮组织异常,出现反甲、细胞免疫功能低下,常合并感染等。

(三)实验室及其他检查

1.血常规

血红蛋白量降低,比红细胞数减少明显,呈小细胞低色素性贫血。外周血涂片显示红细胞大小不等,以小细胞为多,中央淡染区扩大。网织红细胞正常或轻度减少。白细胞、血小板一般无特殊变化。

2.骨髓象

增生活跃,以中、晚幼红细胞增生为主。各期红细胞均较小,胞质含量少,染色偏蓝,胞质成熟落后于胞核。粒细胞系和巨核细胞系多无明显异常。

3.铁代谢的相关检查

血清铁蛋白（SF）减少，血清铁（SI）和转铁蛋白饱和度（TS）降低，红细胞游离原卟啉（FEP）、总铁结合力（TIBC）均增高。

(四)治疗要点

治疗原则是祛除病因，补充铁剂，必要时给予输血。

1.祛除病因

合理喂养，及时添加含铁丰富的食物，纠正偏食，积极治疗慢性失血性疾病，如钩虫感染、溃疡病等。

2.铁剂治疗

铁剂是治疗缺铁性贫血的特效药，选择易吸收的硫酸亚铁、富马酸亚铁、葡萄糖酸亚铁等二价铁。以元素铁计算，每天 $4\sim6mg/kg$，分 $2\sim3$ 次口服。疗程至血红蛋白正常后 2 个月左右停药。

3.输血治疗

一般不需输血。严重贫血并发心力衰竭或重症感染者可给予输血。

(五)护理诊断/问题

1.营养失调(低于机体需要量)

与铁供应不足、吸收不良、丢失过多或消耗增加有关。

2.活动无耐力

与贫血致组织器官缺氧有关。

3.口腔黏膜改变

与口腔炎、舌炎有关。

4.潜在并发症

感染、心功能不全。

5.知识缺乏

家长及年长患儿缺乏营养知识和对本病的防护知识。

(六)护理目标

(1)患儿倦怠、乏力有所减轻，活动耐力逐渐增强。

(2)患儿缺铁因素消除，食欲恢复正常，保证铁的摄入量。

(3)患儿口腔黏膜损伤得到修复。

(4)患儿病情得到及时控制，不发生潜在并发症。

(5)家长及年龄大点的患儿能叙述缺铁的原因，积极主动配合治疗，纠正不良饮食习惯，合理搭配饮食。

(七)护理措施

1.合理安排休息与活动

患儿一般不需卧床休息，可根据活动耐力下降程度安排活动强度、活动持续时间及休息方式,以不感到疲乏为度。

(1)轻、中度贫血者,不必严格限制日常活动,生活要有规律,做适合自身的运动,以不感到疲惫为度,保证患儿足够休息和睡眠。

(2)严重贫血者,应根据其活动耐力下降情况制订活动计划,合理安排活动与休息时间,若活动中出现心悸、气短、体力不支应停止活动。卧床休息。

2.合理安排饮食

(1)提倡母乳喂养,及时添加含铁丰富的辅食或补充铁强化食品。婴儿若以鲜牛奶喂养,必须加热煮沸,以减少因蛋白过敏而引起的肠道出血。

(2)创造良好的进食环境;指导家长合理搭配膳食,补充高蛋白、高维生素、含铁丰富(如黑木耳、紫菜、海带、肝、瘦肉等)及富含维生素C的食物,注意饮食色、香、味、形的调配。纠正患儿的不良饮食习惯,避免挑食、偏食。

(3)遵医嘱给予多酶片、山楂、鸡内金等增进食欲和助消化的药物。

3.补充铁剂的护理

补充铁剂为最主要的护理措施。遵医嘱应用铁剂时应注意以下几点。

(1)首选经济、安全、不良反应小、易吸收的二价铁。

(2)口服铁剂应从小剂量开始,于两餐之间服用,以减轻对胃肠道的刺激。

(3)可与维生素C、果汁同服,以帮助铁吸收,忌与牛奶、茶水、钙片、咖啡等同服。

(4)液体铁剂可使牙齿染黑,应使用吸管服药。

(5)告知家长服铁剂后大便变黑,停药后可恢复正常,以消除患儿及家长的紧张心理。

(6)注射铁剂(如右旋糖酐铁)易出现不良反应,应慎用。注射时应分次于深部肌内注射,每次更换注射部位,可采用"Z"形注射,注射前更换针头或注射器内留微量(0.1mL)气体,以防药液渗入皮下组织致局部坏死,并严密观察有无过敏等不良反应。

(7)铁剂治疗有效者在用药3~4天后网织红细胞升高,7~10天达高峰,2~3周下降至正常。治疗约2周后血红蛋白逐渐上升,临床症状好转。如服药3~4周仍无效,应查找原因。

4.预防感染

注意保护性隔离,少去人群密集的场所,避免交叉感染;注意口腔护理,保持皮肤清洁,勤沐浴、勤换衣;多晒太阳,呼吸新鲜空气,以增强免疫力。

5.防止心力衰竭

重症贫血患儿应注意休息,减轻心脏负担,必要时给予吸氧;控制输液速度和输液量,密切观察心率、呼吸、血压、尿量变化,一旦出现心力衰竭,及时通知医生,协助抢救和护理。

6.健康教育

(1)做好孕期保健工作,指导孕妇及哺乳期母亲增加含铁丰富的食物的摄入量。

(2)向家长及年长患儿介绍本病的相关知识,提倡母乳喂养,指导合理喂养,及时添加含铁丰富且吸收率高的辅食。

(3)让家长掌握正确服用铁剂的方法、注意事项及疗效观察指标;强调贫血纠正后,仍要坚持合理安排患儿饮食,培养良好的饮食习惯,加强护理,预防交叉感染。

(八)护理评价

(1)患儿倦怠、乏力症状有无减轻,活动耐力是否增强。

(2)患儿缺铁因素有无祛除、食物搭配是否合理、食欲是否增加。

(3)患儿是否发生感染。

(4)患儿是否发生心力衰竭等并发症或发生后是否得到及时抢救。

(5)家长及年长患儿能否说出本病的发病原因、临床表现等,能否主动配合治疗与护理。

二、营养性巨幼红细胞性贫血

营养性巨幼红细胞贫血是由于缺乏维生素 B_{12} 或(和)叶酸所引起的一种大细胞性贫血,主要临床特点为贫血,伴有神经精神症状,红细胞的胞体变大,骨髓中出现巨幼红细胞,用维生素 B_{12} 或(和)叶酸治疗有效。本病多见于 2 岁以内的婴幼儿,发病率约占 96% 以上,山区、农牧区患儿多见。

维生素 B_{12} 主要来源于动物性食物如肉类、肝、肾、海产品、盒蛋等,而植物性食物一般不含维生素 B_{12} 乳类中含量少,食物中维生素 B12 进入体内后先与胃底壁细胞分泌的糖蛋白结合成 B_{12} —糖蛋白复合物,然后经回肠黏膜吸收入血,贮存在肝脏。如日常饮食均衡,仅从食物中摄取的维生素 B_{12} 即可满足生理需要。

人体所需的叶酸主要来源于食物,如绿叶蔬菜、水果、酵母、谷类及动物内脏等,但高温加热易遭破坏,肠道细菌也可合成部分叶酸。叶酸主要在空肠及十二指肠中吸收进入血循环,主要贮存于肝脏。人乳和牛乳均可提供足够的叶酸,够出生后机体 4 个月生理所需。羊乳中几乎不含叶酸,长期以羊乳喂养婴儿易患巨幼红细胞贫血。

叶酸进入人体后,经叶酸还原酶的还原作用和维生素 B_{12} 的催化作用变成四氢叶酸,四氢叶酸是 DNA 合成过程中必需的辅酶,因此,维生素 B_{12} 和叶酸缺乏多可导致四氢叶酸减少,进而引起 DNA 合成障碍。幼红细胞内的 DNA 减少使红细胞的增殖、分裂延迟,细胞质成熟而细胞核发育落后,红细胞胞体变大而形成巨幼红细胞。由于红细胞生成速度减慢,变异的红细胞易遭破坏及红细胞的寿命缩短,故造成贫血。粒细胞的核也因 DNA 的成熟障碍而胞体变大,出现巨大幼稚粒细胞和中性粒细胞分叶过多现象。

维生素 B_{12} 与神经髓鞘中脂蛋白的形成有关,缺乏时可致周围神经变性、脊髓亚急性联合变性和大脑损伤,出现神经精神症状,还可使中性粒细胞和巨噬细胞吞杀细菌的作用减退而易感染。

(一)病因

1.摄入量不足

胎儿可从母体获得维生素 B_{12} 并贮存于肝脏,如孕妇缺乏维生素 B_{12} 可致婴儿储存不足,出生后单纯喂养奶粉、羊奶而未及时添加辅食的婴儿易致维生素 B_{12} 和叶酸缺乏。年长儿多因挑食、偏食所致。

2.吸收代谢障碍

严重营养不良、慢性腹泻胃肠炎、小肠病变或吸收不良综合征使维生素 B_{12} 和叶酸吸收减少。

3.需要量增加

早产儿、婴幼儿生长发育快,对维生素 B_{12} 和叶酸的需要量增加,严重感染使维生素 B_{12} 消耗增加,慢性溶血、恶性肿瘤等对叶酸的需要增加。

4.药物作用

长期或大剂量使用某些药物,如广谱抗生素可使正常结肠内部分含叶酸的细菌清除而减少叶酸的供应,抗叶酸制剂(甲氨甲呤)及某些抗痰痫药(苯妥英钠、苯巴比妥)等均可致叶酸缺乏。

(二)临床表现

1.一般表现

起病缓慢,面色苍黄多虚胖,伴轻度浮肿,毛发稀疏枯黄,严重者皮肤有出血点或瘀斑。

2.贫血表现

轻度或中度贫血者占大多数,皮肤呈蜡黄色,全身无力,睑结膜、口唇、指甲等处苍白,常伴肝、脾、淋巴结轻度肿大。

3.神经精神症状

其表现与贫血的严重程度不平行,表现为烦躁不安、易怒等。维生素 B_{12} 缺乏者出现目光发直、表情呆滞、对周围反应迟钝、不认亲人、少哭不笑、智力发育落后甚至退步。严重病例可出现不规则震颤颤、手足无意识运动,甚至抽搐、共济失调、感觉异常、踝阵挛及巴宾斯基征阳性。

4.消化系统症状

患儿食欲缺乏,常伴有呕吐、腹泻及舌炎、舌下溃疡等。

(三)辅助检查

1.血常规

红细胞数的减少比血红蛋白量减少更为明显。呈大细胞性贫血,MCV>94。MCH>32,外周血涂片可见红细胞大小不等,以大细胞多见,可见巨幼变的红细胞,中性粒细胞呈分叶过多现象,这种分叶过多现象出现在骨髓改变之前,因此具有早期诊断价值。网织红细胞、白细胞、血小板计数常减少。

2.骨髓象

骨髓增生活跃,以红细胞系增生为主,粒、红系统均出现巨幼变,表现为胞体变大、核染色质粗而松、副染色质明显,细胞核的发育落后于胞浆,中性粒细胞的胞浆空泡形成,核分叶过多,巨核细胞的核有过度分叶现象。

3.血清维生素 B_{12} 和叶酸测定

血清维生素 B_{12}<100ng/L,血清叶酸<3μg/L。

(四)治疗要点

去除诱因,加强营养,防治感染。单纯维生素 B_{12} 缺乏者,应以维生素 B_{12} 治疗为主,不宜加用叶酸,以免加重精神神经症状,维生素 B_{12} 每次肌内注射100μg,每周2~3次,一般用药2~4天精神症状即好转;叶酸为口服片剂,每次5mg,每天3次,同时服用维生素 C 可提高疗效,使用2~4天后网织红细胞开始上升,4~7天达峰值,需连服数周,直至临床症状好转,血常规恢复正常;神经系统的症状恢复较慢。重度贫血者可输注红细胞制剂,肌肉震颤者可给镇静剂。

(五)护理评估

1.健康史

临床工作中注意评估导致巨幼红细胞贫血的原因。询问患儿喂养方法及辅食添加情况，患儿有无偏吃素食的习惯，是否患有肠道寄生虫病、慢性消化道及感染性疾病，是否有长期服用抗生素或抗叶酸代谢药史，是否早产、双胎或多胎儿，其母妊娠期是否患有缺铁性贫血或缺乏维生素 B_{12} 等。

2.身体状况

评估患儿有无皮肤黏膜苍白、疲乏无力、食欲减退、腹泻、腹胀等症状，检查有无肝脾肿大、心率增快、心界扩大和心脏杂音等体征。

3.心理—社会状况

评估家长及年长患儿对本病知识了解程度，有无因病致学习成绩差所产生的焦虑和自卑心理。多发生在婴幼儿时期，较严重的贫血不但会影响患儿的体格发育，而且还会影响神经、精神的正常发育，如注意力不集中、反应迟钝，不能正常地生活和游戏，使患儿产生烦躁、抑郁及自卑的心理。注意评估家长对本病防治知识的了解程度，以及由此病导致的焦虑担忧心理，及时给予健康指导。

(六)护理诊断/合作性问题

1.活动无耐力

与贫血致组织、器官缺氧有关。

2.营养失调

低于机体需要量，与维生素 B_{12} 或(和)叶酸的摄入不足、吸收不良等有关。

3.生长发育改变

与营养不足、贫血及维生素 B_{12} 缺乏影响生长发育有关。

(七)预期目标

(1)患儿活动耐力增加，活动量逐步增加，血清维生素 B_{12} 和叶酸达到正常值。

(2)患儿神经精神症状好转，体格、智能发育加快，逐步达到正常同龄儿水平。

(3)消除缺乏维生素 B_{12} 和叶酸的原因，家长及患儿纠正不良的饮食习惯。

(八)护理措施

1.注意休息

根据患儿的活动耐受力情况安排适量活动，一般不需卧床，严重贫血者适当限制活动，烦躁、抽搐频繁者必要时可用镇静剂，以防外伤。

2.加强营养

指导哺乳母亲改善营养，及时添加富含维生素 B_{12} 和叶酸的辅食，对婴幼儿要少量多餐，耐心喂养，合理搭配饮食以保证能量和营养素摄入全面；对年长儿要鼓励多进食，纠正挑食、偏食的不良习惯。震颤严重不能吞咽者可改用鼻饲。

3.监测生长发育

评估患儿的体格、智力、运动发育情况，对部分发育落后者应加强锻炼和训练，如做被动体操训练坐、立、行等运动功能，以促进动作和智力发育。

4.预防感染

应避免交叉感染,少去公共场所,在医院注意实施保护性隔离,做好口腔清洁。

5.健康教育

预防重点是哺乳期妇女应注意均衡饮食,营养全面,婴儿特别是人工喂养儿应及时添加辅食。向家长介绍本病的临床表现和防治措施,强调预防的重要性。如患本病后应及时予以药物治疗和教育训练,患儿的精神神经症状可逐步恢复正常。对家长加强营养知识的宣传,无论以何种方式喂养小儿,均应按时添加富含维生素 B_{12} 和叶酸的辅食,如瘦肉、肝、肾、蛋、海产品、绿叶蔬菜、水果、谷类等,哺乳期母亲也应多吃上述食品,以增加乳汁中维生素 B12 和叶酸的含量。满足婴儿生长发育的需要。

(九)护理评价

(1)患儿活动耐力增加,活动量逐步增加,血清维生素 B_{12} 和叶酸达到正常值。

(2)患儿神经精神症状好转,体格、智能发育加快,逐步达到正常同龄儿水平。

(3)消除缺乏维生素 B_{12} 和叶酸的原因,家长及患儿纠正不良的饮食习惯。

三、再生障碍性贫血

再生障碍性贫血(AA)简称再障,是由于化学、物理、生物等因素或原因不明引起骨髓造血组织显著减少,导致骨髓造血功能衰竭的一类贫血。主要表现为骨髓造血功能低下,进行性贫血、出血、感染及全血细胞减少(红细胞、粒细胞和血小板减少)的综合征。按病程及表现分为急性再障(又称重型再障-Ⅰ型)及慢性再障。慢性再障病情恶化时似急性再障又称重型再障-Ⅱ型。

(一)病因及发病机制

多数患儿患病原因不明,称为原发性再障,能查出原因的称为继发性再障。现分述引发继发性再障的相关因素。

1.药物及化学物质

药物引起再障者多见为氯霉素,其毒性可引起骨髓造血细胞受抑制及损害骨髓微环境。苯是重要的骨髓抑制毒物,长期与苯接触危害性较大。

2.物理因素

电离辐射主要是 X 线、γ 射线等可干扰 DNA 的复制,使造血干细胞数量减少,骨髓微环境也受损害。

3.病毒感染

各种肝炎病毒均能损伤骨髓造血,EB 病毒、流感病毒、风疹病毒等也可引起再障。

(二)临床表现

主要表现为进行性贫血、出血、反复感染而肝、脾、淋巴结多无肿大,脸色苍白、容易疲倦、体力变差,面容易自发性出现瘀青、紫癜、出血点鼻血不止等。临床根据病情、病程、起病缓急将再障分为急性和慢性两种类型。

1.急性再障(重型再障-Ⅰ型)

起病急、发展快,病情凶险。早期以出血和感染表现为主。贫血呈进行性加重,输血频度高,且常出现即使大量输血仍难以纠正的重度贫血,感染和出血又可加重贫血。由于贫血难以纠正,临床多有面色苍白、头晕、心悸、乏力等明显缺血缺氧和心功能不全的表现。急性再障患儿常见口腔血泡,鼻腔黏膜及全身皮肤广泛出血,内脏出血以消化道、呼吸道多见。部分患儿可能会有眼底出血,严重者出现颅内出血。常见咽部黏膜、皮肤及肺部发生感染,严重者可合并败血症,表现为高热中毒症状。多见病原菌有大肠杆菌、铜绿假单胞菌、金黄色葡萄球菌及真菌,感染多不易控制。严重感染和颅内出血多为急性再障致死的原因。贫血早期较轻,但进展快。如果不能及时给予联合免疫抑制治疗或造血干细胞移植,而采用一般药物治疗和支持治疗,急性再障的平均生存期只有 3 个月,半年内死亡率为 90%。

2.慢性再障

此型较多见,起病及进展较缓慢。贫血和血小板减少往往是首发和主要表现。感染及出血均较轻,出血以皮肤黏膜为主。少数病例病情恶化可演变为急性再障(又称重型再障-Ⅱ型),预后极差。

(三)辅助检查

1.血常规

红细胞、粒细胞和血小板减少,校正后的网织红细胞<1%。至少符合以下 3 项中的 2 项:①血红蛋白<100g/L;②血小板<100×10⁹/L;③中性粒细胞绝对值<1.5×10⁹/L(如为两系减少则必须包含血小板减少)。

2.骨髓穿刺检查

骨髓有核细胞增生程度活跃或减低,骨髓小粒造血细胞减少,非造血细胞(淋巴细胞、网状细胞、浆细胞、肥大细胞等)比例增高;巨核细胞明显减少或阙如,红系、粒系可明显减少。由于儿童不同部位造血程度存在较大差异,骨髓穿刺部位推荐首选髂骨或胫骨(年龄小于 1 岁者)。

3.骨髓活检

骨髓有核细胞增生减低,巨核细胞减少或阙如,造血组织减少,脂肪和(或)非造血细胞增多无纤维组织增生,网状纤维染色阴性,无异常细胞浸润。如骨髓活检困难可行骨髓凝块病理检查。

(四)诊断

诊断依据为全血细胞减少,网织红细胞低于正常,骨髓增生活跃或低下,均伴有巨核细胞减少一般无肝、脾、淋巴结肿大。中华医学会修订了我国再障诊断和分型标准,基本与国外通用的 Camitta 标准接轨,现简要归纳如下。

1.再障诊断标准

需要符合下列 5 项条件。

(1)全血细胞减少,网织红细胞绝对计数减少。

(2)一般无脾大。

(3)骨髓至少 1 个部位增生减低或重度减低(如增生活跃,须有巨核细胞明显减少),骨髓小粒非造血细胞增多(骨髓活检等检查显示造血组织减少,脂肪组织增多)。

(4)能排除引起全血细胞减少的其他疾病,如阵发性睡眠性血红蛋白尿、骨髓异常增生综合征、急性造血功能停滞、骨髓纤维化、恶性组织细胞病等。

(5)一般抗贫血药治疗无效。

2.再障分型

同时符合下列 3 项血常规标准中的 2 项者,应诊断为重型再障(SAA):①网织红细胞＜1％,绝对计数＜15×10^9/L。②中性粒细胞绝对计数＜0.5×10^9/L。③血小板＜20×10^9/L。如病情进展迅速,贫血进行性加剧,伴有严重感染和内脏出血者,为急性再障(重型再障－Ⅰ型,SAA－Ⅰ);如病情缓慢进展到上述 SAA 标准者,为慢性重型再障(重型再障Ⅱ型,SAA－Ⅱ);如血常规未达到 SAA 标准者,则为一般慢性再障(CAA)。

(五)治疗

1.祛除病因

首先找到再障的病因,然后祛除,如不再接触致病的有害物质和其他化学物质,积极治疗肝炎,禁用对骨髓有抑制作用的药物。

2.支持治疗

(1)贫血治疗:严重贫血者可输血,慢性贫血患儿症状不明显者,尽量减少输血,避免输血并发症的产生。

(2)止血治疗:对皮肤、黏膜出血者,可用肾上腺皮质激素;对颅内、内脏出血应输浓缩血小板液或新鲜血浆。

(3)防治感染:保持个人卫生及病室清洁,严格限制探视人员,减少感染机会。发生感染时检查感染部位并做细菌培养,同时应用广谱抗生素,必要时输入白细胞混悬液。

3.造血干细胞移植治疗

造血干细胞移植是治疗 AA 的有效方法,具有起效快、疗效彻底、远期复发和克隆性疾病转化风险小等特点。移植时机与疾病严重程度、供体来源、白细胞抗原(HLA)相合度密切相关,应严格掌握指征。造血干细胞的来源:骨髓是最理想的造血干细胞来源;外周血干细胞次之;脐带血干细胞移植治疗 AA 的失败率较高,应慎重选择。

适应证:SAA 或 IST 治疗无效的输血依赖性非重型再障(NSAA)。

4.免疫抑制治疗(IST)

IST 是无合适供者获得性 AA 的有效治疗方法。目前常用方案包括抗胸腺/淋巴细胞球蛋白(ATG/ALG)和环孢素 A(CsA)。其他 IST 如大剂量环磷酰胺(HD－CTX)、他壳莫司(FK506)或抗 CD52 单抗,对于难治、复发的 SAA 患儿可能有效,但应用经验多来源于成人 SAA 且仍为探讨性治疗手段。

5.其他药物治疗

雄激素有促造血作用,主要不良反应为男性化。如能被患儿及其家属接受则推荐全程应用。用药期间应定期复查肝肾功能。

(六)护理

1.护理评估

(1)评估患儿的意识及精神状况,为患儿测量生命体征、身高、体重,了解患儿其家属对疾病的认知情况。

(2)询问患儿既往史、过敏史、手术史、家族史。

(3)评估患儿营养状况及自理能力,大小便情况,有无血尿、血便,了解患儿的睡眠情况。

(4)评估患儿的病情,有无精神萎靡、乏力倦怠,患儿口唇、面色、睑结膜、甲床等部位有无苍白,周身有无出血点及瘀斑,有无皮下血肿,有无发热;评估患儿有无心率增快,有无心功能不全的体征;评估患儿有无颅内出血,若存在应评估患儿有无颅内压升高和神经系统体征。长期使用皮质激素的患儿应评估其有无药物性库欣综合征的体型和面容。了解患儿的治疗方案。

(5)了解患儿的相关检查及结果,主要是用于诊断的实验室检查,包括:血红蛋白、红细胞计数、网织红细胞计数、骨髓穿刺检查等。

(6)心理－社会状况:了解患儿家属对患儿疾病拟采取的治疗方法、对治疗及可能导致并发症的认知程度、家庭经济承受能力,以提供相应的心理支持。

2.护理措施

(1)一般护理:①休息与活动。创造气氛和谐、舒适、轻松的病室环境,每天定时开窗通风,患儿尽量卧床休息,适量运动,避免碰伤,重症贫血者可置于层流床中,预防感染。②饮食。给予患儿新鲜、煮透、合理营养的易消化饮食。避免辛辣、刺激、过冷和市售熟食。禁食易损伤口腔黏膜的食物,以免因口腔黏膜损伤造成感染。血小板减少期间,有出血倾向的患儿,宜给予稍凉的流质、半流质饮食或软食,避免进食粗糙、坚硬、带刺、过烫及刺激性强的食物,以免引起消化道出血;骨髓抑制期,中性粒细胞计数≤$0.5×10^9$/L 时需进行饮食消毒;有口腔溃疡的患儿可在进食前给予 2% 利多卡因含漱,以减轻疼痛,给予患儿富含蛋白质及维生素的流质饮食,避免过热粗糙、坚硬及酸性强的食物。③预防感染。避免接触上呼吸道感染患儿,探视时控制人数和时间。陪护家属应注意卫生,接触患儿前应先用流动水洗手,并佩戴口罩。嘱患儿进食后漱口,预防口腔感染,常用的漱口液有:康复新、西吡氯铵含漱液、复方氯己定含漱液等,婴幼儿也可用淡盐水漱口。每天给予患儿 3% 硼酸坐浴 2 次,以预防肛周感染。每天紫外线消毒病室。④预防出血。为防止皮肤黏膜出血,避免患儿抠鼻孔,嘱患儿使用软毛牙刷进行口腔清洁,避免牙龈出血,不可用牙签剔牙。保持大便通畅,避免大便干燥,血小板明显减少期间如有便秘,应及时告知医生进行处理。

(2)病情观察:再障常见症状的观察与护理。①感染:测量体温 4 次/日,观察患儿呼吸道、消化道和皮肤黏膜等常见感染部位的感染症。②出血:各种穿刺术后延长按压时间直至彻底止血,如有鼻出血、牙龈出血要及时通知医生进行处理;密切观察患儿周身皮肤黏膜有无出血点瘀斑等,集中医疗护理操作,尽量避免患儿剧烈哭闹。③鼻出血的处理:及时通知医生,让患儿采取坐位,用拇指和食指捏住鼻子的前部并用手指将鼻翼向鼻中隔处挤压,同时让患儿低头,张口呼吸,嘱其不要将血液咽下,可用盐酸肾上腺素棉球进行填塞,如按压 3 分钟后仍无法止血则遵医嘱请五官科紧急会诊,进行油纱条填塞。④贫血:结合患儿外周血常规变化,及时发现因重度贫血所致的以心血管和中枢神经系统为主的症状与体征。给予患儿心电监护,准确记录患儿出入量,观察患儿有无颅内压增高的体征,有无心率增快、心前区收缩期杂音,或者有无心功能不全,一旦出现上述症状,及时通知并配合医生积极治疗。

(3)用药护理:①输血护理。再障患儿常需进行各种成分输血,如浓缩红细胞、单采浓缩或多采血小板、各类血浆蛋白等。严格遵守输血管理制度和操作规程,输血前及时执行有关预防输血反应的医嘱。输血时适当控制滴速,其间密切观察患儿生命体征变化,给予患儿心电监护,准确记录患儿的出入量,及时发现和处理输血反应,必要时给予患儿应用利尿剂。

②环孢素 A。2 次/d 口服,间隔 12 小时,护士按时发药,看服到口。因服药时间长达 6 个月以上,住院期间密切关注患儿有无肝肾功能损害、高血压等症状。每天给患儿测血压,必要时可加用降压药,口服环孢素 A 时前后应空腹 1 小时,每天按时口服。告知患儿及其家属不可擅自停药,需遵医嘱调药。口服免疫抑制剂期间,患儿机体免疫力偏低,应注意预防感染,增加机体免疫力,可口服匹多莫德或多抗甲素。

(4)心理护理:儿童 SAA 治疗时间长、费用高昂,患儿及其家属易失去耐心和信心,产生悲观消极情绪,甚至放弃治疗。护士要与患儿及其家属进行有效的沟通,为他们解决实际问题。让其与疗效好的患儿和家属交友,吸取经验和信心。在病情许可的情况下,组织病情稳定的患儿举办各种娱乐活动,如庆祝生日、欢度六一儿童节、建立患儿微型图书馆、外出参观游览等,让这些特殊的患儿与正常儿童一样,感受到社会的关爱,享受到生活的乐趣。科室建立了患儿家属与医务人员定期座谈会制度,及时了解患儿的需求,消除有关治疗的困惑。患儿出院后要与患儿家属保持电话联系,使患儿与家属都能够树立信心,积极配合长期规范治疗和随访。

(5)健康教育:①饮食指导。进食高蛋白、高热量、维生素丰富、清淡易消化的新鲜饮食,避免食用辛辣、刺激性食物。合理营养膳食,不吃剩饭。鼓励患儿进食,保持餐具清洁,食品食具应消毒,食用水果前应洗净、去皮。指导家属经常更换烹调方式,注意食物色、香、味的调配,以增强患儿食欲。避免进食过硬的食物,从而减少口腔黏膜损伤,进餐后用漱口液(康复新、复方氨已定、西吡氯胺等)漱口,保持口腔清洁。②用药指导。嘱患儿和家属出院回家后要严格按时按量服用环孢素 A,为了提高医嘱的依从性,定期电话随访,定期来院监测药物血浓度,并根据血药浓度酌情调整口服药剂量,使环孢素血清峰浓度在 200ng/mL。服药期间密切观察有无肝肾损害、高血压、多毛症、齿龈肿胀等,告知患儿和家属出现上述症状时不要惊慌,不要随意擅自停药和减量,要在医生的指导下对症处理,同时告知此类症状均具有可逆性,治疗结束后将逐渐消失。此时特别要加强与即将进入或已进入青春期女孩的交流沟通,因为她们对外貌比较敏感,进行积极的心理疏导对她们坚持完成治疗是有积极意义的。③休息与活动。根据患儿的病情、贫血程度及目前活动耐力情况,制订活动计划,决定患儿的活动量。重度贫血患儿应以卧床休息为主,间断床上及床边活动。保持室内空气清新,每天定时开窗通风。④根据患儿病情按时门诊复诊,定时复查血常规、生化、出凝血功能、环孢素浓度等。⑤特殊处理。保持大便通畅,便后用清水清洗或遵医嘱每天用硼酸坐浴 10～15 分钟,预防肛周感染;保持鼻腔湿润,不可抠鼻子,避免鼻出血发生。

第八节　特发性血小板减少性紫癜

特发性血小板减少性紫癜(ITP)又称自身免疫性血小板减少性紫癜,是小儿最常见的出血性疾病。临床上以皮肤、黏膜自发性出血,血小板减少,出血时间延长,血块收缩不良及束臂试验阳性为特征。

一、病因及发病机制

目前认为是一种自身免疫性疾病,发病前常有病毒感染史。患儿因自身免疫过程缺陷或外来抗原(如病毒感染和其他因素)的作用,使机体产生血小板相关抗体 PAIgG,从而引起血小板减少。血小板减少是导致出血的主要原因,感染可加重血小板减少或使疾病复发。

二、临床表现

(一)急性型

病程不超过 6 个月,约占 90%,多见于婴幼儿。发病前 1~3 周常有急性病毒感染史,如上呼吸道感染、流行性腮腺炎、水痘、风疹、麻疹、传染性单核细胞增多症等,偶见于免疫接种之后。以自发性皮肤和黏膜出血为突出表现,多为针尖大小的皮内或皮下出血点,或为瘀斑和紫癜,少见皮肤出血斑和血肿,以四肢多见,常伴有鼻出血、齿龈出血。胃肠道大出血及颅内出血少见,偶见肉眼血尿,青春期女性患者可有月经过多,少数患者可有结膜下和视网膜出血。出血严重者可致贫血,肝脾偶见轻度肿大,淋巴结不肿大。颅内出血为主要死因。

(二)慢性型

病程在 6 个月以上,多见于学龄儿童。起病缓慢,出血症状相对较轻,主要为皮肤、黏膜出血可持续性或反复发作出血,出血持续期和间歇期长短不一。约 1/3 患儿发病数年后自然缓解。

三、辅助检查

(一)血常规

血小板计数常小于 $100×10^9/L$(小于 $50×10^9/L$ 时可见自发性出血,小于 $20×10^9/L$ 时出血明显,小于 $10×10^9/L$ 时出血严重);失血较多时可致贫血,白细胞数正常;出血时间延长,凝血时间正常,血块收缩不良,血清凝血酶原消耗不良。

(二)骨髓象

急性骨髓巨核细胞增多或正常;慢性型巨核细胞显著增多,幼稚巨核浆细胞增多,核分叶减少,核-浆发育不平衡,产生血小板的巨核细胞明显减少,其细胞质中有空泡形成、颗粒减少和量少等现象。

(三)血小板抗体测定

主要是 PAIgG 增高。

(四)其他

出血时间延长,凝血时间正常,血块收缩不良,血清凝血酶原消耗不良,束臂试验阳性。

四、治疗要点

(一)肾上腺皮质激素

常用泼尼松,剂量为 $1.5~2mg/(kg.d)$,分 3 次口服。出血严重者可用冲击疗法,常用地塞米松 $0.5~2mg/(kg.d)$ 或甲基泼尼松龙 $20~30mg/(kg.d)$,静脉滴注,连用 3 天,症状缓解后改口服泼尼松。用药至血小板数回升至接近正常水平即可逐渐减量,疗程一般不超过 4 周。停药后如有复发,可再用泼尼松治疗。

(二)大剂量静脉滴注丙种球蛋白

常用剂量为 $0.4~0.5g/(kg.d)$,连续 5 天静脉滴注;或每次 1g/kg 静脉滴注,必要时次日可再用1次;以后每3～4周1次。

(三)其他

严重出血危及生命时可输注血小板,出血致贫血者可输浓缩红细胞,激素和丙种球蛋白治疗无效及慢性难治性ITP可用免疫抑制剂或行脾切除。

五、常见护理诊断/问题

(一)潜在并发症

出血。

(二)有感染的危险

与激素、免疫抑制剂应用致免疫功能下降有关。

(三)恐惧

与严重出血有关。

六、护理

(一)护理评估

(1)评估患儿的意识及精神状态,为患儿测量生命体征、身高、体重,了解患儿家属对疾病的认知情况。

(2)询问患儿的既往史、过敏史、手术史及家族史。

(3)评估患儿的营养状况及自理能力,了解患儿的大小便情况及睡眠情况。

(4)评估患儿的病情。询问患儿发病前有无急性病毒感染史,有无发热,有无自发性皮肤黏膜出血,周身有无出血点瘀斑或紫癜,询问患儿有无鼻出血或牙龈出血,有无胃肠道出血、肉眼血尿,评估患儿有无结膜下或视网膜出血,警惕患儿是否存在颅内出血,有无头晕、呕吐、失语、烦躁不安、神志改变等症状,了解患儿目前的治疗方案。

(5)了解患儿的相关检查结果。主要是与诊断有关的实验室检查结果,如血小板计数、血小板抗体测定、骨髓穿刺检查等。

(6)心理－社会状况。了解患儿家属对患儿疾病拟采取的治疗方法、家庭经济承受能力,以提供相应的心理支持。

(二)护理措施

1.一般护理

(1)休息与活动:保持病室安静整洁,温湿度适宜,定时开窗通风,使用紫外线消毒,每天至少1次。患儿血小板减少时,尽量减少活动。血小板$\leqslant 20\times10^9$/L时,患儿需卧床休息,并嘱其头部制动,避免剧烈哭闹,防止颅内出血。避免体力消耗,减少和避免发生损伤。

(2)饮食:①一般给予患儿高热量、高蛋白、高维生素、清淡易消化的食物,避免进食生硬、粗糙带刺的食物;②多饮水,以补充热量和水分的消耗,若伴有贫血应选用含铁丰富的食物;③患儿血小板低于50×10^9儿时应进食清淡易消化软食或半流质软食,禁食过硬、难消化的食物,以防消化道出血;④口腔、牙龈出血时应鼓励患儿进食清淡、少渣软食,以防口腔黏膜损伤,加强口腔护理,进食后用漱口水漱口;⑤对继发感染的患儿应选用高蛋白、高热量、富含维生素的食物,以加强营养,提高机体免疫力;⑥对发热的患儿则进食高热量、高维生素、蛋白质丰富、清淡、易消化食物。

（3）预防感染：①环境舒适，注意保护性隔离，与感染患儿分病室居住，有条件的安排单间。②病房内定时开窗通风，每天 2 次，保持空气新鲜。每天使用紫外线消毒房间 30 分钟。③限制陪护，减少探视，尤其是患有呼吸道感染或其他传染病者谢绝探视，以免交叉感染。④每天地面使用 10％含氯消毒剂进行清扫。⑤养成良好的个人卫生习惯，加强卫生意识，防止病从口入；⑥进食后使用康复新、复方氯己定、淡盐水等漱口液进行漱口，预防口腔感染。

（4）皮肤的护理：保持床单平整，避免皮肤摩擦及肢体受压，保持皮肤清洁，尽量避免人为创伤，如进行各种穿刺时必须快速、准确，严格执行无菌操作。发生出血时，应定时检查出血部位，注意出血点、瘀斑情况。

2.病情观察

（1）密切关注患儿生命体征变化，注意观察患儿有无出血倾向，观察患儿全身皮肤黏膜有无出血点或瘀斑，观察患儿有无鼻出血、血尿、血便、咯血以及烦躁不安、头痛及神志改变。如有上述症状及时告知医生，予以相应处理。

（2）出血的护理。

避免损伤：急性期应减少活动，避免创伤，尤其是头部外伤，明显出血患儿应卧床休息；为患儿提供安全的环境，床头、床挡及家具的尖角用软物包扎，禁忌玩锋利的玩具，限制剧烈运动，如篮球、足球爬树等，以免碰伤、刺伤或摔伤；尽量减少肌内注射或深静脉穿刺抽血必要时应延长压迫时间，以免形成深部血肿；禁食坚硬、过热、油炸、多刺及刺激性的食物，防止损伤口腔黏膜及牙龈出血；刷牙时选用软毛牙刷，或盐水漱口，以保护口腔黏膜；天气干燥时可用液状液状石蜡滴鼻，湿润鼻腔，告知患儿及其家属不可用手挖鼻孔，以防鼻出血发生；保持大便通畅，防止用力排便时腹压增高而诱发颅内出血。

消化道出血的护理：消化道少量出血患儿，可进食温凉的流质饮食；大量出血患儿应禁食，待出血停止 24 小时后方可给予流质饮食，建立静脉输液通道、配血，做好输血准备，保证液体入量，准确记录出血的量、性质、颜色。

鼻出血的护理：指导患儿勿用手挖鼻孔和用力擤鼻。鼻腔干燥时，可用棉签蘸少许液状石蜡或抗生素软膏轻轻涂擦，防止干裂出血，少量出血时可用棉球或吸收性明胶海绵填塞，局部冷敷。出血严重时，尤其是后鼻腔出血可用凡士林油纱条做后鼻孔填塞术。

3.用药护理

（1）激素：按时按量服用激素，不可随意加减药量，当服用激素时血小板回升至接近正常值时，应遵医嘱逐渐减量，不可突然停药，以免引起不良后果。注意激素不良反应，避免感染。

（2）丙种球蛋白：严格控制输液速度，注意操作流程。输注过程中，密切关注患儿生命体征变化，出现不适应暂停输注，告知医生，给予相应处理后再酌情进行输注。

（3）免疫抑制剂：口服环孢素 A 时，应按时按量口服，不可擅自将药物减停或改量，定期检测血药浓度（200～300ng/mL），疗程 2～3 个月，有效率为 60％～80％。口服环孢素 A 前后各 1 小时内应禁食，不可与其他药物同时服用。药物不良反应：肝肾功损害、多毛及牙龈增生等。

4.心理护理

良好的心理状态对配合临床治疗及疾病的康复起着积极的促进作用。当患儿发生出血症状时，常常恐惧不安，这时在护理上应加强与患儿及其家属的沟通交流，消除其对病症的恐惧心理。在护理中必要的精神安慰可以使患儿避免因情绪过度紧张而激发加重出血,必要时还应遵医嘱给予镇静剂。因此,要求护理人员要予以高度的同情心和责任感,关心体贴患儿。进行各种检查及特殊治疗时,应向其做好解释工作。经常巡视病房,与患儿及其家属沟通,讲解疾病的相关知识,鼓励患儿树立战胜疾病的信心。

5.健康教育

(1)饮食指导:根据出血情况选用流食、半流食或普食,富含高蛋白、高维生素,少渣饮食。饮食上不吃过硬、油炸、过热、刺激性强的食物,避免消化道黏膜损伤出血。

(2)用药指导:大剂量糖皮质激素服用5～6周易出现库欣综合征、高血压、感染、血糖增高等,停药后可恢复;定期复查血压、血糖、白细胞计数,及早发现可疑的不良反应;患儿服药期间,不与感染患儿接触,忌用抑制血小板功能的药物如阿司匹林等;应用环孢素A治疗的患儿,服药期间应定期检测环孢素的血药浓度,服药前后1小时应禁食,不与其他药物同服;遵医嘱口服药物,不可擅自停药或改药。

(3)休息与活动:血小板偏低时需卧床休息,进行间断床上运动;症状缓解后可进行适当运动,以增加机体免疫力,外出戴口罩。注意避免磕碰,不玩尖利的玩具,不使用锐利的工具,不做剧烈运动,常剪指甲,避免搔抓皮肤,刷牙时使用软毛牙刷。

(4)密切关注患儿病情变化,有无新发出血点等,根据患儿病情,按时复诊,定期检测血常规、生化、出凝血功能,口服环孢素A患儿定时监测血药浓度,出现不适及时门诊就诊。

第九节　血友病

血友病是遗传性凝血功能障碍的出血性疾病。抗血友病球蛋白(AHG,Ⅷ因子)缺乏最常见,称血友病甲;血浆凝血活酶成分(PTC,Ⅸ因子)缺乏,称血友病乙;血浆凝血活酶前质(PTA,Ⅺ因子)缺乏最少见,称血友病丙。其共同特点为终身轻微损伤后有长时间出血倾向。

一、病因与发病机制

血友病甲和乙均为X连锁隐性遗传,男性发病,女性传递。血友病丙为常染色体显性或不完全性隐性遗传,男女均发病或传递疾病。因子Ⅷ、Ⅸ、Ⅺ缺乏均可使凝血过程的第一阶段中凝血活酶生成减少,引起血液凝固障碍,导致出血倾向。因子Ⅷ是一种大分子复合物,由小分子量的具凝血活性的Ⅷ:C和大分子量的血管性假性血友病因子(vWF)所组成,其中Ⅷ:C的含量很低,仅占因子Ⅷ复合物的1%。Ⅷ:C是一种水溶性球蛋白,80%由肝合成,余20%由脾、肾和单核-巨噬细胞等合成,其活性易被破坏,在37℃储存24小时后可丧失50%。血友病甲患者Ⅷ:C降低或缺乏的机理尚未明了。vWF为因子Ⅷ的载体,它具有使血小板黏附于血管壁的功能。当vWF缺乏时,则可引起出血和因子Ⅷ缺乏。

因子Ⅸ是一种由肝合成的糖蛋白,在其合成过程中需要维生素K的参与。因子Ⅺ也是在肝内合成,在体外储存时其活性稳定,故给本病患者输适量储存血即可补充因子Ⅺ。

二、临床表现

(一)血友病甲

血友病甲出血程度的轻重与血浆中Ⅷ:C的活性高低有关:活性为0~1%者为重型,患者自幼即有自发性出血、反复关节出血或深部组织(肌肉、内脏)出血,并常导致关节畸形;2%~5%为中型,患者于轻微损伤后严重出血,自发性出血和关节出血较少见;6%~20%者为轻型,患者于轻微损伤或手术后出血时间延长,但无自发性出血或关节出血;20%~50%为亚临床类型,仅于严重外伤或手术后有渗血现象。

(二)血友病乙

血友病乙的出血症状与血友病甲相似,其轻重分型亦相似,因子Ⅸ活性少于2%者为重型,很罕见。绝大多数患者为轻型,出血症状较轻。

(三)血友病丙

血友病丙的杂合子患儿无出血症状,只有纯合子才有出血倾向。患儿的出血程度与因子Ⅺ的活性高低无相关性。本病患者常合并Ⅴ、Ⅶ等其他因子缺乏。

三、辅助检查

(一)凝血时间

凝血时间延长为本病的特征。但是,仅在Ⅷ:C浓度低于1%~2%时才延长,轻型病例可正常。出血时间及凝血酶原时间皆正常。

(二)凝血酶原消耗试验

该试验较凝血时间敏感,但敏感度不如部分凝血活酶时间。部分轻型病例可正常。

(三)白陶土部分凝血活酶时间

敏感度较高,是目前本病最简便实用的过筛试验。当因子Ⅷ、Ⅸ的活性减少至正常的30%时即可延长,可检测轻型病例。

(四)凝血活酶生成试验

是一项敏感的检查方法,有助于诊断轻型病例,但操作方法较复杂,目前已少用。

(五)纠正试验

用于鉴别各类血友病。凝血酶原消耗及凝血活酶生成试验不正常时,可做纠正试验。正常血浆经硫酸钡吸附后,尚含有因子Ⅷ及Ⅸ;正常血清中含有因子Ⅸ、Ⅺ。患儿血浆的部分凝血活酶时间仅被正常硫酸钡吸附血浆纠正时,为因子Ⅷ缺乏症;仅被正常血清纠正时,为因子Ⅸ缺乏症;如两者皆可纠正,则为因子Ⅺ缺乏症。

(六)因子Ⅷ、Ⅸ、Ⅺ活性测定

采用凝血酶原时间一期法,将已知有关因子缺乏的血浆作为基质血浆,加入白陶土悬液、氯化钙及不同稀释度血浆或血清后,按凝固时间制成有关因子活性曲线后,对受检标本进行换算。

(七)ⅧR

Ag的测定:采用不同的免疫学方法测定,血友病甲患儿血浆中含量正常或增高。

(八)Ⅷ

CAg的测定:在血友病甲患儿中,血浆Ⅷ:CAg与ⅧRC平行减少。

(九)基因分析

有助于诊断和产前诊断。

四、诊断

(一)诊断要点

(1)生后最初 6 个月并无出血症状,学走路时开始出现肌肉及关节出血。

(2)多有家族史,尤其是母系家族男性成员。

(3)手术或拔牙后发现出血时间延长,应做凝血功能检查。本病是 X-连锁隐性遗传,几乎所有患儿均是男性。

(二)鉴别诊断

1.血友病甲与乙的鉴别

可由因子活性检查分辨。

2.血管性假性血友病(VWD)

是常染色体显性或隐性遗传性疾病,男女均可发病,为最常见的先天性出血性疾病。一般出血症状较血友病轻,轻微碰撞可诱发瘀斑,黏膜出血亦常见,如鼻出血和牙龈出血,青春期少女有大量经血。

3.其他先天性凝血因子缺乏症

如凝血酶原时间(PT)延长可由于因子Ⅱ、Ⅴ和Ⅹ缺乏,部分凝血酶原时间(APTT)延长见于因子Ⅺ缺乏,诊断需做个别因子测定。

五、治疗

治疗原则:预防出血、局部止血、替代疗法、药物治疗、基因治疗。

(一)出血处理

肢体出血应做局部冷敷,及早做替代疗法。关节或肌肉肿痛应给予镇痛药,但应避免使用阿司匹林类药物。

(二)替代疗法

皮下出血一般不需替代治疗,但关节、肌肉或内脏出血应尽快提高因子水平以止血。

1.鲜冰冻血浆(FFP)

每 1mL 血浆含因子Ⅷ或因子Ⅸ1IU,因子Ⅷ半衰期仅 8～12 小时,因子Ⅸ半衰期为 24 小时。治疗内脏或关节出血需提高因子至 30%,即每 8～12 小时给 30mL/kg 的 FFP,患儿一般不能承受如此大容量的 FFP 治疗。

2.冷沉淀物

可由新鲜冰冻血浆分离出,每袋容量 20～30mL,含因子Ⅷ80～100IU,因容量少和含量高,若需大量因子治疗,较 FFP 好。但不含因子Ⅸ。

3.因子Ⅷ和因子Ⅸ浓缩剂。

(三)药物治疗

1.轻型血友病甲

可使用 1-脱氧-8-精氨酸加压素(DDAVP),将体内贮存的因子Ⅷ释放入循环血中,在小手术或拔牙前给予,可减少患儿接受血制品的机会。

2.抗纤溶制剂

黏膜出血(如拔牙后),可先给予因子治疗止血,再给予抗纤溶剂,如 6-氨基己酸以稳固血块,减少重复性给予血制品。

(四)综合治疗

血友病为慢性疾病并伴有出血及治疗引起的并发症。除医生与护士给予急诊治疗外。心理支持亦甚重要。在出血停止后应做适量物理治疗以加强肌肉力量,防止关节变形及预防再次关节出血。关节出血严重者或需骨科医生做滑膜切除术,以减低重复出血的可能性。

六、护理

(一)护理评估

(1)评估患儿的意识及精神,为患儿进行生命体征、身高、体重的测量,了解家属对疾病的认知情况。

(2)了解患儿的既往史、过敏史、手术史及家族史。

(3)评估患儿的营养状况及自理能力,了解患儿大小便情况及睡眠情况。

(4)评估患儿有无出血症状。周身有无瘀斑、瘀点或出血点,有无关节出血、关节畸形或局部肿胀,口腔黏膜、胃肠道、尿道有无出血,是否伴有颅内出血症状等,了解患儿目前的治疗方案。

(5)了解患儿的相关检查及结果。主要是用于诊断的实验室检查结果,如凝血酶原时间、部分凝血酶原时间、血常规等。

(6)心理—社会状况。了解患儿家属对患儿疾病拟采取的治疗方法、家庭经济承受能力,以提供相应的心理支持。

(二)护理措施

1.一般护理

(1)活动与休息:患儿平时在无出血的情况下,做适当的运动,对减少该病复发有利。但有活动性出血时要限制活动,以免加重出血。

(2)饮食:给予患儿清淡易消化的软食,注意营养搭配,少吃热、硬食物,以免损伤牙龈或烫伤口腔黏膜,避免进食辛辣食品和边缘锐利的食物,避免使用吸管。口腔出血吞咽后可引起恶心、呕吐、腹痛等不适,并伴有大便色泽的改变,应密切观察大便的颜色及性状,以评估出血情况。

(3)预防感染:做好口腔护理,进食后予以漱口液漱口,刷牙时使用软毛牙刷,避免损伤口腔黏膜。每天给予患儿 3‰硼酸坐浴,预防肛周感染。

2.病情观察

(1)密切观察患儿生命体征变化,精神反应等,有无周身乏力、低血压等症状;密切关注患儿大小便的改变;密切观察患儿有无神经、精神症状,瞳孔有无变化,有无头痛、头晕、呕吐等症状,以防颅内出血,若有颅内出血倾向,立即停止活动,禁止搬动患儿,立即告知医生,遵医嘱及时给予患儿心电监护、降颅压,按严重出血剂量输注Ⅷ凝血因子、止血药及吸氧。

(2)出血的预防与护理:①预防出血。学龄前儿童应防止剧烈运动,家属随时陪伴;②防止外伤,尽量避免不必要的穿刺或注射,注射后按压穿刺部位 5 分钟以上,直至出血停止;③出血期间严禁热敷,因热敷会促使血管扩张,不利于止血;④患儿发现关节腔出血时,早期应给予局部冰敷并抬高患肢及固定关节并制动,抬高患肢要保持功能体位,以减少疼痛,减少出血;⑤消化道出血。早期给予患儿禁食,腹部冰敷,可减轻疼痛、呕吐,减少出血,按医嘱予以输注Ⅷ凝血因子或冷沉淀物;⑥口腔出血时要保持安静,应尽量分散患儿的注意力,给患儿吃些冰冻食品,或用冷敷疗法。用毛巾包裹医用冰袋置于患侧颌面,使局部血管收缩,禁用抗凝及影响血小板功能的药物。

3.用药护理

因患儿体内缺乏凝血因子Ⅷ,应在生活中慎吃对凝血功能有影响的药物或食物,如生姜、大蒜、西红柿、阿司匹林、保泰松、双嘧达莫(潘生丁)、右旋糖酐等。如患儿有发热,严禁用75%乙醇擦浴,以免加重出血。人凝血因子Ⅷ是正常血浆的组成成分,在血液凝固过程中起着必不可少的作用。人凝血因子Ⅷ(拜科奇)对纠正和预防因子Ⅷ缺乏而致的严重出血有疗效。输入每千克体重 1 个单位的人凝血因子Ⅷ,可使循环血液中的因子Ⅷ水平增加 2%～25%。使用注射用重组人凝血因子Ⅷ(拜科奇)时要严格无菌操作,未开盖的稀释液和浓缩剂进行加温,温度不能超过 37℃。注射速度应根据患儿的反应,5～10 分钟或更短时间注射完。输冷沉淀物时冷沉淀于 37℃水浴(不能超过 37℃)进行快速融化,融化后必须在 4 小时内输注完毕。输注的速度以患儿可耐受的最快速度输入。婴幼儿应掌握 ABO 同型输注。冷沉淀黏度较大,如经静脉推注,最好在注射器内加入少量枸橼酸钠溶液,以免注射时发生凝集而阻塞针头。如若病情许可,每袋可用少量生理盐水(10～15mL)稀释后经输血器静脉输注。输注时要注意预防过敏反应,如荨麻疹、发热、头痛及背痛等。

4.输血护理

输血时应预防输血反应,保证静脉输注血制品的安全。首先评估患儿既往输入血液制品有无过敏情况。遵医嘱在输入血液制品前给予抗过敏药,如氯雷他定(开瑞坦)或地塞米松等。输入血液制品时,开始需慢点,观察 15 分钟后无过敏反应,可酌情将速度调快。如出现过敏反应或可疑过敏反应,即刻停止输入,通知医生给予相应处理。保留血液制品及输血器送检。

5.心理护理

血友病是一种终身性疾病,病程时间长,费用高,给患儿及家属带来一定的经济及心理压力。除了向家属和患儿讲解血友病相关知识,使其充分了解治疗、护理相关流程外,家属和患儿还应积极配合、协助医护人员共同完成好治疗、护理工作。

6.健康教育

(1)饮食指导:给予患儿清淡易消化的软食,注意营养搭配,少吃热、硬食物,以免损伤牙龈或烫伤口腔黏膜,避免进食辛辣食品和边缘锐利的食物,避免使用吸管,保证食品食具的清洁,养成良好的饮食习惯。

(2)用药指导:禁服阿司匹林、双嘧达莫等影响血小板功能的药物,以防出血加重。

(3)休息与活动:平时在无出血的情况下,患儿应做适当的运动,对减少该病复发有利;但若有活动性出血时要限制活动,以免加重出血;平日活动要适量,避免受伤;嘱患儿不做剧烈的运动,如排球、篮球跳高、跳远,避免玩尖锐的玩具,为患儿创造安全环境,尽可能使用保护器具,避免持重关节如髋、踝肘、腕关节出血或深部组织血肿,一旦碰伤应及时就医。

(4)根据患儿病情按时门诊复查,定期检测各项指标,出现不适,及时就诊。

(5)家庭治疗:最主要的手段还是注射凝血因子Ⅷ(拜科奇),指导家属掌握注射的方法及正确计算注射的剂量,并指导家属一旦发现出血倾向应去当地医疗机构注射用重组人凝血因子Ⅷ。还要指导家属正确保存药品,确保药品在有效期内,能正确记录家庭治疗过程和效果,及时向血友病治疗中心反馈,定期向血友病治疗中心进行咨询,接受定期随访。家庭治疗和护理能达到快速治疗止血,避免延误时间,减少住院次数,保证患儿正常的学习和生活。家庭治疗不仅降低血友病患儿的死亡率及致残率,而且还能提高血友病患儿的生活质量。

第九章　男科疾病的护理

第一节　良性前列腺增生

良性前列腺增生(BPH),简称前列腺增生,俗称前列腺肥大,其病理改变主要为前列腺组织及上皮增生。症状以前列腺体积增大、尿频、进行性排尿困难为表现;是老年男性的常见病,60 岁以上老年人 BPH 总发病率为 33%～63%,BPH 发病呈上升趋势,是泌尿外科最常见的疾病之一。

一、临床表现

前列腺增生的症状取决于梗阻的程度、病变发展速度及是否合并感染等,与前列腺体积大小不成比例。

(一)症状

1.尿频、尿急

尿频是最常见的早期症状,夜间更为明显。有些患者因前列腺充血刺激而出现排尿不尽或尿急等症状。随梗阻加重,残余尿量增多,膀胱有效容量减少,尿频更加明显。前列腺增生若合并感染或结石,可有尿频、尿急、尿痛等膀胱刺激症状。

2.排尿困难

进行性排尿困难是前列腺增生最主要的症状。典型表现是排尿迟缓、断续、尿细而无力、射程短、终末滴沥、排尿时间延长。如梗阻严重,残余尿量较多,常需要用力并增加腹压以帮助排尿。

3.尿潴留、尿失禁

严重梗阻者膀胱残余尿增多,长期可导致膀胱无力,发生尿潴留或充盈性尿失禁。前列腺增生的任何阶段,可因气候变化、劳累、饮酒、便秘、久坐等因素,使前列腺突然充血、水肿导致急性尿潴留。

(二)体征

直肠指诊可触及增大的前列腺,表面光滑、质韧、有弹性,边缘清楚,中间沟变浅或消失。

(三)并发症

(1)增生的腺体表面黏膜血管破裂时,可发生不同程度的无痛性肉眼血尿。

(2)长期梗阻可引起严重肾积水、肾功能损害。

(3)长期排尿困难者可并发腹股沟疝、膀胱结石、内痔或脱肛。

二、辅助检查

(一)直肠指诊

将膀胱排空后,患者取站立弯腰位或截石位,直肠指检可以对前列腺大小、突入直肠的程度、中央沟是否存在以及前列腺之硬度、有无压痛、是否存在结节、腺体是否固定等做客观的了解,使医生取得第一手临床资料,有助于前列腺增生的诊断和其他疾病的鉴别。

(二)尿流率

正常值:$Q_{max}>15mL/s$,尿流率是指在 1 次排尿过程中单位时间内排出的尿量,从尿流率的变化能间接测知下尿路的功能。前列腺增生主要以下尿路、膀胱部梗阻为主要病理改变,前列腺增生可以影响尿流量,从而在尿流曲线上反映出来,曲线的主要特征是梗阻,最大尿流率及平均尿流率均比正常低,排尿时间延长。若 $Q_{max}<10mL/s$ 为手术指征。

(三)B 超

通过 B 超可测量残余尿,残余尿测定作为诊断前列腺增生的重要指标广泛应用于临床,它对判断梗阻程度的轻重和了解膀胱功能。有重要意义。残余尿正常应<10mL,一般残余尿达 50mL 以上即提示膀胱逼尿肌已处于早期失代偿状态,可作为手术指征之一。

(四)前列腺特异抗原测定(PSA)

是诊断前列腺癌的特异性指征,正常为 $0\sim4ng/mL$,前列腺体积较大、有结节或较硬时,应测定血清 PSA,以排除合并前列腺癌的可能性。

三、治疗原则

(一)非手术治疗

1.观察随访

无明显症状或症状较轻者,一般无须治疗,但需密切随访。

2.药物治疗

适用于刺激期和代偿早期的前列腺增生患者。

(1)α_1受体阻滞剂(降低尿道阻力):可有效降低膀胱颈及前列腺平滑肌张力,减少尿道阻力,改善排尿功能。常用药物有特拉唑嗪、哌唑嗪及坦索罗辛等。

(2)5α 还原酶抑制剂(减少双氢睾酮生成):激素类药物,在前列腺内阻止睾酮转变为双氢睾酮,使前列腺体积缩小,改善排尿症状。一般服药 3 个月后见效,停药后易复发,需长期服用。对于体积较大的前列腺,与仅受体阻滞剂同时服用疗效更佳。

(3)植物类药:目前临床也常使用一些植物类药物(包括中草药),这些药物作用机制不十分清楚,部分患者能达到治疗目的。

(二)手术治疗

前列腺增生梗阻严重、残余尿量较多、症状明显而药物治疗效果不好,身体状况能耐受手术者,应考虑手术治疗。手术只切除外科包膜以内的增生部分。手术方式主要有经尿道前列腺切除术(TURP)和经尿道前列腺汽化切除术(TUVP)、耻骨上经膀胱前列腺切除术和耻骨后前列腺切除术。

(三)介入性治疗

前列腺增生发生在老年人常因年龄过大,体力衰弱或合并较重的心肺疾病,难于耐受手术创伤,而药物治疗效果不佳。通过物理、化学、机械等方式作用于前列腺局部以解除梗阻,这些方法包括局部热疗、激光、微波、射频、化学消融、支架等。

四、护理评估

(一)健康史

了解患者年龄和生活习惯,有无烟、酒嗜好;饮水习惯,摄入液体是否足够;有无定时排尿的习惯。既往有无尿潴留、尿失禁、腹股沟疝、内痔或脱肛等情况;有无其他慢性病,如高血压、糖尿病、脑血管疾病等。

(二)身体状况

1.局部

患者排尿困难的程度、夜尿次数,有无血尿、膀胱刺激症状;有无肾积水及其程度,肾功能的情况。

2.全身

重要器官功能及营养状况,患者对手术的耐受性。

3.辅助检查

B超示前列腺的大小、残余尿量;尿流率示尿路梗阻程度。

(三)心理-社会状况

评估患者是否有焦虑及生活不便;患者及家属是否了解治疗方法及护理方法。

五、护理诊断

(一)焦虑

与患者对手术的惧怕、担心预后有关。

(二)睡眠型态紊乱

与尿频、夜尿增加有关。

(三)排尿型态紊乱

与安置保留尿管有关。

(四)舒适的改变

与安置保留尿管及手术的打击有关。

(五)潜在并发症

出血、感染、TUR综合征、尿道狭窄、尿失禁、逆行射精。

六、护理措施

(一)非手术治疗的护理/术前护理

1.心理护理

尿频尤其是夜尿频繁不仅令患者生活不便,而且严重影响患者的休息与睡眠;排尿困难与尿潴留也给患者带来极大的身心痛苦。护士应理解患者,帮助其更好地适应前列腺增生给生活带来的不便,给患者解释前列腺增生的主要治疗方法,使者增加对疾病的了解,鼓励患者树立战胜疾病的信心。

2.休息与活动指导

嘱咐患者术前可适当活动,避免过度疲劳,保证足够休息和睡眠,活动时穿防滑跟脚的便鞋,行动不便的老年人活;动时最好使用拐杖并有人陪伴。指导练习在床上做肢体的主动运动,讲解术后应采取的卧位,演示更换体位的方法及注意事项。

3.急性尿潴留的预防与护理

(1)预防:避免因受凉、过度劳累、饮酒、便秘引起的急性尿潴留。鼓励患者多饮水、勤排尿、不憋尿;冬天注意保暖,防止受凉;多摄入粗纤维食物,忌辛辣食物,以防便秘。

(2)护理:急性尿潴留者应及时留置导尿管引流尿液,恢复膀胱功能,预防肾功能损害。插尿管时,若普通导尿管不易插入,可选择尖端细而稍弯的前列腺导尿管。若无法插入尿管,可行耻骨上膀胱穿刺或造瘘以引流尿液。同时做好留置导尿管或膀胱造瘘管的护理。

4.药物治疗的护理

观察用药后排尿困难的改善情况及药物的副作用。α受体阻滞剂的副作用主要有头晕、直立性低血压等,应在睡前服用,用药后卧床休息,以防跌倒。服药期间定时测量血压,并观察药物的不良反应。服药后如出现头晕、头痛、恶心等症状须及时告知医生。5α还原酶抑制剂起效缓慢,需在服药4～6个月后才有明显效果,告知患者应坚持长期服药。

5.术前准备指导

老年人易发生心血管意外,指导患者术前避免过度劳累而引起心肌缺氧。教会患者正确咳痰及咳嗽、咳痰时保护伤口的方法。指导患者吃清淡、易消化、低脂、高蛋白和高维生素的饮食,少食多餐,以减轻心脏和胃肠道的负担。对于便秘的患者,告知多食高纤维素的食物,增加饮水量和活动量,以保持大便通畅并指导练习床上排便。

6.术前准备

(1)前列腺增生患者大多为老年人,常合并慢性病,术前应协助做好心、脑、肝、肺、肾等重要器官功能的检查,评估其对手术的耐受力。

(2)慢性尿潴留者,应先留置尿管引流尿液,改善肾功能;尿路感染者,应用抗生素控制炎症。

(3)术前指导患者有效咳嗽、排痰的方法;术前晚灌肠,防止术后便秘。

(二)术后护理

1.按泌尿外科一般护理

常规及全麻手术后护理常规护理。

2.严密观察并记录

患者生命体征的变化,包括体温、血压、脉搏、呼吸。观察患者的意识状态,老年人多有心血管疾病,因麻醉及手术刺激易引起血压下降或诱发心脑并发症,应严密观察生命体征及意识。

3.体位

平卧2天后改半卧位,固定或牵拉气囊尿管,防止患者坐起或肢体活动时,气囊移位而失去压迫膀胱颈口的作用,导致出血。

4.膀胱冲洗的护理

术后生理盐水持续冲洗膀胱3～7天,防止血凝块形成致尿管堵塞。

(1)冲洗液温度:控制在25～30℃,可有效预防膀胱痉挛的发生。

(2)冲洗速度:根据尿色而定,色深则快、色浅则慢。

(3)确保膀胱冲洗及引流通畅:若血凝块堵塞管道致引流不畅,可采取挤捏尿管、加快冲洗速度、施行高压冲洗、调整导管位置等方法；如无效可用注射器吸取无菌生理盐水进行反复抽吸冲洗，直至引流通畅。

（4）观察、记录引流液的颜色与量：术后均有肉眼血尿，随冲洗持续时间的延长，血尿颜色逐渐变浅；若尿液颜色加深，应警惕活动性出血，及时通知医生处理；准确记录尿量、冲洗量和排出量，尿量＝排出量－冲洗量。

5.膀胱痉挛疼痛的护理

指导患者分散注意力，以听音乐、交谈等方法减轻疼痛；适当调整气囊导尿管牵引的力量、位置，教会患者正确翻身，消除引起疼痛的因素；膀胱痉挛也可引起阵发性剧痛，多因逼尿肌不稳定、导管刺激、血块阻塞等原因引起，可遵医嘱口服盐酸黄酮哌酯片，肌内注射山莨菪碱或吲哚美辛栓纳肛，给予解痉处理。

6.导尿管的护理

（1）妥善固定导尿管：取一粗细合适的无菌小纱布条缠绕尿管并打一活结置于尿道外口，将纱布结往尿道口轻推，直至压迫尿道外口，注意松紧度合适；将导尿管固定于大腿内侧，稍加牵引，防止因坐起或肢体活动致气囊移位，影响压迫止血效果。

（2）保持尿管引流通畅：防止尿管受压、扭曲、折叠。

（3）保持会阴部清洁，用碘附擦洗尿道外口，每天 2 次。

7.饮食护理

多食新鲜蔬菜，水果，高营养易消化，粗纤维的食物，忌辛辣，保持大便通畅。多饮水：每天2500～3000mL 水，可饮淡茶水，果汁等。

8.持续膀胱冲洗期间

可嘱患者在床上活动双下肢，防止下肢静脉血栓，停冲洗后可下床活动，但勿剧烈运动，以免诱发继发性出血。

9.预防感染

患者留置尿管加之手术所致免疫力低下，易发生尿路感染，术后应观察体温及白细胞变化，早期应用抗生素，每天用聚维酮碘棉签消毒尿道口 2 次，定时翻身叩背促进排痰，预防肺部感染。

10.长期留置尿管的患者

拔除尿管前应进行膀胱憋尿训练，尿管拔除后应观察排尿情况。

（三）并发症的观察及护理

1.TUR 综合征

行 TURP 的患者因术中大量冲洗液被吸收，血容量急剧增加，出现稀释性低钠血症。患者可在几小时内出现烦躁、恶心、呕吐、抽搐、昏迷，严重者出现肺水肿、脑水肿、心力衰竭等，称为 TUR 综合征。术后加强病情观察，注意监测电解质变化。一旦出现，立即予氧气吸入，遵医嘱给予利尿剂、脱水剂，减慢输液速度，静脉滴注 3％氯化钠纠正低血钠等。

2.尿失禁

拔尿管后尿液不随意流出。术后尿失禁的发生与尿道括约肌功能受损、膀胱逼尿肌不稳定和膀胱出口梗阻等因素有关。多为暂时性，一般无须药物治疗，可做膀胱区及会阴部热敷、针灸等,大多数尿失禁症状可逐渐缓解。指导患者做提肛训练与膀胱训练,以预防术后尿失禁。

3.出血

指导患者术后逐渐离床活动;保持排便通畅,预防大便干结及用力排便时腹内压增高引起出血;术后早期禁止灌肠或肛管排气,以免造成前列腺窝出血。

七、健康教育

(一)活动与休息指导

嘱患者术后1个月内避免用力排便。习惯性便秘者应多饮水,多食高纤维的食物,必要时口服缓泻药或使用开塞露。3个月内不骑自行车,不走远路,不提重物,不要坐软凳及沙发,以免引起出血。

(二)饮食指导

培养良好的饮食习惯,不食辛辣刺激性食物,禁烟酒,少饮咖啡、浓茶,多饮凉开水,多选择高纤维植物和植物性蛋白,多食新鲜蔬菜、水果、粗粮、大豆、蜂蜜等。

(三)康复指导

若有溢尿现象,指导患者继续做提肛训练,以尽快恢复尿道括约肌功能。

(四)自我观察

TURP患者术后可能发生尿道狭窄。术后若尿线逐渐变细,甚至出现排尿困难者,应及时到医院检查和处理。附睾炎常在术后1~4周发生,故出院后若出现阴囊肿大、疼痛、发热等症状应及时去医院就诊。

(五)性生活指导

前列腺经尿道切除术后1个月、经膀胱切除术2个月后,原则上可恢复性生活。前列腺切除术后常会出现逆行射精,但不影响性交。少数患者可出现阳痿,可先采取心理治疗,同时查明原因,再进行针对性治疗。

(六)定期复查

告知术后2~30天,术区凝固坏死的组织脱落,5%的患者出现血尿,可自行消失。如出血严重,血块阻塞尿道,要及时到医院就诊。定期做尿流动力学、前列腺B超检查,复查尿流率及残余尿量。

第二节 前列腺炎

前列腺炎是发生于成年男性的常见疾病,可发生于各年龄段的成年男性,几乎50%的男性在一生中某个时期曾受前列腺炎的影响。其发生率占泌尿外科门诊患者的8%~33%。前列腺炎虽然不直接威胁患者的生命,但严重影响患者的生活质量,给患者造成巨大的经济压力和精神困扰。

一、临床表现

(一)急性细菌性前列腺炎

1.全身感染中毒症状

寒战、高热、乏力等,严重者可出现败血症、低血压症状。

2.排尿异常

尿频、尿急、排尿疼痛、尿道灼痛等,可伴有脓性尿道分泌物。前列腺炎症水肿严重时,可有排尿不尽、排尿困难,甚至尿潴留

3.腹部局部症状

下腹部胀痛,坠胀不适,大小便时伴有尿道流出脓性分泌物。

4.并发症

急性精囊炎、附睾炎、输精管炎等。

(二)慢性细菌性前列腺炎

(1)同一病原体引起的反复发作的下尿路感染症状,如尿频、尿急、排尿不尽、尿滴沥、夜尿增多等。

(2)有时尿末或大便后有乳白色前列腺液排出,称尿道滴白现象。

(3)下腹部会阴区疼痛,尤其射精后疼痛不适为其突出的表现。

(三)慢性前列腺炎/骨盆疼痛综合征

(1)反复发作的排尿异常,如尿频、尿急、尿痛,排尿时尿道灼热或﹛疼痛,夜尿增多,排尿不畅,尿线无力或尿线分叉,尿末滴沥,尿末或大便时出现尿道滴白。

(2)常出现会阴部、下腹部、腹股沟区、大腿内侧、阴茎、阴囊、腰骶部疼痛、坠胀痛、酸痛或剧痛。

(3)精神异常:表现为紧张、焦虑、抑郁与恐惧,甚至出现精神和人格特征改变,个别患者有自杀倾向。也可出现性心理异常,性欲减退,痛性勃起,射精痛,甚至勃起功能障碍。

(4)症状反复发作,持续 3 个月以上。

二、辅助检查

(一)急性细菌性前列腺炎

1.直肠指检

前列腺肿胀、质地坚韧、疼痛明显,前列腺脓肿形成时有波动感。急性炎症期禁忌前列腺按摩,避免炎症扩散,引起菌血症或脓毒血症。

2.实验室检查

白细胞和中性粒细胞计数增高;尿中出现大量的白细胞和脓细胞;血液和中段尿细菌培养。

(二)慢性细菌性前列腺炎

(1)直肠指检:前列腺较正常增大或略小,表面不规则,两侧叶不对称,有时可能触及局限性硬结或囊性隆起,并有压痛。

(2)前列腺按摩前后尿液检查。

(3)EPS 的常规检查:当白细胞＞10 个/HP,卵磷脂小体数量减少时有诊断意义。

(4)两杯法试验:按摩前后尿液镜检白细胞增高,细菌培养阳性。

(三)慢性前列腺炎/骨盆疼痛综合征

1.直肠指检

前列腺无异常。

2.EPS 检测

pH 升高,提示Ⅲa;pH 下降,提示Ⅲb 的可能。

3.两杯法试验

细菌培养均为阴性,按摩前尿液未发现白细胞,按摩后尿液发现白细胞,应考虑Ⅲa 型;若按摩前后均未发现白细胞应考虑Ⅲb 诊断。

4.超声检查

回声不均匀,常发现前列腺内局部钙化或存在前列腺结石以及发现前列腺周围静脉丛扩张表现。

5.尿流动力学

最大尿流率、平均尿流率下降,压力－流率测定发现最大尿道闭合压力增高,尿道外括约肌痉挛,逼尿肌－尿道外括约肌协同失调。

三、治疗原则

(一)急性细菌性前列腺炎

1.首选抗感染治疗

选用如广谱青霉素类、第三代头孢菌素类、喹诺酮类等。开始时可经静脉应用抗生素,待患者的发热等症状改善后,可改用口服药物(如氟喹诺酮),疗程至少 4 周。症状较轻的患者也应使用抗生素 2～4 周。

2.对症治疗

(1)尿潴留的给予安置保留尿管。

(2)高热的进行降温治疗。

(3)疼痛明显的给予镇痛治疗。

(二)慢性细菌性前列腺炎

(1)可选择的抗生素有喹诺酮类(如环丙沙星、左氧氟沙星、洛美沙星和莫西沙星等)、四环素类(如米诺环素等)和磺胺类(如复方新诺明)等药物。疗程一般 4～6 周。

(2)久治不愈者,可考虑经尿道手术。

(3)应用 α 受体阻滞剂(阿夫唑嗪、多沙唑嗪、坦索罗辛)联合抗生素治疗。

(4)前列腺按摩,每周 2～3 次,持续 2 个月以上。

(三)慢性非细菌性前列腺炎/骨盆疼痛综合征

1.药物治疗

(1)广谱抗生素试验性治疗 4～6 周。

(2)α 受体阻滞剂:常用药物有坦索罗辛、阿夫唑嗪等,疗程在 12 周以上。与抗生素合用治疗Ⅲa 型前列腺炎时,疗程在 6 周以上。

(3)消炎类药物:主要目的是缓解疼痛和不适。临床应用的药物主要是 COX－2 抑制剂,如吲哚美辛、塞来昔布。

(4)植物类药物:如普适泰、沙巴棕。

(5)抗抑郁药及抗焦虑药:主要有三环类抗抑郁药、选择性 5-羟色胺再摄取抑制剂和苯二氮䓬类等药物。

2.物理治疗

(1)Ⅲ型前列腺炎:前列腺按摩每周 2～3 次,持续 2 个月以上。

(2)生活方式改变:饮食应戒酒、忌辛辣刺激食物;加强体育锻炼,避免憋尿和久坐;规律性生活,避免性生活过度频繁或性生活压抑。

(3)其他治疗方式:微波治疗,红外线照射、热水坐浴等,有一定的疗效。

四、护理评估

(一)健康史

了解患者的年龄、生活习惯、工作环境,既往是否患有泌尿系疾病。

(二)身体状况

(1)了解患者有无排尿异常,是否反复发作,腹部有无坠胀疼痛等不适。

(2)了解患者是否有高热、乏力等感染中毒症状。

(三)心理－社会状况

评估患者及家属对疾病知识的掌握程度,对疾病发作的心理承受能力,对治疗的配合程度。

五、护理诊断

(一)焦虑/恐惧

与患者疾病迁延不愈,担心预后有关。

(二)舒适的改变

与疼痛有关。

(三)排尿异常

与尿频、尿急、尿痛有关

(四)潜在并发症

尿潴留。

六、护理措施

(一)心理护理

(1)进行专业的系统的健康教育,教给患者前列腺炎相关知识。

(2)鼓励患者正确面对疾病,采取积极的情绪,消除紧张和焦虑情绪。

(3)针对个体情况进行个性化心理护理。教会患者自我放松的方法。

(4)鼓励患者家属和朋友给予患者关心和支持。

(5)坚持心理疏导与抗焦虑药物相结合的方法。

(二)饮食护理

(1)适当多饮水,使尿量＞2500mL/d,达到尿道内冲洗和清除前列腺分泌物的作用。

(2)禁烟酒、辛辣食品。

(3)加强营养,增加机体抵抗力。

(三)病情观察及护理

(1)观察并记录患者下腹部体征。

(2)观察并记录患者排尿情况。

(3)观察患者疼痛症状、体温变化。

(4)观察抗生素的效果与副作用。

(5)严密观察患者情绪变化,及时做出处理,防止意外发生。

(四)并发症的处理及护理

1.急性尿潴留

避免经尿道导尿引流,可行耻骨上膀胱穿刺造瘘。

2.附睾炎、急性精囊炎及输精管炎

卧床休息,应用抗菌药物输液治疗,大量饮水,使用镇痛解痉退热药物。

3.性功能障碍

忌烟酒、辛辣食物,养成良好的生活习惯,适当进行锻炼。

七、健康教育

(一)饮食指导

劝导患者忌烟酒、辛辣食品。

(二)活动指导

指导患者养成规律的生活习惯,避免过度劳累,保持心情舒畅;适当进行体育锻炼,如太极拳、短跑、散步、疾走等;避免长时间久坐和骑车、骑马。

(三)生活指导

规律的性生活;进行盆底肌肉锻炼;适时排尿,减轻膀胱与尿道的压力。

(四)卫生指导

保持会阴部的清洁干爽;性生活排除精液时使用消毒阴茎套,并注意阴茎卫生。

(五)复查

定期进行复查

第三节 前列腺癌

前列腺癌是男性生殖系统最常见的恶性肿瘤,多发生在 50 岁以上,其发病率随年龄增加而增高,81～90 岁为最高。前列腺癌的发病率有明显的地理和种族差异。欧美国家发病率极高,亚洲前列腺癌的发病率远远低于欧美国家,但是近年来逐年呈上升趋势。前列腺癌病因尚未完全查明,可能与种族、遗传、性激素、食物、环境有关。有前列腺癌家族史的人群有较高的前列腺患病危险性。前列腺癌常从腺体外周带发生,很少单纯发生于中心区域。约 95％的前列腺癌为腺癌,其余 5％中,90％的是移行细胞癌,10％的为神经内分泌癌和肉瘤。

一、临床表现

(一)排尿功能障碍症状

排尿功能障碍一般呈渐进性或短时间内迅速加重,表现为尿频、排尿困难、尿线变细排尿不尽感、夜尿增多、尿潴留、疼痛、血尿或尿失禁。

(二)局部浸润性症状

膀胱直肠间隙常被最先累及,这个间隙内包括前列腺精囊、输精管、输尿管下端等脏器结构,如肿瘤侵犯并压迫输精管会引起患者腰痛以及患侧睾丸疼痛,部分患者还诉说射精痛。

(三)其他转移症状

前列腺癌容易发生骨转移,开始可无症状,也有因骨转移引起神经压迫或病理骨折。

(四)体征

直肠指检可触及前列腺结节。淋巴结转移时,患者可出现下肢水肿,脊髓受压可出现下肢痛、无力。

二、辅助检查

(一)直肠指检

应在抽血检查 PSA 后进行,可触及前列腺结节。

(二)影像学检查

1.经直肠超声检查(TRUS)

在 TRUS 上典型的前列腺癌的征象是在外,周带的低回声结节。目前 TRUS 的最主要的作用是引导进行前列腺的系统性穿刺活检。

2.CT 检查

目的主要是协助肿瘤的临床分期。

3.MRI 检查

可以显示前列腺包膜的完整性、是否侵犯前列腺周围组织及器官,还可以显示盆腔淋巴结受侵犯的情况及骨转移的病灶,在临床分期中具有重要作用。

4.全身核素骨显像检查(ECT)

显示骨转移情况。

(三)实验室检查

血清前列腺特异性抗原(PSA)作为前列腺癌的标志物在临床上有很重要的作用。可作为前列腺癌的筛选检查方法。正常情况下,血清:PSA<4ng/mL,前列腺癌常伴有血清 PSA 升高,极度升高者多数有转移病灶。

(四)病理检查

前列腺穿刺活检取病理学检查是诊断前列腺癌最可靠的检查。

三、治疗原则

(一)非手术治疗

即观察等待,指主动监测前列腺癌的进程,在出现肿瘤进展或临床症状明显时给予治疗

(二)根治性前列腺切除术

是局限在包膜以内(T_{1b}、T_2 期)的前列腺癌最佳治疗方法,但仅适于年龄较轻、能耐受手术的患者。

(三)前列腺癌内分泌治疗

T_3、T_4期的前列腺癌,可行手术,抗雄激素内分泌治疗。

1.手术去势

包括双侧睾丸切除术与包膜下睾丸切除术。

2.药物去势

(1)人工合成的促黄体生成素释放激素类似物(LHRH－A):能反馈性抑制垂体释放促性腺激素,使体内雄激素浓度处于去势水平,起到治疗前列腺癌的目的。常用药物有如醋酸割舍瑞林、醋酸亮丙瑞林等。

(2)雄激素受体阻滞剂:能阻止双氢睾酮与雄激素受体结合,在中枢有对抗雄激素负反馈的作用。有甾体类药物,如环丙孕酮(CPA)、醋酸甲地孕酮和醋酸甲羟孕酮;非甾体类药物,如尼鲁米特、比卡鲁胺和氟他胺。

(四)试验性前列腺癌局部治疗

包括前列腺癌的冷冻治疗、前列腺癌的高能聚焦超声、组织内肿瘤射频消融。

(五)放射治疗

有内放射和外放射两种。内放射适用放射性核素粒子(如^{125}I)植入治疗主要适用于T_2期以内的前列腺癌。外放射适用于内分泌治疗无效者。

(六)化学治疗

主要用于内分泌治疗失败者,常用药物有环磷酰胺(CTX)、氟尿嘧啶(5-FU),阿霉素(ADM)、卡铂、长春碱及紫杉醇(PTX)等。

四、护理评估

(一)健康史

包括患者一般情况,家族中有无前列腺癌发病者,初步判断前列腺癌的发生时间,患者有无排尿困难、尿潴留、刺激症状,有无骨痛、排便失禁。本次发病是体检时无意发现还是出现排尿困难、尿潴留而就医。不适是否影响患者的生活质量。

(二)身体状况

肿块位置、大小、是否局限在前列腺内。有无骨转移、肿瘤是否侵及周围器官。

五、护理诊断

(一)营养失调:低于机体需要量

与癌肿消耗、手术创伤有关。

(二)恐惧与焦虑

与对癌症的恐惧、害怕手术及手术引起性功能障碍等有关

(三)潜在并发症

术后出血、感染、尿失禁、勃起功能障碍及内分泌治疗不良反应等。

六、护理措施

(一)术前护理

1.全面评估患者

包括健康史及其相关因素、身体状况、生命体征,以及神志、精神状态、行动能力等。

2.心理护理

前列腺癌患者早期多无症状,多数是体检时无意发现,患者多数难以接受,要多与患者沟通,解释病情,对患者给予同情、理解、关心、帮助,告诉患者前列腺癌恶性程度属中等,经有效治疗后疗效尚可,5 年生存率较高。减轻患者思想压力,稳定情绪,使之更好地配合治疗和护理。

3.饮食护理

由于前列腺癌患者多为年老体弱者,且患者就医时多属中晚期,多有不同程度的机体消耗。对这类患者在有效治疗的同时,需给予营养支持,告知患者保持丰富的膳食营养,尤其多食富含多种维生素的食物,多饮绿茶。必要时给予肠外营养支持。

4.协助患者做好术前相关检查工作

如影像学检查、心电图检查、血液检查、尿便检查等。

5.肠道准备

为避免术中损伤直肠,需作肠道准备,术前 3 天进少渣半流质饮食,术前 1～2 天起进无渣流质饮食,口服肠道不吸收抗生素,术前晚及术晨进行肠道清洁。

(二)术后护理

1.严密观察并记录

患者生命体征的变化,包括体温、血压、脉搏、呼吸。

2.休息与饮食

患者术后卧床 3～4 天后可下床活动。待肛门排气后可进食流质,逐渐过渡到普食。

3.切口引流管的护理

(1)引流期间保持引流通畅,定时挤压引流管,避免因引流不畅而造成感染、积液等并发症。活动、翻身时要避免引流管打折、受压、扭曲、脱出等。

(2)维持引流装置无菌状态,防止污染,每天定时更换引流袋。

(3)每天准确记录和观察引流液的颜色、性质和量,如在短时间内引流出大量血性液体(一般＞200mL/h),应警惕发生继发性大出血的可能,同时密切观察血压和脉搏的变化,发现异常及时报告医生给予处理。前列腺癌根治术后患者会出现漏尿现象,表现为引流液突然增多,颜色为清亮的尿液颜色,此为正常现象,随术后恢复,会逐渐消失。

4.尿管的护理

(1)术后患者留置尿管时间较长,留置尿管期间每天用 0.05％复合碘消毒尿道外口,保持会阴部清洁,更换尿袋每周 2 次。

(2)给予妥善固定尿管,活动、翻身时要避免引流管打折、受压、扭曲、脱出等。

(3)要及时排空尿液,并观察尿液的颜色。行前列腺癌根治术后患者尿色初为淡红色,数日后恢复为清亮。若尿色突然转为鲜红色,应警惕出血,须及时报告医生,并密切观察生命体征。

5.胃管的护理

行机器人辅助腹腔镜下前列腺癌根治术后患者需胃肠减压 1～3 天,直到胃肠蠕动恢复,持续胃肠减压期间要保持胃管通畅,每天记录胃液的量、颜色、性质。

6.心理护理

告知患者术后体温可略升高,属于外科吸收热,2 天后逐渐恢复正常。麻醉作用消失后,患者开始感觉切口疼痛,告知患者 24 小时内疼痛最剧烈,3 天后会逐渐减轻。根据患者的文化程度、个性,给予患者关于疾病恢复的知识,解答患者恢复过程中的疑问,给予心理疏导,增强患者战胜疾病的信心。

(三)并发症的观察与护理

1.尿失禁

为术后常见的并发症,大部分患者在一年内可改善,部分患者一年后仍会存在不同程度的尿失禁。指导患者积极处理尿失禁,坚持盆底肌肉训练及电刺、生物反馈治疗等措施进行改善。

2.感染

密切监测体温变化,保持切口清洁,敷料渗湿及时更换,保持引流管通畅。遵医嘱应用广谱抗生素预防感染。发现感染征象时及时报告医生处理。

3.勃起功能障碍

也是术后常见的并发症。遵医嘱使用西地那非(万艾可)治疗,其间注意观察有无心血管并发症。

4.下肢静脉血栓

行机器人辅助腹腔镜前列腺癌根治术的患者术后需穿抗血栓压力袜,预防下肢静脉血栓形成。

(四)去势治疗的护理

1.心理护理

去势术后患者可能情绪低落;用药后将逐渐出现性欲下降、勃起功能障碍、乳房增大等难堪情况,容易造成自卑,甚至是丧失生存意志,特别是年轻患者。充分地尊重与理解患者,帮助患者调整不良心理,并积极争取家属的支持。

2.不良反应的观察与护理

常见的不良反应有潮热、心血管并发症、高脂血症、肝功能损害、骨质疏松、贫血等。用药后定时检查肝功能、血常规等,做好患者活动安全的护理,避免跌倒;并遵医嘱使用药物对症处理。

七、健康教育

(一)出院前指导

出院前向患者及家属详细介绍出院后有关事项,并将有关资料交给患者或家属,告知患者出院后 1 个月来院复诊。

(二)活动与休息指导

告知患者术后注意劳逸结合,避免过度劳累,适当进行户外活动及轻度体育锻炼,以增强体质,防止感冒及其他并发症,戒烟、禁酒。

(三)饮食指导

避免进食高脂肪饮食,特别是动物脂肪、红色肉类;豆类、谷物、蔬菜、水果等富含纤维素的食物以及维生素 E、雌激素等有预防前列腺癌的作用,可增加摄入。

(四)定期随诊复查

根治术后定期检测 PSA 直肠指诊以判断预后、复发情况。去势治疗者,每月返院进行药物治疗,并复查 PSA、前列腺 B 超、肝功能及血常规。

第四节　阴茎癌

阴茎癌是阴茎最常见的恶性肿瘤,发病年龄多在 30 岁以上,在男性恶性肿瘤的发病率中占有相当高的比例。近年来,随着生活水平的提高,卫生状况的改善,阴茎癌的发病率已有明显降低的趋势,大多数阴茎癌以包皮过长,包皮垢和不良卫生习惯为诱发因素。阴茎癌绝大多数发生于包茎或包皮过长的患者,其发病的直接原因是长期包皮垢积聚在包皮内刺激所引起。主要为鳞癌(占 95％),基底细胞癌和腺癌罕见。好发于 40～60 岁有包茎或包皮过长的患者。已行包皮环切术的男性阴茎癌发病率极低。经常清洗包皮也可减少发病。此外,与阴茎癌发病有关的危险因素还包括:人类乳头瘤病毒(HPV)感染、外生殖器疣、吸烟、阴茎皮疹和阴茎裂伤等。

一、临床表现

阴茎头、冠状沟和包皮下肿块、红斑、经久不愈的溃疡或菜花样肿物,表面坏死,渗出物恶臭,肿瘤继续发展可累及全部阴茎和尿道海绵体,可伴有腹股沟淋巴结转移肿大。但 50％淋巴结肿大并非癌转移,而是炎症所致。

二、辅助检查

(1)诊断有困难时可行活组织检查。

(2)腹股沟淋巴结肿大,有必要行淋巴结活检,以除外转移。

(3)疑有盆腔淋巴结转移,可行 B 超检查、CT 及 MRI 扫描。

三、治疗原则

阴茎癌是一种发病率低、恶性程度较低、早期治疗预后也较好的恶性肿瘤。阴茎癌的治疗主要依靠外科手术切除,包括原发肿瘤和区域淋巴结的切除。配合放疗、化疗,可提高疗效。外科手术治疗前必须明确肿瘤的浸润范围和所属淋巴结有否转移,做出准确的肿瘤分期及分级,然后选择适宜的治疗方法。现代治疗的重点是:对机体侵袭最少,保留组织为基本原则。

(1)原位癌可用激光治疗。对早期表浅的阴茎癌,可用平阳霉素或氟尿嘧啶软膏局部涂敷,也可用 5％氟尿嘧啶液湿敷。

(2)肿瘤小且局限在包皮者可行包皮环切术。

(3)肿瘤病变局限,无腹、股沟淋巴结转移者可做阴茎部分切除术。

(4)病变范围较广,伴有腹股沟淋巴结转移者,可做阴茎全切除术,尿道会阴造口及腹股沟淋巴结清扫术。

(5)早期或年轻人可行放疗,但难以治愈,如失败应手术治疗。

（6）化疗。阴茎癌多属高分化鳞状细胞癌，对化疗药物多不敏感。但将化疗纳入联合治疗，对提高手术治疗效果、提高保留阴茎手术的治愈率、延长生存时间具有积极意义。临床常用药物有平阳霉素（PYM）、环磷酰胺（CTX）、阿霉素（ADM）、博来霉素（BLM）、顺铂（CD－DP）、丝裂霉素（MMC）等药物配合手术及放射治疗。

四、护理评估

（一）健康史

了解患者一般情况，是否有包茎或包皮过长病史。

（二）身体状况

了解病变处是否有渗出物，有无表面坏死，腹股沟淋巴结是否肿大。

（三）心理－社会状况

评估患者及家属对疾病的认知程度，对治疗的知晓程度，对预后的心理承受能力。

五、护理诊断

（一）预感性悲哀

与疾病及手术有关。

（二）舒适的改变

与疼痛、术后管道留置等有关。

（三）潜在并发症

出血、感染、尿道外口狭窄、下肢深静脉血栓等。

（四）知识缺乏

与缺乏阴茎癌相关知识有关。

六、护理措施

（一）术前护理

1.心理护理

（1）解释患者手术的必要性、手术方式和注意事项。

（2）鼓励患者表达自身感受。

（3）介绍相同病例，使患者恢复自信心，面对现实，积极配合治疗。

（4）加强患者家属的心理护理，鼓励患者家属以正确的态度对待患者，让患者感到亲人的关心和照顾。

（5）提供隐蔽的环境，保护患者的自尊心，消除自卑心理。

（6）多与患者沟通交流，安慰疏导患者，使患者对护士产生信任感。

2.病情的观察及护理

（1）注意观察患者情绪、心理状况。

（2）观察阴茎病变处有无溃烂、恶臭等。

（3）局部护理：每天清洁会阴部，每天用消毒液浸泡2次以上，每次5～20分钟，浸泡后换清洁衣裤如渗湿也应及时更换。

3.术前常规准备

（1）协助完善相关术前检查：心电图、B超、胸片、出凝血试验、生化检查等。

（2）术前做抗生素皮试，并遵医嘱带入术中用药。

（3）肠道准备：术前 1 天改为半流，并给予口服 25％甘露醇 200mL 不能口服泻药可于手术前 1 天晚上清洁灌肠 1 次，禁食 12 小时，禁饮 4 小时。

（4）术前备皮：术前晚用肥皂水彻底清洁会阴，阴囊和阴茎皮肤。备皮范围上至肚脐，下至大腿上 1/3，左右到腋后线。

（5）术晨更换清洁病员服。

（二）术后护理

1.麻醉术后护理常规

了解麻醉和手术方式、术中情况、切口和引流情况；持续低流量吸氧；持续心电监护；床档保护防坠床；严密监测生命体征。

2.伤口观察及护理

观察伤口有无渗血渗液，若有，应及时通知医生并更换敷料。

3.各管道观察及护理

输液管保持通畅，留置针妥善固定，注意观察穿刺部位皮肤。尿管按照尿管护理常规进行。

4.疼痛的护理

评估患者疼痛情况；对有镇痛泵（PCA）患者，注意检查管道是否通畅，评价镇痛效果是否满意；遵医嘱给予镇痛药物；提供安静舒适的环境。

5.基础护理

做好晨间护理、皮肤护理等满足患者生活需要。

6.阴茎血液循环的观察及护理

（1）告诉患者及家属切忌过度活动及触摸伤口。

（2）采用轻换药、轻包扎、轻翻身，避免一切物品碰撞伤口。

（3）使用床上支被架，防止盖被压迫阴茎引起疼痛及影响血液循环。

（4）术后应用雌激素及镇静剂，以防止阴茎勃起，避免术后出血和张力过大，影响伤口愈合。

7.饮食护理

术后 6 小时可进食少量容易消化的食物，无腹胀可进食普通饮食。注意指导患者进食富含纤维素饮食，多饮水，保持大便通畅，以避免用力排泄时导致伤口渗血。会阴尿道造口者术后少渣半流饮食，术后 3 天避免排便，之后保持大便通畅。

8.体位与活动

术后早期下床活动，以减少并发症的发生。行腹股沟淋巴清扫术需卧床 1 周，双下肢制动体位，保持屈曲状态，减轻伤口张力，注意保持有效吸引，观察记录引流液量、性质、颜色，防止皮下积液；注意观察皮瓣血运情况，防止皮瓣坏死。

七、健康教育

（一）饮食指导

饮食规律，少食多餐，以营养丰富、易消化饮食为主。忌刺激性食物和烟酒，忌食霉变食品,保持排粪通畅。

(二)活动指导

术后1个月恢复工作,3个月内避免重体力劳动及剧烈活动,可适当参加体育活动,做到劳逸结合,避免阅读、观看不健康的书籍及影视。

(三)复查

为防止阴茎勃起造成出血(阴茎部分切除患者),应遵医嘱口服雌激素及镇静药物。遵医嘱定期复查,确定后续治疗方案。

第五节 阴茎损伤

阴茎属于男性生殖器,正常成人阴茎长7～10cm,由三个海绵体构成,有尿道贯穿。阴茎的构成由阴茎头、阴茎体和阴茎根部三部分构成。阴茎头呈蕈状膨大,又称龟头,头的尖端为尿道外口。阴茎损伤较少见,与阴茎位置隐蔽,非勃起状态下易于移动有关。可分为闭合性损伤与开放性损伤两种类型。前者常见有阴茎皮肤挫伤,阴茎折断,阴茎绞窄及阴茎脱位等,后者常见于阴茎切割伤,阴茎离断,阴茎皮肤撕裂伤等。

一、临床表现

(一)闭合性损伤的表现

1.阴茎挫伤

患者感觉阴茎明显触痛,能自行排尿。轻者皮下组织瘀血形成青紫色瘀斑、阴茎肿胀,重者海绵体白膜破裂,形成皮下、海绵体或龟头肿胀,皮下出血及大小不等的血肿,使阴茎肿大呈纺锤形,疼痛难忍。若合并尿道损伤,则可见尿道流血或排尿障碍。

2.阴茎折断

多发生于阴茎根部,疼痛剧烈,局部肿胀,阴茎血肿,皮肤呈青紫色,如为一侧海绵体破裂,阴茎弯曲变形偏向健侧状如紫茄子。血肿较大压迫尿道,可出现排尿困难。如并发尿道损伤,可出现排尿困难、排尿疼痛、血尿或尿道口滴血。

3.阴茎绞轧伤

轻症者仅出现套扎物远端阴茎水肿、胀痛;如不解除病因,远端阴茎肿胀加重,继而发生缺血、坏死改变,表现为远端阴茎皮肤色泽变化,冰冷、疼痛加剧、感觉迟钝;当感觉神经坏死后,痛觉减弱;嵌顿处皮肤糜烂,同时伴有排尿障碍。

4.阴茎脱位伤

一般表现为阴茎疼痛,周围软组织肿胀。局部特异体征有阴茎、尿道海绵体在冠状沟外与包皮发生环形撕裂,阴茎脱离其皮肤,于腹股沟、下腹壁、大腿根部、阴囊和会阴等处的皮下可发现或触及脱位的阴茎,存留原位的包皮空虚无物,伤后可出现尿失禁。阴茎脱位伤多伴有尿道外伤及尿外渗。

(二)开放性损伤的表现

1.阴茎离断伤

阴茎离断后,患者失血较多,出现面色苍白,四肢冰凉,血压下降等休克现象。如为外伤或动物咬伤创面不整齐,挫伤明显;如为切割伤,则创面整齐,切割伤患者皮肤及皮下组织受伤仅有血肿,不会出现大出血;若深达海绵体可导致严重出血,甚至休克。

2.阴茎皮肤损伤

阴茎皮肤撕裂伤可见撕裂的皮肤或撕脱后皮肤缺损区。阴茎皮肤切割伤患者表现为局部皮肤、皮下组织或海绵体裂开或断裂,切口呈多种形态。

二、辅助检查

(一)B超

可确定阴茎白膜缺损处及阴茎折断者的破裂位置。阴茎皮肤撕裂伤可见撕裂的皮肤或撕脱后皮肤缺损区。阴茎皮肤切割伤患者表现为局部皮肤、皮下组织或海绵体裂开或断裂,切口呈多种形态。

(二)阴茎海绵体造影

可见海绵体白膜破损处有造影剂外溢,但该检查属于有创检查,目前已较少应用。

三、治疗原则

(一)阴茎皮肤挫伤

可先冷敷继而热敷;血肿明显,必要时切开引流。

(二)阴茎皮肤撕裂伤

清创止血、缝合;若皮肤缺损较多,可清创植皮,术后抗感染治疗。

(三)阴茎绞窄

尽快除去绞窄物,改善局部循环,

(四)阴茎脱位

手法将阴茎复位。必要时清创、除去血肿将阴茎复位固定于正常位置并留置导尿管。

(五)阴茎折断

轻者保守治疗,镇痛,冷敷,包扎绷带压迫,口服止血药及女性激素,并使用抗菌药物。重者需手术清除血肿,彻底止血并缝合破裂的白膜。

(六)阴茎离断

如离断远侧阴茎完整,且受伤时间不长,可清创后应用显微外科技术行再植术,至少吻合一条阴茎背动脉及阴茎浅、深两条阴茎静脉。

四、护理评估

(一)健康史

了解患者受伤的时间、地点、原因,受伤至就诊期间的病情变化。评估创面的完整性。

(二)身体状况

了解损伤的程度、范围,创面的完整程度,是否有血压下降的情况出现。了解排尿的情况,是否有尿道滴血。

（三）心理－社会状况

评估患者及家属对突发事故的心理承受能力,对病情的认知程度,对治疗的知晓程度,对预后的心理承受能力。

五、护理诊断

（一）舒适度改变

疼痛与阴茎损伤有关。

（二）潜在并发症—休克

与大出血或继发感染有关。

（三）潜在并发症—感染

与损伤局部出血、积血、血肿有关。

（四）预感性悲哀

与突然的意外伤害使患者处于极度的惊恐及担心预后有关。

（五）知识缺乏

与缺乏阴茎损伤相关知识有关。

六、护理措施

（一）术前护理

1.心理护理

(1)向患者及家属及时反馈受伤的情况,可能将采取的治疗措施。

(2)解释手术的必要性、手术方式和注意事项。

(3)鼓励患者表达自身感受。

(4)介绍已治愈病例,使患者恢复自信心,面对现实,积极配合治疗。

(5)加强患者家属的心理护理,鼓励患者家属以正确的态度对待患者,让患者感到亲人的关心和照顾。

(6)提供隐蔽的环境,保护患者的自尊心,消除自卑心理。

2.病情的观察及护理

(1)严密监测患者的神志、生命体征及情绪状况。

(2)观察阴茎皮肤的颜色、温度及触感,阴茎的肿胀程度,伤口创面的出血情况。

(3)观察尿道口有无滴血及排尿情况,尿液性状及量。

(4)观察疼痛程度。

(5)观察阴茎皮肤损伤的范围、程度及邻近皮肤状况,术前彻底清创,剪除无活力组织,尽量保留皮肤缺损近侧有活力的组织。

(6)若患者为阴茎离断伤,对于离体部分冷藏干燥清洁保存,远端用盐水或林格液加抗生素肝素冲洗液灌洗,不健康皮肤尽量清除。

(7)阴茎撕脱伤的患者,以0.9%无菌氯化钠溶液纱布湿敷裸露的阴茎,及早使用抗生素,有效地降低伤口的感染率。

3.术前常规准备

(1)术前做抗生素皮试,并遵医嘱带入术中用药。

（2）协助完善相关术前检查：心电图、B超、胸片、出凝血试验、生化检查等。

（3）术前更换清洁病员服。

（4）术前备皮。

（5）阴茎损伤一般为急诊手术，入院后即交代患者禁食、禁饮，为手术做准备。

（二）术后护理

1.麻醉术后护理常规

了解麻醉和手术方式、术中情况、切口和引流情况；持续低流量吸氧；持续心电监护；床档保护防坠床；严密监测生命体征。

2.伤口观察及护理

观察伤口有无渗血渗液，若有，应及时通知医生并更换敷料。

3.各管道观察及护理

（1）输液管保持通畅，留置针妥善固定，注意观察穿刺部位皮肤。

（2）尿管按照尿管护理常规进行。

4.疼痛的护理

评估患者疼痛情况；对有镇痛泵（PCA）患者，注意检查管道是否通畅，评价镇痛效果是否满意；遵医嘱给予镇痛药物；提供安静舒适的环境。

5.基础护理

做好口腔护理、皮肤护理、定时翻身等。

6.阴茎血液循环的观察及护理

（1）告诉患者及家属切忌过度活动及触摸伤口。

（2）采用轻换药、轻包扎、轻翻身，避免一切物品碰撞伤口。

（3）用棉垫托起阴茎，使之固定于中立位，阴茎离断伤术后，患者阴茎可固定于身体的适当位置。

（4）使用床上支被架，防止盖被压迫阴茎引起疼痛及影响血液循环。

（5）术后应用雌激素及镇静剂，以防止阴茎勃起，避免术后出血和张力过大，影响伤口愈合。

7.饮食护理

术后6小时后可进食少量容易消化的食物，无不适可进普通饮食。注意指导患者进食纤维素饮食，多饮水，保持大便通畅，以避免用力排泄时导致伤口渗血，同时注意饮食卫生，避免腹泻污染伤口导致感染。

8.体位与活动

平卧位，以使阴茎、阴囊静脉及淋巴回流，促进水肿消退，水肿消退前禁止下床活动；阴茎撕脱伤术后患者应绝对卧床7～10天，阴茎阴囊有效制动，避免皮肤错位，有助于血管重建。

（三）并发症的处理及护理

1.出血

（1）临床表现：血肿增大。

（2）处理：穿刺或切开引流，放出积血；必要时结扎出血点，并轻轻挤压，以防血肿机化；保守治疗：用止血剂。

2.皮肤坏死

(1)临床表现：颜色紫黑；皮肤冰冷；触觉消失。

(2)处理：手术切除。

3.感染

(1)临床表现：阴茎红、肿、热、痛；体温增高。

(2)处理：保持会阴部清洁、干燥；合理应用抗生素。

4.尿瘘

(1)临床表现：尿管引流量减少；阴茎肿大。

(2)处理：保持尿管通畅；尿管留置时间不少于 7 天。

七、健康教育

(1)指导患者保持会阴部清洁。

(2)术后 3 个月可以恢复性生活，但注意性生活动作勿粗暴，避免再次损伤。

(3)注意休息，着宽松衣裤避免压迫会阴部。

(4)3 个月内避免性生活，禁欲期间饮食清淡，避免辛辣刺激食物，避免饮酒，以免引起患者兴奋；避免阅读、观看不健康的书籍及影视；保持大便通畅。

第六节　男性勃起功能障碍

男性勃起功能障碍(ED)是一种较为常见的男性性功能障碍疾病，是指阴茎持续或反复不能达到或维持足够阴茎勃起硬度以完成满意的性生活。一般认为，病程 3 个月以上才能诊断为 ED，中年以上男性发病率为 24.9%～59.5%。

一、临床表现

(1)不能勃起、勃起不坚或不能维持勃起以完成性生活。

(2)常合并其他性功能障碍如早泄、性欲减退、射精异常、无性高潮。

(3)阴茎短小、畸形，隐睾、无睾、小睾丸，睾丸鞘膜积液，精索静脉曲张，巨大鞘膜积液斜疝等。

(4)甲减、甲亢等内分泌异常表现或乳房发育。

(5)有服药史、外伤史及手术史。

二、辅助检查

(一)国际勃起功能评分(IIEF-5)

包括阴茎勃起信心、勃起硬度、维持勃起能力和性交满意度等问题，低于 21 分为异常。但该表有时不能客观反映患者的真实感受。

(二)夜间阴茎勃起试验(NPT)

常规的 NPT 试验包括持续测量阴茎周长、重复测量阴茎勃起达到或最大程度接近轴向硬度,在睡眠时进行。主要用于鉴别心理性和器质性勃起功能障碍。

(三)阴茎海绵体注射血管活性药物试验(ICI)

阴茎海绵体内注射血管活性药物后,记录阴茎勃起的起始时间、硬度和维持时间等参数。主要反映阴茎海绵体血管机制的功能状况,若延迟勃起可能系动脉供血不足,过早疲软反映海绵体平滑肌或静脉闭锁机制障碍。

三、治疗原则

纠正病因、消除危险因素、改善阴茎的勃起状况从而使患者获得满意的性生活。在病因和危险因素不明确的情况下,尽快恢复阴茎的勃起功能是治疗目的。

(一)非手术治疗

1.心理治疗

解决心理问题,进行松弛训练、性感集中训练等行为疗法。

2.药物治疗

口服药物治疗使用方便、无创,是首选的治疗方法。5 型磷酸二酯酶抑制剂是首选的一线治疗药物。雄激素替代治疗适用于雄激素低下者,主要改善性欲和性唤起

3.真空装置和缩窄环

将阴茎套入特制的圆筒,由真空负压将血液吸入阴茎。阴茎胀大后,在阴茎根部放置缩窄环,阻滞血液回流,维持阴茎勃起。除阴茎畸形外,几乎所有患者都可使用此装置。

(二)手术治疗

包括阴茎勃起假体植入术和血管手术,只有在其他治疗方法均无效的情况下才被采用。

四、护理评估

(一)健康史

(1)现病史:在询问病史的时候需要营造一个安静合适的就诊环境,建立患者对医生的信任,以便患者客观、详细地陈述 ED 发生、发展的过程及严重程度,既往的诊治过程和结果等。还需要询问是否合并其他性功能障碍,如性欲减退、早泄、射精异常等。

(2)系统回顾:系统回顾中要重点突出对患者心血管、神经、内分泌、泌尿生殖等系统以及精神心理状况的了解。

(3)服药史:许多药物可引起 ED,已知可能引起 ED 的常见药物有:抗高血压药物(利尿剂、β受体阻滞剂及某些作用于中枢神经系统的药物);强心剂(洋地黄等);激素类药物(雌激素、LHRH 激动剂及雄激素拮抗剂等);H_2受体阻滞剂(西咪替丁等);抗精神病药物(三环抗抑郁药及许多传统抗精神病药物);抗胆碱药(阿托品、普鲁苯辛等);免疫抑制剂;其他(可卡因及阿片制剂等)。

(4)手术及外伤史。

(5)生活方式:吸烟、酗酒等不良生活习惯可增加 ED 的发生率。

(二)身体状况

评估患者皮肤、体型、骨骼及肌肉发育情况,有无喉结、胡须和体毛分布与疏密程度,有无男性乳腺发育等。生殖系统检查:阴茎和睾丸发育是否正常。怀疑神经性 ED 的患者需检查会阴部感觉、提睾肌反射等。

(三)心理-社会状况

患者的社会状况、工作紧张与疲劳程度、人际关系、经济收入、婚姻状况、夫妻关系、对性知识的了解程度、有无忧虑、恐惧、罪恶感及焦虑、沮丧等状况以及害怕性交失败等心理状态、性传播疾病以及患者对此严重性的看法,均可影响性生活质量。

五、护理诊断

(一)性功能障碍

与心理和社会改变、身体结构或功能改变有关

(二)知识缺乏

缺乏疾病和治疗相关的知识。

六、护理措施

(一)消除引发性功能障碍的因素

1.心理护理

寻找引起性功能障碍的精神心理因素,协调配偶关系并使患者正确了解性知识、认识自身疾病,协助医生进行行为疗法。

2.改变不良生活方式避免

过度劳累,缓解压力;适当运动、戒烟、限酒。

3.配合医生治疗相关疾病

如高血压、糖尿病、前列腺炎等。

(二)用药护理

5型磷酸二酯酶(PDE5)抑制剂(如西地那非)有短暂的、轻至中度的颜面潮红及头痛、消化不良等主要副作用。指导患者性交1小时前服用西地那非并告知可能出现的副作用。长期、规律服用硝酸类药物如硝酸甘油的患者禁忌使用此类药物,以免发生严重低血压;红霉素、西咪替丁等可导致西地那非半衰期延长,应注意观察药物反应。

(三)真空装置和缩窄环的使用指导

每次使用时间不超过30分钟,以免造成阴茎缺血坏死。

七、健康教育

接受勃起功能障碍治疗的患者应定期随访,目的在于了解患者接受治疗的效果、治疗后的性生活情况、全面的身体和精神心理状态,并为下一步的治疗提供可靠的依据。

第七节 隐睾症

睾丸可位于腹内、腹股沟管、阴囊上及滑行睾丸。隐睾症是指一侧或双侧睾丸停止于下降途中,而未进入同侧阴囊内。隐睾在不同生长发育期,其发病率逐渐下降,表明患儿在出生后睾丸仍可继续下降。患儿出生后隐睾自行下降时间主要在出生后3~6个月内,6个月后隐睾继续下降的机会明显减少。因此,新生儿出生后立即检查,如阴囊内摸不到睾丸,并不能诊断

为隐睾,必须在新生儿6个月后进行复查。隐睾的发生是多因素的,是一组由多种病因造成的被人们所熟知的临床异常的总和。睾丸位置异常、单侧或双侧下降不良、附睾结构异常、睾丸内部结构异常、睾丸激素异常和相关的其他先天异常等都是隐睾症的常见变异。

一、临床表现

(一)睾丸萎缩

睾丸未下降至阴囊内,生后2年内还只有轻度的组织改变,在2~5岁以后就会引起睾丸发育不全或萎缩。两侧隐睾可使90%的患者不育。

(二)癌变

隐睾患者癌变的危险较正常阴囊内睾丸高20~48倍;而腹腔内睾丸癌变的危险较腹股沟睾丸高5倍。睾丸先天性缺陷以及睾丸处于不正常的位置、周围温度较高是隐睾发生恶性变的原因。

(三)易外伤

位于腹股沟的睾丸,当腹肌收缩时腹股沟管也收缩,其中的睾丸即受到挤压。腹腔内睾丸也经常受腹压改变的挤压。

(四)睾丸扭转

隐睾之睾丸可能有睾丸引带、提睾肌附着异常或睾丸鞘膜的附着异常,易于发生睾丸扭转。

二、辅助检查

(1)如果染色体为XY型,血清尿促卵泡激素(FSH)升高,血清睾酮(T)降低,而且睾酮的水平时绒毛膜促性腺激素(HCG)的刺激无反应,则为双侧睾丸缺如(即无睾丸),不需要手术探查。

(2)对于单侧睾丸缺如术前难以确诊,激素试验是正常的。生殖腺静脉造影、腹腔镜检查、B超、CT扫描对诊断可能有帮助,必要时仍需手术探查。

三、治疗原则

睾丸的自发性下降在出生后3个月内即完成,之后则很难自发下降,因此睾丸未降的决定性治疗应在出生后6~12个月完成。

(一)激素治疗

外用绒毛膜促性腺激素(HCG)和促性腺激素释放激素(GnRH)或促黄体生成激素释放激素(LHRH)。有报道称年龄较大的儿童及睾丸可回缩或处于外环口位置之下的儿童中,激素治疗的成功率高。

(二)外科处理

1.标准的睾丸固定术

若2岁仍未下降,则要采取手术治疗,施行睾丸下降固定术。

2.高位隐睾

对于近端精索大程度的松解仍无法使睾丸张力下降至阴囊所需的长度,可以通过游离内侧精索血管延长精索长度。

3.Fowler－Stephens 固定术

处理腹股沟管内的高位隐睾或腹腔内睾丸时通常采用此法。

(三)腔镜处理

与开放手术相比,腹腔镜手术可以更精确地分辨不可触及睾丸的解剖位置、活力情况,还可以采取最佳的入路解决外科难题。

四、护理评估

(一)健康史

评估双侧睾丸的完整性,了解发现阴囊空虚的时间。

(二)身体状况

了解病变是单侧还是双侧,能否在体表触及包块。

(三)心理－社会状况

阴囊空虚及睾丸大小、位置异常,使隐睾患者产生自卑心理,对不育的忧虑可引起精神上的痛苦。

五、护理诊断

(一)焦虑/恐惧

与患者阴囊发育不良、手术及担心预后有关。

(二)舒适的改变

与术后疼痛、留置尿管有关。

(三)潜在并发症

出血、感染、睾丸回缩、精索扭转等。

六、护理措施

(一)术前护理

1.心理护理

(1)向家长或患者介绍医护人员的技术水平、疾病手术治疗的必要性、注意事项,消除家长、患儿或患者的心理障碍。

(2)针对个体情况进行针对性心理护理。

2.饮食护理

根据情况给予高蛋白、高热量、高维生素食物。

3.术前常规准备

(1)完善术前相关检查:血、尿、粪便常规、肝肾功电解质、出凝血试验、胸片、心电图、B超检查等。

(2)术前行抗生素皮试。

(3)常规备皮:范围为上自肚脐水平,下至大腿上 1/3,两侧至腋中线,特别注意会阴部的皮肤准备。

(4)术前禁食 12 小时,禁饮 4 小时。

(5)术前 1 天灌肠 1 次。

（6）术晨更换清洁病员服。

（二）术后护理

1.麻醉术后护理常规

了解麻醉和手术方式、术中情况、切口和引流情况；持续氧气吸入；持续心电监护；床档保护防坠床；严密监测生命体征。

2.伤口观察及护理

观察伤口有无渗血渗液，若有，应及时通知医生并更换敷料。

3.管道观察及护理

输液管保持通畅，留置针妥善固定，注意观察穿刺部位皮肤。

4.疼痛的护理

评估患者疼痛情况；对有镇痛泵（PCA）患者，注意检查管道是否通畅，评价镇痛效果是否满意；遵医嘱给予镇痛药物；提供安静舒适的环境。

5.基础护理

提供安静舒适的环境，观察自行排尿情况，防止尿液污染敷料，做好口腔护理、患者清洁等工作。

6.饮食护理

（1）术后 6 小时内禁饮禁食。

（2）术后 6 小时后可开始进水，如无呕吐腹痛、腹胀等不适，逐渐流食、半流食，直至普食。

（3）加强营养，进食营养丰富的肉类、蛋、奶及新鲜的蔬菜水果，应注重多食含纤维素丰富的蔬菜水果，如芹菜、韭菜、西兰花、香蕉等，防止便秘。

7.体位与活动

（1）全麻清醒前：去枕平卧位，头偏向一侧。

（2）全麻清醒后手术当天：平卧位。

（3）术后第 1 天：平卧位为主，增加床上四肢运动。

（4）术后第 2 天：床上自主活动，适当增加床旁活动度。

（5）术后第 3 天：床旁活动。

（三）并发症的处理及护理

睾丸回缩及精索扭转的观察与护理：

（1）术后观察睾丸位置。如睾丸回缩至阴囊上部可继续观察，不必手术；若回缩至外环口以上，则于 3 个月后再次行睾丸固定术。

（2）精索扭转后，睾丸血运发生障碍，可致睾丸坏死。若术后患儿出现睾丸剧痛和触痛，并有恶心呕吐，应立即通知医生，根据情况采取相应措施。

七、健康教育

（一）饮食指导

忌烟、酒及辛辣刺激性食物，多饮水，多吃蔬菜水果及富含纤维素的食物。

（二）活动指导

养成良好的生活习惯，保持心情愉快。术后 3 个月内避免重体力劳动、剧烈运动，及持久站立等。

(三)性生活指导

成人术后 3 个月内禁止性生活。

(四)复查

定期随访,门诊复查,复查 B 超,了解睾丸血运和生长情况。

第八节　睾丸、附睾肿瘤

睾丸是人体重要的生殖器官,睾丸肿瘤并不常见,仅占人体恶性肿瘤的 1%,近年来发病率有增加的趋势。睾丸肿瘤可分为原发性和继发性两大类。原发性睾丸肿瘤多属于恶性,多发生于 20～40 岁青壮年。原发性睾丸肿瘤可分为生殖细胞肿瘤(占 90%～95%)和非生殖细胞肿瘤(占 5%～10%)两大类。生殖细胞肿瘤中精原细胞瘤最常见,多发生于 30～50 岁,非生殖细胞肿瘤包括胚胎癌、畸胎瘤、绒毛膜上皮细胞癌和卵黄囊肿瘤。非生殖细胞肿瘤中胚胎癌是一种高度恶性肿瘤,常见于 20～30 岁。畸胎瘤恶性程度取决于细胞分化程度及组织成分,一般婴幼儿畸胎瘤预后较成人好。绒毛膜上皮细胞癌极度恶性,多更年轻,常见于 10～29 岁。卵黄囊肿瘤多见于婴幼儿。睾丸肿瘤左右侧发病率无明显差异。隐睾发生恶性肿瘤病变机会较正常睾丸大 20～40 倍,隐睾应早期手术,3 岁以前手术效果最好。

附睾肿瘤临床比较少见,绝大多数为原发性,占男性生殖系肿瘤的 2.5%,其中 80% 为良性肿瘤。附睾肿瘤以间质瘤、平滑肌瘤最常见,其次为错构瘤、血管瘤、脂肪瘤等。20% 为恶性肿瘤,常为肉瘤,包括平滑肌肉瘤、横纹肌肉瘤、纤维肉瘤,其次为腺癌、胚胎癌,继发性附睾肿瘤可为精索、睾丸及鞘膜肿瘤的直接浸润,前列腺癌的逆行转移,或全身恶性肿瘤的扩散。

一、临床表现

(一)睾丸肿瘤

(1)常见症状是睾丸无痛性、进行性增大,常伴有坠胀感。

(2)肿大睾丸表面光滑,质硬而沉重,透光试验阴性。

(3)隐睾恶变时可在下腹部或腹股沟区出现肿物。

(4)睾丸肿瘤须与鞘膜积液,附睾结核等鉴别,睾丸肿瘤也可合并鞘膜积液。

(二)附睾肿瘤

(1)原发性附睾肿瘤多发生于 30 岁左右,多为单侧发病,双侧罕见。常表现为阴囊内无痛性肿块但也有患者表现为附睾胀痛,易误诊为附睾其他疾病。体检常为附睾质地韧至硬,表面光滑,无或有轻度压痛,直径多在 2.5cm 以下,同侧输精管可增粗。

(2)附睾恶性肿瘤临床表现主要为阴囊内包块,直径多大于 3cm,部分包块呈进行性生长,疼痛伴患侧精索增粗,与周围组织界限不清,甚至出现转移灶一部分患者无任何症状,为偶然发现。

二、辅助检查

(一)血清甲胎蛋白(AFP)和人绒毛膜促性腺激素－β亚基(β－HCG)测定

这两种血清肿瘤标志物有特异性,有助于肿瘤临床分期、组织学性质、预后估计及术后监测转移肿瘤有无复发。

(二)B超

可显示睾丸内肿瘤病变及腹部有无转移灶。阴囊超声检查时白膜内任何低回声区都应高度怀疑为睾丸癌。

(三)CT和MRI

腹部CT和MRI扫描对发现淋巴结转移十分重要。在评估腹膜后病变上,CT已取代静脉尿路造影和经足淋巴管造影。磁共振成像并不比CT更有优势。

(四)X线检查

1.淋巴造影(LAC)

多采用足背淋巴造影,可显示腹股沟、腹膜后及胸部淋巴结结构,有助于发现淋巴结转移。

2.胸部X线检查

有助于发现肺部有无转移。

3.静脉尿路造影

可了解转移灶与泌尿系统的关系。

三、治疗原则

(一)睾丸肿瘤的治疗

睾丸肿瘤的治疗一般采用手术、化疗、放疗和免疫治疗的综合疗法,疗效较好,有效率可达90%以上,在临床肿瘤学上深受重视。一般认为,不论何种类型的睾丸肿瘤,首先应行根治性睾丸切除,该项手术强调切口不宜经阴囊,应在腹股沟,并要先结扎精索血管,避免肿瘤转移或皮肤种植。

1.精原细胞瘤

对放射治疗较敏感,以经腹股沟行睾丸切除术和放射治疗为主。根据临床分期可照射髂血管、腹主动脉、纵隔及左锁骨上区。

2.非精原细胞瘤

对化学治疗比较敏感,以睾丸肿瘤切除、腹膜后淋巴结清扫术和联合化学治疗为主。术前或术后可选用顺铂(CDDP)、长春新碱(VCR)、博来霉素(BLM)、放线菌素D(DACT)、环磷酰胺(CTX)等进行联合化学治疗。

(二)附睾肿瘤的治疗

手术是治疗附睾肿瘤的主要方式。良性肿瘤可行单纯肿瘤或附睾切除。术前一旦确诊为原发性附睾恶性肿瘤,应立即行患侧睾丸附睾及精索根治性切除。原发性附睾腺癌具有与睾丸肿瘤相似的腹膜后淋巴转移途径,所以当考虑腹膜后有癌性淋巴结转移时,需加行腹膜后淋巴结清除术。根据不同的病理类型可于术后辅以化疗或放疗。

四、护理评估

(一)健康史

了解患者的一般情况,是否有隐睾病史。

(二)身体状况

(1)了解患者是否有睾丸坠胀不适伴进行性增大。

(2)了解患者是否有无痛性阴囊肿块,肿块的大小及部位。

(3)是否在下腹部或腹股沟区可触及肿物。

(三)心理－社会状况

评估患者及家属对疾病的认知程度,对治疗的知晓程度,对预后的承受能力。

五、护理诊断

(一)预感性悲哀

与患者对疾病的认识和手术有关,

(二)知识缺乏

缺乏疾病相关知识。

(三)营养失调:低于机体需要量

与恶性肿瘤所致的消耗增加及摄入不足有关。

(四)潜在并发症

出血、感染、淋巴漏、下肢深静脉血栓形成。

六、护理措施

(一)术前护理

1.心理护理

(1)解释手术的必要性、手术方式、注意事项。

(2)鼓励患者表达自身感受。

(3)教会患者自我放松的方法。

(4)根据个体情况进行针对性心理护理。

(5)指导患者的家属和朋友为其提供心理支持。

2.饮食护理

(1)指导患者进高蛋白、高热量、高维生素饮食。

(2)遵医嘱给予静脉补充热量及营养。

3.胃肠道准备

未涉及胃肠道的手术方式,术前禁食 12 小时,禁饮 4 小时。涉及胃肠道的手术按以下方式准备:

(1)饮食:术前 3 天开始进少渣饮食,术前 1 天进流质无渣饮食,术晨置胃管。

(2)灌肠:术前晚清洁灌肠一次。

4.体位训练

术前训练患者卧床,以枕头或垫子垫衬腘窝减少过多活动来减少对伤口的牵拉和缝线张力。

5.病情观察及护理

(1)消瘦患者注意观察皮肤状况并加强护理。

(2)注意观察患者的营养状况。

6.术前常规准备

(1)协助完善相关术前检查:心电图、B超、出凝血试验等。

(2)术前行抗生素皮试,术晨遵医嘱带入术中用药。

(3)术晨更换清洁病员服。

(4)术晨备皮:以切口为中心,周围15～20cm,去除阴毛;术前晚及术晨用温水及肥皂清洁外阴、阴囊及腹部,包皮应翻转并洗净包皮垢。

(5)术晨建立静脉通道。

(6)术晨与手术室人员进行患者、药物核对后,送入手术室。

(7)麻醉后置尿管。

(二)术后护理

1.麻醉术后护理常规

了解麻醉和手术方式、术中情况、切口和引流情况;持续低流量吸氧;持续心电监护;床档保护防坠床;严密监测生命体征。

2.伤口观察及护理

观察伤口有无渗血渗液,若有,应及时通知医生并更换敷料。

3.各管道观察及护理

(1)输液管保持通畅,留置针妥善固定,注意观察穿刺部位皮肤。

(2)尿管按尿管护理常规进行。

(3)若有胃管者按胃管护理常规进行。

(4)观察腹膜后引流液的颜色和量,是否出现淋巴漏或乳糜腹腔积液形成。

4.疼痛的护理

评估患者疼痛情况;对有镇痛泵(PCA)患者,注意检查管道是否通畅,评价镇痛效果是否满意;遵医嘱给予镇痛药物;提供安静舒适的环境。

5.基础护理

做好口腔护理、定时翻身、雾化吸入、患者清洁等工作。

6.饮食护理

单纯性睾丸切除术及根治性睾丸切除术,术后6小时后可进少量水,无不适可逐渐恢复至正常饮食。腹膜后淋巴结清扫术,在肠蠕动恢复并拔出胃管后开始进水进食,并逐渐过渡到正常饮食。

7.体位与活动

(1)全麻清醒前:去枕平卧位,头偏向一侧。

(2)全麻清醒后手术当天:低半卧位。

(3)术后第1天:半卧位为主,增加床上运动。

(4)术后第2天:半卧位为主,可在搀扶下适当房间内活动。

(5)术后第 3 天起:适当增加活动度:

(三)并发症的处理及护理

1.出血

(1)临床表现:创腔引流管持续有新鲜血液流出,2 小时内引出鲜红色血液＞100mL 或 24 小时＞500mL;伤口敷料持续有新鲜血液渗出;患者脉搏增快,血压下降,贫血貌。

(2)处理:及时更换伤口敷料并加压包扎;遵医嘱用止血药,加快静脉液体滴注速度;必要时使用升压药,输血等措施;无效时应及时行再次手术。

2.感染

(1)临床表现:伤口红、肿、热、痛;伤口有脓性液体渗出;创腔引流管有脓性液体引出;体温升高;血常规增高。

(2)处理:密切观察体温变化,物理降温,高热及以上遵医嘱用退热药或抗生素治疗,必要时抽血培养;伤口敷料渗湿及时更换,并注意观察伤口愈合情况;保持会阴部清洁、干燥;注意观察创腔引流液或伤口渗湿液的性状,充分引流。

3.淋巴漏

(1)临床表现:伤口敷料渗出及创腔引流液为米白色或黄色液体;生化检验引流液性质。

(2)处理:密切观察引流液的颜色及性状,及时通知医生;保持皮肤清洁干燥,勤翻身,保持皮肤完整性;加强营养,鼓励患者进高蛋白饮食。

七、健康教育

(一)饮食指导

饮食要规律,少食多餐,以营养丰富、易消化饮食为主;忌食刺激性食物。忌烟酒。

(二)活动指导

根据体力,适当活动,劳逸结合,生活有规律,保持心情愉快。

(三)复查

(1)术后放化疗期间定期门诊随访,检查肝功能、血常规等。

(2)术后体检及检查肿瘤标志物的时间:术后 2 年内每 3 个月复查 1 次,5 年内每半年复查 1 次,5 年以后每年复查 1 次;至少每年复查胸片、腹部 CT1 次。

(3)自我检查阴囊内有无异常包块。

第九节　睾丸、附睾炎

睾丸炎临床较少见,多继发于体内化脓性细菌感染。常见致病菌多为金黄色葡萄球菌、链球菌、大肠埃希菌和铜绿假单胞菌等。按病因可分为急性化脓性睾丸炎、局灶性睾丸炎、布鲁菌性睾丸附睾炎、急性腮腺炎性睾丸炎、梅毒性睾丸炎。

附睾炎多见于青壮年。常由前列腺炎、精囊炎或长期留置导尿管,细菌经射精管逆行蔓延至附睾而引起。附睾炎可分为急性和慢性,多为单侧性发生,亦可累及双侧。致病菌多为大肠埃希菌、变形杆菌、葡萄球菌等。

一、临床表现

(一)睾丸炎

1.急性睾丸炎

发病急骤,表现为高热、畏寒,患侧睾丸肿大伴有疼痛,质地硬、触痛明显,且向腹股沟放射痛,阴囊皮肤发红、水肿。睾丸炎症严重时可形成脓肿,按之有波动感,破溃后流出脓液。

2.慢性细菌性睾丸炎

起病缓慢,睾丸逐渐肿大,质地硬,触之表面光滑,有轻度触痛,睾丸坠胀。

(二)附睾炎

1.急性期发病急

发病前可有膀胱炎、前列腺炎等症状,发病时患侧阴囊疼痛,可放射至同侧腹股沟和腰部,伴有高热、寒战、全身不适。

2.阴囊皮肤红肿

附睾肿胀,体积增大,精索增粗,触痛明显。

3.并发睾丸炎

附睾与睾丸界限不清。急性附睾炎有时需与睾丸扭转及睾丸肿瘤等鉴别。

二、辅助检查

(一)实验室检查

(1)睾丸炎时血液常规检查提示白细胞计数增高,伴核左移,中性多形核细胞比例升高。

(2)附睾炎时尿常规及尿道拭子涂片染色能判断附睾炎是淋病奈瑟双球菌性还是非淋病奈瑟双球菌性。

(二)影像学检查

1.B超

睾丸炎的典型超声图像是睾丸体积增大,睾丸内部回声低且欠均匀。彩色多普勒能量图能区分睾丸炎和肿瘤。附睾炎表现为附睾肿大,回声变低,内部回声不均匀。由于炎症时附睾内组织充血,血管扩张,动脉阻力下降,血流明显增多,彩色超声可见丰富的血流信号。

2.CT

一般用于睾丸炎,可见患侧睾丸体积增大,脓肿形成时可见低密度影。

三、治疗原则

睾丸炎与附睾炎治疗方法基本相同。

(一)一般措施

适当营养,卧床休息,注意饮食调节;托起阴囊,局部热敷有助于缓解疼痛、避免炎症扩散。

(二)抗生素治疗

选用青霉素类药物、头孢菌素类抗生素及磺胺类药物等。对于急性衣原体性附睾炎可采用大环内酯类抗生素联合皮质激素治疗。此外可以应用1%普鲁卡因20mL,加入相应的抗生素在患侧进行精索封闭。在早期急性睾丸炎的治疗中,辅以局部二氧化碳激光照射可取得一定效果。

(三)手术治疗

附睾脓肿形成时,采取切开引流。少数再发性附睾炎可行附睾切除术。

四、护理评估

(一)健康史

了解患者的一般情况,近期是否患有感染性疾病。

(二)身体状况

了解患者阴囊是否有肿大、触痛,是否有高热、寒战等全身不适症状。

(三)心理－社会状况

评估患者对疾病的认知程度,对治疗的知晓及配合程度。

五、护理诊断

(一)舒适的改变

与疼痛有关。

(二)性功能障碍

与疾病引起的疼痛及功能低下有关。

(三)焦虑

与担心疾病的预后有关。

(四)知识缺乏

与缺乏疾病相关知识及健康保健知识有关。

(五)潜在并发症

精索静脉曲张、精索炎、前列腺炎。

六、护理措施

(一)心理护理

(1)给予鼓励和安慰,树立信心。

(2)鼓励患者表达自身感受,消除顾虑。

(3)教会患者自我放松的方法,保持乐观情绪。

(4)针对个体情况进行针对性心理护理。

(5)鼓励患者家属和朋友给予患者关心和支持。

(二)饮食护理

(1)进食高蛋白、高热量、高维生素食物。

(2)多食新鲜蔬菜和水果。

(3)不吃辛辣刺激食物,不吸烟喝酒。

(三)伤口护理

(1)保持伤口敷料干燥、清洁。

(2)避免剧烈运动,防止伤口裂开

(3)合理应用抗生素,预防伤口感染。

(四)疼痛护理

(1)教会患者看报、听音乐等转移注意力。

(2)局部热敷,减轻疼痛及肿胀,

(3)运用镇痛药,进行封闭治疗。

(五)用药护理

(1)应用抗生素前首先做尿沉渣涂片、细菌培养和药物敏感实验。

(2)针对不同细菌种类选择抗生素。

(3)原则上应用抗生素以静脉滴注为主,体温正常后改为口服抗生素。

(4)用药时间一般不少于1~2周,并可采取联合用药,避免疾病复发。

七、健康教育

(一)饮食保健

多吃新鲜蔬菜和水果,增加维生素C等成分的摄入,提高机体免疫能力。

(二)活动

注意多休息,防止剧烈运动。

(三)个人卫生

注意保持会阴部清洁,避免不洁性生活,注意生殖健康和卫生。

第十节　附睾结核

附睾结核是临床上最常见的男性生殖系统结核病,好发于青壮年,多见于20~40岁。附睾结核发展缓慢,症状轻微,起初不易为患者所发觉。随着附睾的增大,患者偶有下坠感或隐痛,常在无意中发现附睾肿块。约1/3的为单侧。

一、临床表现

(1)附睾结核一般发展缓慢,病变附睾逐渐肿大,形成附睾硬结,不存在疼痛或略有隐痛。

(2)附睾肿大明显时可与阴囊粘连,形成寒性脓肿后经阴囊皮肤破溃,流出脓汁及干酪样坏死组织,形成窦道。

(3)个别患者起病急骤、高热、疼痛、阴囊迅速增大,类似急性附睾炎。待炎症消退后,留下硬结、皮肤黏连、阴囊窦道。

(4)严重者附睾、睾丸分界不清,输精管增粗,呈串珠状改变,双侧附睾结核可以表现为无精症,导致不育。

二、辅助检查

尿液化验异常者很少,偶尔有患者尿液化验可见红细胞、白细胞,有时可找到结核分枝杆菌,此种患者往往是肾结核与附睾结核并存。B超可发现附睾肿大。若患者无泌尿系统结核,附睾病变又不典型,需靠组织病理检查确诊。

三、治疗原则

(1)早期可联合抗结核药物治疗。

(2)若疗效不明显、病变较大或脓肿形成,应在药物治疗配合下做附睾切除术。手术应尽可能保留睾丸组织。

四、护理评估

(一)健康史

了解一般情况,包括发病时间,既往有无肺结核、骨关节结核病史。是否有膀胱刺激征及血尿等表现。

(二)身体状况

了解肿块位置、大小、数量。肿块有无触痛、活动度情况;有无结核症状。

五、护理诊断

(一)恐惧与焦虑

与发病特异及担心影响性功能及生育能力等有关。

(二)潜在并发症

继发细菌感染、不育。

六、护理措施

(一)术前护理

1.心理护理

对患者给予同情、关心、理解、帮助,告诉患者不良的心理状态会降低机体的抵抗力,不利于疾病的康复。向患者讲明全身治疗可增强抵抗力,合理的药物治疗及必要的膳食治疗可消除病灶、缩短病程。解除患者的紧张情绪,更好地配合治疗和护理。

2.注意观察

患者的排尿情况,可嘱患者多饮水,以起到稀释尿液,防止尿路感染的目的。

3.饮食护理

指导患者多进食富有营养、易消化、口味清淡的膳食,以加强营养,增强机体抵抗力,改善一般状况,必要时给予补液治疗。

4.协助患者做好术前相关的检查工作

如心电图、X线胸片、影像学检查、尿便检查、血液检查等。

5.做好术前护理和术前指导

嘱患者保持情绪稳定,避免过度紧张焦虑,备好术后需要的各种物品,术前晚 24:00 后禁食水。

(二)术后护理

1.观察并记录

患者生命体征的变化,包括体温、脉搏、血压、呼吸。

2.引流管的护理

术后患者留置切口引流管及尿管,活动、翻身时要避免引流管打折、受压、扭曲、脱出等。引流期间保持引流通畅,定时挤压引流管,避免因引流不畅而造成感染、积液等并发症。维持引流装置无菌状态,防止污染,引流管皮肤出口处必须按无菌技术换药,每天更换引流袋。准确记录引流液的量、质、色。

3.基础护理

保持床单整洁,定时翻身、叩背,促进排痰;做好晨晚间护理;满足患者生活上的合理需求。

4.术后活动

鼓励早期活动,以减轻腹胀、利于引流和机体恢复。待肛门排气后开始进易消化、营养丰富的食物。

5.心理护理

根据患者的社会背景、受教育程度、个性及手术类型,对患者提供个体化心理支持,给予心理疏导和安慰,以增强战胜疾病的信心。

七、健康教育

(一)康复指导

加强营养、注意休息、适当活动、避免劳累,以增强机体抵抗力,促进恢复。

(二)用药指导

(1)术后继续抗结核治疗 6 个月,以防复发。

(2)用药要坚持联合、规律、全程,不可随意间断或减量、减药,不规则用药可产生耐药性而影响治疗效果。

(3)用药期间注意药物不良反应,定期复查肝肾功能、听力、视力等,如有恶心、呕吐、体力下降、耳鸣等症状,及时就诊。

(4)勿用和慎用对肾有害的药物,如氨基糖苷类、磺胺类抗菌药物等,尤其是双侧肾结核、孤立肾结核、肾结核对侧肾积水的患者更应注意。

(三)定期复查

单纯药物治疗者必须重视尿液检查和泌尿系造影的变化。术后也应每月检查尿常规和尿结核杆菌,连续 6 个月尿中无结核杆菌称为稳定转阴。

(四)饮食护理

进食高热量、高蛋白,富含维生素易消化饮食,加强营养。多饮水

第十一节　睾丸、附睾损伤

睾丸有光滑的白膜保护且位于鞘膜腔内,活动度大,故一般不易受到损伤。睾丸损伤多发生于青少年,常见的原因为直接暴力,往往伴有精索、阴囊损伤。睾丸损伤分为开放性损伤、闭合性损伤和医源性损伤三类。单纯附睾损伤临床少见,主要见于合并睾丸损伤者,所以,睾丸损伤患者应注意检查附睾的情况。

一、临床表现

(一)睾丸损伤

1.睾丸挫伤

伤后睾丸疼痛剧烈,向大腿内侧及下腹部放射。体检见阴囊肿大,睾丸光滑、肿大、触痛明显。

2.睾丸破裂

阴囊伤处疼痛剧烈,甚至休克,常伴恶心、呕吐。体检可见阴囊肿大,皮肤有瘀斑,睾丸界限不清,触痛明显。

3.睾丸脱位

由于暴力挤压使睾丸移出阴囊外,多见睾丸位于腹股沟管、会阴及大腿内侧皮下。体检时阴囊空虚,而在腹股沟管或会阴处扪及球形肿物。

4.睾丸开放损伤

多见于刀刺及战伤。检查可见阴囊有伤口、出血、血肿及睾丸白膜破裂、睾丸组织外露或缺损,如有阴囊壁缺损,可见睾丸完全外露。

5.睾丸扭转

睾丸疼痛剧烈,并向腹股沟、下腹部放射,常伴恶心、呕吐。体检可见精索短缩上移,托起阴囊后疼痛不减轻,反而加重。阴囊皮肤发红、水肿。

(二)附睾损伤

伤侧睾丸正常,附睾增大、肥厚,近睾丸端输精管增粗,部分患者可在外环附近扪及输精管残端或结节。

二、辅助检查

(一)X线

对阴囊开放性损伤,阴囊内异物(如弹片、玻璃碴、小石子等)的存留有助于了解。

(二)B超

对闭合性损伤睾丸破裂、阴囊内血肿等有诊断价值。应用多普勒超声比较两侧睾丸血流对严重睾丸损伤,血供丧失或伴有严重精索血管损伤的诊断有帮助。

(三)CT

可判断睾丸损伤程度

(四)MRI

可判断睾丸损伤程度。

三、治疗原则

(一)睾丸挫伤

轻度挫伤卧床休息,抬高阴囊,早期行冷敷并止血、抗感染治疗。72小时后可行热敷。对睾丸肿胀、疼痛难忍者,可切开减压,但应警惕精曲小管疝的发生。

(二)睾丸破裂

如系开放性损伤,应彻底清洗伤口,剪去坏死组织,最大限度地保存睾丸组织,缝合睾丸白膜裂口,并行阴囊引流。若睾丸广泛破裂或血运已丧失时,可行睾丸切除。

(三)睾丸脱位

睾丸脱位应尽早行睾丸复位,恢复睾丸的血液循环。对浅部脱位者可采取闭合手法复位;对深部脱位者,则手术复位,复位时应注意精索的位置,并作睾丸固定。

四、护理评估

(一)健康史

了解患者受伤的时间、地点及原因,受伤至就诊期间的病情变化。

(二)身体状况

了解阴囊是否完整,可否触及睾丸,是否有恶心、呕吐等不适症状。

(三)心理－社会状况

评估患者及家属对突发事件的心理承受能力,对疾病的认知程度,对预后的心理承受能力。

五、护理诊断

(一)焦虑/恐惧

与担心疾病预后有关。

(二)舒适的改变

与疼痛和手术有关。

(三)潜在并发症

不育、出血、感染。

六、护理措施

(一)术前护理

1.病情观察及护理

(1)观察记录局部体征,抬高阴囊,使睾丸处于松弛状态。

(2)有出血者注意生命体征的变化。

(3)发热者注意体温变化,及时准确使用抗生素。

2.术前常规护理

(1)积极完善各项相关检查如心电图、B超、出凝血试验等。

(2)抗生素皮试,准备术中用药。

(3)手术区域皮肤准备。

(4)术前禁食 12 小时,禁饮 4 小时。

(二)术后护理

开放性损伤,睾丸扭转患者常需尽快手术治疗,扭转时间过长将直接影响疾病的预后。

1.麻醉术后护理常规

了解麻醉和手术方式、术中情况、切口和引流情况;持续氧气吸入;持续心电监护;床档保护防坠床;严密监测生命体征。

2.伤口观察及护理

观察伤口有无渗血渗液,若有应及时通知医生并更换敷料。

3.各管道观察及护理

(1)输液管保持通畅,留置针妥善固定,注意观察穿刺部位皮肤。

(2)保留尿管按照尿管护理常规进行。

4.疼痛的护理

评估患者疼痛情况;对有镇痛泵(PCA)患者,注意检查管道是否通畅,评价镇痛效果是否满意;遵医嘱给予镇痛药物;提供安静舒适的环境。

5.基础护理

做好口腔护理、患者皮肤清洁等工作。

6.饮食护理

(1)术后 6 小时内:禁食。

(2)术后 6 小时后:普通饮食。忌辛辣刺激饮食。

7.体位与活动

术后体位、活动能力应当根据麻醉方式患者个体化情况,循序渐进。

(三)并发症的处理及护理

1.阴囊肿胀

(1)临床表现:阴囊水肿。

(2)处理:垫高阴囊。

2.睾丸坏死

(1)临床表现:睾丸发黑。

(2)处理:手术切除。

3.不育

(1)临床表现:患者远期出现不育,可能与内分泌有关。

(2)处理:需要进一步治疗。

七、健康教育

(一)活动

适当运动,避免睾丸再次扭转的动作。

(二)并发症观察

记录血压情况,告知患者有哪些异常表现应及时就诊。

(三)复查

门诊随访。

第十二节　精索静脉曲张

精索静脉曲张是指精索内静脉回流受阻或瓣膜功能障碍,导致血液反流,使阴囊内的精索蔓状静脉丛发生扩张、迂曲。多见于 20～30 岁的青壮年,10 岁以下儿童少见,临床以左侧多见。精索静脉曲张可影响精子的生成和精液的质量,是导致男性不育症的病因之一。

一、临床表现

(1)如病变轻,可无症状,仅在体检时发现,但静脉曲张程度与症状轻重并不完全一致。

(2)阴囊部坠胀感和隐痛,可放射至下腹部和腰部,站立过久或劳累后症状加重,平卧和休息后症状减轻或消失,有些患者合并神经衰弱及性功能减退等症状。

(3)检查时可发现:立位时一侧阴囊胀大,下垂,可见或触及蚯蚓状曲张的蔓状静脉团;平卧后,静脉团缩小或消失,再次站立后该团块又会出现或增大。

二、辅助检查

多普勒超声检查、放射性同位素阴囊血池扫描可帮助明确诊断。如怀疑静脉曲张为继发性因素所致,需仔细检查同侧腰腹部,行超声、静脉尿路造影、CT 或 MRI 等影像学检查以除外肿瘤性病变。对于男性不育者,需行精液常规检查。在不育人群中有相当比例患者有亚临床型精索静脉曲张,体格检查难以发现,应用高频超声探头检查可提高诊断能力。

三、治疗原则

(一)手术治疗

(1)高位精索静脉结扎术:阴茎阴囊表面静脉无扩张。平卧位曲张静脉明显减少,压迫腹股沟管内环,而后立刻站立,阴囊内静脉不立即扩展。表明可控制,宜采用。

(2)腹腔镜精索静脉曲张结扎术有条件者可选用,更适宜于青春期双侧精索静脉曲张者。

(二)硬化剂治疗

在局麻下经股静脉插管至左肾静脉,进入精索内静脉,通常注射硬化剂为 5％鱼肝油酸钠 3mL,同时让患者憋气以防硬化剂反流到肾静脉,并直立 15 分钟,若造影证实仍有反流,可重复注射,造影剂总量可达 9mL。硬化剂治疗左侧的成功率为 82.8％,右侧的成功率仅为 51％。该方法手术简单,费用低,患者恢复快。

四、护理评估

(一)健康史

了解一般情况,包括患者从事的工作,患者有无阴囊部坠胀感和隐痛及明显松弛下坠,是否可触及精索内静脉似蚯蚓团块。有无呼吸困难、经常便秘以及站立工作时间久等。

(二)身体状况

阴囊部有无坠胀感和隐痛、平卧位时是否减轻。

五、护理诊断

(一)焦虑/恐惧

与患者对疾病的恐惧、担心预后有关。

(二)舒适的改变

与疼痛、手术等有关

(三)潜在并发症

出血、感染、阴囊水肿等。

六、护理措施

(一)术前护理

1.心理护理

由于精索静脉曲张与不育症有密切的关系,特别是对年轻患者和刚结婚的患者影响更大。因患者对外科手术信心不足、焦虑过重,术前对患者进行心理疏导,可增强其信心,消除其焦虑和恐惧情绪,使其乐观面对疾病和手术。护理人员应耐心向患者及家属介绍手术过程、手术时间、麻醉方法、麻醉意外、可能出现的并发症,使患者有一定的思想准备,消除手术前的顾虑。

2.饮食护理

指导患者多进食富有营养、易消化、口味清淡的膳食,以加强营养,增进机体抵抗力,必要时给予输血,补液。

3.术前指导

(1)注意保暖,防受凉,避免术后咳嗽引起腹压增高影响伤口愈合。

(2)训练床上排尿,避免术后发生尿潴留。

4.术前常规准备

(1)完善术前相关检查:血、尿、便常规、肝肾功、电解质、出凝血试验、胸片、心电图等。行阴囊彩超检查,明确精索静脉曲张程度。

(2)术前行抗生素皮试。

(3)术前1天灌肠。

(4)术前禁食12小时、禁饮4小时。

(5)备皮:会阴区域:范围为上自肚脐水平,下至大腿上1/3,两侧至腋中线,包括会阴部及肛门周围。

(6)术晨更换清洁病员服。

(三)术后护理

1.观察生命体征

术后取平卧6小时,头偏向一侧;保持呼吸道通畅,注意观察生命体征。术后应常规给予吸氧6小时;监测血压、心率、呼吸及血氧饱和度等。密切观察患者有无咳嗽、胸痛、呼吸困难、发绀等,腹腔镜术后注意是否有高碳酸血症及酸中毒的发生。

2.饮食护理

术后肠道排气后开始进流食,第2天可进半流食,根据个人具体情况逐步恢复普食。术后第2天可下床活动。

3.切口与阴囊护理

腹腔镜手术切口小一般术后阴囊肿胀不明显。如有阴囊肿胀,可予以上托阴囊至肿胀消失即可。术后应注意伤口有无渗血以排除有无继发出血,有无膀胱充盈等。有病情变化及时通知医生。若有排尿不出,要指导患者用热毛巾敷下腹部、听水声等方法刺激排尿,若仍无法排尿,如患者完全清醒且为年轻者可扶其起床排尿,否则要给予导尿。若有伤口敷料渗液要及时更换避免伤口感染。

4.术后出血

多为术中意外损伤所致,如Trocar穿刺出血、局部游离精索内静脉小血管出血或术中牵拉血管出血。术后24小时应密切观察患者生命体征变化,并注意切口渗血情况。

5.基础护理

患者卧床期间,应协助其定时翻身,按摩骨突处,防止皮肤发生压疮。给予晨晚间护理。增加患者的舒适度,术后会出现疼痛、恶心、呕吐等不适,及时通知医生,对症处理,减轻患者疼痛。

6.术后活动

一般术后 24 小时即可下床活动,遵医嘱拔除尿管。

7.心理护理

对每个患者提供个体化心理支持,并给予心理疏导和安慰。

七、健康教育

(1)出院前向患者及家属详细介绍出院后有关事项,并将有关资料交给患者或家属,告知患者出院后 1 个月来院复诊。

(2)注意休息,生活要有规律,保持心情舒畅,避免疲劳。术后 3 个月内避免重体力劳动、剧烈劳动,及持久站立等。

(3)禁烟、酒,忌刺激性食物。多饮水,多吃新鲜蔬菜、水果及富含纤维素的饮食,

(4)保持会阴部清洁卫生,防止感染。

第十三节　睾丸鞘膜积液

一、定义

正常情况下鞘膜内含有少量液体,其通过精索内静脉和淋巴系统以恒定的速度吸收。当鞘膜本身或睾丸、附睾等发生病变,鞘膜囊内液体的分泌与吸收功能失去平衡,若分泌过多或吸收过少,鞘膜囊内积聚的液体超过正常量而形成囊肿,称之为鞘膜积液。

二、病因

睾丸鞘膜积液分为原发和继发两种。

(1)原发者病因不清,病程缓慢,病理学检查常见鞘膜性炎症反应。

(2)继发者则伴有原发疾病,如急性者见于睾丸炎、附睾炎、睾丸扭转、创伤或高热、心力衰竭等全身疾病。

三、分类

(一)睾丸鞘膜积液

鞘状突闭合正常,睾丸固有鞘膜内有积液形成。此为最常见的一种。

(二)精索鞘膜积液

鞘膜的两端闭合,而中间的部位未闭合且有积液,囊内积液与腹腔和睾丸鞘膜腔不相通,又称为精索囊肿。

(三)混合型

睾丸和精索鞘膜积液同时存在,但并不通。

(四)交通性鞘膜积液

由于鞘突未闭合、睾丸鞘膜腔的积液可经一小管与腹腔间的通道加大,肠管和网膜亦可进入鞘膜腔,即为先天性腹股沟疝。

(五)睾丸、精索鞘膜积液(婴儿型)

鞘突仅在内环处闭合,精索部未闭合,积液与睾丸鞘膜腔相通。

四、临床表现

(一)症状

主要表现为阴囊内或腹股沟区有一囊性肿块。少量鞘膜积液无不适症状,常在体检时偶然发现;积液量较多者常感到阴囊下垂、发胀、精索牵引痛。巨大睾丸鞘膜积液时,阴茎缩入包皮内,影响排尿与性生活。

(二)体征

睾丸鞘膜腔内有较多积液,多数呈卵圆形或球形,皮肤可呈蓝色,有囊性感,触不到睾丸和附睾。

五、辅助检查

(一)透光试验

阳性,但在继发炎症出血时可为阴性。

(二)B超检查

鞘膜积液肿块呈液性暗区,有助于与其他疾病鉴别。

六、治疗原则

(一)非手术治疗

适用于病程缓慢、积液少、张力小而长期不增长,且无明显症状者。针对原发性疾病治疗成功后,鞘膜积液自行消退而无须做手术。此外,2岁以内患者的鞘膜积液往往能自行吸收,不需要手术。

(二)手术治疗

积液量多、体积大、伴明显症状,甚至影响正常生活应手术治疗。手术方式包括:①睾丸鞘膜翻转术;②睾丸鞘膜折叠术;③鞘膜切除术;④鞘膜开窗术。

七、护理

(一)护理评估

1.术前护理评估

(1)健康史:年龄,发病时间,阴囊是否有牵拉坠胀不适感,既往史,健康状况。

(2)身体状况:阴囊是否肿大、肿大的程度。

(3)辅助检查:包括B超检查及透光试验是否为阳性。

(4)心理和社会支持状况:患者和家属对疾病造成的危害、治疗方法、康复知识的认知程度,家庭经济承受能力。

2.术后护理评估

(1)身体状况:包括生命体征,皮肤、切口敷料是否干燥,是否发生出血、疼痛、睡眠、饮食。

(2)心理状况:患者的心理反应及对手术的认知情况。

(二)护理诊断

1.术前护理诊断

(1)知识缺乏:缺乏疾病相关知识及术后康复知识。

（2）焦虑、恐惧：与术中放置引流管、术后身体不适、担心预后有关。

2.术后护理诊断

（1）疼痛：与疾病有关。

（2）舒适度的改变：与局部体液淤积、手术创伤有关。

（3）潜在并发症：出血、感染。

（三）护理措施

1.术前护理措施

（1）心理护理：了解并鼓励患者说出自己的思想顾虑，鼓励患者学会调养情志，解除思想顾虑，帮助患者树立战胜疾病的信心。

（2）加强术前健康宣教：讲解手术相关知识，介绍手术过程、麻醉及术前术后注意事项，训练床上大小便。

2.术后护理措施

（1）观察病情变化，持续心电监护，密切观察患者意识、体温、脉搏、呼吸、血压等变化。

（2）饮食护理：待肛门排气后开始进易消化、维生素丰富、高蛋白的食物。

（3）体位：术后卧床休息24小时，鼓励患者卧床期间可做深呼吸和下肢活动。

（4）预防出血：避免伤口缝线断裂、脱落。定期换药，观察切口有无渗血、渗液，若有及时通知医生并更换敷料。

（5）疼痛护理：评估患者疼痛情况，通过语言安抚、听音乐等转移注意力的方式；必要时给予镇痛药。

（6）加强基础护理：提供安静舒适的环境，做好口腔护理，观察患者自行排尿的情况。

（四）健康教育

（1）出院前向患者及家属详细介绍出院后有关事项，告知患者出院后应定期来院复诊。

（2）生活要有规律，保持积极乐观的心态，禁烟、酒，向患者及家属讲解吸烟、酗酒、熬夜对男性生育功能的危害。

（3）注意休息，术后半年避免重体力劳动，3个月内禁止性生活、避免剧烈运动及持久站立等。

（4）多饮水，多吃新鲜蔬菜和水果及富含纤维素的饮食，忌食辛辣刺激性食物。

（5）保持会阴部清洁、干燥，防止感染。养成良好的卫生习惯，尽量穿合适紧身的内裤，以缓解阴囊下坠程度，减少血管扩张。

第十四节　包皮过长、包茎

一、定义

（一）包皮过长

是指在阴茎非勃起状态下，包皮覆盖于整个阴茎头和尿道口，但包皮仍能上翻外露阴茎头；阴茎勃起时，需要用手上推包皮才能完全露出阴茎头者，也被认为是包皮过长。

(二)包茎

是指包皮口狭窄,或包皮与阴茎头粘连,使包皮不能上翻外露阴茎头。嵌顿包茎是指包皮过长和包茎的并发症,当包皮上翻至阴茎头后方,如未及时复位,包皮环将阻塞静脉及淋巴回流,导致包皮及阴茎头水肿,使包皮不能复位。

二、包皮过长、包茎的危害

(1)可引起包皮龟头炎、尿路感染、肾脏疾病。

(2)诱发阴茎癌。

(3)影响儿童阴茎发育,学龄儿童上课思想不集中。

(4)青春期可能造成手淫的不良习惯,成年人则出现早泄、性交困难等性生活障碍。

(5)通过男女交叉感染传染性疾病,增加女性生殖系统感染性疾病。

三、治疗要点

包皮环切术是治疗包皮过长、包茎的主要手术方法,它是将过长的阴茎包皮切除。所有包茎,龟头、包皮反复发炎,包皮口较紧的包皮过长患者,均须行包皮环切术。

四、护理

(一)护理评估

1.术前护理评估和观察

(1)健康史:了解患者的一般情况,近期是否患有感染性疾病。

(2)身体状况:了解患者是否有高热、畏寒等全身不适症状。

(3)心理—社会状况:患者和家属对包皮过长、包茎造成的危害、治疗方法、康复知识的认知程度,家庭经济状况及性生理的认知程度。

2.术后护理评估

(1)严密观察生命体征变化、饮食、睡眠、伤口情况。

(2)预防出血。

(二)护理诊断

1.术前护理诊断

(1)知识缺乏:缺乏疾病相关知识及术后康复知识。

(2)恐惧、焦虑:与担心预后有关。

2.术后护理诊断

(1)舒适的改变:与疼痛、手术有关。

(2)潜在并发症:出血、感染、包皮水肿等。

(三)护理措施

1.术前护理措施

(1)心理护理:术前应详细向患者或家长告知包皮手术的重要性、手术过程、预后情况、术中术后可能出现的意外和并发症,取得患者或患儿家长的理解和支持,让家长配合做好患儿的思想工作;年龄较小的患者不能完全理解手术重要性和手术创伤带来的疼痛不适感,应耐心、态度和蔼地与患儿交谈,使他们有亲切和依赖感;及时用表扬、鼓励等方法尽量消除患儿对医院特殊环境和医务人员的恐惧心理,运用启蒙诱导和分散注意力等方法,如讲故事、听音乐、玩游戏等,使其配合手术和术后护理,以利于早日痊愈。

(2)术前1天,做好个人卫生,尤其是包皮要翻开清洗干净,更换干净内衣裤。

2.术后护理措施

(1)活动和饮食指导:局部麻醉术后即可进食普通饮食,忌辛辣刺激的食物。宜穿全棉宽松内裤,避免长时间站立或久坐,应卧床1～2天,5天内不宜做剧烈运动。

(2)伤口护理:保持伤口清洁、干燥,避免小便污染伤口,带环7天内可每天选用消毒液(高锰酸钾1:5000稀释液、聚维酮碘液1:4稀释、苯扎氯铵液1:4稀释)早晚各浸泡5～10分钟,直至多余包皮、套扎环和弹力线全部脱落。浸泡时应将扎线部位全部浸泡到消毒液中,以便包皮内板得到消毒,浸泡后用红霉素软膏涂抹扎线部位和龟头。

(3)疼痛护理:术后创口疼痛难忍受多发生在术后48小时内,另有勃起疼痛、炎症性疼痛等不适。通过语言安抚、听音乐等转移注意力。必要时给予镇痛药(对乙酰氨基酚、布洛芬口服等),并观察用药后的疗效。

(4)排尿的观察:了解术后有无排尿异常,嘱患者多饮水,勤排尿。

(5)心理护理:伤口完全愈合需要1个月时间,要有适当的心理准备。手术后部分成年患者可能出现心理性ED,勃起信心下降,及时给予心理疏导,消除患者的心理顾虑,帮助其恢复信心。

(6)并发症的预防及护理:带环期间出现脱环,伤口持续出血、有较大的皮下血肿、严重水肿或伤口分泌物增多,及时就诊,合理使用抗生素,预防伤口感染。

(7)脱环指导:包皮结扎线切缘外侧皮肤在术后24小时左右开始变黑、变薄、变硬,由于干性坏死,套扎环多于2周左右自然脱落。脱环后3天内来院复诊,检查残余包皮内板和龟头有无黏连及包皮、龟头肿胀情况。

(四)健康教育

(1)向患者或家属详细介绍出院后有关事项,告知患者出院后应定期来院复诊。

(2)患者要保持积极乐观的心态,养成良好的生活习惯,注意休息。忌辛辣刺激性饮食,术后6周内避免性刺激,避免性交或手淫,避免剧烈运动,防止已愈合的伤口裂开。

(3)保持会阴部清洁干燥,防止感染。养成良好的卫生习惯。

(4)注意定期随访。如出现伤口持续出血、阴茎部位皮下血肿、严重水肿、切口不愈合等情况,应及时就诊。

第十五节　隐匿性阴茎

一、定义

隐匿性阴茎是指原来正常的阴茎被埋藏于皮下,阴茎在疲软的状态下外观短小,包皮似一鸟嘴包住阴茎,是阴茎内膜发育异常所致的先天性畸形。后推阴茎根部可以触到正常大小的阴茎,松开后阴茎迅速回缩,多合并包茎且多见于肥胖小儿。

二、病因

(一)耻骨前脂肪堆积

耻骨前区域脂肪异常肥厚,使阴茎隐匿于皮下脂肪中。

(二)阴茎皮肤发育障碍

阴茎皮肤由于没有阴茎体的机械刺激,不能与阴茎体的发育同步,所以隐匿性阴茎患者阴茎的皮肤往往是缺乏的,造成阴茎外露困难。

(三)阴茎肉膜发育异常

阴茎肉膜直接附着于阴茎体的前端甚至颈部,是造成隐匿性阴茎的主要原因,而 Camper筋膜脂肪层的下移,阴茎肉膜与深筋膜间的脂肪组织异常堆积及阴茎肉膜增厚、弹性差,则加重了隐匿程度。

(四)阴茎背侧纤维索异常增生

阴茎背侧有一些异常增生的纤维索条,该纤维索条将阴茎与阴茎上方的组织相连,阻碍阴茎的显露。

(五)其他

阴茎手术后瘢痕形成,牵拉阴茎体,使之无法正常显露,形成所谓的陷没阴茎。

三、治疗原则

阴茎矫正＋阴茎延长术。

四、护理

(一)护理评估

1.术前护理评估和观察

(1)健康史:了解患者的一般情况,肥胖状态,近期是否患有感染性疾病。

(2)身体状况:了解患者是否有高热、畏寒等全身不适症状。

(3)心理－社会状况:患者和家属对疾病造成的危害、治疗方法、康复知识的认知程度,家庭经济状况及性生理的认知程度。

2.术后护理评估

(1)严密观察生命体征变化、饮食、睡眠、伤口情况。

(2)预防出血。

(二)护理诊断

1.术前护理诊断

(1)知识缺乏:缺乏疾病相关知识及术后康复知识。

(2)恐惧、焦虑:与担心预后有关。

2.术后护理诊断

(1)舒适的改变:与疼痛、手术有关。

(2)潜在并发症:出血、感染、包皮水肿等。

(三)护理措施

1.术前护理措施

(1)心理护理:术前应详细向患者或家属告知手术的重要性、手术过程、预后情况、术中术后可能出现的意外和并发症,以取得患者或患儿家长的理解和支持,让家长配合做好患儿的思想工作,使其更好地配合手术。

(2)术前应适当运动,肥胖者应控制体重。

(3)术前做好个人卫生,更换干净内衣裤。合并有感染者应治愈后再行手术。

2.术后护理措施

(1)病情观察:定时观察生命体征变化,如有异常及时通知医生。密切观察阴茎皮肤颜色有无变化,24～48 小时容易发生水肿,如出现明显水肿,提示有回流障碍;出现阴茎青紫,则提示阴茎缺血,应立即通知医生,防止发生严重的并发症。

(2)活动和饮食指导:术后去枕平卧 6 小时,头偏向一侧,保持呼吸道通畅。6 小时后可在床上适当活动,次日可下床活动。脊椎麻醉术后即可进食普通饮食,忌辛辣刺激的食物,防止便秘。

(3)伤口护理:保持伤口清洁、干燥,避免小便污染伤口及敷料。适当地加压包扎,做到松紧适度,避免影响血液循环。

(4)疼痛护理:患者术后创口疼痛难忍受多发生在术后 48 小时内,通过语言安抚、听音乐等转移注意力。必要时给予镇痛药或口服己烯雌酚,并观察用药后的疗效。

(5)尿管的护理。

妥善固定引流管,确保引流通畅,防止牵拉、打折、受压、脱落及引流液反流。如有引流不畅,应及时调整引流管的位置,冲洗引流管或重新留置。

观察引流液的颜色、性质和量,发现引流液异常,应报告医生进行处理。

感染的预防:留置尿管患者每天会阴护理 2 次;所有引流袋每天更换,更换时严格无菌操作。放置引流袋平卧时应低于患者耻骨联合,站立位时应低于尿道口。普通导尿管每周更换1 次,气囊导尿管可适当延长更换时间,但不宜超过 1 个月。

(6)心理护理:手术后部分成年患者可能出现勃起信心下降,及时给予心理疏导,消除患者的心理顾虑,帮助其恢复信心。

(四)健康教育

(1)向患者或家属详细介绍出院后有关事项,告知患者出院后应定期来院复诊。

(2)患者要保持积极乐观的心态,养成良好的生活习惯,注意休息。忌辛辣刺激性饮食,术后 6 周内避免性刺激,避免性交或手淫,避免剧烈运动,防止已愈合的伤口裂开。

(3)保持会阴部清洁、干燥,防止感染。养成良好的卫生习惯。

(4)注意定期随访。如出现不适、包皮内板严重水肿或伤口愈合差等情况,应及时就诊。

第十六节　睾丸扭转

睾丸扭转又称精索扭转,是由于精索顺其纵轴旋转导致睾丸的血液供应突然受阻而造成的睾丸急性缺血,坏死性病变。根据扭转的位置可分为鞘膜内型和鞘膜外型。前者多见,好发于青少年;后者罕见,多发于新生儿和 1 岁以内婴儿。

一、临床表现

(一)症状

起病急,多于睡眠中发病,突然痛醒,也可发生于剧烈活动后。典型症状为突发一侧阴囊内睾丸持续疼痛,阵发性加重,疼痛可向腹股沟及下腹部放射,伴有恶心、呕吐。

(二)体征

阴囊可有红肿,睾丸肿大。由于精索扭转、缩短,睾丸上提或呈横位,触痛明显,阴囊抬高试验(Prehn 征)阳性,即抬高阴囊疼痛加重。扭转时间较长者,局部肿胀加重,常不能触清睾丸与附睾。透光试验阴性。

二、辅助检查

(一)实验室检查

白细胞计数可有轻度升高。

(二)超声检查

彩色多普勒超声检查可见睾丸血流量锐减或消失,多可明确诊断。

(三)放射性核素^{99m}锝(^{99m}Tc)睾丸扫描

扫描显示患侧睾丸血流减少,与对侧睾丸对比,可帮助诊断。

三、治疗原则

(一)手术治疗

因睾丸扭转可造成睾丸缺血性坏死,明确诊断后应尽早行手术复位固定。如扭转可在 6 小时内复位,睾丸功能基本不受影响。即便怀疑睾丸扭转,亦应及早行手术探查,避免延误治疗时机。术中复位后观察睾丸血运,如色泽转润,则予以保留并行睾丸固定术,对侧睾丸亦应行固定术;如睾丸血运不能恢复或扭转时间超过 24 小时,则予以切除,以免影响对侧睾丸生精功能。

(二)手法复位

部分患者发病初期可行手法复位,但不能防止日后再次发生扭转,根本治疗方法应在手术复位并行睾丸、精索固定术。

四、护理评估

(一)健康史

了解患者的一般情况,发病前是否有剧烈运动,发病至就诊的时间。

(二)身体状况

了解患者疼痛的性质,是否有伴随症状。

(三)心理—社会状况

评估患者及家属对疾病的认知程度,对预后的认知程度及心理承受能力。

五、护理诊断

(一)焦虑/恐惧

与患者对疾病的认识不足、担心预后有关。

(二)舒适的改变

与疼痛、手术创伤等有关。

(三)潜在并发症

睾丸坏死。

六、护理措施

(一)术前护理

1.心理护理

(1)讲解疾病的病因、发病特点、诊治配合及预后情况。

(2)保护患者隐私,帮助克服羞涩心理。

(3)鼓励患者表达自身感受。

(4)多关心、安慰患者及家属。

2.营养

诊断明确前,应禁饮禁食,由静脉补充水、电解质等。

3.病情观察

(1)观察并记录患者睾丸疼痛程度变化情况。

(2)恶心、呕吐严重者,注意对出入量和电解质的观察。

4.术前准备

一旦明确诊断或高度怀疑睾丸扭转,应尽早手术治疗。

(1)完善术前相关检查:多普勒超声检查、血常规、肝肾功、出凝血试验、胸片、心电图等。

(2)术前行抗生素皮试。

(3)备皮:范围为上自肚脐水平,下至大腿上 1/3,两侧至腋中线,包括会阴部及肛周。

(4)术前禁食、禁饮。

(5)更换清洁病员服。

(二)术后护理

1.麻醉术后护理常规

了解麻醉和手术方式、术中情况、切口和引流情况;持续低流量吸氧;持续心电监护;床档保护防坠床;严密监测生命体征。

2.伤口观察及护理

(1)观察伤口有无渗血渗液,渗液的颜色及量,若有,应及时通知医生并更换敷料。

(2)观察阴囊皮肤颜色,局部有无红肿疼痛。

(3)保持阴囊皮肤清洁干燥。

3.疼痛的护理

评估患者疼痛情况;对有镇痛泵(PCA)患者,注意检查管道是否通畅,评价镇痛效果是否满意;遵医嘱给予镇痛药物;提供安静舒适的环境。

4.基础护理

提供安静舒适的环境、观察自行排尿情况、做好口腔护理、患者清洁等工作。

5.饮食护理

(1)术后 6 小时内禁食禁饮。

(2)术后 6 小时后可开始进水,如无腹痛、腹胀等不适,逐渐进流质饮食、半流质饮食到普食。

6.体位与活动

(1)全麻清醒前:去枕平卧位,头偏向一侧。

(2)全麻清醒后手术当天:低半卧位、侧卧位、抬高阴囊。

(3)术后第 1 天:半卧位为主,增加床上四肢运动、抬高阴囊。

(4)术后第 2～7 天:床上自主活动、抬高阴囊。

七、健康教育

(一)饮食指导

忌烟、酒及辛辣刺激性食物,多饮水,多吃蔬菜和水果及富含纤维素的食物。

(二)活动指导

术后卧床休息 5～7 天,使用提睾带至少 3～4 周,3 个月内避免骑跨运动,避免阴囊局部剧烈震荡及重体力劳动。

(三)性生活指导

成人术后 1 个月内禁止性生活。

(四)复查

定期随诊,复查 B 超,了解睾丸血运情况。

第十七节　男性不育

男性不育是指夫妻同居 1 年以上,未采用任何避孕措施,由于男方因素造成女方不孕者。

一、临床表现

(一)按导致男性不育的疾病发生部位分类

(1)睾丸前因素:下丘脑疾病;垂体疾病;内源性或外源性激素异常;糖皮质激素过多;甲状腺功能亢进或减退。

(2)睾丸性因素:先天性异常;生殖腺毒素,射线、药物、食物、生I活和工作环境因素等;全身性疾病;肾功能衰竭、肝硬化肝功能不全、镰状细胞疾病等;睾丸炎;睾丸创伤和手术;血管性因素;精索静脉曲张、睾丸扭转;免疫性因素。

(3)睾丸后因素:输精管道梗阻;精子功能或运动障碍;免疫性不育;生殖道感染;性功能障碍。

(4)特发性不育。

(二)按精液检查分类

1.少精子症

精子密度<$20×10^6$/mL。

2.弱精子症

精子活力 a 级＋b 级精子比率<50％或 a 级精子比率<25％。

3.畸形精子症

正常形态的精子<15％。

4.少弱畸精子症

精液化验符合上述 3 个标准。

5.隐匿精子症

在新鲜样本中观察不到精子,但离心后在沉淀中可发现少量精子。

6.无精子症

在射出的精液中找不到精子(须经过离心确认)。

7.无精液症

有性高潮和射精动作,但是没有精液射出。

8.免疫性不育

精子包裹抗体阳性。

9.正常精液

不明原因性不育。

二、辅助检查

(一)实验室检查

1.精液检查

包括对精子和精浆的检查。检查前禁欲 3～7 天,尽可能在实验室采用手淫后取精液,全部收集到干净玻璃容器内,不要使用避孕套和塑料瓶。标本应保温,在 30 分钟内送检。应间隔 1～2 周重复检查 2～3 次。

2.内分泌检查

包括血清睾酮、黄体生成素、促卵泡激素和催乳素等,可鉴别下丘脑－垂体－睾丸性腺轴的功能异常。

3.微生物学检查

若精液白细胞超标,则应检测与不育相关感染的细菌、支原体和衣原体。

4.免疫学检查

对精子活动力低下或异常凝集者应做抗精子抗体检测。

(二)影像学检查

输精管精囊造影可判断输精管和射精管的梗阻部位和范围,该检查为有创性,故仅在考虑梗阻性无精子症行阴囊探查术时进行。如怀疑颅内垂体病变,可行 CT 或 MRI 检查。

(三)睾丸活检

无精子症或少精症患者,睾丸体积 15mL 以上,可行睾丸组织活检。

三、治疗原则

(一)预防性治疗

预防生殖道感染和性传播疾病;治疗婴儿睾丸下降不全;去除环境不良影响;停用有毒药物。

(二)内分泌治疗

如用促性腺激素治疗促性腺激素低下的性腺功能低下症等。

(三)手术治疗

睾丸下降异常者应行睾丸复位术;精索静脉曲张者行精索内静脉高位结扎术;附睾或输精管局限性梗阻或阙如者可行输精管-输精管吻合术、输精管-附睾吻合术等。

(四)辅助受孕技术(ART)

包括人工授精、体外受精胚胎移植技术、卵胞浆内精子注射及供者精液人工授精等。

四、护理评估

(一)健康史

应详细询问患者发病情况和诊治经过,同时询问患者是否有既往的全身系统性疾病、感染性疾病、生殖系统创伤性疾病、手术史、与男性生殖系统相伴随的一些特殊疾病以及对男性生殖系统有害的理化及环境因素、职业和生活习惯等。此外,还应询问患者家族史、生长发育史、婚育史和性生活史等。

(二)身体状况

应在安静、整洁、光线充足、温度适宜并且私密的房间进行。体格检查包括全身检查和泌尿生殖系统检查。全身检查主要包括第二性征检查、体型和营养状况等。泌尿生殖系统检查主要是对生殖器(阴茎、阴囊、睾丸、附睾和输精管、前列腺和精囊)的检查。

五、护理诊断

(一)焦虑

与患者对不育引起的心理问题及担心预后有关。

(二)有感染的危险

与手术切口位置有关。

(三)疼痛

与手术伤口有关。

(四)知识缺乏

与缺乏男性不育的相关知识有关。

(五)性功能障碍

与心理性性功能障碍有关。

(六)潜在并发症

尿路感染、腹胀、阴囊血肿,阴囊水肿、睾丸扭转等。

六、护理措施

(一)消除危险因素

避免接触与不育相关的高危因素,如化学品、放射线、高温环境等。避免服影响生育的药物。遵医嘱治疗生殖道和性传播疾病以及其他影响生育能力的疾病。

（二）用药指导

遵医嘱指导患者应用改善生精功能的药物，此类药物起效慢，应维持足够服用时间，应遵医嘱服药1年以上才有明显疗效。

（三）辅助受孕技术

针对患者不育的病因，提供相关技术的信息，如原理、费用及成功率等。

（四）心理护理

此类患者多有悲伤、自卑等负性心理，应积极疏导患者及其配偶。

六、健康教育

（一）心理护理及生活干预

（1）对于存在较大精神压力的患者，建议其主动减轻工作、生活中的压力，通过适当的运动进行自我调节，减少紧张情绪，保持乐观的心态；保持适当的运动，可以每天运动30～45分钟。

（2）通过向有吸烟、饮酒习惯以及熬夜习惯的患者及其亲属说明吸烟、饮酒和熬夜对男性生育功能的危害以及相关机制，让其理解戒烟、戒酒和避免熬夜在避免造成男性不育疾病中的重要意义。

（3）通过宣教，使患者认识到规律、健康的性生活的重要性，尽量避免婚外性、滥交，以免传染性病，对已感染者及时有效地治疗。

（4）养成好的卫生习惯，男性应每天对包皮、

（5）健康饮食，补充维生素，应着重多摄入蔬菜水果和海产品，并定期摄入动物肝脏。

（二）随访复查

（1）药物治疗应规律，持续3～5个月。

（2）定期复查精液常规，若无好转，甚至恶化需要及时就诊。

（3）精索静脉曲张手术后避免早期活动及长期站立，以防止复发。

（4）泌尿生殖系统感染者，应定期复查尿常规、前列腺液等。

（5）有心理性疾病患者，应进行心理健康治疗。

第十章　皮肤科护理

第一节　病毒性皮肤病

病毒性皮肤病是由病毒感染引起的皮肤黏膜病变病毒侵入人体后,对各种组织有其特殊的亲嗜性,病毒感染可产生各种临床表现,其症状轻重主要取决于机体的免疫状态,同时,也与病毒的毒力有关。

本节介绍常见的病毒性皮肤病:带状疱疹、传染性软疣、手足口病和风疹的护理。

一、带状疱疹

带状疱疹是由水痘－带状疱疹病毒感染引起的急性疱疹性皮肤病。本病常突然发生,表现为成群的密集性小水疱,沿一侧周围神经呈带状分布,常伴有神经痛和局部淋巴结肿痛,愈后极少复发。在临床工作中,常发现有些小儿在接触了带状疱疹患者后发生水痘,而有些成人在接触了水痘患者后患带状疱疹。

(一)一般护理

(1)安排病室时,相同病原的患者可同居一室,避免与免疫力低下的患者同病室。

(2)保持病室安静、整洁,温湿度适。每天定时通风,每天2次空气消毒,用物专人专用。

(3)选择营养丰富、清淡易消化的饮食,多吃新鲜水果、蔬菜。急性期避免摄入辛辣、刺激性食物;治疗期间不宜饮浓茶、咖啡,戒烟、戒酒,禁止饮用所有含有酒精的饮料。

(4)提供良好的睡眠、休息环境,保证充足的睡眠,有助于疾病康复。

(5)评估患者二便情况,尤其是外阴部带状疱疹患者要密切观察其二便情况。

(6)每天测量生命体征,注意体温变化。严重病例泛发性患者以及偶见有复发者常伴高热等全身症状往往提示免疫功能有缺陷及有潜在的恶性疾患。

(二)专科护理

1.皮损护理

(1)保持皮损处清洁干燥,贴身衣物应选择宽松、纯棉织品,避免抓挠、挤压和冷热刺激,以免继发感染。

(2)皮疹处有水疱者,按照"疱液抽取法"处理,步骤如下。

核对:携用物至患者床旁,核对患者,床号、姓名、医嘱执行单。

要点与说明:①严格执行查对制度。②确认患者,双相核对。至少2种方式:住院患者核对姓名、床头卡、腕带;门诊患者核对姓名、性别、年龄。

体位:铺一次性治疗单,协助患者取合理体位,暴露抽疱部位。

要点与说明:①注意保暖。②需要时用屏风或围帘遮挡,保护患者隐私。

二次核对。

消毒皮肤:戴手套,置弯盘于患者旁,用镊子夹取 75％酒精棉球消毒水疱,待干。

要点与说明:①消毒顺序,以水疱为中心,由内向外,环形消毒。②消毒面积,略大于水疱。

抽疱:①直径≥1 厘米的水疱,用一次性注射针头平行刺破低位疱壁抽吸疱液,用镊子夹无菌棉球,自高位向低位处挤压疱壁,使疱液流尽。②直径＜1 厘米的水疱,用一次性注射针头掀开疱壁,用镊子夹无菌棉球吸尽疱液。

要点与说明:①针刺时,动作轻柔,与皮肤平行,不可过深,防止刺伤周围皮肤及皮下组织。②脓疱和血疱应清除疱壁,防止感染。

局部皮损采用清除全部水疱和痂皮,可以缩短患者皮损干燥结痂的时间,减少感染机会,缩短疼痛的时间,减轻患者的痛苦,并外用抗菌溶液湿敷,每天 2 次,每次 20～30min,紫外线照射治疗。保持皮疹清洁、干燥。皮疹面积较大时,应用一层无菌纱布覆盖,避免摩擦皮损处,预防感染。

(3)皮疹发生感染时,给予清除腐痂,外用抗菌药、复方壳聚糖膜剂,伴有糖尿病的带状疱疹溃疡者,外用每毫升生理盐水含有普通胰岛素 1 单位溶液湿敷,效果较好。

(4)红光、微波照射治疗,促进表面干燥,必要时可使用促进表皮生长的药物。

(5)皮疹处痂皮较厚的患者,可外用抗菌药物软膏,促进痂皮软化脱落。

2.病情观察及护理

(1)观察皮疹情况,有无继发感染、水疱形成及皮损处是否清洁、干燥。

(2)注意体温变化,高热者给予物理降温或适量应用退热药并按高热患者护理,儿童避免服用阿司匹林。

(3)不同部位皮疹观察及护理:①皮疹发生在头面部,观察有无周围性面瘫;耳郭及外耳道疱疹,观察有无耳和乳突深部疼痛,有无唾液腺和泪腺分泌减少,有无眩晕、恶心、呕吐、眼球震颤、听力障碍等 Ramsay-Hunt 综合征表现;皮疹发生在头面部,应选择纯棉、色浅的枕巾,每天更换。②皮疹累及眼部时,应观察患者视力情况,角膜和结膜有无充血、穿孔等。避免强光刺激,避免用手揉眼及不清物接触双眼,如有分泌物,及时用一次性消毒棉签拭去,每天应用无菌生理盐水冲洗双眼,定时滴用抗病毒眼药水。③皮疹累及口腔者,餐前、餐后、睡前应漱口,晨晚间进行口腔护理;影响进食者,应给予半流食或流食,必要时补液。④皮疹发生在乳房部位,避免穿文胸、紧身内衣,乳房下皮疹伴水疱、破溃时,应将乳房托起,暴露皮损,促进通风干燥,预防感染。⑤皮疹发生在手部,应避免提拿物品,避免接触水、污物等;皮疹发生在足部,避免穿袜子,鞋子应穿宽大的拖鞋。伴有肿胀者,应抬高患肢,促进血液及淋巴液回流,睡眠时应采取健侧卧位。⑥皮疹发生在会阴处,观察二便排出情况,便后用 1:10000 高锰酸钾溶液清洗,确保皮损处清洁干燥。穿纯棉长裙,避免穿内裤,必要时给予支被架。尿潴留者,可采取听流水声、热敷、按摩、局部刺激等措施帮助排尿,若以上方法均无效,B 超提示膀胱残余尿量超过400mL,予间歇导尿或留置导尿,留置导尿期间指导患者每天饮水 2500～3000mL,达到自然冲洗尿道的目的。尿道口每天消毒 2 次,膀胱每天冲洗 1 次。间歇式夹闭导尿管,训练膀胱反射功能。排便困难者,除神经麻痹原因外,给予开塞露肛注、口服疏肝理气具有泻下作用的中药并观察排便情况,必要时遵医嘱予以灌肠。⑦注意观察有无特殊类型带状疱疹,带状疱疹性脑炎会出现头痛、呕吐、惊厥或其他进行性感觉障碍;内脏带状疱疹引起的胃肠道泌尿道、腹膜及胸膜刺激症状等。

3.疼痛护理

(1)协助患者取舒适体位,操作时动作应轻柔、迅速,夜间操作应尽量集中。

(2)与患者充分沟通,评估疼痛的原因、性质和程度等。

(3)了解患者既往疼痛的处理办法及效果,指导患者应用物理方法分散注意力,鼓励患者进行文娱活动,如看报、听收音机或音乐等,根据病情适当运动,如有节律地呼吸或按摩局部皮肤,有目的性地想象或者回忆过去愉快的经历,减轻疼痛,促进睡眠。

(4)疼痛严重时可遵医嘱给予物理治疗、中医针刺疗法,必要时给予药物止痛并观察疗效。

4.发热护理

(1)保持床单及被服的整洁、干燥,出汗后及时拭干汗液,更换衣服,注意保暖。

(2)监测生命体征,每天 4 次并记录,体温≥38.5℃遵医嘱给予物理降温或药物降温,降温30min 后测量体温,并记录在体温单上,待体温正常 3 天后改为每天 1 次。

(3)做好口腔护理。

(4)无禁忌证患者,鼓励其多喝水,给予清淡易消化、高蛋白、高维生素的饮食。

(5)遵医嘱应用抗菌药物并观察疗效

5.用药护理

(1)抗病毒药物宜早期应用,常用药物如更昔洛韦、阿昔洛韦,都是通过。肾脏代谢的,告知患者要多饮温水,注意有无肾脏损害发生。输注阿昔洛韦注射液可促使小血管收缩,冬季输液时应注意输液肢体的保暖,以避免因血管收缩引起输液不畅、疼痛。

(2)营养神经的药物和止痛药应饭后服用,长期服用止痛药时应注意成瘾性。

(3)中药应根据药物性质服用。常用疏肝清热、活血化瘀的药物,少量患者服用后发生腹泻,应观察大便的次数和性状、服用中药时不宜饮浓茶,如有饮茶习惯的患者建议其饮淡茶。

(4)急性期疼痛时,遵医嘱合理应用糖皮质激素可抑制炎症过程,缩短疼痛的病程,主要用于病程 7 日内、无禁忌证的老年患者,可口服泼尼松 7~10 天。

(5)使用退热药应及时补水,注意观察、记录用药后体温变化。

(三)健康教育

(1)注意休息,避免因劳累、感冒等降低机体免疫力,影响疾病恢复。

(2)结痂未脱落前,禁搓澡、泡澡、蒸桑拿等,会阴部有结痂应避免性生活,以防止感染发生。

(3)部分患者在皮损完全消失后,仍遗留有神经痛,可采取热敷、针灸、理疗等缓解疼痛。

(4)患病期间禁止接触未行免疫接种的儿童、老人、免疫力低下的人群。

二、传染性软疣

传染性软疣是由传染性软疣病毒感染所致的皮肤病,多见于儿童及青年人,具有传染性。潜伏期 14 天至 6 个月,主要传播方式是皮肤间的密切接触,此外。亦可通过性接触、日常生活用品接触等途径传播。

(一)一般护理

(1)皮损无感染者,可给予正常的饮食。

(2)保持皮肤清洁干燥,防止继发感染。

(3)避免用手搔抓皮损,以免自身传染或传染给他人;内衣应柔软、宽松,防止摩擦。

(4)患病期间物品不应混用,衣服及接触物应单独使用,定期清洗、消毒。

(二)专科护理

1.皮损护理

(1)无感染的皮疹,在严格无菌操作下,用刮匙将软疣小体刮除,以 2‰碘酊外涂创面。第 2 日开始,遵医嘱涂擦抗菌药物软膏每天 2 次,5～7 天,预防感染。告知患者及家属皮损部位不用包扎,尽量避免摩擦及刺激伤口,禁止淋浴及搓澡。

(2)皮疹发生感染时,可给予抗菌药物(如呋喃西林软膏等)外用,待炎症消退后再刮除。避免抓挠,因抓破皮疹可导致感染或接种正常皮肤出现新的软疣。

2.病情观察

(1)观察儿童皮损发生的部位,好发于手背、四肢、躯干及面部,也可发生于外阴部。

(2)观察成人皮损发生的部位,经性接触传播,可见于生殖器、臀部、下腹部、耻骨部及大腿等,也可发生于躯干、四肢及面部。

(3)观察皮损的大小、形状、颜色、数量及有无破溃、感染,皮损典型表现为直径 3～5mm 大小的半球形丘疹,呈灰色或珍珠色,表面有蜡样光泽,中央有脐凹,内含乳白色干酪样物质即软疣小体。

(三)健康教育

(1)向患者或家属讲解疾病的病因、传染方式及预防的方法。

(2)为防止传染性软疣扩散,告知患者避免到公共游泳池游泳、使用公共洗浴设施、参加接触性体育活动等,直至皮疹完全消退。避免搔抓,防止病变自身接种传染。

(3)皮疹刮除后,贴身的内衣裤应开水煮沸,毛巾、拖鞋等个人洁具应专人专用,禁止共用搓澡巾,防止交叉感染。

(4)皮损愈合期间,每天遵医嘱用抗菌药物软膏涂 1～2 次,预防皮损感染。愈合后局部可出现色素沉着,逐渐吸收。

(5)创面 1 周内勿沾水,1 周后可淋浴,1 个月内禁搓澡、泡澡、蒸桑拿等,防止感染。

(6)指导患者加强锻炼,提高机体抵抗力。

(7)根据传染性软疣的疾病特点。治疗将进行多次,方可治愈。如发现有新生皮疹,应及时治疗。

(8)告知患者沾污的衣物要消毒处理,可开水煮沸或日晒 6 小时。

(9)幼儿园或集体生活勿共用衣物和浴巾,并注意消毒。

三、手足口病

手足口病是由多种肠道病毒引起的常见传染病,以婴幼儿发病为主,多发生于学龄前儿童,尤以 1～2 岁婴幼儿最多。大多数患者症状轻微,以发热和手、足、口腔等部位的皮疹或疱疹为主要特征。少数患者可并发无菌性脑膜炎、脑炎、急性弛缓性麻痹、肺水肿、循环障碍、呼吸道感染和心肌炎等,个别重症患儿病情进展快,易发生死亡,致死原因主要为脑干脑炎及神经源性肺水肿。少年儿童和成人感染后多不发病,但能够传播病毒;潜伏期一般 3～5 天,病程一般约 1 周,愈后极少复发。

(一)一般护理

(1)建立传染病登记卡,根据规定及时据实上报。

(2)安排病室时,同病种患者应安排同一病室,以免传染他人,实施接触性空气传播、飞沫传播的隔离。限制探视及陪护人员,陪护人员相对固定,禁止与其他患者相互接触。

(3)病室每天空气消毒 2 次,地面、家具、物品用含氯消毒液每天擦拭 2 次,衣物、毛巾、玩具、餐具等个人用品均应消毒处理。患儿呕吐物、排泄物等倾倒前用等量含氯消毒剂浸泡 30min 后弃去。床头配备快速消毒洗手液,陪护及家属接触患者前后均应洗手消毒。

(4)保持口腔清洁,餐前、餐后睡前漱口,每天 2 次口腔护理。

(5)对于低热及中等发热的患者不需要特殊处理(有高热惊厥史者除外),多饮水,注意保暖。对于高热患者,每天 4 次测量体温,给予物理降温或遵医嘱服用药物降温。高热持续患者,药物降温每天不超过 4 次。出现高热不退、肢体抖动或肌阵挛者,年龄在 3 岁以内,病程在 5 天以内,降温的同时,给予安定等镇静剂。大量出汗食欲不佳及呕吐时,及时补充液体,防止虚脱。

(6)饮食以清淡为主,宜选择温凉、无刺激、富含维生素、易消化、流食或半流食。多饮温开水,注意饮食卫生,避免饮生水及食用腐败、不洁食物。忌食辛辣腥发刺激性食物。口腔有糜烂者给予流质或半流质饮食。母乳喂养的患儿,母亲也应禁食辛辣刺激性食物,保持乳头部位的清洁卫生,每次哺乳前应用温水擦净乳头再行哺乳。

(二)专科护理

1.皮肤护理

(1)保持口腔、手足等部位皮肤、黏膜的清洁卫生。选择柔软、舒适、宽大的棉质衣服,经常更换,保持清洁干燥。剪短指甲,婴幼儿可戴手套,避免抓伤皮肤,预防感染。

(2)臀部皮疹者,保持臀部清洁、干燥,加强看护,防止搔抓,及时清理患儿的大小便,便后清洗臀部,防止疱疹破溃。

(3)手足及臀部疱疹溃疡者给予抗菌溶液湿敷或外用抗菌药物软膏。

(4)口腔黏膜疱疹溃疡者,餐前、餐后、睡前给予漱口液漱口,以减轻进食时口腔黏膜的疼痛,预防感染。每天 2 次生理盐水棉球口腔护理。对不会漱口的患儿,用棉棒蘸漱口液轻轻地擦拭口腔黏膜。遵医嘱使用西瓜霜等药物涂擦口腔患处,每天 2～3 次。

(5)口腔及咽部疱疹溃疡严重者可遵医嘱应用抗病毒、抗菌药物进行雾化吸入。

2.病情观察及护理

(1)普通病例观察:①观察体温变化,注意热型,有无低热、全身不适、腹痛等前驱症状,有无咳嗽、流涕和流口水等类似上呼吸道感染的症状,如体温≥38.5℃,按高热护理,遵医嘱使用物理降温或药物降温。②观察患者手足、口腔黏膜、齿龈、舌和腭部、臀部和身体其他部位有无疱疹、溃疡及皮疹消退情况;有无咽痛、疼痛性口腔炎、恶心、呕吐等。

(2)重症病例观察:①观察神经系统表现,患者的精神状态,有无脑膜炎、脑炎、脑脊髓炎症状,如嗜睡、易惊、头痛、呕吐,甚至昏迷,有无肢体抖动、肌阵挛、肢体瘫痪、共济失调眼球运动障碍等表现。②观察有无肺水肿、循环障碍、心肌炎等表现,如呼吸急促,呼吸困难,口唇发绀、咳嗽,咳白色、粉红色或血性泡沫样痰液。③观察循环系统表现,有无面色苍灰、皮肤花纹、四肢发凉,指(趾)发绀、出冷汗、毛细血管再充盈时间延长、心率增快或减慢、脉搏浅速或减弱甚至消失、血压升高或下降。

(3)密切观察周围人群,包括患者家属、医护人员有无感染症状。

3.用药指导

遵医嘱给予利巴韦林、阿昔洛韦等抗病毒治疗。利巴韦林常见不良反应有溶血、血红蛋白减少及贫血、乏力等。

(三)健康教育

(1)教会患者及家属皮肤护理及消毒方法。

(2)患病期间应隔离治疗,一般1～2周,不能外出,限制在室内活动,以免传染他人。

(3)养成良好的卫生习惯,进行分餐制,餐具应专人等用,不与他人共用生活用品,患者用过的毛巾、手绢、牙杯、玩具、食具、奶具以及床上用品均应消毒处理,接触患者和被患者污染的衣服、用物、分泌物、排泄物的前后均应及时洗手,保持皮肤清洁,选择纯棉、宽松衣物,勤换洗。

(4)保持环境卫生清洁,空气新鲜,经常开窗通风。

(5)避免与患者或有可疑症状者接触,不要随意使用别人的餐具或其他生活用品,尽量少去人口密集的公共场所,教导小儿勿随意将手放入口中。

四、风疹

风疹又称德国麻疹,是一种由副病毒引起的急性呼吸道发疹性传染病。以红色斑丘疹,枕后、颈、耳后淋巴结肿大,伴低热等轻微全身症状为特征。在大城市春季流行,多见于儿童及青年,潜伏期14～21天,平均18天,潜伏期有传染性,出疹后传染性迅速下降。

(一)一般护理

(1)建立传染病登记卡,根据规定及时据实上报。确诊后应实施空气传播的隔离,戴口罩,防止传染他人。

(2)安排病室时,同病种患者可安排同一病室,避免接触孕妇及未行免疫接种的儿童、青少年,防止传染。

(3)病室每天空气消毒2次,呼吸道分泌物、排泄物等应按消毒隔离原则处理。

(4)给予富含营养的高蛋白和维生素的流质或半流质饮食为宜,多饮水。切忌盲目忌口,造成营养不良和维生素缺乏,导致机体抵抗力下降,疾病康复减慢,甚至加重病情,引发并发症发生。

(5)监测生命体征,密切观察体温变化。高热者,应多饮水,每天测量4次体温,实施物理降温或药物降温,注意保暖。

(二)专科护理

1.病情观察与护理

(1)观察有无发热、咳嗽、流涕、腹泻、呕吐、头痛、咽痛等情况发生,应嘱患者注意休息,多饮水,饮食应清淡、易消化,如体温≥38.5℃,按高热护理,遵医嘱给予物理降温或药物降温。

(2)观察有无枕后、颈、耳后淋巴结肿大、触痛的情况。

(3)观察皮肤黏膜出疹及消退情况,一般发热1～2天后出现淡红色大小不一的丘疹、斑丘疹或斑疹,部分融合成片,先见于面部,第 2 日扩展至躯干和四肢,而面部皮疹消退,第 3 日躯干皮疹消退;第 4 日四肢皮疹消退。皮疹消退后不留痕迹。部分患者皮疹可持续数周或没有皮疹。

(4)注意风疹并发症的观察及护理。①风疹综合征:孕妇在妊娠 4 个月内患风疹,可发生流产、死产、早产或畸胎,加强对孕妇及育龄妇女的观察。②关节炎:成人及较大的儿童应注意有无关节肿痛情况,出现关节肿痛应注意卧床休息和保暖,减少活动,疼痛严重者遵医嘱给予止痛剂。③观察有无并发中耳炎、支气管炎、心肌炎、脑炎、紫癜的发生。

2.用药护理

根据患者病情遵医嘱给予退热药、止咳药等对症处理,同时观察疗效、药物作用及不良反应。

(三)健康教育

(1)本病传染期短,自皮疹出现后须隔离 5 天,必须外出时,应戴口罩,防止传染。

(2)对已确诊风疹的早期孕妇,应终止妊娠。

(3)儿童、青少年及易感育龄妇女可接种风疹减毒活疫苗。

第二节 细菌性皮肤病

细菌性皮肤病主要是由化脓性球菌感染或杆菌感染引起的。化脓性球菌感染引起的皮肤病有脓疱疮、毛囊炎、疖、痈、丹毒等;杆菌感染引起的皮肤病有麻风病、皮肤结核病、类丹毒等。细菌性皮肤病可以通过接触方式传播,感染后的症状与细菌数量、毒力、机体免疫功能有关。

本节介绍常见的细菌性皮肤病:丹毒、脓疱疮、麻风病的护理。

一、丹毒

丹毒是皮肤或皮下组织内淋巴管及其周围软组织的急性炎症,成人好发于下肢和面部,婴儿好发于腹部。其临床表现为起病急,局部出现界限清楚、水肿性红斑,颜色鲜红,并稍隆起,压之褪色,皮肤表面紧张炽热,迅速向四周蔓延,有烧灼样痛,伴高热、畏寒及头痛等前驱症状。鼻部炎症、抠鼻、掏耳、足癣等因素是丹毒的常见诱因,若细菌潜伏于淋巴管内,当机体抵抗力低下时,易反复发作,为复发性丹毒。

(一)一般护理

(1)患者应安排单间,限制探视及陪住人员,并限制患者间的相互接触,避免传染,实施接触性隔离。

(2)保持室内空气新鲜,按时通风,每天空气消毒 2 次。墙面、地面及用物等均应使用含氯消毒剂每天擦拭 1 次,床单位及被服保持整洁,用物专人专用。医护人员勤洗手。正确处理器械和敷料等,严格落实消毒隔离措施。

(3)选择营养丰富、清淡易消化的高热量饮食为主,包括糖类、优质蛋白、各种维生素等,多饮水,每天 2000mL,忌食辛辣腥发刺激性食物,戒烟、戒酒。

(4)给予适当卧位,抬高患处,避免局部压迫受累。小腿部丹毒应抬高患肢,肿胀明显时抬高患肢 30～45cm;颜面部丹毒患者应取半卧位,患处朝上;急性期应卧床休息,满足生活所需,协助患者床上活动,促进血液循环。

(5)积极治疗全身疾病,如糖尿病、结核、慢性肾炎、营养不良、血液病等;查找病因并治疗耳、鼻、足部的感染灶。

(6)保持良好的情绪,充足的睡眠,大便通畅,有助于疾病恢复。

(7)每天测量生命征,暂且观察体温变化。

(二)专科护理

1.皮损护理

(1)每天检查患者皮损情况,保持皮肤黏膜的完整及清洁,用无菌生理盐水清洁皮损,每天 2 次。

(2)局部肿胀、疼痛者,可用 0.1% 依沙吖啶溶液、50% 硫酸镁溶液冷湿敷;也可使用冰袋冷敷,适用于炎症早期;或行微波热疗,适用于中、后期。

(3)水疱形成时,按"疱液抽取法"处理,严格执行无菌操作。

(4)皮下脓肿形成时,应切开引流,及时换药,并遵医嘱外用抗菌药物软膏,如 0.5% 新霉素软膏、达维邦或莫匹罗星软膏等。

2.病情观察及护理

(1)密切观察患者体温变化,有无畏寒、头痛、恶心、呕吐等前驱症状,高热患者应对症治疗。

(2)观察皮损发生的部位、面积大小、深度、颜色、皮肤温度、有无水疱、脓疱及疱液的性质,有无自觉症状,如瘙痒、疼痛等。典型皮损表现为水肿性红斑,界限清楚,表面紧张发亮,迅速向四周扩大,在红斑基础上可发生水疱、大疱或脓疱,病情多在 4～5 天达高峰,消退后局部可留有轻度色素沉着及脱屑。

(3)观察皮损发展情况。①坏疽型丹毒:皮损炎症深达皮下组织并引起皮肤坏疽。②游走型丹毒:皮损一边消退,一边发展扩大呈岛屿状蔓延。③复发型丹毒:皮损于某处多次反复发作。

(4)观察患者有无全身中毒症状,有无局部淋巴结肿大、皮下脓肿、皮肤坏疽等伴随症状,观察局部有无红肿、疼痛情况。

(5)了解化验结果,如白细胞总数、中性粒细胞数等,观察尿的颜色、性状、量,有无肾炎、败血症等并发症。

(6)婴儿应加强观察,避免发生高热惊厥。

(7)下肢慢性反复发作性丹毒应注意观察有无继发象皮肿。

3.用药护理

(1)遵医嘱用药,不能擅自增、减、改、停药。

(2)全身治疗首选青霉素,使用前首先要详细询问患者过敏史,做青霉素过敏试验,有过敏史者及药物过敏试验阳性者禁用,同时备好抢救设备、用物及药品。青霉素液须用现配,要注意药物间的配伍禁忌,青霉素有增强抗凝药药效的作用。注意观察用药反应,大剂量青霉素治疗者要注意有无神经症状、出血、溶血、水及电解质平衡紊乱、酸碱平衡紊乱及肝肾功能异常等。

(3)如青霉素过敏者可用红霉素,注意观察胃肠道反应,有无恶心、呕吐、腹部不适,告知患者饭后 30 分钟服用此药。输液时应加强观察,避免药液渗出,大剂量长时间给药时,应注意观察患者的听力、肝、肾功能情况,有无心律失常、口腔、阴道念珠菌感染等。

(4)应用磺胺类药物时,应注意观察肝、肾功能及血液系统情况,有无中枢系统症状等。

(5)复发性丹毒应以间歇小剂量抗菌药物长时间维持治疗。

4.疼痛护理

(1)协助患者取舒适体位,提供舒适、整洁的床单,安静、通风、温湿度及采光适宜的环境。

(2)进行护理操作前,向患者耐心、细致地做好解释,促使患者身心舒适,有利于减轻疼痛。

(3)缓解或解除疼痛的方法:抬高患肢,减少下床活动;炎症早期,可局部使用冷敷法缓解疼痛,必要时遵医嘱使用药物止痛。

(4)做好患者的心理疏导,讲解疾病的特点、病程及预后,减轻患者的心理负担。

(5)教会患者分散注意力的疗法,如读书、看报、听音乐、与人聊天等,缓解疼痛。

5.心理护理

了解患者日常的生活习惯,观察患者言行,倾听患者主诉,评估患者心理,满足患者生活需要,呼叫器置患者床旁,多巡视,合理安排锻炼及社交活动,营造良好的住院环境,增加患者的舒适度,使患者信任医护人员,积极配合治疗,早日康复。

(三)健康教育

(1)指导患者养成良好的卫生习惯,保持皮肤清洁,避免搔抓。面部丹毒应避免和纠正挖鼻、掏耳习惯,根治足癣有利于预防下肢丹毒。

(2)指导患者养成规律的生活习惯,注意休息,避免过度劳累。

(3)按时、按疗程用药,避免自行减量、停药,病情复发应及时就医。

(4)避免丹毒的诱发因素,如有鼻孔、外耳道、耳垂下方、肛门、阴茎损伤、趾间裂隙或外伤等应积极处理并保持患处清洁。

(5)指导患者保持全身皮肤清洁,有静脉曲张者,穿医用弹力袜,糖尿病患者应每天检查双足,避免足部外伤、烫伤及冻伤等。

二、脓疱疮

脓疱疮,俗称"黄水疮",是一种化脓球菌传染性皮肤病。特征为发生丘疹、水疱或脓疱,易破溃而结成脓痂,接触传染,蔓延迅速,夏秋季儿童(2~7 岁)多见,易流行。本病分为两型:大疱型脓疱疮和非大疱型脓疱疮,后者也称接触性脓疱疮,传染性强于前者。

(一)一般护理

(1)患者应安排单间,限制探视及陪住人员,实施接触性隔离,避免传染他人。

(2)病室安静、温湿度适宜,每天定时通风,空气消毒 2 次。墙面、地面及用物等均应使用含氯消毒剂擦拭,每天 2 次,床单及被服保持整洁,用物专人专用,定时消毒更换。医护人员勤洗手,正确处理器械和敷料等,严格落实消毒隔离措施。

(3)保持床单整洁,床单平整、清洁、干燥、无杂屑;保护皮肤清洁、完整,避免搔抓,协助患儿剪短指甲,必要时戴手套;选择宽松、棉质衣物。

(4)每天测量生命体征,密切观察体温、呼吸变化。

(5)选择营养丰富、清淡易消化的高热量饮食,包括糖类、优质蛋白、各种维生素等,同时加强水分和电解质的补充。避免食用辛辣腥发刺激性食物。

(6)母乳喂养时,母亲应忌食辛辣腥发刺激性食物,将奶挤出后用奶瓶喂哺患儿,防止乳母被传染。

(二)专科护理

1.皮损护理

(1)疱液澄清、疱壁未破时可每天涂擦炉甘石洗剂5～6次。

(2)脓疱处理按"疱病清创法"清除脓液、痂皮等分泌物,外涂抗菌药物。

疱病清创法操作步骤:

a.核对:携用物至患者床旁,核对患者、床号、姓名、医嘱执行单。

要点与说明:①严格执行查对制度。②确认患者,双相核对,至少2种方式:住院患者核对姓名、床头卡、腕带;门诊患者核对姓名、性别、年龄。

b.体位:铺一次性治疗单,协助患者取合理体位,暴露皮损部位。

要点与说明:①注意保暖。②需要时用屏风或围帘遮挡,保护患者隐私

c.二次核对。

d.消毒局部皮肤:打开无菌换药包,用无菌持物钳夹取所需物品于弯盘内,戴手套,置弯盘于患者旁,用0.5％碘附棉球消毒局部皮肤。

e.清创:用镊子夹去3％过氧化氢棉球清除皮损处的脓液,分泌物等,再用无菌生理盐水棉球擦净皮损部位。

要点与说明:①如患者面色苍白、出冷汗等,应立即停止操作,通知医生。②不可强行撕脱痂皮,用剪刀剪除痂皮。③清创顺序与:自上而下,由内向外

f.需要时根据医嘱湿敷药物。

g.操作完毕:根据病情采用局部暴露,无菌油纱覆盖或外贴磺胺嘧啶银敷料,胶布固定,撤下一次性治疗单,脱手套。

要点与说明:①较密集的皮损清创后可覆盖于肢体同形状的油纱衣物,如油纱背心、短裤,外用弹力网眼桶状绷带固定。②观察局部皮损情况

h.再次核对。

i.操作后处理:①协助患者整理衣着。②清理用物。③洗手。④记录并签全名。

要点与说明:①严格按消毒隔离原则处理用物。②记录时间、药物及局部皮损情况

(3)脓疱结痂时应用1:5000高锰酸钾溶液清洁创面,0.1％依沙吖啶溶液湿敷,外涂抗菌药物如0.5％新霉素软膏,浸软痂皮后再剪除痂皮,不要强行剥离。

(4)创面渗出较多时,使用糊剂外涂。

(5)注意局部清洁,保护创面,避免搔抓或摩擦,避免患儿哭闹,防止患儿剧烈运动,以免扩散。

(6)加强患儿眼、口、鼻的护理,及时清理分泌物。

2.病情观察

(1)观察皮疹发生的部位、大小、类型、颜色、有无水疱、脓疱及疱液的性质、侵犯面积、有无渗出、糜烂、尼氏征阳性(尼氏征又称棘层细胞松懈现象检查法,有四种阳性表现:①手指推压水疱一侧,水疱沿推压方向移动。②手指轻压水疱顶,疱液向四周移动。③稍用力在外观正常皮肤上推擦,表皮即剥离。④牵扯破损的水疱壁时,可见水疱周边的外观正常皮肤一同剥离),有无新生皮疹、抓痕伴痒等情况。

接触性传染性脓疱疮,本病可发生于任何部位,以面部等暴露部位多见。皮损初起为红色斑点或小丘疹,迅速转变为脓疱,有明显的红晕、疱壁薄、易破溃、糜烂,脓液干燥后形成蜜黄色厚痂。

深脓疱疮,好发于小腿或臀部,皮损初起为脓疱,逐渐向皮肤深部发展,表面有坏死和蛎壳样黑色厚痂,红肿明显,去除痂后可见边缘陡峭的蝶状溃疡,自觉疼痛明显。

大疱性脓疱疮,好发于面部、躯干和四肢。皮损初起为米粒大小水疱或脓疱,迅速变为大疱,疱液先清澈后混浊,疱壁先紧张后松弛,直径1cm左右,疱内可见半月状积脓,红晕不明显,疱壁薄,易破溃形成糜烂结痂,痂壳脱落后留有暂时性色素沉着。

新生儿脓疱疮,发生于新生儿的大疱性脓疱疮,皮损为广泛分布的多发性大脓疱,尼氏征阳性,疱周有红晕,破溃后形成红色糜烂面。

葡萄球菌烫伤样皮肤综合征,多累及出生后3个月内的婴儿,起病前常伴有上呼吸道感染或咽、鼻、耳等处的化脓性感染,皮损常于口周和眼周开始,迅速波及躯干及四肢。特征性表现为在大片红斑基础上出现松弛性水疱,尼氏征阳性,皮肤大面积剥脱见潮红的糜烂面,似烫伤样外观,手足皮肤呈手套、袜套样剥脱,口周可见放射状裂纹,无口腔黏膜损害,皮损有明显疼痛和触痛。

(2)观察患者全身症状,有无咳嗽、咳痰、呼吸困难等肺炎表现;观察意识、精神状况,有无头痛、呕吐、精神萎靡等脑膜炎症状;有无咽痛前驱症状。有无全身中毒症状伴淋巴结炎,易并发败血症肾小球肾炎。

(3)密切监测生命体征,注意体温变化,如超过39℃时,遵医嘱应做血培养,以便及早发现脓毒血症,及时处理,观察尿的颜色、性状和量,以便于及早发现并处理急性肾小球肾炎症状。

3.用药护理

(1)遵医嘱用药,禁忌乱用药

(2)外用药涂擦前,要清洁皮损处的分泌物及残余药物。

(3)痂皮厚时,先涂擦硼酸软膏,再以消毒液状石蜡去除脓痂,最后涂擦抗菌药物,有利于药物吸收。

(4)皮损面积大或有全身症状者,可选用抗菌药物如红霉素、青霉素等,应注意有无过敏反应及其他药物不良反应发生,并根据药敏试验结果选用敏感性高的抗菌药物。

(三)健康教育

(1)幼儿园如有发病应及时隔离治疗,衣服、被褥、毛巾、用具、玩具、换药物品应严格消毒。

(2)告知患儿及家属不宜进入公共场所。

(3)告知患儿家属皮肤护理的方法及注意事项,如涂擦法、湿敷法。

(4)开展卫生宣教,注意个人卫生,保持皮肤清洁,及时治疗瘙痒性皮肤病,如痱子常是本病的前奏,防治痱子对预防本病很重要。

(5)出院后患儿家里所有的衣物均应消毒处理,可采用日晒、煮沸。

三、麻风

麻风是由麻风分枝杆菌引起的一种慢性传染病,主要侵犯人的皮肤、周围神经,如不及时治疗也可损害眼睛、肝、脾、睾丸及淋巴结等。早期就可因神经损害发生残疾和畸形,使其不同程度地丧失劳动和生活能力,麻风杆菌可自健康人破损的皮肤进入机体,这是传统认为麻风重要的传播方式,目前认为带菌者咳嗽或打喷嚏时的飞沫或悬滴经过健康人的上呼吸道黏膜进入人体。

(一)一般护理

(1)消毒与隔离。①实施接触传播和飞沫传播的隔离,建立麻风病房来切断传播途径,控制麻风传播。②焚烧污染的敷料,其他物品可通过煮沸、高压蒸汽、福尔马林熏蒸、紫外线照射等疗法进行消毒处理。③医护人员应加强个人防护,严格遵守操作规程,接触患者须戴口罩、帽子、手套,穿隔离服。

(2)给予高热量、高维生素、低脂和易消化的饮食,加强营养,有利于创面愈合,避免辛辣刺激性食物。

(3)密切观察体温、脉搏、呼吸、血压、皮损、疼痛、肢体活动等情况,发现异常,及时报告医生,配合处置。

(4)评估患者自理能力,加强生活护理,实施安全措施。

(5)患者住处要通风良好,环境清洁,及时消灭蚊虫,避免蚊虫叮咬。

(二)专科护理

1.皮损护理

(1)保护手足皮肤,日常给予温水浸泡,油脂涂擦,湿润和软化皮肤,防止皲裂、裂口。

(2)足底红肿压痛或溃疡者应避免行走,让患肢抬高,卧床休息。愈合后应穿足部防护鞋

(3)单纯性溃疡可用生理盐水,3%过氯化氢溶液清洗局部,消毒凡士林纱布保护创面,用无菌纱布包扎,每2～3天换1次药,若溃疡伴大量渗出时,应每天换药。

(4)感染性溃疡应用抗菌药物控制感染,局部用过氧化氢溶液浸泡后,清除分泌物及坏死组织,外用抗感染药物,无菌纱布包扎,每天换药1次。

(5)久治不愈或复发的顽固性溃疡,感染控制后用无菌方法进行扩创,也可根据病情给予手术治疗。

(6)有水疱时,按"疱液抽取法"处理。

(7)睾丸附睾炎的护理:卧床休息,用悬吊或男性保护隔离带托起阴囊,保持局部清洁、干燥,遵医嘱使用止痛剂或糖皮质激素。

2.睫状体炎的护理

(1)眼部受累可用1阿托品和泼尼松眼药水或抗菌眼药膏交替滴眼或涂眼,每天1～2次。

(2)局部热敷可促进血液循环,减轻疼痛,促进炎症吸收。

(3)倒睫患者勿用手和不洁毛巾等揉眼睛,轻者可为其拔出倒睫,重者需进行手术治疗。

(4)监测患者的眼压,以防发生糖皮质激素性青光眼。

3.观察与护理

(1)观察皮损的大小、数量、颜色、面积形状、累及范围及自觉症状。①定类麻风:早期表现轻微,常被忽视,典型皮损为单个或数个浅色斑或淡红色斑。光滑无浸润,呈圆形、椭圆形或不规则形,局部轻、中度感觉障碍,神经症状较轻,可有浅神经粗大。②结核样型麻风:皮损常局限,数目少,不对称累及面、肩、四肢、臀等少汗易受摩擦部位,典型皮损为较大的红色斑块,境界清楚或稍隆起,表面干燥粗糙,汗毛脱失,可覆盖鳞屑,可摸到粗硬的皮神经,可致神经功能障碍,伴有明显的感觉和出汗障碍、肌肉萎缩、运动障碍及畸形,一般不累及黏膜、眼和内脏器官。③瘤型麻风:早期皮损为浅色、浅黄色或淡红色斑,边界模糊、广泛对称分布于四肢两侧、面部和躯干等,浅感觉正常或稍迟钝,有蚁行感,鼻黏膜可见充血、肿胀或糜烂。中期皮损分布广泛、浸润明显,四肢呈套状麻木,眉、发脱落明显,周围神经普遍受累,可产生运动障碍和畸形,足底可见营养性溃疡,淋巴结、肝、脾肿大,睾丸也可受累。晚期皮损呈深在性、弥散性浸润,常伴暗红色结节,双唇肥厚,耳垂肿大,形如狮面,毛发脱落。④麻风反应:病程中突然原有皮损或神经炎加重,出现新的皮损和神经损害,并伴有畏寒、发热、乏力、全身不适、食欲减退等症状。神经肿痛的患肢应休息、保暖,必要时夹板固定。

(2)观察足部情况,有无足底红肿压痛或破溃发生。保持皮肤清洁,加强足部护理,根据脚形选择合适的胶鞋或布鞋,新鞋每天穿不超过 2～3 小时,避免远行,足底变形者要学会走鸭步,以避免足底滚动,用足底起落于地面。指导患者每晚用温水浸泡足部 30min,促进血液循环,再涂擦油膏保护皮肤。

(3)观察眼部情况,有无充血、流泪和分泌物增多、视力下降、睑裂闭合不全等情况。注意用眼卫生,避免强光刺激,劳动时戴防护镜,防止异物进入眼内。

(4)观察周围神经受损情况,浅感觉障碍的程度。①通常温觉障碍发生最早,痛觉次之,触觉最后丧失。②有无肌肉萎缩或瘫痪所致的运动障碍,容貌损毁。③有无营养障碍所致的皮肤干燥、萎缩、脱毛、手足骨质疏松或吸收,形成畸形。④有无手足发绀、温度降低、肿胀等循环障碍。⑤有无出汗障碍。⑥注意保暖,慎用取暖用品,防止烫伤,避免外伤,洗浴后给予涂擦保湿剂滋润皮肤,防止干燥。肌肉关节局部按摩,适当进行活动锻炼,以促进循环,防止萎缩。

4.用药的护理

本病以内用药物治疗为主,采用联合化疗和麻风反应的治疗。世界卫生组织推荐联合化疗(MDT)治疗麻风病。

(1)MDT 治疗方案及药物的不良反应观察及护理。

多菌型成人:利福平 600mg 每月 1 次,氨苯砜 100mg 每天 1 次,氯法齐明 300mg 每月 1 次或 50mg 每天 1 次,疗程 24 个月。

少菌型成人:利福平 600mg 每月 1 次,氨苯砜 100mg 每天 1 次,疗程 6 个月。①DDS(氨苯砜):极少数患者服药 1 个月左右可发生药疹。如呈麻疹样、猩红热样皮炎,严重时伴高热、蛋白尿。出现上述症状应立即通知医生,停用 DDS。鼓励患者多饮水,加强排泄,给予高蛋白、高热量、高维生素饮食。②RFP(利福平):患者服用本品 2～3 个月后,可出现一过性丙氨酸氨基转移酶升高,严重时出现黄疸,因此,使用 RFP 应定期做肝功能检查,明显异常者应停药。③B—663(氯法齐明)：服用后易引起皮肤干燥、红染，肤色可呈棕红至紫黑色和鱼鳞样改变，影响患者外貌；大剂量使用有消化道症状和腹痛。护士要做好解释工作，随着病情的好转，色素沉着会逐渐减轻，停药后半年左右即消退，不必过于忧虑，但应注意避光，外出时应着长袖衣裤，戴帽或打伞，每次沐浴后涂擦维生素 AD 油膏或润肤膏。

(2)麻风反应的治疗，首选糖皮质激素，长期使用糖皮质激素的患者，注意观察疗效和不良反应。

5.神经痛的护理

(1)理疗或冰袋冷敷可缓解神经疼痛。

(2)必要时遵医嘱给予镇痛剂，麻醉药不可滥用，疼痛剧烈时可给予吗啡或哌替啶制剂，应注意成瘾性。

(3)肢体发生急性神经炎时，应予吊带、石膏或支架固定，使之处于休息状态，疼痛减轻或消失后，应尽量主动或背被动进行功能锻炼，避免关节僵直或挛缩。

6.假肢的自我护理

(1)初用假肢时残端易起水疱，在接受腔内垫柔软的衬垫，减少摩擦，应坚持用假肢，使残端皮肤角化，增加耐磨力。

(2)教会患者每晚检查残端有无红肿、擦伤及水疱，清洗残端，涂擦油脂并按摩片刻，以保护皮肤。

(3)开始使用假肢时可借助拐杖，两腿原地交替承重进行基本步态的训练，直至能单足站立平衡为止。迈步训练，应先迈健肢，慢行。

7.心理护理

由于长期的社会偏见和恐惧，患者往往会讳疾忌医，甚至产生逆反心理和行为，护士应多与患者沟通、交谈，改变患者不正确的认知，不良的心理状态，调整患者情绪，调动主观能动性，树立战胜疾病的信心，以良好的心理接受治疗及护理。

(三)健康教育

(1)宣传麻风病的科学知识及其病情、诊断和处理，使患者对麻风病有正确的了解，早期发现、早期治疗，认识本病及其发生的反应是可防可治的。

(2)鼓励患者正确对待社会上客观存在的不同程度的偏见，做到自尊、自重、自强、自立，树立与疾病做斗争的信心

(3)向新患者说明暂时勿去、少去公共场所，外出戴口罩。

(4)遵守联合化疗的要求，按时、足量、规则服药，及时复诊。

(5)根据既往患病史、检查结果及过敏史进行相关知识宣教。

(6)注意手、足、眼的自我护理，加强麻木肢体的功能恢复锻炼。

(7)向患者说明治疗后，一旦出现任何问题或疑问，应及时到当地诊治机构检查或咨询。

第三节　真菌性皮肤病

　　真菌病是由真菌感染引起的疾病。真菌喜温暖潮湿,生长最适温度为 22～36℃,相对湿度 95％～100％,pH 为 5.0～6.5。真菌耐寒不耐热,在 100℃左右,大部分真菌死亡,但在低温条件下(－30℃)可长期存活,与疾病有关的真菌主要有皮肤癣菌、酵母菌和霉菌 3 种,它们在临床上引起两大类真菌性皮肤病,即浅部真菌病和深部真菌病。

　　本节介绍深部真菌病,浅部真菌病和黏膜念珠菌病的护理。

一、深部真菌性皮肤病

　　酵母菌和霉菌主要侵犯真皮、皮下组织及内脏器官引起深部真菌病,临床上通常按菌种命名,如孢子丝菌病、念珠菌病等。

(一)一般护理

　　(1)安排患者单独病室,实施接触性隔离,减少探视人员,避免交叉感染。医护人员进入病室及各项操作时,应戴帽子、口罩、手套,必要时穿隔离衣,做好防护。

　　(2)保持室内空气清新,温湿度适宜,定时通风换气,注意保暖。

　　(3)患者用物严格按照消毒隔离原则处理,每天 2 次用含氯消毒液擦拭物体表面和地面;空气消毒,每天 2 次。

　　(4)对于老年体弱、低蛋白血症、免疫功能低下和严重营养不良的患者,应加强保护措施,严格执行无菌操作原则。

　　(5)对于有严重基础疾病的患者,尤其对留置各种导管的患者,做真菌培养时,应同时做药敏试验,护理上应加强对导管的监测、预防感染。

　　(6)床单位整洁,及时更换病服,使用后按消毒隔离原则灭菌消毒。

　　(7)宜选择清淡饮食,加强营养,忌食辛辣、刺激性食物,戒烟、戒酒。

　　(8)每天监测生命体征,注意体温变化。

　　(9)注意个人卫生,保持皮肤清洁

(二)专科护理

1.躯干四肢的皮损护理

　　(1)严格按无菌操作原则进行皮损的清创与换药。

　　(2)取新鲜创面和坏死组织接壤处的组织送真菌培养并做病理检查。

　　(3)伤口创面局部用 2％过氧化氢棉球和 0.5％无菌聚维酮碘棉球擦洗。

　　(4)红外线照射,每次 30 分钟,每天 1 次。

　　(5)0.2％两性霉素 B 溶液湿敷 20 分钟后,以无菌干纱布包扎固定,每天 1 次。

2.口鼻黏膜的护理

　　(1)观察、评估患者的疼痛情况,使用小手电筒、棉签及压舌板检查,每天评估记录口鼻黏膜变化,包括破溃黏膜局部的动态变化以及渗出物的颜色和性状。

　　(2)口鼻黏膜溃疡、穿孔的护理。①指导患者少食多餐,给予半流食或软食,细嚼慢咽,防止食物从上颌穿孔处进入鼻腔,引起窒息。②指导患者餐后用 2.5%碳酸氢钠溶液漱口,建立口腔碱性环境。漱口时以含漱为主,切勿用力,防止漱口液由穿孔处反流入鼻腔引起误吸。

3.呼吸道的护理

(1)肺部真菌感染患者咳嗽、咳痰明显,甚至出现大咳血,要评估肺部感染程度,如痰液量、性状、颜色,咳血量并进行痰培养。

(2)密切观察患者呼吸模式,频率的变化及血氧饱和度、胸片的情况,听取患者的主诉。

(3)肺部真菌感染者,遵医嘱给予氧气吸入 3L/min,吸氧时在鼻周垫小棉块,使用双鼻导管吸氧;若患者鼻周破溃明显,宜使用面罩吸氧 6~8L/min。

(4)保持呼吸道通畅,每天遵医嘱用 0.9%氯化钠溶液 2mL＋复方异内托溴铵溶液2.5mL,每 12 小时雾化吸入治疗,雾化后拍背,协助患者进行痰液体位引流,帮助患者排痰。

4.输液管路的护理

(1)两性霉素 B 是治疗深部真菌毛霉病的最佳药物。长期使用易诱发静脉炎,需注意观察输液管路是否畅通。

(2)每次输液前要观察穿刺部位有无感染、红肿、渗液、疼痛,针头有无脱出。

(3)输液时严格无菌操作避免感染。

(4)指导患者保持输液穿刺处清洁干燥,不要擅自撕去贴膜。避免输液侧肢体剧烈活动或过度屈伸、持重。

5.病情观察

(1)密切监测生命体征及生化指标,高热者给予物理降温,必要时,遵医嘱使用退热药物。

(2)观察皮损有无感染、糜烂、渗出等,观察面部皮肤感染者有无容貌损毁现象发生。

(3)曲霉病应密切观察有无肺部受累,有无咳嗽、咳痰、咯血、气喘、呼吸困难等表现,有无皮肤损害,还应注意眼、耳、鼻、脑、消化系统、心血管系统、泌尿生殖系统有无感染,儿童应注意有无骨髓炎的症状。

(4)毛霉病应密切观察有无鼻部、脑部受累,表现为头痛、鼻部疼痛、充血、流血清样或黑褐色鼻涕、中枢神经系统症状等,累及肺部有咳嗽、胸痛、咯血等表现,累及胃肠道有腹痛、胃痛、胃溃疡、腹泻、血便、呕吐物为咖啡色等表现,观察皮肤有无新生皮疹,初期为痛性结节,逐渐扩大,以后中央溃疡、结焦痂和坏死等变化。

(5)孢子丝菌病应密切观察皮肤、骨、眼、肝、脾、肾、肺及脑部变化。

(6)着色芽生菌病观察皮损发生的部位,常见足、小腿和手臂。观察局部皮损痂下有无脓液溢出,肉芽之间有无脓栓,有无继发细菌感染或溃疡;有无疣状皮肤结核样、梅毒树胶肿样、银屑病样、足菌肿或象皮肿样皮损;有无侵及黏膜、甲周、甲板等表现;有无周围淋巴管播散、卫星状皮损及泛发性皮损表现;关节部位皮损受累可造成关节强直畸形、肌肉萎缩、骨质疏松等继发损害,应注意观察。

6.两性霉素 B 用药护理

(1)药物的保存:要求低温 2~8℃储存,禁止冷冻。在保存和输注过程中保证处于避光状态并现用现配。

(2)药物的配制:50mg 瓶装两性霉素 B 用 10mL 无菌注射用水溶解后加入 5%葡萄糖

500mL 中输注。防止药物效价降低。不可与生理盐水或其他药物接触,此药分子量大,应使用单独的不带过滤网的避光输液管。

(3)药物的滴速:严格控制滴速,防止因药物输注过快而导致患者血压下降;一般初次使用时滴速为 6~8 滴/min,使用过程中严密观察血压变化,待患者静脉输注药液 1 周后如血压无明显变化。可适当增加速度,但一般不宜超过 15 滴/min。

(4)药物不良反应观察。①发热、寒战、低血压及心动过速是常见不良反应,通常在开始输药后 1~3 小时出现,护士遵医嘱在用药前 30min 应给予对乙酰氨基酚口服预防发热、寒战,鼓励患者适当增加饮水量。②恶心、呕吐、腹泻、食欲缺乏也较常见。严重不良反应有肾毒性、肝毒性、骨髓抑制等。③肾毒性较常见可出现蛋白尿和管型尿。在用药期间密切观察肾功能情况,准确记录出入液量,测量尿比重;定期对肝功能肾功能、血清电解质、血常规、凝血酶原反应时间等进行监测。④保护静脉血管:输注两性霉素 B 时一条静脉在输注 2 次后几乎无法使用,且第 2 次使用后渗漏率明显升高。尽可能从远端小血管逐级向,上使用,并尽量避免重复使用同一条静脉血管,避免药液渗出,如发生药液渗出应积极进行处理。必要时行深静脉置管。输液前后不可用生理盐水冲管,应用 5%葡萄糖溶液。

7.心理护理

深部真菌病病程较长、病情较重,指导患者耐心与积极的治疗特别对于依从性差、性格固执的患者,了解患者的心理状态,获得患者的信任,同时与患者家属沟通,取得家属的理解与支持。

(三)健康教育

(1)指导患者养成良好的生活习惯,劳逸结合,加强锻炼,增加机体抵抗力,避免外伤。

(2)积极寻找并去除诱因。

(3)严格遵医嘱长期用药,避免随意减量或停药。

(4)定期复查血常规、肝肾功能等,定期随诊。

(5)避免长期应用抗菌药物、糖皮质激素及免疫抑制剂等。

二、浅部真菌性皮肤病

浅部真菌病即皮肤癣菌病,只侵犯表皮的角质层、毛发和甲板,根据感染部位命名如头癣、体癣和股癣,手癣和足癣、甲癣等,按菌种命名如花斑癣等。

(一)一般护理

(1)实施接触性隔离。严格消毒公共用品及个人用物,不与他人共用毛巾、鞋、袜、盆、浴盆等。

(2)病室应定时开窗通风,保持温湿度适宜,避免潮湿。

(3)注意个人卫生,保持皮肤清洁,宜选择淋浴,患处最后清洁,可每天用碱性香皂和流水清洁皮损,保持皮肤干燥。衣物、鞋袜应勤换洗,个人衣物单独清洗、消毒。

(4)积极处理患癣宠物如猫、狗等。

(二)专科护理

1.皮损护理

(1)躯干、四肢外涂药膏时要戴一次性手套,涂擦方向呈包围状由外向内,螺旋状涂擦,涂擦面积要大于皮损,促进药物吸收,防止皮疹扩散。

(2)手、足癣患者外用药膏时,要用棉签涂擦,湿敷或浸泡时应将指(趾)间分开。

(3)头癣患者应剃光头发后再外涂药膏。

(4)甲癣患者先把指甲削薄,再外涂药物或用激光治疗。

(5)花斑癣患者鳞屑较厚时应先清除鳞屑再外涂药物,治疗后色素减退可遵医嘱紫外线照射治疗。

(6)皮疹发生感染时,先清除腐痂,再外用抗菌药,必要时进行红光、紫外线等照射治疗。

2.病情观察及护理

(1)花斑癣患者应观察有无皮损面积扩大,脓肿形成,有无累及泪囊引起阻塞性泪囊炎,治疗后注意色素减退斑消退情况。

(2)头癣患者应观察皮损的大小、颜色、面积,有无炎症、糜烂、渗出、脓疱、肿块及肿块性质,有无继发感染及脓肿形成,有无自觉瘙痒、疼痛及伴随周围淋巴结肿大,有无秃发和瘢痕形成。脓癣患者应注意有无淋巴结肿大、食欲缺乏、乏力、发热等表现,高热者实施物理降温并按高热护理。

(3)甲真菌病观察侵入的范围、甲板的性状、光泽度、光滑度、颜色,甲床有无粗糙角化、脱屑、增厚等。

(4)手足癣观察皮损的大小、颜色,有无感染、渗出、异味,有无红斑、丘疹,有无水疱、大疱及疱液的性质,有无皮损干燥、角质增厚、粗糙、脱屑、皲裂等,自觉症状有无瘙痒、疼痛。

(5)观察皮损有无蔓延扩大,如继发丹毒、蜂窝织炎、淋巴管炎、淋巴结炎、癣菌疹、象皮肿等。

3.用药护理

(1)严格遵医嘱使用药物治疗。

(2)激素药物不可长期使用,必须配合抗真菌药同步使用。

(3)用药期间不可自行停药,疗程一般为4周。对服药患者注意观察肝、肾功能是否有受损表现,定期复查。

(4)根据不同类型的浅部真菌病:掌握外用药物的剂型、用法、注意事项和治疗原则,在采用外用药治疗时细心观察病情变化,皮损有无减轻。外用药物时,应从外向内涂于皮损处,以控制皮损扩展,同时注意药物刺激与过敏反应。

4.心理护理

护理人员应多关心患者,通过良好的沟通使患者了解本病的病因、临床表现、治疗方法,树立战胜疾病的信心,并积极配合治疗。

(三)健康教育

(1)手癣和足癣患者应勤换鞋袜,平时最好穿吸汗的棉袜,勿穿不透气及过紧的鞋,特别是女性尽量不穿高跟鞋,鞋内要撒抗真菌散剂,毛巾和鞋袜等洗净后应置于通风处,日晒除菌。不到公共浴池泡澡,不与他人共用毛巾、鞋、袜、盆、浴缸等。患者要多洗手,不要随便用手去碰足癣部位,不随便用手搔抓,手癣患者避免接触肥皂、洗涤剂。另外,剪指(趾)甲时不能剪得太深。

(2)头癣患者剃除病变部位的头发,剃下的头发应焚烧,患者在治疗期间需戴帽子,用过的帽子、毛巾、枕套、梳子等应煮沸消毒,切断传染源,避免与患病的猫、狗等动物接触。

(3)体癣和股癣患者衣着宜宽松、透气,注意个人卫生,勤清洗,尤其在运动大量出汗之后。

(4)甲癣患者尽量不穿高跟鞋,不美甲,避免双手长期在水中浸泡。

(5)花斑癣患者应加强营养,保持皮肤清洁干燥,避免日晒,避免高温潮湿环境,避免剧烈运动,洗澡时水温不宜过高,禁止蒸桑拿,避免大量出汗,用过的内衣裤、被单、枕套等应煮沸消毒。

(6)预防:①切断传播途径,应采取适当的隔离措施。②消灭传染源,治愈现存的真菌患者及有病的家畜。③保护易感者,增加机体免疫力,平日做好个人卫生。

三、黏膜念珠菌病

黏膜念珠菌病是由念珠菌属,主要是白色念珠菌引起的黏膜部位的急性、亚急性、慢性炎症。白色念珠菌是人体正常菌群之一,一般不致病,当年老体弱、营养不良、患消耗性疾病、戴假牙方法不当、机体免疫力降低等情况时可导致感染。

(一)一般护理

(1)实施接触性隔离。严格消毒公共用品及个人用物,不与他人共用洁具、衣物。

(2)病室应定时开窗通风,温湿度适宜,避免潮湿,每天空气消毒2次。

(3)注意个人卫生,保持皮肤黏膜部位清洁、干燥。贴身衣物选择棉质、宽松、柔软为宜,勤换洗并在阳光通风处暴晒。

(4)保护口腔黏膜,宜选择软毛牙刷,每个月更换1次。

(5)选择清淡、营养丰富的饮食,避免辛辣刺激性食物,口腔黏膜病变者应选用温度适宜的软食、流食或半流食,避免冷热刺激。

(二)专科护理

1.皮损护理

(1)口腔黏膜护理:①可选用抗真菌的含漱液漱口(如肉桂煎剂、1%～4%碳酸氢钠液),使用时应尽量延长含漱时间,也可选用抗真菌的口含片或栓剂含于口腔,使之缓慢融化,与黏膜充分接触,达到治疗的目的。②如合并细菌感染,可选用1:5000氯己定溶液漱口或使用地塞米松注射液10mg、0.1%利多卡因注射液5mL、庆大霉素注射液16万单位加入0.9%氯化钠500mL配制的溶液与肉桂煎剂交替漱口,可起到抗细菌与抑制某些真菌的作用。③口唇及口角感染可外涂抗真菌霜剂。

(2)会阴护理:①治疗期间应避免性生活,必要时位夫妻同治。②保持外阴部清洁、干燥,应穿纯棉、宽松的内裤并勤换洗消毒,避免穿透气性差的紧身裤。③外阴部感染者可外涂咪唑类抗真菌制剂。④阴道感染者可应用抗真菌栓剂每晚1粒,塞入阴道深处。⑤龟头感染者用生理盐水局部冲洗,外用抗真菌药物,并发细菌感染破溃者可外用抗菌溶液湿敷后外用抗真菌药物,并保持局部通风、干燥,避免潮湿摩擦。

2.病情观察

(1)观察口腔情况:①有无鹅口疮发生,表现为灰白色假膜附着于口腔黏膜上,边缘清楚,周围有红润,严重者黏膜可溃疡坏死,自觉疼痛,吞咽困难,食欲缺乏等。②有无念珠菌生长的黑毛舌情况发生,表现为舌面光滑,中央线覆黑褐色厚苔,似绒毛状,表面干燥。③有无念珠菌性白斑,口腔黏膜白斑表现为微亮的乳白色斑片,边缘鲜明,一般无自觉症状。正中菱形舌炎表现为在舌背人字沟前方有菱形的、杏仁大小的光滑无乳头区,损害大小始终不变。④有念珠菌性白斑的患者应观察有无癌前病变的特征,如损害表面有红色增生区,又有白色增生区,应警惕。⑤有无念珠菌性舌炎,表现为舌面糜烂和浅表性溃疡,自觉疼痛。⑥有无念珠菌性口角炎,表现为单侧或双侧口角浸渍发白、糜烂结痂,病程久者皮损呈角化增生、皲裂,常因疼痛影响张口。⑦有无念珠菌性唇炎的发生,特点为病变只限于下唇,一种表现为下唇唇红的中央部位长期糜烂,色鲜红,四周过度角化,表面可有脱屑,称糜烂型。另一种表现为下唇弥散性肿胀,唇红及唇红与皮肤交界处有小颗粒,稍高出皮肤表面,称颗粒型。

(2)观察会阴情况:①女性为念珠菌性阴道炎,表现为阴道壁充血、水肿,阴道黏膜上有灰白色假膜,阴道分泌物浓稠,呈黄色或乳酪样,有时混有豆腐渣样小块,皮损可表现为红斑、轻度湿疹样反应、脓疱、糜烂和溃疡,自觉外阴部剧烈瘙痒。②男性为念珠菌性龟头炎,表现为龟头、冠状沟轻度潮红的斑片,表面干燥光滑或糜烂脓疱,严重者可发生鹅口疮样白斑,伴有明显的瘙痒,若累及尿道,可产生尿频、小便时刺痛等尿道炎症表现。

(三)健康教育

(1)遵医嘱用药,避免随意减量或停药。一般情况下症状缓解后,仍需用药1周,应在医生指导下停药或减量。

(2)注意口腔、会阴部位的清洁卫生,掌握正确戴假牙的方法。

(3)加强营养,增加机体抵抗力,去除诱因。

(4)避免长期应用抗菌药物、糖皮质激素及免疫抑制剂等。

(5)会阴部念珠菌病,应夫妻同时治疗,用药期间性生活时应使用避孕套,防止交叉感染。

(6)定期复查肝肾功能等,定期复诊或随诊。

第四节　动物性皮肤病

可引起人皮肤病的动物有多种,以节肢动物最常见。它们引起皮肤病的机制主要有:①机械性损伤,通过口器或尾钩等伤害皮肤,如蚊的针样口器通过刺进皮肤引起伤害。②由毒液直接引起,即毒液直接注入人体,引起局部红肿、剧痛,严重时,则出现全身症状。③虫体直接侵入人体引起。④由刺吸血液所造成。本节主要介绍疥疮、虫咬皮炎、水生动物皮炎。

一、疥疮

疥疮是由疥虫引起的接触传染性皮肤病,易发生在皮肤薄嫩部位,如手指缝、腕屈面、腰围、下腹部及两股内侧等处针头大丘疱疹、水疱、隧道,常伴奇痒为特征。疥虫离开皮肤后只能存活72小时,主要通过直接密切接触患者而传播。多雨潮湿的炎热夏季是疥疮的多发季节,易在家庭或集体中流行。

(一)一般护理

(1)患者应安排单间,实施接触性隔离;家庭和集体宿舍者应分居。

(2)病室每天用1000mg/L的含氯消毒液擦拭地面、桌面、门把手、物体表面等,室内空气消毒每天2次。床单、被褥等用品应单独清洗、消毒处理;所用衣服、物品、毛巾等均需煮沸消毒,不能煮沸的物品要在阳光下充分暴晒。

(3)接触患者的医务人员应穿长袖衣服,戴乳胶手套,并将袖口束于手套内,操作完毕应用硫黄皂清洗双手。

(4)饮食宜清淡,多食水果、蔬菜等富含维生素的食物。禁烟、酒、浓茶、咖啡,忌食辛辣刺激性食物。

(5)评估患者的睡眠情况,夜间瘙痒严重影响睡眠时,应遵医嘱给予对症止痒,必要时服用镇静药物,保证患者睡眠时间和睡眠质量,有利于疾病康复。

(6)疥疮患者出院后行终末消毒,房间要空置3天,通风换气,所有被服煮沸或暴晒消毒,地面、桌面及门把手等用2000mg/L含氯消毒液擦拭,必要时喷洒灭虫剂后密闭3日。

(二)专科护理

1.皮损护理

(1)保持皮肤清洁、干燥,防止感染,避免形成脓疥。

(2)治疗前先将脓痂清洗干净。

(3)外用药物,成人用的有10%～20%硫黄软膏、1%林丹等。婴幼儿、孕妇外用5%硫黄霜或5%硫黄软膏。

(4)擦药时应薄薄地涂抹于颈项以下的全身,先擦皮损部位、指(趾)甲、指(趾)缝、腕屈侧、肘窝、腋窝、女性乳房下部、下腹部、股内侧、外生殖器部位,再擦其他部位。

(5)擦药期间不洗澡,不换衣,使粘在衣服上的药也能杀死衣服上的疥虫。

(6)用药期间如洗手,在洗手后将药膏补充涂抹于被清洗处的皮肤,使药膏继续杀死皮肤上的疥虫。

(7)疥疮结节可遵医嘱口服氨苯砜,皮损内注射糖皮质激素或外用中—强效糖皮质激素,疥疮结节处液氮冷冻治疗。

(8)疗程结束后洗澡更衣,将换下的衣服、被褥、床单、枕套等煮沸30分钟消毒,不能煮沸的物品,可烫熨或两套被服轮流暴晒1～2天,也可将衣物放于塑料袋内,密闭放置1周后清洗。

2.护理

(1)可通过看电视、聊天、看书、看报、讲趣闻等分散注意力。

(2)嘱患者可通过轻轻拍打、按压、按摩以代替抓痒,缓解皮肤瘙痒,切勿将表皮抓破。局部剧痒易致失眠,可冷湿敷降低局部皮肤温度,起到镇静功效。

(3)瘙痒剧烈者可遵医嘱在首次外用灭疥药物后,局部外用中—效糖皮质激素,可减轻瘙痒,但不宜长期过量应用。

(4)遵医嘱使用抗组胺药物止痒。

3.护理

（1）硫黄软膏：成人用10％硫黄软膏，婴幼儿、孕妇用5％硫黄软膏，早晚各1次，连续3～4天，擦药期间不洗澡，最后一次涂药后24小时洗澡，消毒衣裤、被褥。其毒副作用小，缺点是有油腻感和硫黄气味。

（2）1％林丹：不宜在沐浴后使用林丹，如沐浴应待皮肤干燥身体毛孔恢复常态后再涂药，方法为自颈部以下涂擦全身，成人一次不超过30g，涂擦24小时彻底洗去，衣裤、被褥消毒处理。本药具有快速杀灭疥虫的作用，治疗1周后，如未治愈，方可再用药做第一次治疗。切勿连续多次使用，以防吸收中毒。若发生中毒（头痛、头晕、恶心、呕吐、四肢感觉障碍、失眠、噩梦、心律失常、肝肾功能损害等），需按有机氯农药中毒解救。治疗过程中，注意有无局部刺激及肝损害情况发生。4岁以下儿童、孕妇、癫痫或其他精神、神经疾患的患者禁用，哺乳期妇女停药4天后方可哺乳。

（3）5％三氯苯醚菊酯霜（扑灭司林）：可杀死疥螨，对人体毒性低，外用后8～10小时洗去。

（4）25％苯甲酸苄酯乳剂：杀虫力强，刺激性低，每天外用1～2次，共2～3天。

4.密切观察病情变化

（1）密切观察皮肤嫩薄部位的皮损，是否有丘疹、丘疱疹及隧道，观察皮损的大小、颜色，丘疹的大小一般约小米粒大，淡红色或正常肤色，可有炎性红晕，丘疱疹多见于指缝、腕部，约小米粒大；观察隧道的颜色、性质，隧道为灰白色或浅黑色浅纹，弯曲稍隆起，末端可有丘疹和小水疱。高度敏感者可出现皮损泛发，可有大疱。

（2）观察疥疮结节的部位、大小，通常在阴囊、阴茎、龟头处发生3～5mm的暗红色结节，是疥螨死后引起的异物反应。

（3）观察患者瘙痒发生及加剧的时间，一般夜间瘙痒剧烈。

（4）病程长者可有湿疹样或苔藓样变，易继发细菌感染，有脓疱疮、毛囊炎、疖、淋巴结炎等，甚至发展为肾炎。应注意检测尿常规的改变。

（5）观察用药后的反应，有无皮肤黏膜的刺激症状，如烧灼感及痒感。

（6）注意用药后效果观察，经治疗后需再观察1～2周（因疥虫卵需10天左右才能变成成虫），如无新生皮疹，方可认为痊愈。用药2周后发现新皮疹者，重复1个疗程。

（7）严密观察周围人群，包括密切接触患者家属、医护人员及家属、护理员及卫生员，重点注意皮肤薄嫩部位及指（趾）甲，发现感染者及时用药，婴幼儿、营养不良、免疫力低下、长期卧床患者要重点观察，以免造成疥疮院内暴发。

（三）健康教育

（1）向患者及家属讲解消毒隔离的重要性，因本病有较强的传染性，可通过握手，同睡床铺、共用生活用品而传播，故家中或集体中的疥疮患者应同时治疗。

（2）严格遵医嘱用药，宣教患者严格按时使用外用药、彻底消毒卧具及贴身衣物、及时治疗密切接触患者人群，是治疗本病的关键。

（3）搞好环境和个人卫生，勤洗澡更衣。经常洗晒被褥，不宜烫洗的衣物阳光下暴晒1～2日。

（4）疥疮患者患病期间应该自觉遵守公共场所的规定，不去公共泳池和浴池，以免传染他人。

(5)患病期间禁止性生活,以防传播。

(6)人与动物的疥虫可以互相传染,如家里有宠物发病,应及时隔离治疗。

(7)居住环境应通风透气,保持空气新鲜,如潮湿居所可置抽湿机,以助环境干燥。

二、虫咬皮炎

虫咬皮炎可由螨虫、蚊、臭虫、跳蚤、蜂等昆虫叮咬或毒汁刺激引起,特点是皮损处可见针尖大小咬痕,自觉瘙痒,严重程度与昆虫种类、数量和自身敏感性相关,本部分主要介绍蚊叮咬、蜂蜇伤、蚁蜇伤的护理。

(一)一般护理

(1)保持病室清洁、温湿度适宜,避免潮湿,每天空气消毒1~2次。

(2)注意个人卫生,保持皮肤清洁,衣服勤换洗避免搔抓局部皮肤,防止继发感染。

(3)饮食宜清淡为宜,可食新鲜蔬菜、水果,鼓励患者多饮糖水。忌食辛辣腥发刺激性食物,戒酒。

(4)积极查找原因,脱离虫咬环境,避免接触变应原。

(二)专科护理

1.皮肤护理

(1)大多数昆虫咬伤可引起轻度肿痛,用清水或肥皂水清洗伤门,纱布覆盖。

(2)局部瘙痒者,可涂擦止痒剂,如炉甘石洗剂,瘙痒明显或皮疹严重者可酌情使用抗组胺药。

(3)保持皮损处清洁,避免搔抓,以防细菌继发感染。如继发感染应早给予抗菌药物或外用具有消炎、止痒、收敛作用的中药煎液擦洗。

(4)结节性皮损可遵医嘱局部注射泼尼松龙或曲安西龙,每周1次,一般2~3次可愈。反应严重者给予抗组胺药或糖皮质激素,注意观察药物疗效及不良反应。

(5)红肿明显或有糜烂面,可用1%~2%明矾液或1:5000高锰酸钾溶液进行冷湿敷,若有脓疱或继发感染,遵医嘱抗菌治疗。

(6)蜇伤患者,检查患处发现有折断的毒刺,应用尖头镊子或尖针、刀片等从皮肤外的毒囊前顺势向后将毒刺挑出,用吸引器将毒汁吸出。

(7)蜂蜇伤局部可涂3%~10%氨水或5%~10%碳酸氢钠溶液,也可用醋酸铝溶液湿敷,每天2次,每次20分钟。肿胀明显可局部冷敷,减轻肿胀和痒感。疼痛剧烈时可于患处皮下注射1%盐酸依米丁溶液3mL或1%~2%普鲁卡因2~4mL,也可口服抗组胺药及止痛药。

(8)蚊虫叮咬局部肿胀瘙痒明显者,可局部放血、拔罐,以减少毒液吸收,加速毒液排除,减轻症状。

2.用药护理

应用抗组胺药、糖皮质激素、止痛药、抗菌药等,要观察药物的疗效及不良反应。

3.病情观察

(1)观察患者皮损发生的部位,皮疹的大小、颜色、数量、面积、皮疹的类型,有无红肿、渗出、结节、糜烂、感染、脓疱等。

(2)观察患者有无中毒、喉头水肿等过敏性休克等表现,密切观察患者生命体征、意识、尿量等病情变化,尤其注意呼吸、血压的变化,发现异常立即配合抢救。

(3)蚊叮咬皮肤后,因个体差异反应并不相同,有人皮肤出现红斑、丘疹或风团,皮损中心有时可见一针尖大小红色瘀点,有些皮疹周围可出现白晕。有人反应较重,被叮咬处可出现红肿性斑块或瘀斑。患者感觉瘙痒或轻度肿痛,2～3天皮疹可逐渐消退,全身症状一般不明显。婴幼儿被叮咬后可在包皮、手背、面部等暴露部位出现血管性水肿。

(4)蜂蜇伤皮肤后立即有灼痒和刺痛感,局部红肿,出现风团或水疱,被蜇伤处中央有一瘀点,如多处被蜇伤,可产生大面积显著的水肿、剧痛,眼周围被蜇伤可使眼睑高度水肿。口唇被蜇可出现明显的肿胀或伴发全身性风团。严重者除有局部症状外还可能出现不同程度的全身症状,如畏寒、发热、头晕、头痛、恶心、呕吐、心悸、烦躁或出现抽搐、肺水肿、虚脱、昏迷或休克等症状。常于数小时内死亡或经数日后死亡,有全身症状者要及早进行治疗。

(5)蚁蜇伤后表现刺痒和灼痛,局部出现红斑、丘疹或风团样丘疹,中心可见蜇咬痕迹或瘀点,有时形成水疱。火蚁和某些大黑蚁攻击性很强,受到惊扰后群起攻击,可引起皮肤大面积皮损,还会出现头晕、心慌等全身症状。

4.心理护理

患者担心病情发展及预后,护理人员要有高度的责任感和同情心,充分了解患者的心情,做到态度温和、体贴,言语礼貌、耐心,消除其恐惧感使其积极配合治疗及护理。

(三)健康教育

(1)改善居住环境卫生,吃剩的甜味食物勿乱丢弃,保持室内清洁,住处要通风透光,安装纱门、纱窗,熄灯睡觉,防止蚊虫飞入。

(2)搞好环境卫生,清除积水污水以消除蚊群的滋生场所。

(3)讲究个人卫生,衣服、被褥要勤洗、勤换、勤晒太阳。

(4)室内可喷洒杀虫剂,安装纱门纱窗,挂蚊帐等防蚊虫叮咬。

(5)户外活动着装以白色为主,尽量避免穿新鲜颜色服装,勿擦香水、发胶。皮肤上涂驱蚊药水、驱蚊油等防止蚊虫叮咬。野外工作者应穿长衣长裤,加强个人防护。

(6)不要和猫、犬等动物同室居住。不在草丛林间坐卧休息,不在地面上直接睡觉。

(7)去野外林区工作时或养蜂人在取蜜时要穿长袖衣衫,戴面罩及手套、披肩。以免蜂蜇伤。蜂在飞行时不要追捕,以免激怒而被蜇。

(8)教育儿童不要戏弄蜂巢,发现有蜂围绕时。切忌跑、动、打,应先静止不动再慢慢退回,等蜂飞走时赶快撤离。遇蜂群围攻时,保持冷静,慢慢移动,避免拍打或快速移动。如无法逃离,就地趴下用手抱头,加以保护。

(9)发现蜂巢要由专业人员彻底捣毁,以消灭黄蜂及幼虫,在捣毁蜂巢时要加强个人防护。

三、水生动物皮炎

本部分主要介绍水母皮炎、海胆刺伤及海胆肉芽肿、海水浴者皮疹的护理。

(一)一般护理

(1)水母蜇伤后要尽快去除粘在皮肤上的触手,防止未放射的刺胞进一步释放而加重病情。切勿用淡水冲洗,淡水可促使刺胞发射,可用毛巾、衣服、泥沙擦去黏附在皮肤上的触手或毒液,不可用手直接擦拭,可用海水冲洗。

（2）海胆刺伤后用手轻轻摘除残刺并仔细检查皮内有无残留的棘刺,必要时用手术疗法去除。

（3）加强监护、密切观察病情变化,分析现存和潜在的问题,及早处理并发症,出现中毒、过敏性休克等异常情况,要立即配合医生进行抢救。

（二）专科护理

1.皮肤护理

（1）水母皮炎,应用收敛剂,如明矾水冷敷,也可用1‰氨水或10％碳酸氢钠溶液冷敷,或外用炉甘石洗剂等消炎止痒,对皮损面积大、全身反应严重者(一般在蜇伤后2～4小时内达高峰),及时给予抗组胺药和糖皮质激素,同时静脉输液以加快毒素的排泄。疼痛明显可用盐酸依米替丁或0.1％利多卡因局部封闭,或在创面近心端皮下注射1‰盐酸依米丁3mL。

（2）海胆棘刺去除后应外用消炎、止痒、止痛药物,局部消毒＋防止继发感染。也可立即将患处浸于45℃的热水中,浸泡30～90分钟,直至疼痛缓解。手和足的深刺伤应实施清创术,并加用抗菌药物。出现中毒症状要及时进行抢救,迅速给予抗组胺药或糖皮质激素药物。有结节性肉芽肿损害者,可局部皮损内注射泼尼松龙,每周1～2次,也可应用复方倍他米松注射液皮损内注射,每月1次,结节可逐渐消退,必要时手术切除。

（3）海水浴者皮炎,该病有自限性,一般不会引起严重皮损。皮炎发生后局部可涂擦炉甘石洗剂或糖皮质激素乳剂,瘙痒剧烈者遵医嘱口服抗组胺药,继发感染时使用抗菌药物治疗。

2.病情观察

（1）密切观察患者生命体征、意识、尿量等病情变化。观察患者有无中毒、过敏性休克等表现,发现异常立即配合抢救。

（2）观察患者局部皮损情况,有无红斑、丘疹、水疱、出血、结节等症状。

（3）水母蜇伤后局部即感到刺痒、麻痛或烧灼感,可出现红斑、丘疹或荨麻疹样皮疹,呈点线状、条索状和地图状分布。重者可有出血性损害,并可于1～2天内形成水疱或大疱。但因剧痒,可影响睡眠,一般1～2周可痊愈。全身被蜇面积较大,可有倦怠、肌肉痛及不安等感觉,还可出现呼吸困难、胸闷、口渴、出冷汗等症状,对毒素敏感者,可于被刺后2小时左右即口吐白色或粉红色泡沫,并出现呼吸困难、肺水肿和血压下降,甚至死亡。

（4）海胆刺伤及海胆肉芽肿,刺伤后即引起局部剧痛、灼热感,常伴有出血。疼痛可持续数小时之久,刺伤局部出现不同程度的炎性肿胀,偶有水疱,1～2周后逐渐消退。刺伤2～12个月后于局部出现迟发性反应,表现为肉芽肿性结节性损害,单发或多发,一般以手部多见,无疼痛感,偶有压痛,数月后形成异物肉芽肿,若刺入关节可引起难治性滑膜炎。

（5）海水浴者皮疹多发生衣服的覆盖部位,男性在臀部、腰部,女性除上述部位外,在乳罩处或其下受压部位皮肤瘙痒,即出现水肿性红斑、丘疹或风团样的损害,2～3天后皮疹达高峰,严重者皮疹可泛发全身,出现头痛、畏寒、发热等全身症状,1～2周内皮疹可自行消退。

3.用药护理

应用抗组胺药、糖皮质激素、止痛药、抗菌药物等,要观察药物的疗效、作用及不良反应。

4.心理护理

患者担心病情发展及预后,护理人员要有高度的责任感和同情心,充分了解患者的心情,做到态度温和、体贴,言语礼貌、耐心,消除其恐惧感,使其积极配合治疗及护理。

(三)健康教育

(1)对在海上作业人员或养殖场工人要进行宣传教育,加强个人防护,绝不能用手直接抓取或捞取海产物。

(2)在海上遇到海蜇浮游水面切勿用手推移。

(3)赶海时海滩上不明种类的海生物不能随便捡拾或用手触摸。

(4)夏季海水浴者要选择洁净的海水区,或选择架设严密的网具以防水母进入的浴场,并备有一定的急救设施。

(5)避免在污染的海水中游泳,下水时间不宜过长,发现皮肤瘙痒或有皮疹时暂时停止下海。

(6)夏季海上游泳者应备明矾水,以备海蜇蜇伤外用。

第五节　红斑、鳞屑性皮肤病

红斑、鳞屑性皮肤病是一组病因不明,以红斑鳞屑或丘疹鳞屑为主要临床表现,尚可有水疱、脓疱等损害。本节介绍银屑病、红皮病、多形红斑和扁平苔藓的护理。

一、银屑病

银屑病,中医又名白疕病,俗称"牛皮癣",是一种常见的易于复发的慢性炎症性皮肤病。

其症状初为针头或绿豆大小红色丘疹,逐渐扩大,有的丘疹互相融合形成斑片。表面覆盖有多层银白色鳞屑。春冬季易发或加重,夏秋季多缓解。感冒、精神紧张、酗酒、食用海鲜及牛羊肉、外伤等可诱发本病。临床上有4种类型:寻常型、脓疱型、红皮病型和关节病型。寻常型银屑病最常见,病情较轻。本病呈慢性经过。治愈后容易复发。

寻常型、关节病型银屑病患者按一般皮肤病护理常规护理。脓疱型、红皮病型银屑病患者根据病情按危重皮肤病护理常规护理。

(一)一般护理

(1)银屑病患:者应避免与患有上呼吸道感染等有传染性疾病者同居一室,重症患者应实施保护性隔离,限制探视,避免感染或加重病情。

(2)病室空气新鲜流通,定期消毒,温湿度适宜,防止温度过高或湿度过低,加重皮损或瘙痒感觉。

(3)床铺保持平整、清洁、卫生,及时清扫皮屑,每天2次湿式清扫,鳞屑、痂皮多时,应随时清扫。

(4)鼓励患者进食高蛋白、高热量、高维生素、低脂肪饮食,如瘦肉、鸡蛋、豆制品及新鲜蔬菜、水果等,适当补充含钙食物,多饮水。忌食海鲜、辛辣刺激性食物,禁饮酒、浓茶、咖啡、吸烟。

(5)保持皮肤清洁、滋润,贴身衣物选择柔软棉质、宽松、浅色为宜,勤换洗。避免搔抓、摩擦皮损,防止感染。

(6)卧床患者,应加强巡视,满足患者的生活需要,帮助患者把常用物品(水杯、手纸等)、呼叫器放于伸手可及的位置,方便患者使用。

(7)密切观察病情变化,每天测量生命体征,尤其是体温变化,高热时,观察全身皮损情况,患者应卧床休息,禁用酒精擦浴,以免刺激皮肤加剧疼痛。可采用温水浴或冰袋物理降温,使用药物退热时,观察降温效果,大量出汗时及时擦干,更换潮湿的被服,注意保暖,避免着凉,补充充足的水分。

(8)医护人员做各项操作时应严格执行无菌原则,并注意保护皮肤,减少损伤。脓疱型、红皮病型或长期服用维 A 酸类药物的患者,静脉穿刺时,先用纱布包裹皮肤,再扎止血带,穿刺后用纱布包裹输液针柄再胶贴固定或使用透明敷贴固定,同时注意保护血管,尽量避开皮疹处。

(二)专科护理

1.皮损护理

(1)头部皮损较重的患者应将头发剪短便于药物治疗,待痂皮软化剥脱后可根据患者意愿剃除头发。

(2)每次擦药前先清除皮损处鳞屑、痂皮等,有条件者宜先用温水洗去皮损处沉积的药膏和鳞屑,软化皮肤,利于药物的吸收(急性期除外)。蛎壳样的痂皮剥脱避免用手撕扯,应用剪刀修平,擦药时皮损肥厚处多加按摩,以利于药物吸收。

(3)急性进行期,勿使用刺激性强的药物,以免皮损急剧加重、扩散形成红皮病,避免搔抓或机械性刺激以防止同形反应(即旧皮损无消退,新皮损不断出现,皮损浸润炎症明显,周围可有红晕,鳞屑较厚,针刺、搔抓、手术等损伤可导致受损部位出现典型的银屑病皮损,称为同形反应)注意防晒,外出可打伞或戴帽子。

(4)大面积使用较强的角质剥脱剂或有毒的药物时,应警惕药物中毒。例如,擦芥子气或蒽林软膏时,每次不宜超过全身面积的 1/3,可分区涂擦不同药物,破损处禁忌涂擦,防止药物增加吸收而引起中毒反应。

(5)关节病型银屑病患者应注意保暖,避免接触冷水。根据病情,每天进行关节功能锻炼,逐渐增加活动强度和时间。

(6)银屑病患者伴有皮肤干裂时外涂油剂或软膏。

(7)药浴时,水温控制在 36～38℃,治疗时间为 15～20min;女性经期、体弱及有严重心血管疾病不宜药浴;药浴过程中应加强巡视、观察患者,发现不良反应立即停止治疗;严格消毒浴盆,防止交叉感染。

(8)紫外线照射:临床上多用中波或长波紫外线进行局部或全身皮肤照射,是辅助治疗银屑病的常用物理疗法之一。全身照射时应注意保护眼睛和阴囊,可佩戴护目镜,阴囊部位给予遮挡等保护;治疗当日避免日晒,以免出现严重的红斑、水疱;口服光敏剂的患者注意胃肠道反应。

2.病情观察及护理

(1)观察皮损发生的部位、形态、大小、面积、颜色,有无伴随症状等。

寻常型银屑病,以四肢伸侧,特别是肘部、膝部和骶尾部最为常见,常呈对称性,初起皮损为红色匠疹或斑丘疹,逐渐扩展为境界清楚的红色斑块,呈多种形态,上覆厚层银白色鳞屑,刮除成层鳞屑,犹如轻刮蜡滴即蜡滴现象,刮去银白色鳞屑可见淡红色发光半透明薄膜即薄膜现象,剥去薄膜可见点状出血,后者为真皮乳头顶部迂曲扩张的毛细血管被刮破所致。蜡滴现象、薄膜现象与点状出血是银屑病的典型表现。

关节型银屑病除皮损外可出现关节病变,关节病变与皮损可同时或先后出现,任何关节均可受累,包括肘膝的大关节,指、趾小关节,脊椎及低髋关节。表现为关节肿胀和疼痛,活动受限,严重时出现关节畸形,类风湿因子常阴性。X线显示软骨消失、骨质疏松、关节腔狭窄伴不同程度的关节侵蚀和软组织肿胀。

红皮病型银屑病表现为全身性皮肤弥散性潮红、浸润肿胀并伴有大量糠状鳞屑,其间可有片状正常皮肤(皮岛),可伴有如发热、表浅淋巴结肿大等全身症状。病程较长,易复发。

脓疱型银屑病:①泛发性脓疱型银屑病,常急性发病,在寻常型银屑病皮损或无皮损的正常皮肤上迅速出现钍尖至粟粒大小、淡黄色或黄白色的无菌性小脓疱密集分布,可融合形成片状脓糊,皮损迅速发展至全身伴有肿胀、疼痛和全身症状,可出现寒战和高热,呈弛张热型。患者可有钩状舌,指(趾)甲可肥厚混浊。一般1~2周后脓疱干燥结痂,病情缓解,但可反复呈周期性发作。②局限性脓疱型银屑病,皮损局限于手掌及足趾,对称分布,掌部好发于大小鱼际,扩展至掌心、手掌和手指,跖部好发于跖中部及内侧。皮损为发生在红斑基础上的小脓包,1~2周后脓疱破裂、结痂、脱屑,新脓疱又可在鳞屑下出现,时轻时重,经久不愈。甲常受累,可出现点状凹陷、横沟、甲混浊、甲剥离及甲下积脓。

(2)治疗期间应观察有无新生皮疹或脓疱,关节活动情况擦药时,应注意皮损的变化,如发现皮损面积扩大或加重时应停止擦药,同时报告医生。

(3)伴有大量脱屑的患者应注意观察其营养状况,有无低蛋白血症的出现,注意各项化验指标,如血清蛋白量等注意蛋白质的补充,选用优质蛋白如牛奶、鸡蛋、豆浆、猪瘦肉等,宜少食多餐。

(4)红皮病型银屑病、脓疱型银屑病的急性进展期时,应密切观察患者生命体征的变化,高热者按高热患者护理,可采用温水浴或冰袋物理降温。禁用酒精擦浴。

3.瘙痒的护理

避免用热水烫洗,切勿搔抓皮肤,防止继发感染,瘙痒明显时,可局部涂擦止痒药膏或用手轻轻按压、拍打皮肤,以减轻痒感。转移患者的注意力,如读书、听音乐、散步等。

4.关节的护理

(1)关节疼痛与肿胀:急性活动期应卧床休息,保持关节的功能体位,合理应用非药物止痛措施,如松弛术、皮肤刺激疗法(热敷、加压、震动),根据病情使用蜡疗、水疗、磁疗、超短波、红外线等物理疗法缓解疼痛。

(2)关节僵硬:鼓励患者早晨起床后行温水浴,或用热水浸泡僵硬的关节,而后活动关节,睡眠时可戴弹力手套保暖,减轻晨僵程度,根据患者的病情指导患者进行循序渐进的活动,避免发生关节强直。还可以按摩肌肉,防治肌肉痉挛。

(3)活动受限:护士应指导患者锻炼,使用适当的方法减轻关节的疼痛,再慢慢增进关节活动度,然后再做肌力训练,最后再加强耐力训练。训练患者做日常活动,包括饮食、更衣、洗漱等基本动作技巧,肢体锻炼如摸高、伸腰、踢腿及其他全身性伸展运动,配合理疗、按摩,增加局部血液循环,松弛肌肉,活络关节,活动量应控制在患者能耐受程度,若活动后疼痛持续数小时,说明活动过量,应调整活动量,在症状基本控制后,鼓励患者及早下床活动,必要时提供辅助工具(如滑轮、弹簧、沙袋等)。

5.用药护理

(1)外用药的选用,应从低浓度向高浓度逐渐过渡急性期禁用刺激性强的外用药物。如必须使用时,用药前应小片皮肤试用。确认无刺激症状后方可使用。

(2)焦油类药物外用可抑制银屑病皮损,有异味并污染衣着,使用时应做好防护;主要不良反应有原发性刺激、毛囊炎、焦油痤疮及变应性反应等。

(3)蒽林软膏适用于静止或慢性银屑病斑,不可用于新出皮疹及炎症显著区,而部及糜烂区慎用,因其有肾毒性及刺激性,涂药时应从低浓度开始,并观察肾脏功能,擦药时避免入眼以防引起结膜炎。告知患者蒽林可使编织衣物永久着色,涂擦药膏时应做好防护;还可使头发和皮肤暂时着色。

(4)卡泊三醇软膏具有很强的抑制表皮细胞增生并诱导其分化的能力,不宜用于面部。告知患者卡泊三醇水外涂头部时,需用毛巾等遮挡发际,以免流淌至面部、耳部。如有过敏者立即停药。

(5)他克莫司软膏可使用药处皮损红斑和浸润减轻,皮肤厚度减少,但部分患者使用后有强烈的皮肤烧灼和瘙痒感,数日后症状通常会减轻或消失,但有些患者会有持续灼热感,应注意观察。

(6)维A酸类药物主要毒副作用为致畸,告知育龄女患者用药期间及停药后的2～3年内要持续采取避孕措施。服药期间有唇、眼、鼻黏膜干燥,皮肤弥散性脱屑及毛发脱落,告知患者可在唇、鼻黏膜及脱屑皮肤处涂擦滋润膏剂。长期服用还可出现血脂升高、肝脏损害等,告知患者服药期间定期随诊、化验检测。

(7)甲砜霉素的副作用主要是骨髓抑制,食欲缺乏、恶心、呕吐、腹痛、腹泻等胃肠道症状。

(8)免疫抑制剂可引起口腔及胃肠道黏膜损害,骨髓抑制,肝、肾功能损害。用药过程中应遵医嘱定期检查血、尿常规及肝、肾功能。鼓励患者多饮水,以减少肾毒性,加速药物排泄输液过程中加强巡视,防止药液外渗。

(9)外用糖皮质激素应严格掌握用药指征,长期或大面积使用糖皮质激素时不可突然停药。以免引起反跳脱象用药过程中观察其对皮肤的不良反应,如延缓伤口愈合、膨胀纹、毛细血管扩张、细菌感染、糠秕孢子菌毛囊炎、激素性痤疮、激素性红斑、紫癜、多毛症等,发现异常后及时通知医生,给予对症治疗。

6.心理护理

患者常因疾病的迁延不愈、病情反复、加重产生悲观、焦虑、抑郁、情绪不稳定、易激惹,严重者厌世、轻生,对生活失去信心等不良情绪反应。良好的心理、稳定的情绪是治疗疾病的根本,所以护理人员要多与患者交流、沟通,了解患者的想法、顾虑。做好心理疏导,亦可采用非药物疗法,如音乐疗法、放松疗法、运动出汗、行为疗法(生物反馈)等,使患者放松心情,增加自信心,积极配合治疗。

(三)健康教育

(1)向患者讲解疾病的诱因、治疗方法、日常护理的知识,强调休息、治疗及锻炼的重要性。

(2)指导患者保持居室空气清新,适当锻炼身体,增强体质,预防感冒。

(3)指导患者规律生活,保持乐观情绪,不过度劳累,不上火、不熬夜。

(4)指导患者养成良好的生活习惯,保证睡眠时间和质量,合理饮食,忌食鱼虾类、牛羊肉等食物,戒烟、酒。

(5)掌握皮肤护理的方法,注意个人卫生,勤洗澡、修剪指甲。

(6)正确使用内服药、外用药,强调遵医嘱用药的重要性,坚持长期、规范用药,定期门诊随访,避免盲目用药而加重病情。

(7)避免各种诱发因素,如感冒、精神紧张、感染、寒冷、潮湿、过劳、外伤等诱因。

(8)关节型银屑病患者,加强预防跌倒的保护措施,家庭有防滑、防绊、防碰撞措施。多步行、游泳等,应避免剧烈、有危险的运动,要循序渐进,持之以恒。

二、红皮病

红皮病又称剥脱性皮炎,是一种严重的皮肤疾病。急性期全身皮肤呈弥散性潮红、肿胀、渗液,亚急性和慢性期皮肤浸润肥厚大量脱屑,引起本病的主要原因有银屑病、药物过敏、皮炎、湿疹、恶性肿瘤、毛发红糠疹、落叶性天疱疮、泛发型扁平苔藓、全身性皮肤癣病、挪威疥、真性红细胞增多症等,此外,尚有部分患者原因不明。

(一)一般护理

(1)积极查找并治疗原发病。

(2)避免与患有上呼吸道感染等有传染性疾病者同居一室,重症患者应实施保护性隔离,限制探视,避免感染或加重病情。

(3)室内空气新鲜、流通、定期消毒、温湿度适宜。

(4)根据原发疾病选择合适的饮食。鼓励患者进食高蛋白、高维生素易消化饮食如瘦肉、鸡蛋、豆制品及新鲜蔬菜、水果,适当补充含钙食物,注意补充水和电解质。忌食海鲜、辛辣刺激性食物,禁饮酒、浓茶、咖啡、吸烟。

(5)保持皮肤清洁、滋润,床铺平整、干燥,及时清扫皮屑;贴身衣物选择柔软棉质、宽松、浅色为宜,勤换洗。

(6)每天测量生命体征,尤其是体温变化,密切观察皮损变化。高热时,嘱患者多卧床休息,采用温水浴或冰袋物理降温,禁用酒精擦浴;使用药物退热时,观察降温效果,大量出汗时及时擦干,更换潮湿的病服,注意保暖,避免着凉,补充足的水分。

(7)医护人员做各项操作时应严格执行无菌原则,并注意保护皮肤,减少损伤。皮损严重者,静脉穿刺时,先用纱布包裹皮肤,再扎止血带,穿刺后用纱布包裹输液针柄再胶贴固定或使用透明敷贴固定,同时注意保护血管,尽量避开皮疹处。

(二)专科护理

1.皮损护理

(1)急性期皮损鲜红、肿胀、菲薄,给予植物油(如甘草油、紫草油)、硅油、氧化锌油剂、糖皮质激素软膏外涂,以保持皮损的滋润。

(2)继发感染时,加用莫匹罗星、红霉素软膏、呋喃西林膏、氧氟沙星凝胶等抗菌药物。肿胀明显或有渗出时,可用0.1%依沙吖啶溶液或中药连柏煎剂湿敷。

(3)亚急性及恢复期针对瘙痒剧烈,大量脱屑予以矿泉浴、淀粉浴及米糠浴等,再给予外涂药膏,以避免皮肤干燥,保持皮肤滋润。

(4)伴有大片状脱屑,应用无菌剪刀将已脱落的大片皮屑剪除,严禁用手撕脱表皮。

2.病情观察及护理

(1)皮损观察:①急性红皮病,发病急骤,皮损初为泛发的细小密集斑片、斑丘疹,呈猩红热样或麻疹样,迅速融合成全身弥散性潮红、水肿,以面部、肢端显著,伴大量脱屑,呈大片或细糠状,掌跖可呈手套或袜套样脱屑,手足四肢关节面出现皲裂,甚至出现脱发,口腔、外阴及褶皱部位常受累,出现糜烂、渗出,伴有剧烈瘙痒,经过1~2个月后皮肤逐渐恢复正常,留有色素沉着。也可伴高热、全身乏力、肝脾淋巴结肿大等全身症状。②慢性红皮病,表现为慢性弥散性浸润性潮红、肿胀,上覆糠状鳞屑。患者可有畏寒、低热和高热交替,还易继发感染及消化道功能障碍、心血管病变、内分泌失调等。

(2)注意体温的变化,有无发热或低体温现象,高热者按高热护理或遵医嘱应用退热药,儿童忌用阿司匹林。低体温者应注意保暖,多饮温热水,避免寒冷刺激。

(3)观察有无黏膜损害,注意眼、口腔、外阴、尿道口及肛门周围等处有无肿胀、充血、糜烂,保持黏膜部位的清洁卫生。①眼部护理,每天用生理盐水棉球清洁眼周皮肤,外涂红霉素眼膏;眼睑不能闭合者,应用生理盐水湿纱布覆盖双眼,定时取下,每天数次滴眼药水;注意用眼卫生,及时用无菌棉签擦净分泌物,避免用脏手或不洁毛巾接触眼睛。②口腔护理,每餐后漱口,注意饮食卫生,温度适宜,避免冷、热刺激。③会阴护理,每天用温水清洁会阴;便后应清洗并使用湿巾轻轻拭干,穿纯棉、宽松的内裤;发生充血糜烂时可用抗菌溶液湿敷,避免摩擦刺激,必要时给予支被架撑起盖被,局部暴露,注意保护隐私。

(4)观察有无淋巴结、肝、脾肿大,贫血;注意有无咳嗽、咳痰等肺炎表现。

(5)注意心率、脉律的变化,有无心力衰竭症状。

(6)注意营养状况,有无低蛋白血症、负氮平衡等,应加强营养,给予高蛋白易消化的饮食,必要时给予静脉补充蛋白。

(7)观察有无代谢紊乱引起的头晕、乏力,加强看护,预防跌倒。

3.用药护理

(1)因药物过敏引起发病者要停用一切可疑药物。

(2)避免使用刺激性强的药物(如卡泊三醇、维A酸类等外用),以防加重病情。

(3)阿维A酯:主要毒副作用为致畸,告知育龄妇女用药期间及停药后的2~3年内要持续采取避孕措施。服药期间有唇、眼、鼻黏膜干燥。皮肤弥散性脱屑及毛发脱落,可在唇、鼻黏膜及脱屑皮肤处涂擦滋润膏剂。长期服用还可出现血脂升高、肝脏损害等,嘱患者服药期间定期随诊,监测血脂、肝功、肾功、血细胞等指标。

(4)使用退热药时,如大量出汗,应及时补充水及电解质,注意观察、记录用药后体温变化。

4.心理护理

(1)根据患者的心理特点,做好针对性护理。向患者耐心解释发病的原因及不良的心态对疾病的影响,给予劝导、安慰、鼓励,使其安心治疗,树立战胜疾病的信心。

(2)建立良好的护患关系,言语亲切,多沟通交流,针对患者不同心理进行不同的教育与指导,使患者对教育内容能够理解、接受及依从。

(3)规劝家属要理解、关心、同情患者,避免在患者面前讲刺激性话语,增加患者及家属对医务人员的信任,积极协助患者配合治疗。

(三)健康教育

(1)向患者讲解疾病的病因、发展、转归及预后等知识。

(2)指导患者规律生活,劳逸结合,适当锻炼,增强抵抗力。

(3)指导患者调整心态,树立信心,保持乐观情绪。

(4)指导患者合理饮食,戒(限)烟酒。

(5)注意个人卫生,保持皮肤清洁、滋润。

(6)进行护理方法指导,正确使用内服、外用药,强调遵医嘱用药的重要性,坚持长期用药,定期门诊随访。

(7)洗浴时避免使用过热的水、碱性皂类,浴后涂擦润肤霜。

(8)避免各种诱发因素,如精神紧张,酗酒,食鱼虾类、羊肉等食物以及外伤等。

三、多形红斑

多形红斑为急性炎症性皮肤病,有自限性,皮疹多形,有红斑、丘疹、风团、水疱等,特征性皮疹为靶形损害即虹膜状皮疹,有不同程度黏膜损害,少数有内脏损害。根据病变的范围和症状轻重程度,临床上分为 3 型:红斑丘疹型、局限性水疱型和重症型。本病春秋季节好发,男性略多于女性,以 10～30 岁发病率最高,20%为青少年。病因尚不完全明确,已知的原因有病毒或细菌的感染,某些药物的应用(如磺胺类、巴比妥类、水杨酸盐类、苯妥英钠、疫苗、血清制品等),某些系统性疾患(如红斑狼疮、皮肌炎、结节性动脉周围炎、霍奇金病、恶性淋巴瘤、骨髓瘤等)均可引起本病。

(一)一般护理

(1)病室安静、整洁、温湿度适宜,室内空气新鲜,每天空气消毒 1～2 次。重症患者置于单人病房,实施保护性隔离,严格限制探视时间及探视人数。

(2)鼓励患者多饮水,尽快排除致敏药物,皮损面积大,渗出多者应鼓励患者多食高热量、高蛋白、高维生素、多汁易消化的食物,禁食辛辣腥发刺激性食物。口腔有糜烂、溃疡造成进食困难者,可遵医嘱先给予静脉胃肠外营养,然后再逐渐进食流食、半流食,并可适当加入治疗性膳食。

(3)监测生命体征,高热期间密切观察体温变化,避免使用药物降温,以冰袋物理降温为宜,同时观察、记录降温效果。发热出汗较多时,应及时擦干汗液,更换潮湿的病服,注意保暖,防止受凉。

(4)与患者共同查找变应原,去除可疑病因,停用可疑致敏药物,注意药物间有无交叉过敏,变应原一经确定应明确标识并详细告知患者及家属,避免再次接触变应原。

(二)专科护理

1.皮损护理

(1)保持皮肤黏膜的完整,保持全身干燥、清洁。

(2)眼、口腔、外阴的护理。①口腔护理:给予漱口液(地塞米松注射液 10mg、0.1%利多卡因注射液 5mL、庆大霉素注射液 16 万单位加入 0.9%氯化钠 500mL),可减轻进食时口腔黏膜的疼痛,加速黏膜的恢复,抑制细菌生长。预防念珠菌生长,采用 1%~4%碳酸氢钠液与上述漱口液每 2 小时交替漱口。每天 2 次给予生理盐水棉球口腔护理,唇部的结痂清除后外涂红霉素软膏。②眼睛护理:眼睛黏膜的损伤表示本病损害较重,眼睑水肿给予冰生理盐水纱布冷敷,每天 3 次,每次 5 分钟,以减轻眼睑水肿,重症多形红斑型药疹患者眼睛常因假膜形成,不及时处理或因局部炎症剧烈而导致眼球粘连及穹隆部变浅,应每隔 1 小时分开上下眼睑,用 1%丁卡因表面麻醉后,给予生理盐水冲洗结膜,用棉签轻轻卷起假膜祛除,注意不可用力,也不可强行祛除未完全脱落的假膜,每次冲洗时,提起眼睑数次,防止眼球与结膜粘连。③外阴护理:外阴黏膜受损时,应及时清除脱落的皮损,每天用 1:5000 高锰酸钾溶液坐浴 30 分钟,用生理盐水棉球行外阴护理 2 次,每次便后用温开水清洗,使用无菌纱布或柔软的手纸拭干,不可反复擦拭,局部采用暴露疗法,保持清洁、干燥,注意保护个人隐私。

(3)只有红斑、丘疹而无水疱渗出者,可用炉甘石洗剂或糖皮质激素霜剂。

(4)水疱和大疱者按"疱液抽取法"处理。

(5)有糜烂渗出伴感染者应先清创,再用 0.1%依沙吖啶溶液、3%硼酸溶液或黄檗、地榆煎液(黄檗、地榆各 30g,水 2000mL)湿敷。

2.用药护理

(1)抗组胺药如氯雷他啶、西替利嗪、马来酸氯苯那敏等,服用这类药物可导致头晕、嗜睡、乏力、注意力不集中,还可出现黏膜干燥、瞳孔散大等不良反应,服用这类药不应从事驾驶及高空危险作业,另外,个别药过量使用有严重的心脏毒性作用。

(2)维生素 C 及钙质有参与机体代谢、抗感染、抗过敏及镇静止痒的作用,静脉注射钙剂时勿漏出血管外,以免引起组织坏死,注射速度应缓慢,注意观察脉搏。避免发生心搏过强、心律失常或心搏停止于收缩期。

(3)大剂量使用糖皮质激素时应密切观察不良反应。

(4)抗菌药物应根据病情严格按医嘱使用,应用青霉素和头孢菌素类的患者注意询问过敏史并按要求做过敏试验,观察有无过敏现象;氨基糖苷类如链霉素、庆大霉素等对肾脏、听神经有不同程度的毒性作用,应多饮水,观察听力有无改变;大环内酯类如红霉素、罗红霉素、阿奇霉素等有胃肠刺激性,宜饭后服用;喹诺酮类如氧氟沙星,治疗中如出现皮疹、瘙痒应立即停药并报告医生,对用药时间长者应定期检查血常规及肝肾功能。

3.病情观察及护理

(1)观察有无畏寒、发热、头痛、关节及肌肉酸痛等前驱症状。

(2)观察皮损的形态,有无红斑、丘疹、斑丘疹、水疱、大疱、紫癜和风团等;观察有无新生疹,皮损有无破溃糜烂及渗出,观察有无黏膜损害如口腔、鼻、咽、眼、尿道、肛门、呼吸道等。①红斑—丘疹型,多发于面颈部和四肢远端伸侧皮肤,口腔、眼等黏膜较少发生,典型表现为暗红色斑或风团样皮损,中央为青紫色或为紫癜,严重时出现水疱,形如同心圆状靶形皮损或虹膜样皮损,融合形成回状或地图状。自觉瘙痒或轻度疼痛、烧灼感,可留有暂时性色素沉着。②水疱—大疱型,常伴有全身症状,除四肢远端外,可向心性扩散至全身,口、鼻、眼、外生殖器黏膜可发生糜烂,渗出较严重,常发生浆液性水疱、大疱或血疱,周围有暗红色晕。③重症型,又称 Slevens—Johnson 综合征,发病急,全身症状严重,皮损为水肿性鲜红色或暗红色虹膜样红斑或瘀斑,相互融合,泛发全身,其上有水疱,大疱和血疱,尼氏征阳性,累及口鼻、眼、外阴、肛门黏膜,出现红肿、糜烂、溃疡,累及呼吸道、消化道黏膜可导致支气管肺炎、消化道出血等,可并发坏死性胰腺炎、肝肾功能损害,也可继发感染引起败血症,如不及时抢救,可危及生命。

4.疼痛护理

急性期应卧床休息,协助患者取舒适体位,合理应用非药物止痛措施,如松弛术、皮肤刺激疗法(冷敷、热敷、加压、震动),根据病情使用蜡疗、水疗、磁疗、超短波、红外线等物弹疗法缓解疼痛,疼痛明显者遵医嘱使用止痛药物并观察疗效。

5.瘙痒护理

避免用热水烫洗,切勿搔抓皮肤,防止继发感染,瘙痒明显时,可局部涂擦止痒药膏或用手轻轻按压、拍打皮肤,以减轻痒感。转移患者的注意力,如读书、听音乐、散步等。

6.心理护理

(1)针对患者心理状态、情绪不同,采取个性化疏导、安慰、暗示等手段,进行心理护理。

(2)患者卧床期间可听音乐、广播等,也可让家属为其读报,增加感官刺激,还可增加患者与家属沟通和交流的机会。

(三)健康教育

(1)向患者介绍疾病的病因、治疗方法、预防、日常护理的知识。

(2)按时门诊复查,如有病情变化随时就诊。

(3)保持心情舒畅,避免情绪刺激。

(4)按要求进行饮食调护。

(5)保持全身皮肤清洁,宜用温水洗澡,勤换内衣内裤。

(6)牢记变应原,避免再次使用致敏药物。

四、扁平苔藓

扁平苔藓(LP)是一种发生于皮肤、毛囊、黏膜和指(趾)甲的特发性炎症性皮肤病,典型皮损为多角形紫红色扁平丘疹,好发于四肢屈侧,黏膜常受累,病程慢性。病因尚不清楚,有自身免疫、遗传、病毒感染、精神因素、药物等可能与本病的发生及加重有关,部分患者可合并自身免疫性疾病(如白癜风、桥本氏甲状腺炎、结缔组织病及恶性肿瘤等)。本病临床上可分为多种亚型,如急性泛发性扁平苔藓、慢性局限性扁平苔藓、色素型扁平苔藓、肥厚型扁平苔藓及大疱型扁平苔藓等。

(一)一般护理

(1)室内空气清新、温湿度适宜,冬季避免空气干燥,湿度保持在 50%～60% 为宜。

(2)保持皮肤清洁、滋润,避免搔抓及烫洗等刺激。

(3)详细了解发病前的用药史,应停用可能诱发本病的药物。

（4）口腔扁平苔藓患者，牙填充材料等要去除。

（5）饮食宜清淡，限制烟、酒及刺激性食物。对于口腔糜烂、进食困难者应给予半流食或流质饮食，食物温度不可过热，以免引起口腔黏膜充血。

（6）光线性扁平苔藓患者应尽量避光或用遮光剂。

（二）专科护理

1.皮损护理

（1）发生于四肢屈侧者，保持皮肤清洁、滋润，避免搔抓，引起感染。可外涂糖皮质激素软膏、0.1％维A酸软膏等，皮损密集成片或融合成斑块，可应用局部封闭治疗。有皮损感染者，给予抗菌溶液湿敷，对症治疗。

（2）累及口腔颊黏膜，可见糜烂型口腔损害，保持口腔清洁，进食后用清水漱口，对于口腔卫生较差者，进行全口洁治，去除牙石及附着的斑菌。选用0.1％利多卡因或0.1mg/mL地塞米松溶液在餐后及睡前漱口以缓解症状，加强口腔护理，每天2次；亦可选用雾化吸入，药物成分为200mL生理盐水＋10mg地塞米松注射液＋16万单位庆大霉素＋5mL0.1％利多卡因注射液，取7～10mL放入雾化吸入面罩进行吸入，每次15～20min，每天1次，连续7～10天；还可使用曲安奈德注射液20mg/mL＋2％利多卡因2mL混合，在病损区基底部注射0.5～1mL进行局部封闭治疗，治疗期间常规给予2％碳酸氢钠漱口，每天2～3次，每周封闭1次，4周为1个疗程，同时辅以抗真菌药物治疗。

（3）累及头皮者可造成永久性脱发，外用2％～5％米诺地尔溶液外擦，每天1～2次，保持头皮清洁，每周清洗2次为宜。

（4）累及指（趾）甲者可见甲板增厚或变薄，出现纵沟、甲翼状赘肉，进而萎缩引起脱甲，可外用0.05％维A酸软膏局部封包。每晚1次，连用1～2个月，保持指甲清洁，及时修剪，不可修剪过短，以免损伤甲床及周围皮肤。

2.病情观察

观察皮损发生的部位、形态、大小，自觉症状。

（1）四肢屈侧皮损典型表现为高起的紫红色扁平丘疹、粟粒至绿豆大小或更大，多角或圆形，界限清楚，表面有蜡样薄膜，可见白色光泽小点或细浅的白色网状条纹，密集融合成片或斑块，急性期可出现同行反应，常伴瘙痒。

（2）累及口腔颊黏膜，出现白色网状条纹，融合增大及出现糜烂。

（3）头皮损害可造成永久性脱发。

（4）累及甲部，可出现甲板增厚或变薄，出现纵嵴、纵沟或甲翼状胬肉，还可引起脱甲。

3.瘙痒护理

避免用热水烫洗，切勿搔抓皮肤，防止继发感染。瘙痒明显时，可局部涂擦止痒药膏或用手轻轻按压、拍打皮肤，以减轻痒感。转移患者的注意力，如读书、听音乐、散步等。严重瘙痒患者，可用抗组胺药。

4.用药护理

肥厚型或皮损泛发可口服糖皮质激素（泼尼松）或维A酸类药物（如阿维A），亦可应用氯喹羟氯喹或氨苯砜，也可酌情选用免疫抑制剂、免疫调节剂、生物制剂等。若使用甲硝唑或灰黄霉素时,须注意监测其不良反应。

5.物理治疗

可采用 PUVA 治疗或窄谱 UVB 治疗,液氮冷冻可用于口腔扁平苔藓的患者,损害常在 3 周内痊愈。激光治疗用于肥厚型斑块及疣状增生型扁平苔藓,红斑鳞屑型损害。可用氩离子激光器照射治疗。

6.心理护理

护理人员应主动与患者及家属沟通,给予关心、理解、支持,向患者说明坚持配合治疗,本病是可以治愈的,消除其不良情绪。

(三)健康教育

(1)向患者讲解疾病的相关知识,包括病因、治疗方法等。

(2)定期门诊复查,坚持巩固治疗。

(3)消除或减轻精神紧张等因素,给予正确的心理疏导,稳定患者情绪,树立其战胜疾病的信心,提高生活质量。

第六节　瘙痒性皮肤病

具有瘙痒的皮肤病种类甚多,诱发瘙痒的原因分内因和外因,有关内因包括许多自身性疾病,在外因中除了常见的导致皮肤病因素外,气候变化、洗浴不当、衣物、饮食刺激、蚊虫叮咬等同样是重要的因素。此类疾病共同的特点是剧烈的瘙痒及皮肤的慢性损害。本节主要介绍瘙痒症和痒疹。

一、瘙痒症

瘙痒症是一种仅有皮肤瘙痒而无原发性皮损的皮肤病。本病病因较复杂。全身性瘙痒症的最常见病因是皮肤干燥,其他如神经精神因素、系统性疾病(如尿毒症、甲状腺功能亢进或减退、糖尿病、白血病等)、妊娠、药物、气候改变、工作和居住环境、生活习惯、贴身穿着的衣物等均可引起全身性瘙痒。某些原发性疾病可引起局限性瘙痒症,如外阴瘙痒症、肛周瘙痒症。

妊娠性瘙痒症是一种发生于妊娠妇女的瘙痒症,常发生于妊娠末期,也有早期发生,瘙痒为弥散性,偶可较为严重,部分患者伴有黄疸,多数患者分娩后,瘙痒和黄疸可自行缓解或痊愈。本病一般不引起孕妇死亡,但可导致早产、胎儿窘迫,甚至死胎。实验室检查可见碱性磷酸酶、血清胆红素升高,转氨酶正常。

(一)一般护理

(1)病室内温湿度适宜,室温维持在 20℃左右,湿度保持在 $50\%\sim60\%$,人体感觉舒适的环境,夏季开空调的时间不宜过长,冬季避免空气干燥,可适当使用加湿器。

(2)饮食宜清淡,以高热量、高蛋白、高维生素、易消化饮食,建议进食滋阴润燥的食物,如银耳、蜂蜜、百合、芝麻、山药、莲子、香蕉、牛奶、豆浆等。避免辛辣腥膻等易过敏及刺激性食物,戒烟、戒酒,勿饮浓茶、咖啡。

(3)床单干燥、柔软、平整、无皱褶,每天湿式清扫,随时清扫床上的痂皮、鳞屑等,减少刺激。

(4)保持皮肤清洁、滋润。选择宽松、柔软、棉质衣裤,减少衣物的摩擦刺激,剪短及磨圆指甲,防止抓破皮肤。

(5)保持良好的情绪,突然的情绪变化可使瘙痒加重,保证充足的睡眠、二便通畅。

(二)专科护理

1.皮损的护理

(1)皮疹泛发全身者应该以保湿、滋润、止痒为主,使用刺激性小的制剂。可选用低 pH 的清洁剂,可给予中药药浴治疗;润滑剂、如维生素 E 乳霜、硅油乳膏、鱼肝油等;止痒剂可选用炉甘石洗剂,含薄荷、樟脑的酒精制剂,也可外用免疫抑制剂,如吡美莫司、他克莫司或短期外用糖皮质激素以缓解症状。

(2)皮肤苔藓样变,可使用糖皮质激素乳剂、焦油类涂擦、封包。

(3)增厚的丘疹、结节,可用 5%～10%黑豆馏油局部封包或 2%盐酸普鲁卡因皮损内注射,此外还可给予液氮冷冻治疗。

(4)物理治疗:光疗(UVA、UVB 和 PUVA)对部分瘙痒症有效,皮肤干燥者可配合熏蒸,此外淀粉浴、矿泉浴均有一定疗效。

3.瘙痒的护理

此类疾病主要以瘙痒的护理为主。

(1)减轻瘙痒感觉的护理:①洗澡不宜过勤,每周 1～2 次,水温不宜过高,37～38℃之间即可,尤其是老年人及皮肤干燥者,洗浴后应及时涂擦护肤品。禁止用肥皂、盐水、偏酸、偏碱的溶液搓洗皮肤,因用此类溶液洗后可使皮肤更干燥,损伤皮肤,从而使瘙痒加重。②应穿着柔软棉质衣服,贴身内衣不宜太紧,保持清洁。防止蚊虫叮咬,避免阳光直接暴晒皮肤,外出时穿长衣长裤,戴太阳帽或打遮阳伞。保持床单、被服清洁平整。③避免接触易致敏的物质,对已明确是何种物质引起的过敏,则应更加注意。④保持良好的情绪,突然的情绪变化可使瘙痒加重。

(2)皮肤瘙痒时的护理:①遵医嘱给予炉甘石溶液涂擦患处,或者少量糖皮质激素软膏外涂。②患者感觉瘙痒难忍时,告知其可用手掌拍打、按压,避免搔抓。③转移患者的注意力,如提供有兴趣的书报、听音乐、看电视,或者与亲友聊天等。④遵医嘱给予抗组胺、糖皮质激素药物口服,注意用药后的效果观察。⑤夜间瘙痒感觉更甚于白天,因此,口服药在睡前 1 小时服用,睡前不做剧烈运动,不看刺激性的电视及书籍等,保持情绪稳定。⑥有条件者睡前可行糠浴或淀粉浴,减轻瘙痒,促进睡眠,睡眠时可戴手套,以防止抓破皮肤。

3.病情观察

(1)观察瘙痒的部位、程度、发生时间。

(2)情绪波动、温度变化、衣服摩擦等刺激是否引起瘙痒发作或加重。

(3)抓挠后是否引起继发性皮损表现,如条状抓痕、血痂、色素沉着或减退。

(4)有无湿疹样变、苔藓样变。

(5)有无感染如毛囊炎、疖、淋巴结炎等。

4.用药护理

(1)局部使用糖皮质激素药膏时只要涂抹薄薄一层即可,用量太多会引起皮肤变薄、表皮血管扩张及皮肤出现皱褶等副作用。强效糖皮质激素药膏禁止涂抹面部、外生殖器或皮肤皱褶处。

(2)可使用抗组胺药、钙剂、维生素 C、硫代硫酸钠、镇静安眠药,严重者可口服小剂量糖皮质激素(如泼尼松)或普鲁卡因静脉封闭,普鲁卡因使用前需做过敏试验。长期口服糖皮质激素、抗组胺药物应观察其不良反应发生。

5.病情观察

(1)观察皮肤的情况:有无破溃、出血,如破溃严重则应消毒处理局部皮肤。

(2)观察服用抗组胺药、糖皮质激素药物后的疗效不良反应,如疗效不佳,应及时通知医生,调整用药剂量或更换药物品种。

(3)观察患者瘙痒的程度、时间及夜间睡眠情况。

6.心理护理

大多数患者都有不同程度的焦虑,瘙痒越严重,焦虑越严重,同时,焦虑严重时会加重瘙痒,形成恶性循环。护士应帮助患者稳定情绪,告诉患者服药后和使用外用药后瘙痒的感觉会减轻,特别强调药物的疗效,给患者心理暗示,向患者讲解瘙痒与焦虑的相互关系,使其学会自我放松、自我调节,切不可痒时滥用药物,不要过分责备患者过度的搔抓行为。

(三)健康教育

(1)指导其学会自我调节、自我放松情绪等方法,保持心情愉快,每天保证充足睡眠。

(2)指导患者掌握自我的皮肤护理,遵医嘱合理使用药物,切不可痒时滥用药物。

(3)根据其既往史及检查结果进行健康知识宣教。

(4)注意休息,避免劳累,保证充足睡眠。

(5)树立战胜疾病的信心,病情如有反复,及时复诊。

二、痒疹

痒疹是一组以风团样丘疹、结节、奇痒为特征的炎症性皮肤病,病因不明,可能与超敏反应、神经精神因素、遗传过敏体质、虫咬、食物或药物过敏、病灶感染、胃肠道紊乱及内分泌障碍等有关。本病临床分为急性痒疹、慢性痒疹、症状性痒疹

(一)一般护理

详见本节"瘙痒症"

(二)专科护理

1.皮损护理

(1)皮损处以止痒、消炎为主,可外涂糖皮质激素、角质剥脱剂、维 A 酸类药物或免疫抑制剂,局部药物封包可增强疗效,结节性皮损可用糖皮质激素皮损内注射。

(2)皮损广泛和瘙痒难以忍受时,可短期使用小剂量糖皮质激素(如泼尼松口服),也可口服抗组胺药或普鲁卡因静脉封闭

(3)有神经精神因素的患者可适当应用镇静催眠类药物。

(4)物理治疗:淀粉浴、矿泉浴可使瘙痒减轻,局部刺血拔罐也可缓解症状;结带性痒疹可

液氮冷冻、激光治疗、放射线同位素贴敷或浅 X 线放射治疗;UVB 光疗或 PUVA 疗法对顽固性皮损常有效。

2.病情观察

观察皮损的类型、形态、大小、颜色、面积,瘙痒的程度及全身症状等。

(1)急性痒疹,即丘疹型荨麻疹,皮损为红色风团样丘疹,直径 1~2mm,呈纺锤形或圆形,中央常有丘疱疹、水疱或大疱,多群集,自觉瘙痒,反复搔抓可继发感染。

(2)慢性痒疹:①成人痒疹,除躯干及四肢两侧外,可累及头皮、面部,皮损为小米至绿豆大小、淡红色或肤色的多发性坚实丘疹,瘙痒剧烈,抓挠后出现风团样斑块或丘疱疹,有小水疱及结痂,可引起皮肤增厚粗糙,可出现苔藓样变、色素沉着。②小儿痒疹,皮损为绿豆大小风团样丘疹,继而转为肤色质硬丘疹,瘙痒剧烈,抓挠后常有抓伤、血痂,久之可见皮肤苔藓样、湿疹样变、化脓感染及腹股沟淋巴结肿大。③结节性痒疹,皮损为水肿性红色坚实丘疹,逐渐呈黄豆或更大的半球状结节,继之角化明显呈疣状增生,表面粗糙,转暗褐色,散在分布,数个到上百个,自觉剧烈瘙痒,系阵发,常难以忍受,搔抓后可出现血痂、抓痕和苔藓样变,消退后遗留色素沉着或瘢痕。

(三)健康教育

(1)去除各种致病因素(如虫咬、局部刺激、胃肠道功能紊乱等)。

(2)避免搔抓、摩擦等各种刺激,辅以心理治疗,阻断"瘙痒—搔抓—瘙痒"恶性循环。

(3)注意饮食调护。

(4)指导其学会自我调节、自我放松情绪等方法,保持心情愉快,每天保证充足睡眠,注意休息,避免劳累。

第七节　皮炎和湿疹

一、面部皮炎

面部皮炎多指发生于面部的接触性皮炎、激素依赖性皮炎、颜面再发性皮炎、染发皮炎、脂溢性皮炎。可由多种原因引起,包括接触动物、植物花粉、化学性物质、化妆品、染发剂、长期应用激素、日晒、尘埃、食用高糖高脂饮食、酗酒、疲劳、情绪紧张等。

(一)一般护理

(1)积极寻找致敏原因,迅速脱离接触一切可疑的致敏物质,当接触致敏物质后,立即用大量清水冲洗局部 10~30 分钟,将接触物洗去。

(2)饮食宜清淡,多食富含 B 族维生素的新鲜蔬菜、水果。面部皮炎急性期严格忌食辛辣腥发等易致敏与刺激性饮食,忌酒,尤其海鲜、牛羊肉会加重症状。脂溢性皮炎的患者,应减少高糖高脂、辛辣食物的摄入。

(3)停用可疑化妆品,清水洗脸,避免一切不良刺激,做好防晒措施,忌用热水、肥皂水洗烫,忌搔抓,保持局部清洁、干燥,预防感染。

(二)专科护理

1.皮损的护理

(1)急性皮炎:轻度红肿、丘疹、水疱而无渗液时外用炉甘石洗剂。渗液少时可外用氧化锌糊剂。渗液明显时,可外用3%硼酸溶液,0.1%依沙吖啶溶液冷湿敷,每天2~4次,每次30~60分钟。炎症较重、有渗出并发感染时,应使用冷气喷雾加庆大霉素溶液湿敷皮损处20分钟。

(2)慢性期,用冷气喷雾加中药面膜冷敷面部,外涂止痒剂,遵医嘱使用含有或不含有激素的霜剂。

(3)皮肤干燥者,可使用保湿剂,如保湿水、维生素 E 膏等,开始应少量使用并观察有无不适。

(4)脂溢性皮炎伴有睑炎者,应避免局部刺激,用棉签清洗局部,外涂四环素可的松眼膏。

2.病情观察

(1)观察颜面部有无潮红肿胀、瘙痒、丘疹、糜烂、水疱、渗出和灼热感等,不同的接触物质、部位、接触时间及个体差异决定了皮炎的反应程度。

(2)对于过敏体质的患者,初次使用某种化妆品时应非常慎重,事先应做皮肤斑贴试验,或在耳后及手臂内侧试擦,每天 1 次,连续 5~7 天,如无过敏反应方可使用。

3.用药护理

(1)遵医嘱用药,停用其他任何外用药物,停用面部护肤或化妆品。

(2)激素依赖性面部皮炎患者,在停用激素类药物或治疗过程中可出现红肿热痛等临床症状加重现象,这是激素反跳现象,可逐步减量停用含有激素成分的药物,亦可用弱效激素替代强效激素逐步减量,避免反跳现象。

(3)面部出现水疱、糜烂,渗液破溃时,禁忌外用带颜色的药物,以免留下色素沉着。

(4)使用抗组胺药物应告知患者不良反应,避免从事驾驶、高空作业等。

(5)长期使用糖皮质激素药物应观察不良反应。

4.心理护理

大多数患者,尤其是女性患者,往往会出现烦躁、焦虑、抑郁等心理。因此每次治疗前后,护士要与患者耐心沟通与交流,告知患者形象改变只是暂时的,介绍治疗期间注意事项和有关诊疗的情况,建立相互信任的护患关系,使其配合治疗与护理。

(三)健康教育

(1)向患者讲解疾病的病因、治疗、预防及日常护理的知识。

(2)指导患者掌握饮食宜忌。

(3)指导患者洁面的方法。保持面部皮损清洁,炎症明显时,指导患者洗脸不可用热水,用温凉水洗脸,勿用香皂或去脂明显的洗涤品,不可用力搓洗,洗后用毛巾轻擦吸干水分。枕巾应每天更换清洗。

(4)告知患者避免过冷、过热刺激,冬季可戴口罩。避免蒸桑拿,热蒸汽可扩张皮肤表面血管,加重面部炎症反应,避免到淡水泳池游泳,消毒氯会加重面部过敏反应。

(5)急性皮炎期,停止使用化妆品,皮肤干燥时,可外用无刺激性的护肤水,以减少面部刺激。

(6)瘙痒时勿搔抓,可用冷水外敷,或用手轻轻拍打。严重时可口服抗组织胺药物。

(7)花粉过敏的患者,外出时可戴口罩。注意防晒,防止形成炎症性色素沉着。

(8)指导患者面部外用药物、化妆品时宜先选择局部少量使用,观察 3～5 天后,无刺激症状,方可逐步扩大使用范围。

(9)染发引起的面部皮炎,应注意避免洗发时,洗发水及头发接触面部,可采用仰头洗发,必要时可将所染头发剃除。

(10)脂溢性皮炎患者应劳逸结合,保持心情舒畅,避免情绪紧张。

(11)告知患者不要频繁更换化妆品,尽量选择不含香料、温和、无刺激性的护肤品。

二、湿疹

湿疹是一种常见的由多种内外因素引起的表皮及真皮浅层的过敏性炎症性皮肤病,以皮疹多形性、对称分布、剧烈瘙痒、反复发作为特点,易演变成慢性。可发生于任何年龄、任何部位、任何季节。根据临床症状分为急性、亚急性和慢性三期。急性期以丘疱疹为主的多种形态皮损,有渗出倾向。慢性期以苔藓样变为主。

(一)一般护理

(1)病室温湿度适宜,室温维持在 20℃左右、湿度保持在 50%～60%,人体感觉最舒适的环境,夏季开空调的时间不宜过长,冬季避免皮肤过度干燥,室内应使用加湿器。

(2)保持床单干燥、柔软、平整、无杂屑,随时清扫床上的痂皮、鳞屑等,减少刺激。

(3)避免接触变应原,花粉及宠物,被服应勤洗、勤晒,不宜到潮湿、灰尘较多的地方。避免接触易致敏的物质,室内不可摆放鲜花,输液时,使用脱敏胶布。

(4)给予患者高热量、高蛋白、高维生素、易消化及滋阴润燥的食物,滋阴、润燥、祛湿的食物有百合、梨、红枣、银耳、蜂蜜、豆浆、薏苡仁等。避免辛辣腥发的食物,禁止饮酒、浓茶、咖啡等易过敏与刺激性食物,母乳喂养的患儿母亲也应忌口。

(5)保持皮肤清洁、滋润,贴身衣物选择穿纯棉、柔软、宽松、浅色衣物,勤换洗。每星期洗浴 1～2 次,不可过频,不宜搓澡。急性进展期禁止蒸桑拿,洗浴时水温以 38～40℃为宜,不宜过高。洗浴后应使用润肤剂。告知患者保护皮肤,避免搔抓、摩擦皮肤,防止感染。

(6)保持良好的情绪,突然的情绪变化可使瘙痒加重,避免不良心理刺激。因情绪为致病因素之一,告知患者保持稳定的心理状态至关重要。

(7)评估患者的睡眠情况,瘙痒严重影响睡眠时,应遵医嘱使用抗组胺或镇静药物。观察药物的疗效及睡眠的质量

(二)专科护理

1.皮损观察及护理

(1)急性期:①仅有红斑、丘疹而无渗出时,选用粉剂、洗剂,如炉甘石洗剂外擦。②当红肿、糜烂、渗出明显时,可选用溶液湿敷,如 0.1%依沙吖啶溶液、3%硼酸溶液、蛇床子黄檗溶液等。③渗出不多时,可使用含有糖皮质激素的软膏、油剂或糊剂,如紫草油、雷糊等。④如果伴有感染,首先清洗创面,再用抗菌溶液湿敷,必要时光疗,如红光、微波等促进表面干燥。⑤若皮肤表面覆有厚痂,外用抗菌药软膏清除厚痂,然后给予溶液湿敷。若伴有水疱,首先清除水疱,再进行湿敷。

（2）亚急性期：渗出不多时，选用糊剂或油剂，如无糜烂者宜用乳剂或霜剂，若选用糖皮质激素，通常选弱效或中效。

（3）慢性期：选用乳剂、软膏、硬膏、酊剂、涂膜剂局部肥厚明显时可选用药物封包疗法，通常选中、强效糖皮质激素。

（4）婴儿湿疹面积较小的皮损可用糖皮质激素软膏，面积较大时可行肛门灌注中药方法；脂溢性湿疹的痂可外用植物油软化后去除。

2.瘙痒护理

（1）避免各种外界刺激，如抓、烫、肥皂擦洗，洗澡不宜过勤，洗浴后要涂擦护肤乳液或护肤油。

（2）局部瘙痒剧烈、皮肤温度高，可使用冷湿敷。

（3）转移患者的注意力，如听音乐、看电视或与亲友聊天等，感觉瘙痒难忍，可用手掌轻轻拍打，以代替抓挠。

（4）夜间瘙痒感觉加重，服药时间应在睡前 1 小时，睡前不要看刺激情绪的电视或书籍。

（5）内衣裤、鞋袜应宽大、透气、清洁、柔软，不用毛、丝、人造纤维等物品。

3.特殊部位护理

（1）皮疹发生在乳房部位，避免穿文胸、紧身内衣，乳房下皮疹渗出破溃时，应将乳房托起，暴露皮损，促进通风干燥，预防感染。

（2）皮疹发生在手部，应避免皮损接触水、污物等，使用强酸、强碱性洗涤剂时应戴手套。

（3）皮疹发生在足部，穿纯棉袜子，穿宽大的拖鞋，外出时穿宽松透气性好的鞋如布鞋。

（4）对于头部皮损较重的患者应将头发剃掉便于药物治疗。应选择纯棉，颜色浅的枕巾，每天更换清洗。

（5）对于外阴处有皮疹破溃者，应穿纯棉长裙，避免穿内裤，必要时使用支被架，减少摩擦，避免感染发生。

4.用药护理

（1）抗组胺药物可引起部分患者困倦，睡眠增多，对于老年合并内科病症的患者须注意鉴别。

（2）长期使用免疫抑制剂和糖皮质激素药物时，注意观察不良反应。

（3）指导患者正确按医嘱使用外用药物，注意外用药物的浓度，高效激素禁用于面部及外阴部皮肤。低效激素可用于面部，但不可长期应用，以免发生激素性皮炎。

5.心理护理

因病程长，反复发作，故患者心理负担重，对治疗缺乏信心，且剧烈的瘙痒使患者心情烦躁、坐立不安，所以应多关心、体贴、同情患者，耐心讲解湿疹发病的有关因素，介绍治疗成功病例，以解除患者的顾虑，增强信心，以良好稳定的心理状态接受治疗。

（三）健康教育

（1）积极寻找变应原，消除诱因。

（2）保持平和心态，避免不良心理刺激。告知患者保持稳定的心理状态至关重要。

（3）指导患者保持皮肤清洁、滋润，避免使用碱性强的洗护用品。

（4）指导患者掌握饮食宜忌,合理饮食,注意休息,劳逸结合,适当体育锻炼,增强体质。

（5）遵医嘱用药,本病和患者自身的身体状况密切相关,内科疾病应及时诊治。

（6）避免接触变应原,刺激源及易致敏物质,被服应勤洗、勤晒。①已知对尘螨过敏的患者,家中不要使用空调和地毯,经常开窗通风换气,减少室内花粉、尘螨、尘土、动物皮毛等浓度,不宜到潮湿、灰尘较多的地方。②保持良好的室内空气湿度与温度,避免过热及出汗。③病情反复应及时就诊。

第八节　荨麻疹

荨麻疹俗称"风疹块",是一种常见的过敏性皮肤病。可由多种原因引起皮肤、黏膜小血管扩张及渗透性增加,发生暂时性炎性充血与大量液体渗出,造成局部水肿性的损害。临床上分为急性和慢性两种,其皮疹迅速发生与消退,有剧痒,可有发烧、腹痛、腹泻或其他全身症状。无论因物理因素引起(压迫、摩擦、日光、冷热刺激)或由其他原因引起(食物、感染、药物、呼吸道吸入或皮肤接触、精神、系统性疾病、免疫异常)的荨麻疹,均应积极采取防范措施,避免接触其诱发因素。

一、一般护理

（1）保持病室整洁、安静,温湿度适宜,空气清新。

（2）鼓励患者多饮水,促进致敏物质排泄,饮食宜清淡、富有营养的易消化食物,多食蔬菜、水果。有明确食物变应原的患者,应避免食用此类食物。腹痛者避免食用粗糙、带壳及硬的食物,以免加重腹痛及引起上消化道出血。腹泻者不宜食用纤维素含量较多及润肠通便的食物如芹菜、香蕉等,饮食应温热,避免油腻、生冷食物。忌食辛辣腥发食物,如牛肉、羊肉、鸡肉、海鲜、香菜、韭菜、生姜、蒜、葱、蛋类、菌类等食物,禁饮浓茶、酒类等。

（3）严密观察病情变化,床旁备好抢救设备。观察皮疹的情况、腹部疼痛和腹泻等症状,密切监测生命体征,发现呼吸困难、憋气等过敏性休克症状,立即给予抢救。

（4）积极寻找变应原,变应原一经确定应明确标识并详细告知患者及家属,避免再次接触变应原。

（5）病室内不要使用空气清新剂、杀虫剂等;探视者严禁带鲜花、宠物、毛制品等。

（6）进行扫床,整理床单位,操作时动作"轻、稳、慢",防止患者吸入灰尘加重过敏。

二、专科护理

(一)皮损护理

（1）遵医嘱红斑瘙痒处予炉甘石洗剂或复方苯海拉明搽剂外用,每天 2～5 次并指导患者涂擦外用药的正确方法。

（2）避免用力搔抓致使皮肤破损,防止感染;患儿应戴棉质手套,夜间加以约束。

（3）避免烈日暴晒。

（二）瘙痒护理

（1）通过看电视、聊天、看书、看报、讲趣闻等分散注意力。

（2）避免用肥皂、热水洗澡,忌用手搔抓及摩擦;避免穿着粗、硬、厚及化纤衣裤;内衣宜选宽松柔软棉质品。

（3）教会患者替代搔抓的方法,可通过轻轻拍打皮肤缓解瘙痒,切勿将表皮抓破,强调保持局部表皮完整、清洁、干燥的重要性。

（4）避免冷热环境刺激、情绪激动、剧烈运动。

三、严密观察患者生命体征及病情变化

（一）观察皮损的形态、部位、大小、颜色、消退时间、水肿及瘙痒程度

1.急性荨麻疹

常突然自觉瘙痒,出现大小不等的红色或苍白色风团,呈圆形、椭圆形或不规则形,可独立分布或融合成片,皮肤表面呈凹凸不平、橘皮样外观,数分钟或数小时内水肿减轻,风团变为红斑,逐渐消失,不留痕迹,持续时间一般不超过 24 小时,但可此起彼伏,不断发生。

2.慢性荨麻疹

一般全身症状轻,风团时多时少,反复发生,常达数月或数年。

3.物理性荨麻疹

分为皮肤划痕症、寒冷性荨麻疹、目光性荨麻疹、压力性荨麻疹、热性荨麻疹和震颤性荨麻疹。①皮肤划痕症(人工荨麻疹):表现为用手搔抓或钝器划过皮肤数分钟后沿划痕出现条状隆起,有时自觉瘙痒,约半小时可自行消退;迟发型,一般数小时出现线条状红斑和风团,在6～8 小时达高峰,持续不超过 48 小时。②寒冷性荨麻疹:表现为接触冷风、冷水或冷物,暴露或接触部位产生风团。③日光性荨麻疹:即日光照射后数分钟在暴露处出现红斑和风团,1～2小时可消退,严重者自觉瘙痒和刺痛。④压力性荨麻疹:压力刺激后 4～6 小时产生瘙痒,烧灼或疼痛性水肿性斑块,持续 8～12 小时,可伴有畏寒等全身症状。⑤热性荨麻疹:43℃温水接触刺激后 1～2 小时在接触部位出现风团,4～6 小时达高峰,一般持续 12～14 小时。⑥震颤性荨麻疹:即血管性水肿,少见,表现为皮肤在被震动刺激后几分钟内就会出现局部的水肿和红斑,持续 30min 左右。

（二）体温

观察患者体温变化,如有发热应注意观察患者有无畏寒、寒战、关节酸痛等伴随症状。

（三）心脏状况

观察患者有无心率、脉率加快,心慌、心悸、心律失常等表现。

（四）呼吸情况

注意呼吸的频率、节律,详细了解患者的主诉,如果患者主诉咽部有异物感,提示患者有轻微的喉头水肿,如出现严重的憋气、呼吸困难等症状,则提示患者发生了喉头水肿的危急状况。对有消化道、呼吸道症状患者应密切观察病情变化,做好急救准备;发现喉头水肿、呼吸困难者及时通知医生,低流量吸氧,准备气管切开,积极配合医生进行急救。

（五）注意观察意识、面色、血压等变化

预防过敏性休克,如患者意识淡漠、面色苍白、出冷汗、血压突然降至 90/60mmHg 以下,

则提示有发生过敏性休克的危险,应立即通知医生,积极给予抗休克治疗。

(六)腹部情况

有无恶心、呕吐、腹痛、腹泻等消化道症状出现。有腹痛者可以给予解痉药物如阿托品等,注意观察用药后的效果。

(七)腹型荨麻疹

患者应记录出入量,避免发生水、电解质失衡。

四、特殊情况的护理措施

(1)体温 39℃以上者,要给予物理降温(忌用酒精擦浴),必要时遵医嘱给予退热药,儿童忌用阿司匹林。

(2)若患者出现心悸、脉率大于 140 次/min,呼吸频率大于 40 次/min 或出现呼吸困难、发绀症状时,应及时给予吸氧。

(3)患者出现喉头水肿,症状较轻者可根据医嘱给予药物治疗,如用 0.1%盐酸肾上腺素 0.5～1mL 皮下注射,症状严重者应立即气管插管或气管切开,防止患者发生窒息。

五、用药护理

(1)注意观察抗组胺药物的疗效及副作用,加强抗组胺药物的作用及副作用宣教,保证患者服药后的安全,告知患者服用此药不宜进行驾车、高空作业等危险操作。对老年患者及有心血管疾病的患者,服药后应加强看护,以防意外情况发生,告知慢性荨麻疹患者久用一种抗组胺药会出现耐药情况,需交换使用或联合使用 H_1、H_2 受体拮抗剂。

(2)肾上腺素常用于严重的急性荨麻疹,特别是喉头水肿和过敏性休克的患者,高血压及心脏病患者慎用。

(3)使用钙剂治疗时加强巡视,注意不良反应的观察。静脉输液时应防止药液渗出引起组织坏死,注意观察输液管是否有回血以及输液是否通畅等。发现药液渗出时,应立即停止在此部位输液,局部用 95%酒精或 50%硫酸镁行热湿敷,每天 2 次,每次 20 分钟或超短波理疗每天 1 次,每次 15～20 分钟。

(4)对大剂量使用糖皮质激素治疗的患者,应加强药物不良反应的观察及护理。静脉给药治疗时,滴速不宜过快,否则易引起心慌、头昏等症状,加强巡视,严密观察,及时发现病情变化,同时倾听不适主诉,注意观察是否发生药物副作用,如高血糖、高血压、低血钾、消化道出血、低钙、精神异常等。

(5)抗乙酰胆碱药常用的有阿托品、山莨菪碱(654－2)等,此类药物可抑制腺体分泌,出现口干,告知患者可通过增加饮水次数缓解此症状。

(6)使用退热药,注意及时补充水和电解质,观察记录用药后体温变化。

(7)免疫疗法常用胸腺素、转移因子、干扰素、左旋咪唑、菌苗注射等,可提高机体免疫力,对一部分伴免疫力低下的慢性荨麻疹有效。使用时应注意观察有无发热、头痛、肌肉疼痛、关节疼痛、恶心、呕吐等症状。

(8)使用升压药时,如多巴胺、间羟胺等应密切监测血压变化,严格掌握输液速度。

六、心理护理

心理压抑、精神紧张可致瘙痒复发或加重:护士应多与患者沟通交谈,改变患者不正确的认知、不良的心理状态,调整患者情绪,调动主观能动性,树立战胜疾病的信心,以良好的心理接受治疗及护理。

七、健康教育

(1)指导患者遵医嘱正确用药,如发现皮疹加重、胸闷、呼吸困难等症状,应及时到医院就诊。慢性荨麻疹患者需长期服用抗组胺药物,中断药物易复发。

(2)根据其既往患病史、变应原检查结果、过敏史进行相关知识宣教。

(3)对已明确的致敏食物及药物应禁用,避免接触致敏物质。

(4)保持良好的心情,生活起居有规律,注意休息,避免因劳累、感冒降低机体免疫力,影响疾病恢复。

(5)指导患者合理饮食,以清淡易消化饮食为主,避免腥发、辛辣、刺激性食物,戒烟、戒酒。

第九节 药 疹

药疹又称药物性皮炎,是药物通过注射、内服、使用栓剂或吸入等途径进入人体后,在皮肤黏膜上引起的炎症性反应,严重者可累及机体的其他系统常见致敏药物有解热镇痛药、磺胺类药、安眠镇静药、抗菌药 4 种,此外,随着中草药的广泛应用及剂型改革,引起药物过敏反应的现象也逐渐增多。

一、药疹

(一)一般护理

(1)立即停用可疑致敏药物,多饮水或静脉输液以促进体内药物排泄,已确诊为药疹的患者,应及时记录致敏药物并详细告知患者及家属,避免再次使用此类药物。

(2)鼓励患者多饮水,每天饮水量 2500～3000mL,促进致敏物质排泄,多食清淡而富有营养的易消化食物,多食蔬菜、水果。忌食辛辣腥发刺激性食物,如牛肉、羊肉、鸡肉、海鲜、香菜、韭菜、生姜、蒜、葱、蛋类、菌类等食物,禁饮浓茶、酒类等。

(3)每天监测生命体征,密切观察病情变化,备好抢救设备及药品。

(4)用药前详细询问患者既往史、过敏史、家族史及用药史。

(5)评估患者睡眠及二便情况,保证充足的睡眠。二便通畅,有助于疾病康复。

(二)专科护理

1.皮损护理

(1)红斑、丘疹无水疱时可用炉甘石洗剂或糖皮质激素乳膏外涂,指导患者正确使用外用药物的方法。

(2)皮疹有渗出、糜烂时可用抗菌溶液湿敷,避免用手接触皮损处,保持皮肤清洁、干燥。

2.用药护理

(1)杜绝滥用药物,用药前应详细询问过敏史,对有药物过敏史者,应避免再次应用此类药物及化学结构相似的药物,对个人或家庭成员中有变态反应性疾病史者应特别注意。

（2）光感性药疹应避免使用氯丙嗪、磺胺类、四环素类、灰黄霉素、补骨脂、喹诺酮类、吩噻嗪类及避孕药等，防止日光或紫外线照射而发病。

（3）注意用药后的观察，发现药疹前驱症状，如发热、瘙痒、轻度红斑、胸闷、气喘、全身不适等，应及时停药，避免发生严重反应。

（4）对于某些药物，如青霉素、普鲁卡因、抗血清等，使用前应严格按照操作规程进行划痕或药物过敏试验。

（5）轻型药疹治疗可口服抗组胺药维生素C及钙剂，注意观察药物的疗效及不良反应。

（6）必要时根据医嘱使用糖皮质激素药物如口服泼尼松，注意观察药物的疗效及不良反应。

3.病情观察

（1）常见药疹的类型及观察。①固定型药疹：重点观察口腔和生殖器皮肤—黏膜交界处，有无圆形或类圆形境界清楚的水肿性暗红色斑疹，直径1～4cm，常为1个，严重者红斑上可见水疱或大疱，黏膜皱褶处有无糜烂、渗出、感染，消退后遗留持久的炎症后色素沉着，具有特征性，自觉轻度瘙痒，继发感染后自觉疼痛。②荨麻疹型药疹：应重点观察有无瘙痒性潮红明显的风团、持续时间长短，有无伴发血清病样症状如发热、关节疼痛、淋巴结肿大甚至蛋白尿等，严重者应观察有无过敏性休克表现。③麻疹型或猩红热型药疹：主要观察有无伴发发热等全身症状，有无密集对称分布的弥散性鲜红或呈米粒至豆大红色斑丘疹或斑疹，瘙痒程度，皮疹消退后是否伴糠状脱屑。④湿疹型药疹：观察皮疹泛发的面积，红斑、丘疹、丘疱疹及水疱的大小、性状、浸润深度，有无继发糜烂、渗出，观察患者瘙痒的程度。⑤紫癜型药疹：观察瘀斑、瘀点的大小、颜色，有无压不褪色，有无伴发风团或血疱，有无伴发关节肿痛、腹痛、血尿、便血等。⑥多形红斑型药疹：应观察皮损是否对称分布，有无伴发热、流感样前驱症状，观察水肿性红斑的形态，边缘有无潮红，中心呈暗紫红色，形如虹膜状，中央有无水疱；观察口、眼、外阴生殖器黏膜受累有无大疱、糜烂及渗出，疼痛程度，有无伴高热、外周白细胞升高、肝肾功能损害及继发感染等。

（2）注意观察用药后的疗效，有无新生皮疹，观察糜烂处渗液的颜色、气味，有无并发感染。

（3）注意观察有无黏膜损害及其他内脏系统并发症。

（三）健康教育

（1）指导患者严格按照规定使用药物，杜绝滥用药物。告知患者及家属要谨记已致敏药物的种类，对于已知致敏药物应避免再次使用。

（2）按时门诊；复查，如有病情变化，随时就诊。

（3）用药后出现不良反应应及时停用，就医治疗。

（4）保持心情舒畅，避免情绪刺激。

（5）指导患者掌握饮食宜忌。

（6）保持全身皮肤清洁，宜用温水洗澡，勤换内衣、内裤。

二、重症药疹

重症药疹包括大疱性表皮坏死松解型、重症多形红斑型及剥脱皮炎、红皮症型药疹，多伴有高热，呈弛张型或稽留型；常伴有不同程度的内脏损害，皮肤黏膜损害严重。

(一)一般护理

(1)停用一切可疑致敏药物以及与其结构相似的药物。详细记录致敏药物并告知患者及家属,避免再次使用此类药物。

(2)安排患者于单人病室,实施保护性隔离,严格限制探视时间及探视人数。进入病室的人员戴帽子、口罩、手套,必要时穿隔离服,接触患者前后应洗手。

(3)提供安静、整洁、舒适、温湿度适宜的环境。病室空气新鲜,每天通风换气 2 次,每天空气消毒 2 次。

(4)保持病室内地板清洁干燥及床单位、物品的整洁,并用含氯消毒剂擦拭物体表面 1～2 次/日。保持患者床单、被套、枕套、毛巾等的清洁无污,被服应高压灭菌,每天更换。

(5)操作前做好计划,集中进行,避免反复进出病室增加感染机会。

(6)鼓励患者多饮水或输液以加速药物自体内的排出,鼓励患者进食高热量、高蛋白、高维生素、多汁易消化的食物。增强营养,从食物中补充钙、钾、钠等离子,如牛奶、豆浆、藕粉、骨头汤、西瓜汁、鸡蛋糕、稀粥、软面条等。忌辛辣腥发刺激性饮食,戒烟、戒酒,禁饮浓茶,咖啡。口腔有糜烂、溃疡造成进食困难时给予流食或半流食。

(二)专科护理

1.皮损护理

(1)皮损的水疱采用无菌低位抽吸,保留水疱的表皮,以保护创面,水疱充盈后,多次重复抽吸,水疱破溃处,表皮松解,不可清除松解的表皮。

(2)保持皮损处清洁、干燥,有创面部位给予 0.1％依沙吖啶溶液湿敷。每天 2 次,每次 30 分钟。

(3)用自炽烤灯照射渗出处,每个创面 10 分钟,烤灯与皮损处保持 30cm 距离,防止烫伤,以患者不感觉热为度,每天 2 次,以保持皮损干燥。

(4)夜间睡眠时用无菌油纱贴敷于创面上,保护皮损,用支被架支起盖被。

(5)当皮损逐渐干燥结痂后,外涂抗菌软膏。每 2 小时定时翻身,避免局部皮损长期受压,渗出增加,不利干燥。

2.特殊部位的护理

(1)口腔护理:给予漱口液(地塞米松注射液 10mg、0.1％利多卡因注射液 5mL、庆大霉素注射液 16 万单位加入 0.9％氯化钠 500mL),可减轻进食时口腔黏膜的疼痛,加速黏膜的恢复,抑制细菌生长。预防念珠菌生长,采用 1％～4％碳酸氢钠液与上述漱口液每 2 小时交替漱口。每天 2 次给予生理盐水棉球口腔护理,唇部的结痂清除后外涂红霉素软膏。

(2)眼睛护理:眼睛黏膜的损伤表示本病损害较重,眼睑水肿给予冰生理盐水纱布冷敷,每天 3 次,每次 5 分钟,以减轻眼睑水肿,重症多形红斑型药疹患者眼睛常因假膜形成,不及时处理或因局部炎症剧烈而导致眼球粘连及穹隆部变浅,应每隔 1 小时分开上下眼睑,用 1％的丁卡因表面麻醉后,给予生理盐水冲洗结膜,用棉签轻轻卷起假膜祛除,注意不可用力,也不可强行祛除未完全脱落的假膜,每次冲洗时,提起眼睑数次,防止眼球与结膜粘连。

(3)外阴护理:外阴黏膜受损时,应及时清除脱落的皮损,每天用 1∶5000 高锰酸钾溶液坐浴 30 分钟,用生理盐水棉球行外阴护理 2 次,每次便后用温开水清洗,使用无菌纱布或柔软的手纸拭干,不可反复擦拭,局部采用暴露疗法,保持清洁、干燥,注意保护个人隐私。

(4)鼻腔护理:鼻腔每天用蘸有生理盐水的棉签清洗 2 次,后涂红霉素眼膏,出现鼻黏膜出血时,用含有 1% 盐酸。肾上腺素的棉球堵塞,止血后涂红霉素眼膏,向患者宣教不可挖鼻,防止再次出血和感染。

3.高热护理

高热期给予物理降温和药物降温相结合,物理降温采用冰袋置于腋下、枕下、腹股沟处,同时注意保暖;药物降温采用口服羚羊角粉、肌内注射阿尼利定或冬眠疗法,对已知解热类药过敏者应禁用阿尼利定。

4.病情观察

(1)大疱性表皮松解型药疹皮损发展迅速波及全身,重点观察弥散性紫红色或暗红色斑片是否出现大小不等的松弛性水疱和表皮松解,是否尼氏征阳性,有无糜烂、大量渗出、如烫伤样外观,累及口腔、眼、呼吸道、胃肠道黏膜时,有无伴发内脏损害、全身中毒症状,如高热、恶心、腹泻、谵妄、昏迷等,有无继发感染、肝肾衰竭、电解质紊乱、内脏出血等,可危及生命。

(2)剥脱性皮炎型药疹,潜伏期多在 20 天以上,观察有无全身不适、发热等前驱症状,皮损可融合成全身,重点观察面部及手足部位有无弥散性潮红、肿胀伴水疱、糜烂和渗出,有无手套或袜套状剥脱,头发、指(趾)有无脱落,累及口腔、眼结膜时,有无口腔糜烂,进食困难、眼结膜充血、畏光等,全身症状有无浅表淋巴结肿大,伴发寒战、发热、呕吐等,严重时有无伴发支气管肺炎、药物性肝炎、肾衰竭、粒细胞缺乏、全身衰竭或继发感染,可危及生命。

(3)严格记录出入水量,每天入量不少于 2500~3000mL,尿量不少于 1500mL,密切观察患者尿量定期检查血糖、电解质,预防电解质紊乱。

(4)严密观察病情变化,注意皮损、口腔处黏膜、生命体征的变化。

(5)严密观察患者有无胸闷、气促、呼吸困难、面色苍白、发绀、出冷汗、血压下降、脉搏细弱、面部及四肢麻木、意识丧失、大小便失禁、抽搐等过敏性休克的表现,发现异常立即通知医生,实施抢救。①发生过敏性休克后,立即停用可疑药物,使患者平卧,给予高流量氧气吸入 4~6L/min,保持呼吸道通畅。②迅速建立静脉通道,应选择较粗的血管,予 0.1% 盐酸肾上腺素 1mg 皮下注射、异丙嗪 50mg 肌内注射、地塞米松 10mg 静脉注射或用氢化可的松 200mg 加入 5% 或 10% 葡萄糖液 500mL 静脉滴注,并监测患者呼吸、脉搏、血压。③出现脉搏细弱、大汗淋漓、口唇发绀、血压下降时,应给予升压药物,如多巴胺、间羟胺等,注射时应使用连续性心电监护仪,密切观察患者的呼吸、脉搏、血压、尿量及末梢循环情况,根据病情按医嘱调整输液的速度,如升压过快、过猛,可致急性肺水肿、心律失常、心脏停搏,逾量使用可表现为严重的高血压、抽搐等,应逐渐减量,避免骤然停用导致低血压的发生。应迅速准备好各种抢救用品及药品(如气管切开包、喉镜、开口器、吸引器、呼吸兴奋剂、血管活性药物等)。呼吸受抑制时,应立即人工呼吸,并肌内注射尼可刹米或洛贝林等呼吸兴奋剂。喉头水肿时,应立即准备气管插管或配合行气管切开术。⑤患者出现心搏骤停时,立即行胸外心脏按压、人工辅助呼吸,积极配合抢救。⑥严密观察患者意识、体温、脉搏、呼吸、血压、尿量等病情动态变化,据实、准确地记录抢救过程。⑦待患者病情完全平稳后,向患者详细讲解发生过敏的原因,制订有效的预防措施,尽可能地防止以后再发生类似情况。

5.用药护理

(1)立即停用致敏或可疑致敏性药物,并终身禁用。鼓励患者多饮水或输液以加速药物自体内的排出。

(2)由于糖皮质激素是治疗本病的首选药,长期大量应用糖皮质激素,应注意药物不良反应的观察及护理。

(3)应用血浆置换疗法时,要认真核对血型、静脉注射地塞米松 5mg、肌内注射丙嗪 25mg 来预防过敏反应的发生。

(三)健康教育

(1)按时门诊复查,如有病情变化,随时就诊。

(2)严格按照规定使用药物,杜绝滥用药物。

(3)对于已知致敏药物应避免再次使用。

(4)在应用常用药物前,必须详细向医生说明有无过敏史和药疹史。用药后出现不良反应应立即停用,及时就医。使用药物时应在医生指导下慎重选择。用药过程中,注意有无药疹发生的先驱表现,如瘙痒、发热、皮疹,如有上述症状立即停药,切忌在出现过敏反应后冒险继续用药。

(5)保持心情舒畅,避免情绪刺激。

(6)指导患者掌握饮食调护。

(7)保持全身皮肤清洁,宜用温水洗澡,勤换内衣、内裤。

第十节　结缔组织病

结缔组织病是由遗传因素或免疫性和炎症反应侵犯结缔组织而引起的疾病,具有共同的临床特点,如关节、浆膜(胸膜、心包、腹膜)及小血管的炎症,常伴有内脏器官(特别是结缔组织丰富的器官)被侵犯。本节介绍常见的结缔组织病:系统性红斑狼疮、皮肌炎与硬皮病的护理。

一、系统性红斑狼疮

系统性红斑狼疮(SLE)是一种全身性的自身免疫性疾病,多见于青、中年妇女,常累及身体多系统、多器官,发病缓慢,隐袭发生,临床表现多样、变化多端,关节及皮肤表现为本病最常见的早期症状,其次是发热、光敏感、雷诺现象(表现为遇冷后双手出现阵发性苍白、发冷、麻木,后变青紫,再转为潮红)、肾炎及浆膜炎等。

(一)一般护理

(1)为患者提供安静、整洁、舒适的环境、病室空气流通、温湿度适宜,每天通风换气 1～2 次,每次 30 分钟。

(2)床位安排不宜在窗旁或日光直接照射的病室,避免与具有传染性疾病的患者同居一室,如带状疱疹等;使用激素及免疫抑制剂期间,需安排单间,实施保护性隔离,限制探视时间及探视人数,避免感染。

（3）急性期或活动期应卧床休息，限制活动量；慢性期要注意劳逸结合，避免劳累。

（4）每天定时测量生命体征，遵医嘱定期复查血常规、肝肾功等实验室检查，掌握患者用药期间有无器官损害。

（5）提供良好的睡眠环境，保证充足的睡眠时间，二便通畅。

（6）饮食应清淡、易消化，忌食辛辣腥发刺激性食物，如蘑菇、香菇等菌类，羊肉、牛肉、狗肉等，禁烟、酒。禁食或少食具有增强光敏感作用的食物，如无花果、紫云英、油菜、黄泥螺以及芹菜等。狼疮性肾炎患者应摄入足够的优质蛋白质，如蛋、奶、瘦肉等，但摄入量应适当，避免加重肾负担，甚至损害肾功能。

（二）专科护理

1.皮肤护理

（1）注意避光防晒及冷热刺激，避免直接将皮肤暴露于阳光下以免加重皮损。指导患者外出时使用保护剂、遮光剂，应穿长衣裤或打伞，戴遮阳镜、遮阳帽等；注意保暖。

（2）局部皮损者可外用糖皮质激素霜、软膏，如0.1%糠酸莫米松霜、1%丁酸氢化可的松霜等。

（3）皮损严重者可进行皮质激素药膏封包治疗或用含氟糖皮质激素（如倍他米松、氟新诺尼）皮损内注射，皮内注射时应注意有无局部皮肤萎缩、色素减退、痤疮及毛囊炎发生，面部直用不超过2周。

（4）口腔溃疡者应餐前、餐后、睡前漱口，每天2次口腔护理，可选用生理盐水、复方硼砂含漱液交替漱口；若溃疡疼痛严重者可在漱口液内加入2%利多卡因止痛。漱口液每次含漱15～20分钟，每天至少3次，一般选择餐后及睡前含漱或遵医嘱。根据溃疡面的菌培养结果选择对症的漱口液，也可外涂促进溃疡面愈合的药物。

（5）注意皮肤清洁，温水洗浴，选择偏酸性或中性的浴液或皂类，避免使用化妆品。

2.疼痛及肿胀的护理

（1）提供舒适整洁的环境，减轻焦虑，促使患者身心舒适，有利于减轻疼痛。

（2）急性期或活动期应卧床休息，保持功能体位，确保患者所需物品伸手可及，合理应用非药物止痛措施，如松弛术、皮肤刺激疗法（热敷、加压、震动），根据病情使用蜡疗、水疗、磁疗、超短波、红外线等物理疗法缓解疼痛，注意关节保暖。

（3）肿胀时应制动并抬高肿胀肢体，给予局部按摩、理疗。

（4）必要时遵医嘱使用止痛药，并观察药物的疗效。

3.用药护理

（1）糖皮质激素是SLE患者最常用的药物，在使用激素的过程中，尤其激素冲击治疗时，要密切观察激素不良反应的发生。

（2）免疫抑制剂亦是SLE患者常用药物，使用过程中应注意不良反应的发生。

（3）大剂量静脉注射入血丙种球蛋白对合并溶血性贫血、血小板减少及糖皮质激素疗效不满意时使用，应注意观察其作用和不良反应；生物制剂B淋巴细胞刺激因子单克隆抗体治疗SLE，应注意观察其效果和不良反应。

（4）长期服用抗疟药、非甾体类抗感染药，如氯喹或羟氯喹，应定期进行眼科检查，注意其不良反应。

（5）一些药物可促发 SLE 病情反复或加重，应尽量避免使用，如抗心律失常药物，包括普鲁卡因胺、奎尼丁等；降压药如肼苯哒嗪等；抗结核药，如异烟肼；还有抗癫痫药物、抗甲状腺功能亢进药物、口服避孕药；某些抗生素，如四环素、灰黄霉素、磺胺类以及双醋酚丁、普萘洛尔、利血平等药物。

（6）对白细胞、血小板减少并长期服用激素，免疫抑制剂的患者，要仔细耐心地告知其平时应注意避免机会感染的各种措施，如尽量减少去公共场所、注意个人清洁卫生、忌食生冷不洁饮食。

4.密切观察患者的病情变化

（1）系统性红斑狼疮患者，在密切观察其皮损的同时，更应注意其他系统的观察，以尽早发现尽早治疗。观察患者的生命体征变化，注意有无发热。

（2）观察关节肌肉和皮肤黏膜的变化。95％的患者有关节疼痛，观察关节（指、趾、膝、腕）疼痛的部位，关节症状常在活动后加重。观察是否有关节肿胀、肌肉疼痛，注意观察骨及关节，观察关节处有无红、肿、热、痛，周围软组织有无肿胀，髋、肩和膝等关节有无发生无菌骨坏死。

（3）90％的患者有皮损发生，观察面颊部和鼻梁部蝶形红斑的颜色、红斑的面积、日晒后是否加重；四肢远端和甲周、指趾末端的紫红色斑疹、瘀点的数量、颜色、分布，毛细血管扩张和指尖点状萎缩等血管炎样损害的程度；额部发际毛发干燥，易稀疏程度；观察有无口鼻腔黏膜溃疡。其他可有雷诺现象、大疱、网状青斑、紫癜、皮下结节、荨麻疹样血管炎等非特异性损害。

（4）注意观察心血管系统的变化，最常见的是心包炎，可出现少量心包积液；心肌炎可出现心动过速、奔马律和心脏扩大，密切观察心率、脉律的变化，有无气急、心前区不适或疼痛，心律失常、心绞痛等心血管系统症状，心电图可出现低电压、ST 段变化、PR 间期延长；部分患者可出现冠状动脉炎和周围血管病变。

（5）注意呼吸系统变化，多数患者可出现双侧胸膜炎、胸腔积液、弥散性间质性肺炎或肺间质纤维化，观察呼吸的频率及节律，有无咳嗽、咳痰、胸部疼痛、呼吸困难等呼吸系统症状。

（6）密切观察患者有无肾脏损害，约 75％的 SLE 患者有肾脏受累，是致患者早年死亡的主要原因，主要表现为：肾炎和肾病综合征，观察尿的颜色、性状、量，尿常规检查可出现尿蛋白、红细胞、管型等，临床上可出现水肿、高血压，病情晚期可出现肾功不全甚至尿毒症，护士应了解患者肾功检验结果。

（7）精神、神经系统症状是病情严重的表现之一，与脑部血管受累有关，常在急性期或者终末期出现，精神症状可表现抑郁、少语甚至痴呆，也可表现为幻觉，猜疑、妄想、强迫观念、神经错乱等，神经系统受累常表现为癫痫样发作，出现如头痛、恶心呕吐、颈项强直、惊厥、昏迷、偏瘫、大小便失禁或潴留等症状。

（8）观察消化系统有无食欲减退、吞咽困难、恶心、呕吐、腹痛腹泻、便血等表现。

（9）观察颈、腋部或全身其他部位淋巴结有无无痛性肿大，有无贫血表现，白细胞减少、溶血性贫血、血小板减少。

（10）观察眼部，应检查眼底变化，有无视盘水肿、眼底出血、巩膜炎等，观察有无眼干、眼涩、视物疲劳、眼部肌肉疼痛等症状。

(11)注意观察并告知患者出血征象,注意观察皮肤、黏膜、二便情况。避免挖鼻、抓挠皮肤等不良行为。

5.心理护理

评估患者的心理状况,倾听患者主诉,了解患者的经济状况,针对具体心理问题给予心理疏导;护士应态度和蔼,耐心、详细地向患者讲解疾病的相关知识,治疗方案及预后,消除患者顾虑,使患者树立信心,积极配合治疗;动员家庭、单位等社会支持系统给予患者支持。

(三)健康教育

(1)SLE 患者妊娠、人流、分娩可能会激发或加重病情,所以患者应在专科医生的指导下严格控制怀孕,治疗期间,不能服用避孕药物。怀孕后要在专科医生或有经验的医生观察下定期随访。孕期、哺乳期应谨慎用药,以免影响胎儿、婴儿的发育。

(2)避免接触刺激性的化学物质。尤其是含芳香胺的化妆品、染发剂等。

(3)指导患者按时作息、规律生活、勿疲劳、避免刺激、节制房事对疾病的控制有积极作用。在病情的稳定期还可进行适当的保健强身活动,避免进行剧烈运动。

(4)严格遵医嘱服用激素及免疫抑制剂,定期复诊复查。

(5)注意防晒,外出时打遮阳伞、戴宽边帽、戴手套,夏季穿长袖浅色衣裤,必要时涂遮光剂。

二、皮肌炎

皮肌炎是以红斑、水肿为皮损特点,伴有肌无力和肌肉炎症、变性的疾病,主要累及皮肤和血管,伴有关节、心肌等多器官损害,各年龄组均可发生。

(一)一般护理

(1)病室空气新鲜,按时通风,每天空气消毒 1～2 次,墙面、地面及用物等均应每天用含氯消毒液擦拭 1 次,床单位及被服保持整洁。

(2)急性期应卧床休息,肌肉肿胀、疼痛明显时,应绝对卧床,缓解期可酌情安排活动。

(3)为患者提供良好的睡眠环境,保汪休息,有助于疾病恢复。

(4)长期大量应用糖皮质激素药物或免疫抑制剂的患者应预防感染,避免和患有带状疱疹及其他具有传染性疾病者共住一室限制探视,实施保护性隔离。

(5)饮食应清淡、易消化、低盐饮食,应注意补充含钾、含钙的食物及水果,如橘子汁、香蕉、蘑菇、牛奶、鸡蛋、瘦肉等,进食速度宜慢,避免呛咳或误咽造成吸入性肺炎。进食困难、吞咽困难者可鼻饲饮食。忌食辛辣腥发刺激性食物,戒烟、戒酒。

(6)评估患者肌力(肌力分 6 级:0 级肌肉无任何收缩即完全瘫痪;1 级肌肉可轻微收缩,但不能产生动作即不能活动关节;2 级肌肉收缩可引起关节活动,但不能抵抗地心引力,即不能抬起;3 级肢体能抵抗重力离开床面,但不能抵抗阻力;4 级肢体能做抗阻力动作,但未达到正常;5 级正常肌力);评估自理能力。协助患者定时翻身,防止压疮发生,实施保护性安全措施,防止意外发生。长期卧床患者应加强生活护理,满足患者的生活需要,将日常用品(水杯呼叫铃等)置于床旁,以便患者取用。卧床期间,指导患者床上排便,保持二便通畅。

(7)监测生命体征,密切观察病情,有无疼痛、呼吸困难、心率和节律异常,及时对症处理。遵医嘱定期复查血常规、肝肾功等实验室检查,掌握患者用药期间有无器官损害。

(二)专科护理

1.皮损护理

(1)进行肌内注射或静脉注射时,应避开皮疹部位。

(2)避免用力拉扯患者,以免加重肌肉损伤。

(3)皮疹的护理:急性期皮损表现为红肿、水疱时外用炉甘石洗剂;有渗出时,用3%硼酸溶液冷湿敷,并注意保暖,避免受凉。皮损处遵医嘱外用遮光剂、润肤剂,他克莫司等,皮疹部位勿用手抓挠,保持皮肤完整,预防感染。

(4)避免皮肤刺激,如日晒、冷热刺激等。

(5)保持皮肤清洁,温水洗浴,选择偏酸性或中性的浴液或皂类,避免使用化妆品。

2.疼痛、肿胀的护理

(1)提供舒适整洁的环境,减轻焦虑,促使患者身心舒适,有利于减轻疼痛。

(2)急性期或活动期应卧床休息,保持功能体位,确保患者所需物品伸手可及,合理应用非药物止痛措施,如松弛术、皮肤刺激疗法(热敷、加压、震动),根据病情使用蜡疗、水疗、磁疗、超短波、红外线等物理疗法缓解疼痛,注意关节保暖。

(3)肿胀时应制动并抬高肿胀肢体,给予局部按摩、理疗。

(4)必要时遵医嘱使用止痛药,并观察药物的疗效。

3.用药护理

(1)临床治疗用药首选糖皮质激素,一般开始即给大剂量、长疗程持续给药,应注意观察不良反应的发生。

(2)应用环磷酰胺、氨甲蝶呤等免疫抑制剂,应注意观察不良反应的发生。

4.密切观察病情变化

(1)注意观察皮肤表现:双上睑水肿型紫红斑片的肿胀程度,是否累及面颊和头皮;是否出现 Gottron 征(手指关节、手掌关节伸侧扁平、紫红色丘疹,多对称分布,表面附着糠状鳞屑);皮肤异色症(皮损红斑上出现色素沉着、点状色素脱失、角化、萎缩、毛细血管扩张等。

(2)注意观察肌炎的表现及肌力的变化,主要累及横纹肌及平滑肌,表现为受累肌群无力、疼痛和压痛,举手、抬头、上楼、下蹲、吞咽困难及声音嘶哑,同时观察有无新发皮疹,有无雷诺现象。

(3)注意观察生命体征,观察呼吸的频率、节律,注意有无肺弥散性间质纤维化、呼吸肌无力、呼吸困难等情况,注意脉率、心率及体温的变化、有无心律不齐、心包炎甚至心力衰竭等表现。

(4)观察有无胸膜炎、腹腔浆膜炎、腹腔积液、肝脾淋巴结肿大,注意尿液的量及性状,有无肾脏损害。

(5)观察有无伴发内脏恶性肿瘤等情况。

5.特殊部位的护理

(1)皮疹累及到上肢三角肌、下肢股四头肌,每天局部按摩,以促进局部血液循环,增加局部营养,防止肌肉挛缩,指导患者适当被动运动和主动运动,搀扶患者下楼,避免患者下蹲、握举重物,以防发生意外。

（2）皮疹累及颈肌、咽喉肌，每天做抬头锻炼，进食时需取坐位或半卧位，防止食物呛入气道。如出现吞咽困难给予半流食、流食，重者给予鼻饲。

（3）皮疹累及呼吸肌和心肌，每天做呼吸功能训练，密切监测生命体征，重症者应协助翻身、扣背，以防坠积性肺炎发生。避免劳累和剧烈运动，如出现呼吸困难、心悸、心律不齐、心力衰竭等严重表现应立即通知医生并给予相应处理。

6.心理护理

了解患者的心理状况，倾听患者主诉，针对具体心理问题给予疏导，帮助家庭、单位等社会支持系统给予患者支持，护士应态度和蔼，耐心、细致地向患者讲解疾病知识，介绍成功案例，树立患者信心，有利于患者的治疗。口咽部肌肉受累，言语不能者，应采用非语言交流。

（三）健康教育

（1）本病治疗时间长，患者出院后，为确保治疗的连续性，需继续服药，向患者详细介绍药物的用法、用量及注意事项，嘱患者严格遵医嘱用药，不可擅自减量或停药，以免复发。

（2）遵医嘱按时复诊，不得拖延。告知患者出院后如有发热、骨痛、胸闷、憋气、心慌等症状，应随时复诊。

（3）日常生活有规律，保持情绪稳定。适当活动锻炼，防止摔伤。

（4）注意保暖，防止着凉。不宜到人群密集的场所，防止流感等传染病。

（5）注意防晒，外出时应穿浅色衣服、打遮阳伞或戴宽檐帽子、戴手套、遮阳镜等，避免阳光对皮肤直接照射，必要时涂擦遮光剂，不用化妆品、染发剂等。

三、硬皮病

硬皮病是以局限性或弥散性皮肤及内脏器官结缔组织的纤维化或硬化，最后发生萎缩为特点的疾病，分为局限性硬皮病和系统性硬皮病。

两类硬皮病均以女性发病率较高，男女患病比为1：3。

（一）一般护理

（1）病室空气清新，定时通风，每天空气消毒1～2次，墙面、地面及用物等每天用含氯消毒液擦拭1次，床单位及被服保持整洁。

（2）调节饮食，改善营养状况，给予清淡、易消化、高蛋白、高热量、高维生素、低盐饮食，少量多餐。忌酒、辛辣刺激性食物、坚果类食物；吞咽困难严重者，给予鼻饲流质饮食和静脉营养，以保证机体必需的营养素。

（3）评估患者的自理能力，加强生活护理，应协助患者穿衣、梳头，送饭、送药、送水，对已有关节僵硬者予按摩、热浴或辅以物理治疗增加组织的软化；疾病累及食管的患者，休息时适当抬高头部。

（4）熟练掌握静脉穿刺操作技术，合理保护好静脉。

（5）密切监测生命体征，观察病情变化，特别是呼吸的频率、节律、深浅度，因肺部受累是导致死亡的首要原因，呼吸异常时应做好气管切开的准备。

（二）专科护理

1.皮损护理

（1）进行肌肉或静脉注射时避开皮疹部位。如皮疹广泛，穿刺前先热敷或按摩穿刺部位，进针角度要准确,尽量做到一次成功;静脉输液或采血化验时,要有计划性、集中性,减少静脉穿刺的次数以合理保护静脉。

(2)对硬化部位皮肤和皮肤干燥瘙痒的患者,使用保湿剂和止痒剂,软化皮肤,促进局部血液循环。

(3)保护皮肤的完整性。如有感染及时治疗,皮肤溃疡者需局部清创,油纱覆盖,使用抗菌药物,促进创面愈合。

2.关节的护理

加强肢体、关节功能锻炼。鼓励患者积极进行功能锻炼,如屈伸肘、双臂、膝及抬腿等活动,以促进肌肉、关节血液循环、防止肌肉、骨骼的失用性萎缩。若病情允许,应经常下地行走、做保健操、打太极拳。急性期应注意卧床休息,可适当在床上做四肢伸展活动。缓解期增加关节活动范围,加强关节活动度,若无法充分运动时,可给予辅助运动和被动运动,以疼痛为限。运动方法有手指的抓、捏,各个关节的内伸、外展及旋转。功能锻炼的强度应循序渐进,注意安全。

3.用药护理

(1)治疗本病需外用或口服糖皮质激素,注意严格遵医嘱用药并观察药物的不良反应。

(2)抗纤维化药,如青霉胺、秋水仙碱,主要不良反应有恶心、厌食、呕吐、发热、腹痛、腹泻等,此外青霉胺可使白细胞、血小板减少,出现蛋白尿、血尿等不良反应,秋水仙碱可致周围神经炎、女性停经、男性精子减少等。

(3)血管痉挛的药物:钙通道阻滞剂,如硝苯地平,用药后可出现头痛、面部潮红、血压下降、心悸及肝功受损等;α受体阻滞剂如妥拉唑林,常见不良反应为潮红、寒冷感、心动过速、恶心、上腹部疼痛及直立性低血压等,胃、十二指肠溃疡、冠状动脉病患者忌用。血管扩张剂,如前列腺素 E,不良反应可有头痛、食欲减退、恶心、腹泻、低血压、心动过速、睾丸痛、睾丸肿胀、尿频、尿急、排尿困难、室上性期前收缩、眩晕等,减慢滴注速度,反应可减轻。

(4)血管活性药。如丹参、右旋糖酐,主要作用是扩张血管、降低血黏度、改善微循环。

(5)避免使用血管收缩药物,如肾上腺素等。

4.密切观察病情变化

(1)局限性硬皮病注意观察斑块状皮损的颜色,是否出现典型表现:淡红或紫红色水肿性斑块,椭圆或不规则形,钱币大小或更大。皮损扩大后中央出现凹陷呈象牙色或黄白色,皮损周围绕以淡红或淡紫色晕,手触似皮革,长久的皮损表面光滑干燥、无汗、毳毛消失,病程数年后停止扩展,硬度减轻,局部萎缩变薄,留有色素加深和减退。线状硬皮病累及皮下组织、肌肉、筋膜,可与下方组织粘连致肢体挛缩、骨发育障碍,皮损累及关节可致运动受限,发生面额中央可形成刀砍状硬皮病,累及头皮可致脱发。

(2)系统性硬皮病应注意前驱症状,如雷诺现象,不规则发热、关节痛、食欲下降、体重减轻等。皮肤损害是本病的标志性损害,双手和面部最先累及,后渐累及前臂、躯干、颈,呈对称性,皮损依次经历肿胀期、硬化期、萎缩期,早期皮肤肿胀、有紧绷感,皮肤硬化后皮肤表面光滑,坚实发紧,不容易捏起。典型面部损害为"假面具脸"(面部弥散性色素沉着、缺乏表情、皱纹减少、鹰钩鼻、唇变薄、张口伸舌受限),双手硬化手指半曲呈爪状。指端及指关节伸侧皮肤可发生坏死和溃疡,皮肤出汗减少、皮脂缺乏、钙沉着、色素沉着、色素减退等。

(3)观察干燥综合征的表现,即口腔和喉干燥、唾液腺功能减退、眼干涩、瞬目频繁、无泪等。

(4)注意观察胸部皮肤受累出现铠甲样,可影响呼吸运动,呼吸的频率、节律、深浅度,有无间断性咳嗽等肺部受累的表现,可并发气胸、肺炎、肺动脉高压等。

(5)观察心脏受累的表现,如心包炎、心律失常、心电图改变、心功能不全,观察心率、心律变化,有无心悸、气短等。

(6)观察有无胃肠道受累表现,胃肠道硬化致张力缺乏、运动障碍引起食道性吞咽困难,反流性食管炎,食欲缺乏、恶心、腹胀、腹泻、大便失禁等消化系统功能减退的情况。

(7)观察血压情况,注意尿的颜色、性状、量,如迅速出现恶性高血压和进行性肾功能不全并有高肾素血症和微血管病性溶血,提示发生肾危象综合征。

(8)系统性硬皮病可有缺铁性贫血、血沉加快、类风湿因子改变、γ球蛋白升高、自身抗体阳性,注意监测血液生化指标。

5.特殊部位护理

(1)注意手部保暖,外出应戴手套,每天进行手部松拳、握拳锻炼,给予局部按摩,洗手时应使用温水,避免拿刀、剪或锐利的器具,以免刺伤皮肤。手指溃疡时应清创,外用抗生素和血管扩张剂软膏,促进愈合,伴疼痛的钙化结节可外科手术切除。

(2)食管受累时,进食取坐位或半卧位,防止食物呛入气道,出现吞咽困难给予半流食、流食,重者给予鼻饲。

(3)口腔受累时,牙刷应选用软毛,刷牙时动作应轻柔,黏膜硬化、萎缩严重者应避免刷牙,每天用生理盐水棉球擦拭口腔,饮食应给予软烂易消化的食物,避免进食坚硬不易咀嚼的食物。

(4)胃肠道受累者应避免进食生冷、硬的食物,保持大便通畅,避免排便时用力过度。

(5)肺部受累时,每天进行呼吸功能锻炼,呼吸困难者,取半卧位,发绀者给予吸氧。

(6)骨关节和肌肉病变时,晨起时应先在床上进行关节主动活动,局部按摩,必要时可予热敷(水温不可过高,以免烫伤皮肤),待关节僵硬症状减轻后再起床活动,以免发生意外。

(7)心脏、肾脏病变时,注意休息,禁止吸烟,防止寒冷刺激。

(8)对长期卧床患者应定时翻身,防止发生压疮和坠积性肺炎。

(9)出现干燥综合征,要保持室内足够的湿度,口腔和喉干燥时,饮食不宜过干,应选择含水分较多的食物,必要时可给予雾化吸入。眼部干燥无泪,应注意保护眼部黏膜,滴入眼药水、人工泪液,必要时夜间给予眼药膏涂擦,防止角膜受损。

6.心理护理

本病治疗过程长,显效慢,患者易产生焦虑及悲观情绪,特别是容颜发生巨大变化,强烈的自卑感极大地影响日常生活和生存质量。针对不同患者,加强心理疏导,帮助患者正确认识疾病,树立战胜疾病的信心,掌握自我护理,提高自身应激能力和免疫力,保持健康乐观的情绪。

(三)健康教育

(1)告知患者不宜到人群密集的场所,防流感等传染病。

（2）注意保暖，穿纯棉衣裤，戒烟，忌酒，合理膳食。

（3）皮肤干燥瘙痒的患者，洗浴后用滋养皮肤、温和的保湿剂止痒。

（4）加强肢体、关节功能锻炼，防止肌肉、骨骼的失用性萎缩。协助并指导患者进行适当的肢体活动，如屈伸肘，活动双臂、膝及抬腿等运动，以促进肌肉关节血液循环。

（5）皮肤硬化、关节强直不能行动者，协助其被动活动，动作轻柔，切勿过度用力引起损伤。

（6）锻炼应循序渐进，注意安全，避免过度疲劳，切忌剧烈运动。

（7）本病治疗时间长，患者出院后，为确保治疗的连续性，需继续服药，向患者详细介绍药物的用法、用量及注意事项，嘱患者严格遵医嘱用药，不可擅自减量或停药，以免复发。遵医嘱按时复诊。

（8）避免过度紧张和精神刺激，注意休息，避免劳累。

参考文献

[1]卢磊红,杜娟,栗先芝,等.临床外科疾病护理[M].广州:世界图书出版广东有限公司,2022.

[2]王霞,李莹,连伟,等.专科护理临床指引[M].哈尔滨:黑龙江科学技术出版社,2022.

[3]张锦军,邹薇,王慧,等.临床实用专科护理[M].哈尔滨:黑龙江科学技术出版社,2022.

[4]翟丽丽,李虹,张晓琴.现代护理学理论与临床实践[M].北京:中国纺织出版社有限公司,2022.

[5]曲丽萍,郭妍妍,马真真,等.临床护理学基础与护理实践[M].哈尔滨:黑龙江科学技术出版社,2022.

[6]王虹,徐霞,申未品,等.临床常见病护理新进展[M].哈尔滨:黑龙江科学技术出版社,2022.

[7]韩典慧,王雪艳,冯艳敏,等.常见疾病规范化护理[M].哈尔滨:黑龙江科学技术出版社,2022.

[8]潘莉丽,程凤华,秦月玲,等.基础护理学与常见疾病护理[M].哈尔滨:黑龙江科学技术出版社,2022.

[9]宋鑫,孙利锋,王倩,等.常见疾病护理技术与护理规范[M].哈尔滨:黑龙江科学技术出版社,2021.

[10]李淑杏,等.基础护理技术与各科护理实践[M].开封:河南大学出版社,2021.

[11]刘爱杰,张芙蓉,景莉,等.实用常见疾病护理[M].青岛:中国海洋大学出版社,2020.

[12]张翠华,张婷,王静,等.现代常见疾病护理精要[M].青岛:中国海洋大学出版社,2020.

[13]黄粉莲,等.新编实用临床护理技术[M].长春:吉林科学技术出版社,2019.

[14]张俊英,王建华,宫素红,等.精编临床常见疾病护理[M].青岛:中国海洋大学出版社,2021.

[15]孙立军,孙海欧,赵平平,等.现代常见病护理实践[M].哈尔滨:黑龙江科学技术出版社,2021.

[16]张晓艳.临床护理技术与实践[M].成都:四川科学技术出版社,2022.

[17]任丽,孙守艳,薛丽.常见疾病护理技术与实践研究[M].西安:陕西科学技术出版社,2022.